J. Wacker

M. Sillem

G. Bastert

M.W. Beckmann

Therapiehandbuch Gynäkologie und Geburtshilfe

J. Wacker
M. Sillem
G. Bastert
M.W. Beckmann

Therapiehandbuch Gynäkologie und Geburtshilfe

Mit einem Geleitwort von D. Ganten

Mit 73 Abbildungen und 58 Tabellen

Springer

Prof. Dr. med. Jürgen Wacker
Fürst-Stirum-Klinik Bruchsal, Frauenklinik
Gutleutstraße 1–14
76646 Bruchsal

Priv.-Doz. Dr. med. Martin Sillem
Kreiskrankenhaus Emmendingen
Gartenstraße 44
79312 Emmendingen

Prof. Dr. med. G. Bastert
Klinik Bad Trissl GmbH & Co. KG
Klinik für Onkologie
Bad-Trissl-Straße 73
83080 Oberaudorf

Prof. Dr. med. Matthias W. Beckmann
Universitätsfrauenklinik Erlangen
Universitätsstraße 21-23
91054 Erlangen

ISBN 978-3-540-30097-7 Springer Medizin Verlag Heidelberg

Bibliografische Information der Deutschen Nationalbibliothek
Die Deutsche Nationalbibliothek verzeichnet diese Publikation in der Deutschen Nationalbibliografie; detaillierte bibliografische Daten sind im Internet über http://dnb.d-nb.de abrufbar.

Springer Medizin Verlag
springer.de

Planung: Dr. Sabine Höschele
Projektmanagement: Inger Trimpin
Layout und Einbandgestaltung: deblik Berlin
Satz: TypoStudio Tobias Schaedla, Heidelberg
Druck: Stürtz GmbH, Würzburg

SPIN 10961551

Gedruckt auf säurefreiem Papier 2111 – 5 4 3 2 1 0

Meiner Mutter, Ilse Wacker, zum 80. Geburtstag in Dankbarkeit – stellvertretend für die Mütter aller Herausgeber und Koautoren

Meiner Frau, Renate Wacker, zum 50. Geburtstag in Liebe

Meinem Sohn, Steffen Wacker, zum 20. Geburtstag als Anerkennung und Ansporn

Bruchsal, im Mai 2007

Jürgen Wacker

Geleitwort

Professor Jürgen Wacker und seine Mitstreiter haben ein eindrucksvolles Buch geschaffen, dem ich große Verbreitung und eine aufnahmebereite Leserschaft wünsche. Gynäkologie und Geburtshilfe sind in mehrfacher Hinsicht bemerkenswerte Disziplinen. Geburtshilfe betrifft idealerweise jeden Menschen, Gynäkologie ganz unmittelbar mehr als die Hälfte der Menschheit. Das Spektrum und die Schnittstellen sind enorm, komplexer und oft noch emotionaler als in den meisten anderen Fächern. Der Erkenntniszuwachs in dieser Fachrichtung, in der noch vor 100 Jahren das Konzept der Hysterie zum Teil das Handeln bestimmte, ist beeindruckend. Chirurgische, onkologische, endokrinologische, infektiologische und intensivmedizinische Aspekte, um nur einige zu nennen, tragen zur Vielfalt dieses großen Faches bei. Interdisziplinarität ist hier besonders gefragt. So ist es auch kein Zufall, dass ich den jungen, aufstrebenden damaligen Assistenzarzt Jürgen Wacker Anfang der 80er Jahre am Pharmakologischen Institut der Universität Heidelberg kennenlernte, als er sich wissenschaftlich mit schwangerschaftsinduzierter Hypertonie auseinandersetze. Eine weitere Besonderheit in der Gynäkologie bei der Generierung von Evidenz durch Studien und experimentelle Therapien ist die Tatsache, dass das Gros der Schwangeren und Neugeborenen gesund ist.

Weltweit, auch in den Industrienationen, sind weitere Verbesserungen der Gesundheit von Frauen eng mit sozioökonomischen Fragen verknüpft, die sich in den Millenium Development Goals (MDG-3; Förderung von Gender Equality and Empowerment of Women) der WHO widerspiegeln. Rudolf Virchow, der große Arzt an der Charité, sagte: »Die Medicin ist eine sociale Wissenschaft und Politik nichts anderes als Medizin im Großen.« Auch an dieser Schnittstelle sind also Ärzte gefordert, entsprechende Rahmenbedingungen zu fördern. Erste prospektiv randomisierte Studien zur Verhältnisprävention [beispielsweise die IMAGE-Studie; *Lancet* 368 (2006), pp 1973] erweitern das Spektrum evidenzbasierter Entscheidungen hinein in den medizinisch-gesellschaftspolitischen Grenzbereich. Herr Wacker hat mit seinen Kollegen in der Tat ein weites Tor geöffnet.

Ich möchte alle Beteiligten zur gelungenen und ansprechenden Aufbereitung des klinischen Wissens beglückwünschen. Ich hoffe und bin optimistisch, dass dieses Werk im deutschsprachigen Raum einen wichtigen Beitrag zur weiten Verbreitung von Evidence-based Medicine im besten Sinne einer integrierten Nutzung von Forschungsevidenz, klinischer Expertise und Wertvorstellungen der Patientinnen leisten wird.

Prof. Dr. Detlev Ganten

Der Vorstandsvorsitzende
Universitätsmedizin Berlin

Vorwort

Es gibt Leitlinien, Lehrmeinungen und Laptops, und der Arzt in Klinik und Praxis hat immer weniger Zeit zum Lesen. Warum ein neues und warum dieses Therapiehandbuch für Gynäkologie und Geburtshilfe?

Als Mitarbeiter einer Arbeitsgruppe zur Erstellung der Leitlinie für Diagnostik und Therapie bei Bluthochdruck in der Schwangerschaft und als Leser der vielen, in der Regel gut herausgearbeiteten Leitlinien der Deutschen Gesellschaft für Gynäkologie und Geburtshilfe (DGGG) finde ich gelegentlich bei der Beantwortung konkreter klinischer Fragen weniger klare Antworten, als die klare Diktion der vorliegenden Leitlinien vermuten lässt. Leitlinien sind Ergebnisse gruppendynamischer Prozesse von Expertenrunden, in deren inhaltlichen Aussagen und einzelnen Formulierungen sich in der Regel jeder Teilnehmer gerne wiederfinden will. Die Sprache von Leitlinien wird zum »Bulletin« von Expertenrunden, die häufig dem spröden Charme politischer Erklärungen bei Koalitionsvereinbarungen oder Regierungserklärungen entspricht. Danach wagt niemand mehr, eine Frage zu stellen, da alles bereits »entschieden« ist.

Es gehört zu den Eigenheiten von Gesellschaften, und insbesondere von hierarchisch geordneten Gruppen, dass bestimmte Fragen nicht »erlaubt« sind. Dietrich Schwanitz beschreibt in seinem Buch *Bildung – alles, was man wissen muß*:

> Blicken wir indes auf die soziale Wirklichkeit, stellen wir fest, dass Bildung nicht nur ein Ideal, ein Prozeß und ein Zustand, sondern auch ein soziales Spiel ist. Das Ziel dieses Spieles ist einfach: gebildet zu erscheinen. Dieses Bildungsspiel ist ein »Unterstellungsspiel«! Im geselligen Verkehr unterstellt jeder dem anderen, dass er gebildet ist, und der andere unterstellt, dass ihm das unterstellt wird.

Es traut sich keiner mehr, wahrheitsgemäß zu antworten oder sein »Nichtwissen« zu bekennen!

Vor diesem Hintergrund stellt die »Evidenzbasierte Medizin (EbM)« eine Abkehr von der bisherigen autoritär gesteuerten Medizin dar. Nach Günther Jonitz sind durch den konsequenten Bezug auf wissenschaftliche Erkenntnisse Fehlsteuerungen durch einzelne Personen erschwert. Durch den klaren Bezug auf patientenbezogene Ergebnisse wird die Humanität und Ethik im Gesundheitswesen gestärkt und die Glaubwürdigkeit von Arzt und Wissenschaft erhöht.

Im vorliegenden Therapiehandbuch für Gynäkologie und Geburtshilfe finden sich einige Autoren wieder, die bereits an dem Buch *Obstetrics unplugged – Manual for conditions of limited resources* mitgearbeitet haben. EbM heißt für uns Ärzte nicht nur, auf unnötige und unwirksame Behandlungen zu verzichten, sondern auch das Recht einzufordern, jede Patientin so zu behandeln, wie es nach dem aktuellen Stand der Wissenschaft erforderlich ist! EbM gilt nicht nur für die Patientinnen in Europa, sondern gerade auch für die Patientinnen in den armen Ländern, die sonst Gefahr laufen, immer schlechter medizinisch versorgt zu werden!

Die Fertigstellung dieses Buches wäre ohne die Vorarbeiten an *Geburtshilfe unter einfachen Bedingungen* und *Obstetrics unplugged* nicht möglich gewesen. Wir danken den Mitarbeitern des Springer-Verlages, insbesondere Frau Dr. Sabine Höschele und Frau Wirsig-Wolf für Ihre professionelle und permanente Unterstützung. Wir danken insbesondere Herrn Prof. Dr. U.B. Hoyme und Herrn Dr. T. Vollmer, die kurzfristig für andere Autoren ein Kapitel übernahmen. Ich danke im Namen der Herausgeber allen Koautoren und insbesondere den

Mitarbeitern der Bruchsaler Frauenklinik, die eine Leistung erbracht haben, die weit über dem steht, was man gewöhnlich von klinisch tätigen Ärzten aufgrund ihres Zeitmangels erwarten kann. Das Buch möge eine Brücke schlagen zwischen Kliniken der Maximal- und der Grund- und Regelversorgung.

Der Mitbegründer der EbM Sackett stellte nach Günther Jonitz 4 Grundanforderungen an den EbM-praktizierenden Arzt:

- Die Beherrschung der primären ärztlichen Tugenden: Anamnese und klinische Untersuchung
- Die Bereitschaft, ein Leben lang selbstständig zu lernen
- Die Bewahrung der ärztlichen Demut
- Die Begeisterung, aber auch Respektlosigkeit, an diese Art der Medizin heranzugehen

Wir freuen uns auf die Diskussionen mit den Lesern dieses Buches und sehen uns eher als demütig Lernende, denen allerdings daran liegt, die Begeisterung in unser Fach Gynäkologie und Geburtshilfe hineinzutragen.

Für die Herausgeber
Im Frühjahr 2007

Jürgen Wacker

Inhaltsverzeichnis

Teil I Allgemeine Grundlagen

Teil II Vorsorge und Früherkennung in der Schwangerschaft

Teil III Therapie in der Geburtshilfe

Teil III Therapie in der Geburtshilfe

Teil V Früherkennung in der gynäkologischen Onkologie

Teil VII Notfalltherapie

Mitarbeiterverzeichnis

Dr. med. Sven Ackermann
Universitätsfrauenklinik Erlangen
Universitätsstr. 21-23
91054 Erlangen

Dr. med. Thomas Alt
SLK Kliniken Heilbronn
Klinikum am Gesund-
brunnen 20-24
74078 Heilbronn

Dr. med. Angelika Barth
Frauenärztin, med. Genetik
Eschenheimer Anlage 7
60316 Frankfurt

Prof. Dr. med. M. Beckmann
Universitätsfrauenklinik Erlangen
Universitätsstr. 21-23
91054 Erlangen

Dr. med. Rosemarie A. Burian
Zentrum Frauenheilkunde
Medizinische Hochschule
Hannover
Carl-Neuberg-Str. 1
30625 Hannover

Dr. med. Dana Ernst
Fürst-Stirum-Klinik Bruchsal
Frauenklinik
Gutleutstr. 1-14
76646 Bruchsal

Dr. med. Ute Felten
Fürst-Stirum-Klinik Bruchsal
Frauenklinik
Gutleutstr. 1-14
76646 Bruchsal

Dr. med. Christian Göpel
Universitätsfrauenklinik
Ernst-Grube-Str. 40
06120 Halle

Dr. med. Mechthild M. Gross
Zentrum Frauenheilkunde
Medizinische Hochschule Hannover
Carl-Neuberg-Str. 1
30625 Hannover

Prof. Dr. med. Reinhard Hackenberg
SLK Kliniken Heilbronn
Klinikum am Gesund-
brunnen 20-24
74078 Heilbronn

Dr. med. Anja Holler
Fürst-Stirum-Klinik Bruchsal
Frauenklinik
Gutleutstr. 1-14
76646 Bruchsal

Prof. Dr. med. U. B. Hoyme
Helios-Klinikum Erfurt
Frauenklinik
Nordhäuser Str. 74
99089 Erfurt

Prof. Dr. med. Jens Huober
Senologie-Zentrum Ostschweiz
Kantonsspital
CH 9007 St. Gallen

Dr. med. Hans Junkermann
Beim Paulskloster 7-8
28203 Bremen

Dr. med. Eva Johanna Kantelhardt
Universitätsfrauenklinik
Ernst-Grube-Str. 40
06120 Halle

Prof. Dr. med. Peter Licht
Kinderwunsch- und Frauen-
Hormon-Centrum Nürnberg
Agnesgasse 2-4
90403 Nürnberg

Dr. med. Grit Mehlhorn
Universitätsfrauenklinik Erlangen
Universitätsstr. 21-23
91054 Erlangen

Prof. Dr. med. Dr. rer. nat. Alfred O. Mueck
Universitätsfrauenklinik Tübingen
Schwerpunkt für Endokrinologie
und Menopause
Calwer Str.7
72076 Tübingen

Prof. Dr. med. Johannes Pöschl
Universitätskinderklinik Heidelberg
Abt. Neonatologie
Im Neuenheimer Feld 150
69120 Heidelberg

Dr. med. Claudia Reister
Fürst-Stirum-Klinik Bruchsal
Frauenklinik
Gutleutstr. 1-14
76646 Bruchsal

Prof. Dr. Ralf Schild
Spezielle Geburtshilfe und Perina-
talmedizin, Ultraschallambulanz
Frauenklinik
Universitätsklinikum Erlangen
Universitätsstr. 21-23
91054 Erlangen

Prof. Dr. med. Barbara Schmalfeldt
Universitätsfrauenklinik
rechts der Isar München
Ismaningerstr. 22
81675 München

Dr. med. Michael Schrauder
Universitätsfrauenklinik Erlangen
Universitätsstr. 21-23
91054 Erlangen

Dr. med. Gregor Seliger
Universitätsfrauenklinik
Ernst-Grube-Str. 40
06120 Halle

Marietta Siegele
Fürst-Stirum-Klinik Bruchsal
Frauenklinik
Gutleutstr. 1-14
76646 Bruchsal

PD Dr. med. Martin Sillem
Kreiskrankenhaus Emmendingen
Gynäkologie und Geburtshilfe
Gartenstr. 44
79312 Emmendingen

Prof. h.c. Dr. med. Dr. h.c. Michael Stark
NESA New European Surgical Academy
Karower Str. 11/214
13125 Berlin

Prof. Dr. med. Holger Stepan
Universitätsfrauenklinik Leipzig
Philipp-Rosenthal-Str. 55
04103 Leipzig

Prof. Dr. med. H.-J. Strittmatter
Abt. Gynäkologie und Geburtshilfe
Alfried-Krupp-Krankenhaus GmbH
Alfried-Krupp-Str. 21
45131 Essen

Dr. med. Falk C. Thiel
Universitätsfrauenklinik Erlangen
Universitätsstr. 21-23
91054 Erlangen

PD Dr. med. Antje Timmer
Deutsches Cochrane-Zentrum Freiburg
Abt. Med. Biometrie und Statistik
Klinikum der Albert-Ludwigs-Universität
Stefan-Meier-Str. 26
79104 Freiburg

Dr. rer.nat. Martina Vetter
Universitätsfrauenklinik
Ernst-Grube-Str. 40
06120 Halle

Dr. med. Thomas Vollmer
Fürst-Stirum-Klinik Bruchsal
Frauenklinik
Gutleutstr. 1-14
76646 Bruchsal

Prof. Dr. med. Jürgen Wacker
Fürst-Stirum-Klinik Bruchsal
Frauenklinik
Gutleutstr. 1-14
76646 Bruchsal

Dr. med. Barbara Wagner
Fürst-Stirum-Klinik Bruchsal
Frauenklinik
Gutleutstr. 1-14
76646 Bruchsal

Teil I Allgemeine Grundlagen

Evidenz in der Geburtshilfe und Gynäkologie

Antje Timmer, Mechthild M. Gross

1.1 Evidenzbasierte Gesundheitsversorgung (EbHC)

Die Zahl der Lehrbücher, die das Wort evidenzbasiert im Titel führen, ist inzwischen unüberschaubar. Dabei sind die Vorstellungen, was sich hinter diesem Schlagwort verbirgt, offensichtlich recht unterschiedlich. Evidenzbasierte Kenntnisse sind für das fachliche Handeln obligat. Nicht immer sind die Grundlagen leicht nachvollziehbar. Deshalb enthält dieses Kapitel Hinweise, wo entsprechende Ressourcen zu finden sind. Außerdem wird eine kleine Anleitung mit Grundkenntnissen der evidenzbasierten Medizin (EbM) angefügt.

Da die Geburtshilfe eng mit der Entstehung der Cochrane Collaboration verwoben ist, wird dies im Rahmen eines kurzen historischen Rückblicks gewürdigt.

Ganz allgemein kann festgehalten werden, dass das Fach Frauenheilkunde etliche Zugangswege für die Evidenzgenerierung und -nutzung bietet. Zum einen ist da die operative Gynäkologie, die wie andere operative Fächer ausgeprägte Anforderungen an die manuelle Geschicklichkeit stellt und für die Durchführung kontrollierter Studien daher ganz besondere Herausforderungen bietet. Beispielhaft sind hier die Diskussionen zur laparoskopischen Hysterektomie zu nennen, da hierbei nicht nur die Verblindung schwierig oder gar unmöglich ist. Es ist auch die Bereitschaft zur Randomisierung erschwert. Geburtshilflich gibt es ein vergleichbar komplexes Problemfeld, z. B. bei der vaginaloperativen Entbindung oder bei der assistierten Entbindung der Beckenendlage mit Manualhilfe nach Bracht. Nach der Veröffentlichung der Beckenendlagenstudie wurde dies hinsichtlich seiner komplexen Untersuchungsbedingungen problematisiert, so dass andere Studienformen gefunden werden müssen [1–3].

Eine weitere Besonderheit liegt in der Tatsache, dass es sich in der Geburtshilfe weitgehend um gesunde Frauen handelt. Interventionen bei Gesunden bedürfen einer besonders strikten Evaluierung. Dieser Aspekt hat in der Entwicklung der evidenzbasierten Gesundheitsversorgung insofern eine zentrale Rolle gespielt, als es in klinischen Studien zum großen Teil um die Vermeidung unnötiger Interventionen ging. Gelegentlich werden diese Evidenzen nur zögerlich umgesetzt – dies wird am Ende des Kapitels diskutiert.

Und letztlich bietet die Gynäkologie auch Themen von erheblicher gesundheitspolitischer Relevanz. Das Mammakarzinomscreening etwa fällt weniger in den klinischen Aufgabenbereich als vielmehr in die öffentliche Gesundheitspflege. Im Vergleich zu klinischen Praxisleitlinien erfordern Entscheidungsempfehlungen zum Bevölkerungsscreening einen erheblichen Mehraufwand bezüglich der Werteabwägung und des Einbezugs von Interessengruppen. Hier ist das öffentliche Bewusstsein und die Produktion und Verwertung von Evidenz weit fortgeschritten. Ausgedrückt ist dies z. B. in einem Sonderheft der Zeitschrift für ärztliche Fortbildung und Qualitätssicherung 2004, das verschiedene Aspekte der Evidenznutzung und -evaluierung beim Mammakarzinom beleuchtete. Die einzigen S3-Leitlinien, die unter der Überschrift Gynäkologie und Geburtshilfe auf der AWMF-Homepage zu finden sind, befassen sich mit dem Mammakarzinom (► Kap. 2). Qualitätszirkel sind breit etabliert, Frauen finden eine Fülle von auch für Laien verständlichen Informationen. Eine eigentliche Vorreiterfunktion erfüllt das Mammakarzinom dennoch offensichtlich nicht.

1.1.1 Definitionen

Seit einigen Jahren orientiert sich die evidenzbasierte Gesundheitsversorgung an einer mittlerweile als klassisch geltenden Definition [4].

Definition

EbM ist der gewissenhafte, ausdrückliche und vernünftige Gebrauch der gegenwärtig besten externen, wissenschaftlichen Evidenz für Entscheidungen in der medizinischen Versorgung individueller Patienten. Die Praxis der EbM bedeutet die Integration individueller klinischer Expertise mit der bestmöglichen externen Evidenz aus systematischer Forschung.

Der Begriff EbM tauchte erstmals 1992 im Zusammenhang mit medizinischer Versorgung auf [5].

In einer aktuelleren EbM-Definition wird die Integration individueller klinischer Expertise mit der bestmöglichen externen Evidenz ergänzt mit »den individuellen Wertvorstellungen des Patienten in den gegebenen Umständen« [6]. Gleichberechtigt stehen somit die 3 Säulen Evidenz im Sinne von Ergebnissen der klinischen Forschung, klinische Erfahrung und Patientenwerte nebeneinander. Die Definition entspricht der ursprünglichen Bedeutung von EbM als Handlungskonzept. Dies spiegelt sich auch in den 5 Schritten der evidenzbasierten Gesundheitsversorgung wieder (▶ Übersicht). Aus der klinischen Situation heraus erfolgt die Evidenzsuche und -bewertung. Anschließend wird die Erkenntnis wieder in die individuelle Situation zurückgeführt.

Die 5 Schritte der evidenzbasierten Gesundheitsversorgung

1. Fragestellung: Übersetzung des klinischen Problems in eine beantwortbare Frage
2. Literaturrecherche: Suche nach relevanter und zuverlässiger externer Evidenz
3. Evidenzbewertung: kritische Beurteilung der relevanten Literatur
4. Umsetzung der gewonnenen Einsichten in Abwägung der konkreten klinischen Situation
5. Evaluation: Selbstkritik und ggf. Anpassung der bisherigen Vorgehensweise

Inzwischen hat der Begriff der EbM eine Ausweitung erfahren. Die bekannten Prinzipien gelten nicht nur für Fragen der gesundheitlichen Versorgung, sondern werden in allen Bereichen, in denen gesundheitsbezogene Indikationsstellungen und Handlungsempfehlungen formuliert werden, angewandt. Zentraler Inhalt ist die Belegbarkeit der Wirkung von Behandlungsmaßnahmen. Die Transparenz von Entscheidungen in der Versorgung wird dadurch erhöht.

Es gibt eine Kultur der systematischen Evidenzsuche und -beurteilung, die allen Äußerungen der evidenzbasierten Gesundheitsversorgung gemein ist, ob es sich um die Arbeit der Cochrane Collaboration, die Erstellung von Leitlinien oder die Anwendung im klinischen Alltag handelt. Diese Kultur ist selbstverständlich auch auf die Entwicklung von Handbüchern der Diagnostik und Therapie übertragbar.

Zu fordern wäre für jedes Kapitel und jeden Autor die Formulierung präziser klinischer Fragestellungen, die unverzerrte Sichtung der relevanten aktuellen Literatur zum Thema, eine balancierte Darstellung der Wertigkeit der vorhandenen Daten und eine Empfehlung, die sich aus der Zusammenschau der Daten und der Einbindung in den gegebenen Kontext ergibt. Dabei ist die Transparenz sämtlicher Schritte entscheidender als die Anwendung von Evidenzklassifikationen.

1.1.2 Geburtshilfe, effektive Betreuung und die Cochrane Collaboration – eine historische Perspektive

Im Zusammenhang mit evidenzbasierter Gesundheitsversorgung von historischer Perspektive zu sprechen, mag vermessen erscheinen, wurde der Begriff doch erst nach 1990 geprägt. Bevor Cochrane Collaboration, evidenzbasierte Gesundheitsversorgung und EbM zu dem heute geläufigen interventionsorientierten und ergebniszentrierten Konzept wurden, wurde derselbe Ansatz bereits in der Geburtshilfe vorgestellt [7]. Das Konzept wurde damals als effektive Betreuung bezeichnet und war wegen seines mitteleuropäischen Ursprungs auch innerhalb der deutschsprachigen Frauenheilkunde durchaus bekannt [8]. Im Konzept der effektiven Betreuung wurde viel Wert darauf gelegt, unnötige Maßnahmen zu vermeiden. Von vornherein wurden die Gefühle, die Selbständigkeit und die Zufriedenheit von Frauen berücksichtigt [9].

Bereits 1972 hatte der britische Epidemiologe Archie Cochrane in seinem Buch »Effectiveness and efficiency. Random reflections on health services« die Wichtigkeit unverzerrter Evaluation von Gesundheitsinterventionen, insbesondere die Notwendigkeit randomisierter kontrollierter Studien (RCT) hervorgehoben [10]. Bereits damals schienen die Unüberschaubarkeit der Informationen und die mangelnde Integration in den klinischen Alltag problematisch. Daraufhin sahen sich der epidemiologisch orientierte Iain Chalmers und die beiden geburtshilflich Erfahrenen Murray Enkin und Marc Keirse veranlasst, das erste geburtshilfliche Register klinischer Studien aufzubauen. 1978 ermöglichte ein Grant der WHO eine systematische Handsuche kontrollierter Studien seit 1966. Daraus wurde ein erstes Studienregister entwickelt: »The Oxford Database of Perinatal Trials« (ODPT) [11]. 1985 enthielt diese Sammlung schon über 3000 Berichte zu kontrollierten klinischen Studien aus dem Bereich Schwangerschaft und Geburtshilfe, die zwischen 1940 und 1984 veröffentlicht worden waren. Ab 1989 war die ODPT elektronisch zugänglich – der Vorläufer der Cochrane Collaboration war geboren.

Gleichzeitig wurden die geburtshilflichen Metaanalysen in 2 dicken Bänden und einem Handbuch verfasst [7, 12, 13]. In seinem Vorwort zu diesem Buch verlieh Cochrane der Geburtshilfe den »wooden spoon« (»Trostpreis«). Hiermit wurde sie als die medizinische Disziplin gekennzeichnet, die den schlechtesten Gebrauch von randomisierten Studien in ihrer klinischen Praxis machte. In der Tat gab es zu dieser Zeit bereits verschiedene kontrollierte klinische Studien, doch fehlte es an der kritischen Beurteilung und Umsetzung.

Dieser systematische Ansatz, die Betreuungsmaßnahmen hinsichtlich ihrer Wirksamkeit für ein verbessertes Outcome zu untersuchen, machte auch deutlich, dass etliche Maßnahmen nicht den gewünschten Effekt erbrachten. In einem außerordentlich kurzweiligen Rückblick auf 40 Jahre Berufsleben eines Geburtshelfers im Lichte der heraufziehenden EbM nennt der Australier J.F. King als Beispiel die Gabe von Diethystilböstrol bei drohendem Abort [8]. Bereits aus den 50er Jahren lagen Daten vor, die nicht nur den fehlenden Nutzen dieser Maßnahme, sondern auch nachteilige Effekte auf die frühkindliche Sterblichkeit zeigten. Zitiert wurden jedoch üblicherweise methodisch unzureichende klinische Studien, deren Ergebnisse fälschlich als positiv interpretiert wurden. Eine umfassende und kritische Würdigung der Gesamtliteratur hätte bereits um 1960 zu einer Beendigung dieser schädlichen Praxis führen können [14]. Auch heute noch klaffen Evidenz und klinische Umsetzung in vielen Punkten auseinander, und dies ist gerade für die Geburtshilfe mehrfach untersucht worden [15]. Dennoch hat sich seit den 70er Jahren eine rasante Entwicklung ergeben.

Bahnbrechende klinische Studien wurden in den 80er Jahren publiziert, beispielsweise die RCTs zum CTG-Monitoring, deren Ergebnisse inzwischen in aktuellen systematischen Übersichtsarbeiten bestätigt wurden (und hierzulande nur gelegentlich in der Praxis berücksichtigt werden, während sie im gesamten anglophonen Bereich angewandt werden). Das Buch »Effective care in pregnancy and childbirth« von 1989 mag mit Recht als erstes »evidenzbasiertes« Lehrbuch überhaupt bezeichnet werden [7]. Das ausführliche 2-bändige Werk gibt es auch als Handbuch [13]. Seit 1998 liegt die 2. Ausgabe in deutscher Übersetzung vor [12], die 3. Ausgabe ist gerade auf Deutsch erschienen [16]. Eine Besonderheit dieses Handbuchs ist die abschließende Synopse der Kategorien der Wirksamkeit. In einer 6-fachen Abstufung werden Betreuungsmaßnahmen dargestellt: abhängig davon, ob die Intervention wirksam ist bis hin zu jenen Maßnahmen, deren Ineffektivität oder Schädlichkeit ebenfalls durch eindeutige Evidenz belegt ist. Diese Strukturierung nach Kategorien der Wirksamkeit wurde mittlerweile auf ein alle gesundheitlichen Bereiche umfassendes Kompendium übertragen [17], das auch in deutscher Sprache zugänglich ist [18]. Die Empfehlungen verstehen sich als Vorschlag, um die persönliche Erfahrung mit eindeutigen Evidenzen in Einklang zu bringen, damit den individuellen Wünschen von Mutter und Kind noch besser entsprochen werden kann (► Kap. 2).

Das Logo der Cochrane Collaboration zeigt die Ergebnisse einer Metaanalyse zum Effekt der Gabe von Steroiden bei vorzeitiger Wehentätigkeit auf die Lungenreifung von Frühgeborenen [19]. Diese für geburtshilflich Tätige mittlerweile sehr vertraute Behandlungsmaßnahme ist ein gutes Beispiel dafür, dass erst die Erkenntnisse einer Metaanalyse von 1989 erforderlich waren, um zu wesentlichen Änderungen in der klinischen Praxis zu führen [20], obwohl bereits das erste RCT von 1972 einen eindeutigen Effekt gezeigt hatte [21]. In den späten 60er Jahren hatte Liggins beobachtet, dass unreif geborene Lämmer, die pränatal Kortikosteroide erhalten hatten, länger überlebten als mit Plazebo behandelte Tiere [22]. Heute sind die auf den Menschen übertragenen Erkenntnisse über 30 Jahre alt und ermöglichen, weitere klinisch relevante Fragestellungen zu untersuchen [23].

So gesehen waren die in der Geburtshilfe begonnenen Bemühungen für eine evidenzbasierte Gesundheitsversorgung ein guter Anlass, den Trostpreis weiterzureichen. Die Berücksichtigung und kritische Würdigung von klinischen Studien gehört heute zum Alltag bei allen in der Gesundheitsversorgung Tätigen, nicht nur bei Geburtshelfern und Gynäkologen. Oder nicht?

1.2 Praktisches Vorgehen

1.2.1 Fragestellung

Für eine effiziente Problemlösung ist eine konkrete Fragestellung erforderlich. Dies gilt nicht nur im klinischen Kontext und ist bei weitem nicht so trivial, wie es klingen mag. Eine möglichst spezifische Frageformulierung weist Wege auf, wie das Problem am besten untersucht werden kann. Denn: Die Art der Fragestellung bestimmt die Wahl der bestmöglichen Studienform. So bieten Metaanalysen und RCTs die hochwertigste Evidenz für Fragen der Therapie. Bei Fragen der Prognose bieten sich dagegen eher prospektive Kohortenstudien an.

> Klinisches Szenario 1a: Eine Patientin wird mit vorzeitiger Wehentätigkeit in die Klinik aufgenommen. Sie erwägen eine Tokolyse.

Sie können sich nun zwanglos über Tokolyse belesen. Das mag auch als Stichwort ausreichend sein, wenn Ihnen als einzige Informationsquelle ein bewährtes Lehrbuch der Geburtsheilkunde vorliegt. Sie wissen allerdings inzwischen, dass Lehrbuchwissen häufig veraltet ist oder für den Leser unabschätzbare Autorenwertungen enthalten kann. Geben Sie nun Tokolyse (bzw. »tocolysis«) in pubmed ein (▶ 1.2.2, Abschn. »Primärliteratur«), erhalten Sie über 1400 Angaben, in Google sogar über 73.000. Sinnvoller ist daher, die Fragestellung weiter zu präzisieren. Ist entscheidend, um was für eine Patientin es sich handelt – Alter, Parität, Einlings- bzw. Mehrlingsgravidität, Schwangerschaftswoche? An welche Tokolytika hatten Sie gedacht? Welche Alternativen stehen zur Verfügung? Was möchten Sie mit der Tokolyse erreichen?

> Klinisches Szenario 1b: Eine 30-jährige Primagravida wird in der 30. SSW mit vorzeitiger Wehentätigkeit in die Klinik aufgenommen. Sie erwägen eine Tokolyse, da Sie verhindern möchten, dass es zu kindlichen Beeinträchtigungen infolge Frühgeburtlichkeit kommt.

Eine entsprechende Fragestellung könnte dann lauten: Welche Tokolytika verbessern die Prognose von Kindern nach vorzeitiger Wehentätigkeit im letzten Schwangerschaftsdrittel im Vergleich zu abwartendem Verhalten? Eine solche Frage genügt der »PICO«-Regel, d. h. sie enthält Angaben zu **P**atient, experimenteller **I**ntervention, Vergleichs(»**c**omparison«)intervention und Endpunkt (»**o**utcome«). Es wird zudem deutlich, dass es sich um eine therapeutische bzw. präventive Fragestellung handelt.

1.2.2 Suche nach der Evidenz

Die systematische und umfassende Suche nach der bestmöglichen Evidenz ist ein besonders wichtiges Kriterium evidenzbasierter Verfahren – und der Punkt, bei dem der Einzelne am ehesten überfordert ist. Aufgrund der Menge der vorhandenen Literatur kann die Suche nach Primärstudien, z. B. in Medline und anderen medizinischen Datenbanken, sehr zeitaufwändig und frustrierend sein. Es gibt daher verschiedene Angebote, die die Literatur nach Kriterien von Güte und Relevanz vorfiltern (◘ Tab. 1.1). Hierzu gehören die Angebote von Journal Clubs sowie die Formen der Evidenzsynthese. Hier sind insbesondere die systematischen Übersichtsarbeiten, z. B. der Cochrane Collaboration, zu nennen. Unter den Sekundärquellen war auf das Werk »Clinical evidence« bereits eingegangen worden [18]. Aktuellen evidenzbasierten Leitlinien und HTA-Berichten liegen idealerweise systematische Literaturrecherchen zugrunde, die dem Leser

Tab. 1.1. Evidenzquellen

Klasse	Kommentar	Beispiele
Primärliteratur	Rückgriff auf Originalartikel – klassischer Ansatz	Medline, z. B. über Pubmed Embase (kostenpflichtig) CENTRAL (Cochrane Database)
Sekundärliteratur	Vorauswahl und Wertung nach EbM-Kriterien bereits getroffen	Clinical Evidence, TRIPdatabase, ACP Journal Club, u.v.a.m.
Zusammenfassungen	Synthese aller relevanter Artikel aus der Primärliteratur	Systematische Übersichtsarbeiten (HTA-Berichte, Stufe-3-Leitlinien)

zur kritischen Beurteilung zur Verfügung stehen. Die Verwendung von systematischen Reviews, wie sie die Cochrane Library zur Verfügung stellt, ist zu favorisieren, da eine Synthese aller vorhandenen Ergebnissen bereits erfolgt ist (▶ Abschn. »Sekundärquellen«). Für das genannte Beispiel der Tokolyseindikation bieten sich 2 Reviews an: [24, 25].

Primärliteratur

Der bekannteste Zugang zur Originalliteratur ist die Suchoberfläche Pubmed für die Datenbank Medline, die kostenlos im Internet zugänglich ist (z. B. www.pubmed.gov). Es gibt noch weitere Oberflächen, z. B. Ovid, die ebenfalls für Medline wie auch für weitere Datenbanken angeboten werden, dabei sind z. B. etwas andere Suchfunktionen zu beachten. Selbstverständlich sind auch allgemeine Internetsuchmaschinen wie Yahoo oder Google möglich. Sie sind allerdings extrem unzuverlässig nach Art, Qualität und Umfang der Ergebnisse und wenig auf wissenschaftliche Bedürfnisse ausgerichtet. Eine interessante Bereicherung ist hingegen www.scholar.google.com.

Pubmed bietet eine Reihe von Hilfen für eine effiziente Literatursuche, einschließlich sehr gut erklärender Texte, die eine selbständige Einarbeitung ermöglichen. Die Zeit, sich damit vertraut zu machen, ist gut investiert. Wir können hier nur einige kurze Anregungen geben. So ist in den meisten Suchen die Verwendung von Medical Subject Headings (MeSH) sinnvoll. Dies sind Schlagwörter, die allen medizinischen Texten zugeordnet werden, um das Auffinden zu erleichtern. Sie sind baumartig aufgebaut.

> Beispiel MeSH Suche: Sie suchen Literatur zum Zervixkarzinom, insbesondere interessieren Sie sich für virale Risikofaktoren. Nun sind Sie sich allerdings nicht sicher, wie der Begriff Zervixkarzinom auf Englisch heißt. Zusätzlich laufen Sie Gefahr, Texte zu übersehen, die einen anderen Begriff gewählt haben.
> Die MeSH Database bietet Ihnen für den Begriff »cervix cancer« den MeSH Term »cervix neoplasms«, nennt Ihnen bei der Gelegenheit zudem 16 Synonyme, die alle ebenfalls unter diesem MeSH-Term verschlagwortet sind – d. h. alle bei einer MeSH-Suche miterfasst werden. Sie hätten übrigens sogar den deutschen Begriff in die MeSH-Datenbank eingeben können. Es besteht weiter die Möglichkeit, »Subheadings« zu bestimmen, in diesem Fall würde man z. B. /virology, /epidemiology und /etiology wählen. Pubmed schlägt Ihnen zusätzlich weitere Konzepte vor, die nicht vom MeSH-Term »cervix neoplasms« abgedeckt, vielleicht aber ebenfalls für Sie von Interesse sind, in diesem Fall »cervix dysplasia« und »cervical intraepithelial neoplasia«. Sie haben zudem die Möglichkeit, innerhalb des MeSH-Baumes einen über- oder untergeordneten Begriff zu wählen. Das Zervixkarzinom findet sich in mehreren Bäumen, auf der nächsthöheren Ebene werden »uterine neoplasms« und »cervix diseases« angeboten.

Die Nutzung von MeSH-Headings hat auch Tücken, so bleiben teilweise aktuellere Arbeiten, die noch nicht verschlagwortet sind, unberücksichtigt. Sie kann aber die Suche wesentlich schneller und sowohl ertragreicher als auch gezielter machen.

Eine weitere sinnvolle Hilfe sind die »limits«. Sie ermöglichen eine Eingrenzung, z. B. auf Sprache, Publikationstyp und Zeitraum. Insbesondere ist die Eingrenzung der Studienform häufig hilfreich. Da beispielsweise für Fragen der Therapie randomisierte klinische Studien und Metaanalysen die hochwertigste Evidenz darstellen, kann es sinnvoll sein, die Suche bereits primär auf diese Studienarten einzugrenzen. Sie können sich jedoch auch diese Arbeit abnehmen lassen: Rechercheexperten haben für verschiedene Typen der Fragestellung bereits Filter vorbereitet. Diese sind für Sie unter »clinical queries« zugänglich. Hier könnten Sie z. B. »cervical neoplasms/virology« eingeben, die Fragestellung »etiology« wählen und sich noch zwischen einer spezifischen und einer sensitiven Suche entscheiden.

Medlinerecherchen können dennoch frustrieren. Je nach Fragestellung ist ein gewisses Maß an Übung und Vorkenntnissen erforderlich. Es kann daher sinnvoll sein, sogenannte EbM-Literaturdienste in Anspruch zu nehmen.

Sekundärquellen

EbM-Journal-Clubs sichten einschlägige Fachzeitschriften und fassen relevante Studien kommentierend zusammen. Ein typisches Format bietet die Information einer Studie einschließlich kritischer Wertung auf weniger als einer Seite in einfach fassbarer Form. Einige Dienste, vorwiegend aus dem englischsprachigen Raum, bieten regelmäßige Zusendung relevanter kommentierter Artikel aus dem gewählten Fachgebiet an. Hier ist z. B. die TRIP-Database (»transfering research into praxis«) zu nennen. Als Beispiel für eine besonders nutzerfreundliche Aufbereitung von Studienergebnissen ist die von der WHO herausgegebene Reproductive Health Library zu nennen (www.rhlibrary.com).

Ein deutschsprachiges Beispiel eines Journal Clubs (»evimed«) wird vom Horten Zentrum für praxisorientierte Forschung und Wissenstransfer bereitgestellt. Hilfreiche Informationen zu Evidenzquellen finden sich auf der Seite des Deutschen Netzwerks EbM sowie beim Deutschen Institut für Medizinische Dokumentation und Information.

Sekundärliteratur im Internet: Journal Clubs, EbM Informationsdienste

Bandolier	www.jr2.ox.ac.uk/bandolier/
ACP Journal Club	www.acpjc.org/
Clinical Evidence	www.ebm.bmjjournals.com/
EbM-Netzwerk	www.ebm-netzwerk.de
TRIP	www.tripdatabase.com
DIMDI	www.dimdi.de
evimed	www.evimed.ch
WHO	www.rhlibrary.com/

Evidenzsynthese

Leitlinien und Übersichtsarbeiten gab es lange vor der evidenzbasierten Medizin. Wenn Leitlinien und Übersichtsarbeiten allerdings systematisch und strukturiert erstellt werden und sich einer evidenzbasierten Gesundheitsversorgung verpflichten, werden sie auf der Grundlage einer umfassenden Literaturrecherche erstellt (◘ Tab. 1.2). Hier wird dem Nutzer dieser wesentliche Arbeitsschritt abgenommen. Auch Health Technology Assessments (HTA-Berichte), sofern sie evidenzbasiert sind,

◘ Tab. 1.2. Zusammenfassung von Evidenz – was bieten die unterschiedlichen Formen?

Systematische Übersichten	Aussagen zur Wirksamkeit von Interventionen
Evidenzbasierte Leitlinien	Handlungsempfehlungen für konkrete Situationen
HTA-Berichte	Beurteilung von Prozeduren im Kontext von Wirksamkeit, Alternativen und Ressourcen

bieten Evidenzsynthesen. Unterschiede zwischen diesen Formen der Zusammenfassung von Evidenz bestehen v. a. in der Intention und Fragestellung. So bieten systematische Übersichtsarbeiten Antworten zur Wirksamkeit von Interventionen. Typischerweise werden sehr fokussierte Fragen – wie oben beschrieben (PICO Format; ► 1.2.1) – unter Rückgriff auf qualitativ hochwertige Evidenz (randomisierte klinische Studien) beantwortet. Die Werteebene ist nicht berücksichtigt. Der Anwender erhält somit nur eine Information zur Wirksamkeit in der Studienpopulation, und zwar nur, wenn hochwertige Evidenz vorhanden ist. Ob die Studiengegebenheiten auf die eigenen Umstände anwendbar sind und ob die wirksame Intervention im spezifischen Fall sinnvoll ist, muss er selbst entscheiden. Bezieht man dies auf die 5 Schritte der evidenzbasierten Gesundheitsversorgung, bietet eine systematische Übersicht somit Hilfe bei Schritt 2 und 3 (Evidenzsuche und Bewertung), bezüglich Schritt 4 (Anwendung) ist sie völlig neutral. Wesentliche Arbeit in diesem Bereich leistet die Cochrane Collaboration, die nachfolgend noch vorgestellt werden soll.

Demgegenüber nutzen und bewerten Leitlinien und HTA-Berichte Evidenz unterschiedlicher Güte und Herkunft. Evidenzen werden somit in klinische, ggf. auch ökonomische und gesundheitspolitische Kontexte eingebunden. Auf Leitlinien wird genauer im nächsten Kapitel eingegangen (► Kap. 2).

Thema für ein HTA wäre z. B. die normale Geburt [26]. Hier würden als Schwerpunkte Themen wie evidenzbasierte Grundlagen, Geburtshilfe im Spannungsfeld von Technologie, Ökonomie und Rechtsprechung sowie soziale und ethische Überlegungen zu integrieren sein. HTA-Berichte liegen zu verschiedenen gynäkologischen und geburtshilflichen Themen vor. Sie sind für Deutschland z. B. über die Webseite des DIMDI zu finden (www.dimdi.de).

1.2.3 Beurteilung der Evidenz

Bei der Beurteilung von Evidenz geht es im Wesentlichen um 3 Dinge: Glaubwürdigkeit, Stärke und Übertragbarkeit der Ergebnisse (► Übersicht).

Schema der Evidenzbewertung – Beispiel Therapiestudie [27]

1. Sind die Ergebnisse glaubwürdig (interne Validität)?
   - Randomisierung? Verdeckte Zuordnung zu Therapiegruppen?
   - Intention-to-Treat-Analyse?
   - Verblindung?
   - Sind die Gruppen zu Beginn vergleichbar? Behandlung der Gruppen vergleichbar?
2. Was sind die Ergebnisse?
   - Wie groß ist der Effekt (z. B. relative Risikoverminderung u. a.)?
   - Wie genau war der Effekt geschätzt (Konfidenzintervall)?
3. Sind die Ergebnisse nützlich (externe Validität, Verallgemeinerbarkeit)?
   - Relevanz der Endpunkte?
   - Anwendbarkeit auf konkrete/eigene Patienten?
   - Abwägung Wirksamkeit vs. Nebenwirkungen und Kosten

Validität von Studienergebnissen

Die Gültigkeit (Validität) von Ergebnissen ergibt sich aus den Merkmalen der Studienplanung, Durchführung und Auswertung, die insbesondere der Vermeidung systematischer Fehler dienen. Je nach Art der Fragestellung können diese unterschiedlich sein. Bei Therapiestudien sind die Auswirkungen der Studienmethodik besonders gut untersucht [28]. Hier steht die Gewährleistung der Beobachtungs- und Behandlungsgleichheit an oberster Stelle. Einige Kernbegriffe der Studienmethodik bei kontrollierten klinischen Studien sind in ◘ Tab. 1.3 dargestellt. Bei anderen Studienformen sind weitere Maßnahmen von Bedeutung. So ist bei diagnostischen Studien u. a. die Wahl des Standards und das Spektrum der Patienten nach Krankheitsstadien und Ausprägungen besonders wichtig, bei Prognosestudien die Definition des Startpunktes und die Länge des Follow-ups und bei Metaanalysen die Sorgfalt und Vollständigkeit der Suchstrategie.

Studienbeurteilung erfordert Übung und die Beherrschung von Grundkenntnissen klinisch-

Tab. 1.3. Definitionen

Begriff	Erklärung	Ziel
Randomisierung	Die Versuchspersonen werden den Vergleichsgruppen mittels Zufallsverfahren zugeordnet	Vergleichbarkeit der Gruppen hinsichtlich prognostischer Faktoren
Verdeckte Zuordnung	Die Randomisierungssequenz, d. h. Zuordnungsfolge, ist nicht vorhersehbar	Vermeidung von Manipulationen in der Zuordnung der Teilnehmer zu den Gruppen
Intention-to-Treat-Analyse (ITT)	Die Versuchspersonen werden in der Gruppe analysiert, zu der sie zugeordnet wurden, egal ob die Therapie regelrecht durchgeführt wurde	Vermeidung von Verzerrungen in der Zusammensetzung der Gruppen durch Drop-out. Realistischere Einschätzung der Wirkung (»effectiveness«)
Per-Protokoll-Analyse	Es werden nur Versuchspersonen in die Analyse einbezogen, bei denen die Behandlung regelrecht erfolgte	Bestimmung der Wirksamkeit unter Idealbedingungen (»efficacy«). Anmerkung: Anfällig für Selektionsbias durch Veränderung der Gruppenzusammensetzung bei Drop-out
Verblindung	Die Teilnehmer sowie die Personen, die die Behandlung durchführen und/oder den Endpunkt erheben, wissen nicht, welcher Teilnehmer welcher Gruppe zugeordnet ist	Gewährleistung der Behandlungsgleichheit

epidemiologischer Methoden. Auch hier werden vielfältige Hilfen in Form von Internetmaterial, Papierpublikationen und Schulungen angeboten, z. B. auf der Webseite des Netzwerkes EbM (www.ebm-netzwerk.de). Es kann aber auch wiederum auf die Angebote der evidenzbasierten Sekundärliteratur und der synthetisierenden EbM-Produkte verwiesen werden, die diese Beurteilung ebenfalls leisten müssen.

Einige statistische Grundbegriffe

Für die orientierende Beurteilung der Güte von Studien sind weit weniger statistische Grundkenntnisse erforderlich als häufig angenommen. Handelt es sich um eine sorgfältig geplante und berichtete Studie, die die oben angegebenen Gütekriterien weitgehend erfüllt, kann als Daumenregel meist von vergleichbar zuverlässig durchgeführten statistischen Analysen ausgegangen werden. Ausnahmen kommen selbstverständlich vor.

Es gibt allerdings einige Begriffe, die immer wieder in der EbM auftauchen und deren Verständnis zur Interpretation von Studienergebnissen erforderlich ist. Hierzu gehören insbesondere die Effektmaße, d. h. die Größen, die die Stärke des Effektes einer Intervention beschreiben (▶ Übersicht »Beschreibung von Wirkungsstärke in Therapiestudien«).

Beschreibung von Wirkungsstärke in Therapiestudien

- Ereignisrate: Häufigkeit eines Endpunktes, z. B. Tod, in einer der Vergleichsgruppen
- Relatives Risiko: Quotient der Ereignisraten der Vergleichsgruppen
- Absolute Risikoreduktion: Differenz der Ereignisraten der Vergleichsgruppen
- Relative Risikoreduktion: Differenz der Ereignisraten relativ zur Ereignisrate der Kontrollgruppe
- »Number needed to treat« (NNT): Anzahl der Personen, die behandelt werden müssten, damit ein Ereignis eintritt. Entspricht dem Kehrwert der absoluten Risikoreduktion

Beträgt beispielsweise die Häufigkeit eines SGA-Babys (»small for gestational age«) bei Raucherinnen 10%, nach Rauchentwöhnungsintervention (ITT-Analyse) 7%, so beträgt das relative Risiko nach Intervention 0,7, die absolute Risikoreduktion 3%, oder 0,03 und die relative Risikoreduktion 0,03/0,10=0,003 oder 0,3%. Hierbei wird deutlich, dass die Art der Risikomitteilung von großer Bedeutung für die Risikowahrnehmung ist.

Als Besonderheit findet sich in der EbM häufig die NNT (»number needed to treat«). Dieser Wert stellt den klinischen Nutzen einer Maßnahme besonders eindrücklich dar. Die NNT entspricht dem Kehrwert der absoluten Risikodifferenz, in diesem Fall also 1/0,03=33,3. Es müssten also 33 Personen behandelt werden, damit 1 SGA-Fall vermieden wird. Umgekehrt ausgedrückt ziehen 32 von 33 behandelten Personen aus dieser Maßnahme keinen Nutzen. Welche NNT eine sinnvolle Größe ist, muss daher jeweils im Kontext, insbesondere in der Abwägung von Nutzen und Schaden einer Intervention beurteilt werden. Hierbei ist hilfreich, dass sich für wesentliche Nebenwirkungen einer Therapie auch eine »number needed to harm« berechnen lässt.

In Diagnosestudien kommen einige weitere Begriffe, wie etwa die Likelihood-Ratio, hinzu.

Beschreibung von Testcharakteristiken in Diagnosestudien

- Likelihood-Ratio: Wahrscheinlichkeitsverhältnis; lässt eine Aussage darüber zu, wie sehr sich die Wahrscheinlichkeit für oder gegen das Vorliegen einer Erkrankung durch die Anwendung eines Tests verändert
- Positive Likelihood-Ratio: Wahrscheinlichkeit, dass ein positives Testergebnis bei einer Person mit einer Erkrankung auftritt, im Verhältnis zur Wahrscheinlichkeit, dass es bei einer Person ohne die Erkrankung auftritt
- Negative Likelihood-Ratio: Wahrscheinlichkeit, dass ein negatives Testergebnis bei einer Person ohne eine Erkrankung auftritt, im Verhältnis zur Wahrscheinlichkeit, dass es bei einer Person mit der Erkrankung auftritt

Wichtig ist zudem die Genauigkeit, mit der ein Effekt geschätzt wird, beurteilen zu können. Die meisten statistischen Tests und Analysen gehen davon aus, dass es sich bei den Ergebnissen einer Studie um die Schätzung eines »wahren Wertes« handelt. Würde eine solche Studie unter identischen Gegebenheiten an denselben Patienten immer und immer wieder durchgeführt, würden sich zufallsbedingte Abweichungen in den Ergebnissen ergeben. Bei unendlich häufiger Durchführung entspräche der Mittelwert der Ergebnisse aller Einzelstudien dem wahren Wert. Inwieweit das Ergebnis einer Einzelstudie dem wahren Wert nahe kommt, ist u. a. eine Funktion der Studiengröße (Fallzahl) – je kleiner eine Studie ist, desto wahrscheinlicher ist es, wesentlich vom wahren Wert abzuweichen.

Wie genau diese Schätzung erfolgt, oder wie hoch die Gefahr einer wesentlichen »Verschätzung« ist, kann dem Konfidenzintervall entnommen werden: Je enger ein Konfidenzintervall (KI) ist, desto genauer wurde der Effekt geschätzt. Wesentlich ist dabei die Betrachtung der Intervallgrenzen. Schließt beispielsweise das KI eines relativen Risikos sowohl die 1,0 (entspricht Gleichheit von Effekten) als auch die 3,0 (entspricht einer Verdreifachung des Risikos) ein, ist keine sinnvolle Interpretation des Ergebnisses möglich. In diesem Fall ist das Ergebnis sowohl mit keinem Effekt als auch mit erheblichem Effekt vereinbar. Die Fallzahl war offensichtlich zu gering.

Definition

Konfidenzintervall (Vertrauensbereich): Bereich, in dem der »wahre« Wert einer Messung (Effektgröße) mit einer bestimmten Wahscheinlichkeit erwartet werden kann (üblicherweise 95%, entsprechend einem 95%-Konfidenzintervall).

1.3 Cochrane Collaboration und Cochrane Library

Die Entstehung der Cochrane Collaboration ist eng verbunden mit der Geschichte der evidenzbasierten Geburtshilfe und wurde daher in ihrer historischen Perspektive bereits eingangs gewürdigt. Die Cochrane Collaboration sieht ihre Aufgabe in der Herstellung, Aktualisierung und Verbreitung von systematischen Übersichtsarbeiten. Der Bedarf wuchs aus der Erkenntnis, dass der Transfer von Evidenz von der Entstehung zu den Anwendern zu undurchsichtig ist. Manches noch nicht gut Gesicherte erfährt eine fulminante Verbreitung, bevor die ersten Bestätigungsstudien begonnen wurden. Manches gut Gesicherte kommt nie in der Praxis an, manches Riskante wird jahrzehntelang durchgeführt, ohne dass jemals die Wirksamkeit überprüft wurde. Beispiele dafür gibt es auch in der Gynäkologie und Geburtshilfe reichlich.

Regelmäßig aktualisierte systematische Übersichtsarbeiten sollen hier helfen. Innerhalb des begrenzten Feldes der randomisierten klinischen Studien zu Fragen der Intervention bieten Cochrane Reviews qualitativ hochwertige Zusammenfassungen zu relevanten klinischen, teils auch präventiven Fragen. Diese Reviews werden in der Cochrane Library online veröffentlicht, und zwar bereits im Protokollstadium (www.thecochranelibrary.com). Die Cochrane Library enthält zudem mit der CENTRAL-Datenbank die weltweit umfassendste Sammlung kontrollierter klinischer Studien, da hier nicht nur in Medline erfasste Publikationen, sondern zusätzlich Ergebnisse von Handsuchen in nichtgelisteten Fachzeitschriften, z. B. auch kleineren deutschen Organen, eingehen. Der Zugang zu den Datenbanken (Titel, Suchmaschinen, Abstracts) ist frei; für den Volltextzugang ist jedoch eine Lizenz erforderlich, sofern man nicht die Möglichkeit hat, über eine lizenzierte Universitätsbibliothek oder andere lizenzierte Institutionen, wie etwa das Netzwerk EbM oder die DEGAM, zu recherchieren.

Grundsätzlich steht jedem Interessenten die Mitarbeit, z. B. als Autor eines Reviews, offen. Er wird dabei von einer der themenbezogene Reviewgruppen betreut. Im Bereich der Geburtshilfe und Gynäkologie gibt es zurzeit insgesamt 5 Reviewgruppen (▶ Übersicht).

Cochrane Review Groups

Pregnancy and Childbirth Group	E-Mail: s.l.henderson@liverpool.ac.uk
Gynaecological Cancer Group	www.cochrane-gyncan.org
Fertility Regulation Review Group	www.lumc.nl/1060/cochrane/review
Breast Cancer Group	www.ctc.usyd.edu.au/cochrane
Menstrual Disorders & Subfertility Group	www.obsgynae.auckland.ac.nz/research/cochrane

Die Cochrane-Datenbanken befinden sich in steter Weiterentwicklung. Noch gibt es für viele klinische Fragen keine systematischen Übersichten. Doch wächst der Pool stetig. Die folgende Auflistung enthält neue frauenheilkundlich relevante Reviews, die erstmals in der 2. Jahreshälfte 2006 in der Cochrane Library vorgestellt wurden:

- Addition of drug/s to a chemotherapy regimen for metastatic breast cancer
- Antenatal breast examination for promoting breastfeeding
- Antenatal corticosteroids for accelerating fetal lung maturation for women at risk of preterm birth
- Caesarean section for non-medical reasons at term
- Continous cardiotocography (CTG) as a form of electronic fetalmonitoring (EFM) for fetal assessment during labour
- Copper containing, framed intra-uterine devices for contraception
- Depot medroxyprogesterone versus Norethisterone oenanthate for long-acting progestogenic contraception
- Effects of routine oral iron supplementation with or without folic acid for women during pregnancy
- Evaluation of follow-up strategies for patients with epithelial ovarian cancer following completion of primary treatment
- Exercise for diabetic pregnant women
- Fundal pressure for shortening the second stage of labour
- Garlic for preventing pre-eclampsia and its complications
- In vitro fertilization versus tubal reanastmosis (sterilisation reversal) for subfertility after tubal sterilisation
- Marine oil, and other prostaglandin precursor, supplementation for pregnancy uncomplicated by pre-eclampsia or intrauterine growth restriction
- Medical treatment for early fetal death (less than 24 weeks)
- Metformin treatment before and during IVF/CSI in women with Polycystic Ovary Syndrome
- Methods of repair for obstetric anal sphincter injury

- Neoadjuvant chemoradiation for advanced primary vulvar cancer
- Oral contraceptives for functional ovarian cysts
- Pain relief for cervical colposcopy treatment
- Pain relief in hysterosalpingography
- Pretreatment with oral contraceptives in a GnRHa program for couples undergoing assisted reproductive techniques
- Psychosocial and psychological interventions for treating postpartum depression
- Routine prophylactic drugs in normal labour for reducing gastric aspiration and its effects
- Supplemental oxygen for caesarean section during regional anaesthesia
- Surgical treatment of fibroids for subfertility
- Triphasic versus monophasic oral contraceptives for contraception
- Ultrasound versus »clinical touch« for catheter guidance during embryo transfer in women

1.4 Evidenz und Praxis

1.4.1 Umsetzung von Evidenz

Inwieweit nun werden Erkenntnisse aus der Forschung in die Praxis umgesetzt? Wie erfolgreich waren die Anstrengungen, die Erkenntnisse der evidenzbasierten Gesundheitsversorgung zu verbreiten? Durch Cochrane Reviews, evidenzbasierte Leitlinien, Journal Clubs? Evidenzbasierte klinische Versorgung ist in Ansätzen möglich. Allerdings ist die Studienlage für viele Situationen noch unzureichend.

In der Geburtshilfe gibt es einige Belege, inwieweit Evidenzen in die Praxis übernommen wurden. Am Beispiel der Kortikosteroidgabe bei vorzeitigen Wehen konnte in Australien ein gravierendes Missverhältnis zwischen Evidenz und Praxis nachgewiesen werden, obwohl 83% der gynäkologischen leitenden Ärzte angaben, ihre Praxis auf der Basis überzeugender Daten ggf. ändern zu wollen [29]. Eine Kölner Arbeitsgruppe untersuchte die Evidenzanwendung am Beispiel der Cerclage, der Gabe von Tokolytika und der Überwachung bei Terminüberschreitung [30]. Dabei war das Fazit gemischt – zwar war die Häufigkeit der prophylaktischen Cerclage deutlich und berechtigt zurückgegangen, die weiterhin häufig praktizierte Tokolyse mit Betamimetika stand dagegen in deutlichem Widerspruch zur Evidenzlage.

Maßnahmen zur Verbesserung der Umsetzung wurden ebenfalls begrenzt untersucht. Als Marker für Evidenznutzung fungierten in einer britischen Follow-up-Studie der Zugang zur Cochrane Library, festgelegte Prozeduren, für die eine sichere Evidenzlage in Form von Metaanalysen besteht (Nahtmaterial, pränatale Steroidgabe, Saugglockeneinsatz, perioperative Antibiotika bei Sectio), sowie die Qualität interner Leitlinien [31]. Der Effekt einzelner Motivationsbesuche war zwar gering, jedoch zeigte sich unabhängig davon eine Besserungstendenz in allen Vergleichsgruppen über den Zeitraum von 9 Monaten.

Andere Untersucher prüften den Effekt von Opinion-Leader-Schulung zur Verbesserung von Leitlinienadhärenz in einer randomisierten Studie am Beispiel des Stillens. Auch hier ergab sich kein wesentlicher Effekt [32]. In diesem besonderen Fall bestand bereits bei Studienbeginn Einigkeit hinsichtlich der positiven Effekte bei allen Berufsgruppen, die jedoch trotz Schulung keine weitere Erhöhung der Stillraten bei den Müttern bewirken konnten.

1.4.2 Widerstände und Kritik

Gerade in der Geburtshilfe und Gynäkologie wurden die Grenzen der evidenzbasierten Gesundheitsversorgung teils heftig diskutiert. So gab die im Jahr 2000 erschienene Beckenendlagenstudie Anlass zu Kritik, da die geplante Sectio gegenüber der vaginalen Entbindung bei termingerechter Steißlage günstiger war, allerdings nicht in den eher weniger beachteten Langzeiteffekten [1, 33]. Problematisch war nach Ansicht einiger Kritiker, dass der großen Bedeutung individueller Unterschiede, der Risikokonstellation bei Mutter und Kind und v. a. der Erfahrung und dem Können des Geburtshelfers unzureichend Genüge getan wurde [2]. So wurde die vaginale Beckenendlagenrate durch Einschlusskriterien und Studienprotokoll in solchen Abteilungen hoch getrieben, die sonst eine viel niedrigere Quote haben. Dadurch wurden vermutlich unverhältnismäßig viele Vaginalentbindungen durch weniger erfahrene Geburtshelfer durchgeführt.

Somit wäre die Überlegenheit der Sectio in der Beckenendlagenstudie durch unzureichendes Training und schlechte Vorbereitung der vaginalen Steißentbindung zu erklären. Kritiker von EbM schließen daraus, dass RCTs nicht angemessen sind, um komplexe Eingriffe zu untersuchen. In der Tat mag diese Studie als ein Beispiel dafür gelten, dass die unkritische Übernahme der Ergebnisse von RCTs als Level-1-Evidenz für den klinischen Alltag problematisch ist. Eine grundsätzliche Aussage gegen das Konzept der EbM ist dies allerdings nicht. So gilt ja nicht das Credo »ein RCT hat immer Recht«, auch wenn dies häufig so wahrgenommen wird. Im Falle der Beckenendlage wäre die Validität der Studienergebnisse durch verschiedene Einflüsse wie z. B. den Erfahrungsstand der Geburtshelfer eingeschränkt [34]. Ist eine relevante Verzerrung des Ergebnisses denkbar, ist eine Übertragung nicht sinnvoll. Das gleiche gilt, wenn die Umstände einer Studie nicht mit der eigenen Situation vergleichbar sind. Dies ist ein Beispiel, dass EbM erhebliche Ansprüche an das eigene kritische Denken und die Flexibilität der Anwendung stellt. Es ist ein besonderes Anliegen der evidenzbasierten Betreuung, dass »das Wissen vom Kopf bis in die Fingerspitzen gelangt« [35].

Der Fall der Beckenendlagenstudie ist jedoch auch ein sehr illustratives Beispiel weiterer Problematiken im Umgang mit Evidenz. Es handelt sich hier um eine Studie, die das Gegenteil des erhofften und erwarteten Ergebnisses erbrachte. Der Aufruhr ist daher beträchtlich. Auch in Deutschland.

1.4.3 Deutschland

Hier ergeben sich gerade in der Geburtshilfe und Gynäkologie besondere Herausforderungen für die Umsetzung von Studienergebnissen. Dies hat u. a. mit den niedrigen Teilnahmeraten an internationalen Multicenterstudien zu tun. An der großen Beckenendlagenstudie war kein deutsches Zentrum beteiligt. Dem stand bereits vor Beginn der Studie ein Cochrane Review entgegen, welches leichte Vorteile der geplanten Sectio zeigte [36]. Als die Beckenendlagenstudie durchgeführt wurde, war bereits bekannt, dass Beckenendlagen unabhängig vom Geburtsmodus ein größeres Risiko haben [37–39]. In 2 früheren Trials war dies bereits bestätigt worden [40, 41].

Die Tatsache, dass die Beckenendlagenstudie vorzeitig abgebrochen wurde, brachte es mit sich, dass 2 wichtige zusätzliche Informationen unmöglich wurden. Die Beckenendlagenstudie hätte eine zuverlässige Schätzung des perinatalen Risikos für eine vaginale Beckenendlagengeburt seitens des Kindes und der Mutter ermöglichen können [34]. Da der Trial frühzeitig abgebrochen wurde, können zu beiden Risiken keine Angaben gemacht werden.

Am Beispiel der Beckenendlagenstudie lässt sich eindrucksvoll belegen, dass die elektive Sectio caesarea ihre Bedeutung als Qualitätsindikator verloren hat. Bis in die 90er Jahre waren geringe mütterliche Geburtsverletzungen (niedrige Sectiorate) und ein gutes kindliches Outcome wesentliche Gütemerkmale der Perinatalerhebung in Deutschland. An deren Stelle ist eine gewisse »Qualitätsleere« getreten, da Fortschritte in Anästhesie und Operationstechnik die interventionsreichere Sectio nahelegen. Deshalb ist es wichtig, jedes Studienprotokoll einer sorgfältigen ethischen Begutachtung zu unterziehen. Hält man sich vor Augen, dass Archie Cochrane vor ungefähr 20 Jahren der Geburtshilfe als erstem Fach den »Trostpreis« verlieh, dann ist die Geburtshilfe heutzutage das Fach mit dem größten Unbehagen gegenüber RCTs. Die derzeitige Debatte, ob vaginale und sektionierte Geburtshilfe in einer randomisierten kontrollierten Studie verglichen werden sollten, ist äußerst umstritten. Derzeit wird ein RCT durchgeführt, in dem Zwillinge vaginal oder mit Kaiserschnitt geboren werden [42]. Durch dieses Vorgehen stellt die physiologische Geburtshilfe ihr »Ureigenstes« zur Disposition. Deshalb bedarf es einer grundsätzlichen Überlegung, damit Fach und Methode wieder in einen sich gegenseitig befruchtenden Diskurs eintreten können [16]. Als Beitrag wird hier auf ein Kernelement klinischer Studien verwiesen: »Klinische Studien sind longitudinal, da wir uns für den Effekt einer Behandlung zu einem bestimmten Zeitpunkt auf das Outcome zu einem späteren Zeitpunkt interessieren« [43]. Dieses Prinzip ist geburtshilflich aus naheliegenden Gründen umsetzbar. Der Prozess des Gebärens und die damit einhergehenden Interventionen werden minutengenau beschrieben. In Niedersachsen wird derzeit untersucht, **wann** diese Interventionen, die nachweislich die Dynamik des Gebärens beeinflussen, stattfinden und wie sie miteinander interagieren [44]. Bislang wurden in zahllosen klinischen Studien für das sich unauffällig verhaltende Ungeborene am Termin und seine gesunde Mutter alle wesentlichen Fragen hinsichtlich des Geburtsergebnisses beantwortet. Es wurde aufgezeigt, **ob** eine Intervention sinnvoll ist oder nicht. Ist man jedoch interessiert zu wissen, wann Interventionen stattfinden und wie sie interagieren, dann kann untersucht werden, wie bereits während des Gebärens und zusätzlich zu einem guten Outcome effektiv betreut werden kann. Dieser prozessorientierte Ansatz ist erst durch die Erkenntnisse von Effektive *Betreuung während Schwangerschaft und Geburt* [16] möglich geworden. Da die Epidemiologie die erforderlichen speziellen Verfahren bereithält, können sich Fach und Methode zugunsten einer individuelleren Betreuung weiterentwickeln [45].

Kehren wir jedoch zurück zu den teilweise sehr verständlichen Vorbehalten gegenüber den aktuellen Entwicklungen von klinischen Studien. Es ist bemerkenswert, wie häufig interne Evidenz, d. h. Gewohnheiten, persönliche Überzeugungen oder auf der Basis verzerrungsanfälliger Erhebungen gewonnene Erkenntnisse, die Überprüfung breit angewandter Maßnahmen mit erheblichen Konsequenzen mittels RCTs verhindern. Und das, obwohl es längst Beispiele jahrelang zum Schaden von Patientinnen bzw. Müttern und/oder Kindern durchgeführter, scheinbar plausibler Eingriffe gibt, die schließlich doch der wissenschaftlichen Überprüfung weichen mussten – Stichwort prophylaktische Episiotomie [46].

Pläne für eine Multicenterstudie zur anti-hypertensiven Therapie der Schwangerschaftsgestose scheiterten beinahe an der mangelnden Bereitschaft von Klinikabteilungen, sich auf einen Therapiewechsel von einem seit Jahrzehnten zugelassenen, auf ein als sicher eingestuftes neues Medikament einzulassen (persönliche Mitteilung Prof. Wacker).

Ein besonders eindrucksvolles Beispiel ist auch die Kontroverse zur Diagnostik und Behandlung des Gestationsdiabetes. Diese Thematik bedarf dringend der weiteren wissenschaftlichen Überprüfung [47, 48]. Zurzeit ist die Evidenzlage unklar, sowohl was das Risiko einer gestörten Glukosetoleranz und die angemessene Diagnostik als auch die Vor- und Nachteile einer Antihyperglykämietherapie angeht. An den aktuellen Studien nehmen allerdings, vorwiegend aus ethischen Bedenken, keine deutschen Zentren oder Praxen teil, weder an der kürzlich im *New England Journal of Medicine* publizierten Studie zur Auswirkung von Hyperglykämien noch an der mit vielen Hoffnungen auf weitere Erkenntnisse erwarteten HAPO-Studie [49, 50]. Deutsche Gynäkologen halten die Überprüfung der Grundlagen eines allgemeinen Screenings teilweise nicht für sinnvoll. Dadurch können bestehende Unsicherheiten nicht ausgeräumt werden. Absurd ist, dass dennoch, ungeachtet der unzureichenden Evidenzlage und der laufenden Diskussion, wohl aus lieb gewonnener Tradition, eine rechtlich verbindliche, wissenschaftlich aber obsolete Vorgabe zum Screening mittels Urindiagnostik besteht. Deshalb ist es durchaus anspruchsvoll, dort die Bedeutung von Evidenz zu vermitteln, wo es am Willen zur Produktion hapert.

1.5 Patientinnenpartizipation

In der evidenzbasierten Medizin geht es v. a. um die Transparenz von Entscheidungen. Dies ist insbesondere für die Einbeziehung von Patientinnenpräferenzen wichtig.

Gerade in der Gynäkologie und Geburtshilfe bieten viele Therapie- und Diagnoseoptionen Raum für individuelle Entscheidungen. Als Beispiele werden für das primäre Mammakarzinom die Abwägung zwischen brusterhaltender Therapie in Kombination mit Radiotherapie vs. radikaler Mastektomie, die endokrine Therapie mit oder ohne begleitende Chemotherapie sowie Protokolle mit neoadjuvanter vs. adjuvanter Chemotherapie genannt [51]. Bei diesen Optionen erfordert die Datenlage ein kritisches, individualisiertes Vorgehen, bei dem insbesondere auch individuelle Werte und Wünsche entscheidend sein können und sollten. Diese Prozesse der Entscheidungsfindung sind im klinischen Alltag häufig erschwert, da Zeit- und Personalplanungen oft keinen ausreichenden Raum für eine angemessene Aufklärung der Patientinnen lassen. Zum Zeitpunkt eines operativen Eingriffes befinden sich die Frauen häufig noch im »Diagnoseschock«, sofern zu diesem Zeitpunkt die Diagnose überhaupt schon gestellt wurde. Eine gute, patientengerechte Aufbereitung der vorhandenen Evidenz kann hier als Grundlage eines strukturierten Vorgehens sehr hilfreich sein.

Andersherum betrifft die Geburtshilfe in der Regel gesunde Schwangere. Auch hier ist eine aktive Mitarbeit der Frauen denkbar und sinnvoll. Mit der Beschaffung von Evidenz sind sie jedoch häufig überfordert. Das Informationsangebot ist für Laien noch unübersichtlicher und in der Qualität schwerer überprüfbar, als dies bei der wissenschaftlichen Literatur der Fall ist. Verschiedene Plattformen bieten inzwischen jedoch weitgehend qualitätsgeprüfte Informationen für Betroffene an. So unterhält die ÄZQ eine Seite mit hilfreichen Links zu patientenrelevanten Informationen einschließlich Selbsthilfegruppen. Von der Cochrane Collaboration werden inzwischen »plain language summaries« zu den Reviews veröffentlicht, bisher allerdings nur auf Englisch und Spanisch. Ein exemplarisches Forum für laienverständliche evidenzbasierte Informationen ist in der ▶ Übersicht »Patientinnenrelevante Websites« angegeben.

Patientinnenrelevante Websites

ÄZQ – Qualitätsgeprüfte Patienteninformationen	www.patienten-information.de
Cochrane Collaboration Consumer Network	www.cochrane.org/consumers/homepage
Maternity wise – Infos für werdende Mütter	www.maternitywise.org
Women's Health Coalition	www.w-h-c.de

Auch eine aktive Mitarbeit bei Projekten der EbM für Betroffene ist möglich. So gibt es in der Cochrane Collaboration die Möglichkeit der Mitwirkung von »Consumern« im Reviewprozess [52]. Betroffene sind hier im Consumer Network organisiert. Auch bei der Leitlinienentwicklung sind zunehmend Patientenvertreter beteiligt (▶ Kap. 2).

Literatur

1. Hannah ME, Hannah WJ, Hewson SA, Hodnett ED, Saigal S, Willan AR (2000) Planned caesarean section versus planned vaginal birth for breech presentation at term: a randomised multicentre trial. Term Breech Trial Collaborative Group. Lancet 356(9239): 1375–1383
2. Kotaska A (2004) Inappropriate use of randomised trials to evaluate complex phenomena: case study of vaginal breech delivery. BMJ 329(7473): 1039–1042
3. Kadar N (1993) The operative laparoscopy debate: technology assessment or statistical Jezebel? Biomed Pharmacother 47(5): 201–206
4. Sackett DL, Rosenberg WM, Gray JA, Haynes RB, Richardson WS (1996) Evidence based medicine: what it is and what it isn't. BMJ 312(7023): 71–72
5. Evidence-Based Medicine Working Group (1992) Evidence-based medicine. A new approach to teaching the practice of medicine. JAMA 268: 2420–2425
6. Strauss SE, Richardson WS, Glasziou P, Haynes RB (2005) Evidence-based medicine, 3rd edn. Elsevier Churchill Livingstone, Oxford
7. Chalmers I, Enkin M, Keirse M (1989) Effective care in pregnancy and childbirth. Oxford University Press, Oxford
8. King JF (2005) A short history of evidence-based obstetric care. Best Pract Res Clin Obstet Gynaecol 19(1): 3–14
9. Mosteller F (1993) The prospect of data-based medicine in the light of ECPC. Milbank Q 71(3): 523–532
10. Cochrane AL (1972) Effectiveness and efficiency. Random reflections on health services. The Nuffield Trust, London
11. Chalmers I, Hetherington J, Newdick M et al. (1986) The Oxford Database of Perinatal Trials: developing a register of published reports of controlled trials. Control Clin Trials 7(4): 306–324
12. Enkin M, Keirse M, Renfrew M, Neilson J (1998) Effektive Betreuung während Schwangerschaft und Geburt. 1. dt. Ausg. der 2. engl. Ausg. Ullstein Medical, Wiesbaden
13. Enkin M, Keirse MJ, Chalmers I (1998) A guide to effective care in pregnancy and childbirth. Oxford University Press, Oxford
14. Keirse MJ (1994) Zusammenfassung von Ergebnissen aus kontrollierten klinischen Studien. 5. Workshop zur Hebammenforschung im deutschsprachigen Raum. Elwin Staude, Hannover, S 11–26
15. Hanke M, Mallmann P (2002) Evidence-based medicine and everyday practice of clinical obstetrics – a contradiction? Z Arztl Fortbild Qualitatssich 96(10): 637–640
16. Enkin MW, Keirse MJ, Neilson JP et al. (2006) Effektive Betreuung während Schwangerschaft und Geburt. 2. dt. Ausg. der 3. engl. Ausg. Hans Huber, Bern
17. Ferriman A (2002) Patients get access to evidence based, online health information. BMJ 325(7365): 618
18. Godlee F (2000) Clinical evidence. Die besten Studien für die beste klinische Praxis. Hans Huber, Bern
19. Crowley P, Chalmers I, Keirse MJ (1990) The effects of corticosteroid administration before preterm delivery: an

overview of the evidence from controlled trials. Br J Obstet Gynaecol 97(1): 11–25
20. Chalmers I, Enkin M, Keirse MJ (1989) Promoting pulmonary maturity. In: Chalmers et al. Effective care in pregnancy and childbirth. Oxford University Press, Oxford, pp 746–764
21. Liggins GC, Howie RN (1972) A controlled trial of antepartum glucocorticoid treatment for prevention of the respiratory distress syndrome in premature infants. Pediatrics 50(4): 515–525
22. Liggins GC (1969) Premature delivery of foetal lambs infused with glucocorticoids. J Endocrinol 45(4): 515–523
23. Dalziel SR, Walker NK, Parag V et al. (2005) Cardiovascular risk factors after antenatal exposure to betamethasone: 30-year follow-up of a randomised controlled trial. Lancet 365(9474): 1856–1862
24. Papatsonis D, Flenady V, Cole S, Liley H (2005) Oxytocin receptor antagonists for inhibiting preterm labour. Cochrane Database Syst Rev 3: CD004452
25. Anotayanonth S, Subhedar NV, Garner P, Neilson JP, Harigopal S (2004) Betamimetics for inhibiting preterm labour. Cochrane Database Syst Rev 4: CD004352
26. Jonas S (2002) Childbirth: a comprehensive perspective. Approaches in health technology assessment. Z Arztl Fortbild Qualitatssich 96(10): 689–693
27. Guyatt GH, Sackett DL, Cook DJ (1993) Users' guides to the medical literature. II. How to use an article about therapy or prevention. A. Are the results of the study valid? Evidence-Based Medicine Working Group. JAMA 270(21): 2598–2601
28. Jadad AR, Moore RA, Carroll D et al. (1996) Assessing the quality of reports of randomized clinical trials: is blinding necessary? Controlled Clinical Trials 17(1): 1–12
29. Jordens CF, Hawe P, Irwig LM et al. (1998) Use of systematic reviews of randomised trials by Australian neonatologists and obstetricians. Med J Aust 168(6): 267–270
30. Hanke M, Mallmann P (2002) Evidence-based medicine and everyday practice of clinical obstetrics – a contradiction? Z Arztl Fortbild Qualitatssich 96(10): 637–640
31. Wyatt JC, Paterson-Brown S, Johanson R, Altman DG, Bradburn MJ, Fisk NM (1998) Randomised trial of educational visits to enhance use of systematic reviews in 25 obstetric units. BMJ 317(7165): 1041–1046
32. Sisk JE, Greer AL, Wojtowycz M, Pincus LB, Aubry RH (2004) Implementing evidence-based practice: evaluation of an opinion leader strategy to improve breast-feeding rates. Am J Obstet Gynecol 190(2): 413–421
33. Hofmeyr J, Hannah ME (2006) Five years to the term breech trial: The rise and fall of a randomized controlled trial. Am J Obstet Gynecol 194(1): 20–25
34. Keirse MJ (2002) Evidence-based childbirth only for breech babies? Birth 29(1): 55–59
35. Lomas J, Sisk JE, Stocking B (1993) From evidence to practice in the United States, the United Kingdom, and Canada. Milbank Q 71(3): 405–410
36. Hofmeyr GJ, Hannah ME (2003) Planned caesarean section for term breech delivery. Cochrane Database Syst Rev 3: CD000166
37. Green JE, McLean F, Smith LP, Usher R (1982) Has an increased cesarean section rate for term breech delivery reduced in incidence of birth asphyxia, trauma, and death? Am J Obstet Gynecol 142(6 Pt 1): 643–648
38. Cheng M, Hannah M (1993) Breech delivery at term: a critical review of the literature. Obstet Gynecol 82: 605–618
39. Luterkort M, Polberger S, Persson PH, Bjerre I (1986) Role of asphyxia and slow intrauterine growth in morbidity among breech delivered infants. Early Hum Dev 14(1): 19–31
40. Leung WC, Pun TC, Wong WM (1999) Undiagnosed breech revisited. Br J Obstet Gynaecol 106(7): 638–641
41. Wright RC (1959) Reduction of perinatal mortality and morbidity in breech delivery through routine use of cesarean section. Obstet Gynecol 14: 758–763
42. Barrett JF (2003) Randomised controlled trial for twin delivery. BMJ 326(7386): 448
43. Altman DG (1999) Practical statistics for medical research. 9th ed. Chapman & Hall, Boca Raton
44. Schwarz C, Wenzlaff P, Hecker H, Groß MM (2005) Prozessorientierte Qualitätssicherung während der Betreuung von Gebärenden. In: Zentrum für Qualität und Management im Gesundheitswesen, Ärztekammer Niedersachsen (Hrsg) NPExtra 2004, Version 1.1. Verlag Wissenschaftliche Scripten, Zwickau, S 171–174
45. Gross MM (2001) Gebären als Prozess. Empirische Befunde für eine wissenschaftliche Neuorientierung. Hans Huber, Bern
46. Girard M (1999) Episiotomy: a form of genital mutilation. Lancet 354(9178): 595–596
47. Tuffnell DJ, West J, Walkinshaw SA (2003) Treatments for gestational diabetes and impaired glucose tolerance in pregnancy. Cochrane Database Syst Rev 3: CD003395
48. Arbeitsausschuss Familienplanung des Bundesausschusses der Ärtze und Krankenkassen (2003) Screening auf Gestationsdiabetes gemäß § 135 Abs. 1 SGB V. 5-11-2003
49. Crowther CA, Hiller JE, Moss JR, McPhee AJ, Jeffries WS, Robinson JS (2005) Effect of treatment of gestational diabetes mellitus on pregnancy outcomes. N Engl J Med 352(24): 2477–2486
50. The Hyperglycemia and Adverse Pregnancy Outcome (HAPO) Study (2002) Int J Gynaecol Obstet 78(1): 69–77
51. Vodermaier A, Caspari C, Kohm J, Bauerfeind I, Kahlert S, Untch M (2004) Partizipative Entscheidungsfindung beim primären Mammakarzinom. Z Arztl Fortbild Qualitatssich 98(2): 127–133
52. Sakala C, Gyte G, Henderson S, Neilson JP, Horey D (2001) Consumer-professional partnership to improve research: the experience of the Cochrane Collaboration's Pregnancy and Childbirth Group. Birth 28(2): 133–137

Leitlinien in der Gynäkologie und Geburtshilfe

Antje Timmer, Rosemarie Burian

2.1 Einführung

Leitlinien haben in den letzten Jahren einen enormen Zuwachs sowohl in ihrer Bedeutung als auch in ihrer Anzahl erlebt. Primär werden diese für die – meist ärztliche – Entscheidungsfindung in spezifischen klinischen Situationen entwickelt. Im Bereich der Frauenheilkunde stehen inzwischen Leitlinien einer hohen Komplexität zur Verfügung. Diese haben neben ihrer klinischen Wirkung auch Bedeutung in der Gesundheitspolitik erlangt. An ihnen orientieren sich das Chronikerprogramm (Disease Management Programm) für das Mammakarzinom sowie das bundesweite Zertifizierungsverfahren der Brustzentren.

Gut entwickelte Leitlinien, die bereits gezielt für die Anwendung im Alltag aufbereitet sind, beinhalten eine Fülle an Informationen und Entscheidungshilfen. Dies bietet ein großes Potenzial an Kommunikationshilfen im Dialog mit den Patientinnen und eine Verbesserung der Transparenz. Es sind allerdings qualitativ hochwertige, gut zugängliche und allgemein akzeptierte Leitlinien erforderlich. Neben der Entwicklung von Leitlinien ist ihre Umsetzung und fortlaufende Evaluation von großer Bedeutung.

In Deutschland hat sich die Arbeitsgemeinschaft für medizinische Fachgesellschaften (AWMF), der derzeit über 150 verschiedene Fachgesellschaften der Medizin angehören, als Forum für Leitlinien etabliert [1]. Sie nahm 1992 mit dem Ziel der Qualitätsverbesserung der klinischen Forschung und Praxis ihre Leitlinienarbeit auf. Auf der Webseite der AWMF sind inzwischen über 800 Leitlinien der verschiedenen Fachgesellschaften zu finden. Auch die Deutsche Gesellschaft für Gynäkologie und Geburtshilfe, die DGGG, ist hier vertreten. Sie hat im Jahr 1998 eine eigene Leitlinienkommission ins Leben gerufen, die die Qualität der Leitlinienentwicklung vorantreiben und eine Abstimmung mit den Empfehlungen der AWMF gewährleisten soll.

Dieses Kapitel möchte zunächst den Begriff der Leitlinie und im Folgenden deren Entwicklung näher erläutern. Es soll helfen, einen Einblick in die Methodik der Leitlinienentwicklung und -beurteilung zu gewinnen und praktische Hilfen zu deren Nutzung bieten.

2.2 Definition und Abgrenzung

Definition

Leitlinien (»guidelines«) sind systematisch entwickelte Aussagen zur Unterstützung der Entscheidungsfindung von Angehörigen der Medizinalberufe und Patientinnen. Das Ziel ist eine angemessene gesundheitsbezogene Versorgung in spezifischen klinischen Situationen.

Leitlinien sollen klinisch Tätige und Patientinnen bei Entscheidungen in spezifischen Situationen der Prävention, Diagnostik, Therapie und Nachsorge unterstützen. Dadurch wird u. a. die Transparenz medizinischer Entscheidungen gefördert. Sie werden entwickelt, indem zu speziellen Versorgungsproblemen Wissen aus unterschiedlichen Quellen zusammengetragen und unter Berücksichtigung vorhandener Ressourcen gewertet wird. Die Diskussion gegensätzlicher Standpunkte und besonderer situativer Erfordernisse ist wichtiger Bestandteil dieses Prozesses.

AWMF-Leitlinien werden in 3 Entwicklungsstufen kategorisiert (▶ Übersicht »Entwicklungsstufen von Leitlinien«). Lediglich Stufe-3-Leitlinien (S3-Leitlinien) sind als evidenzbasiert zu bezeichnen.

Entwicklungsstufen von Leitlinien (Definition der AWMF)

Stufe 1	Checklisten durch Expertengruppen
Stufe 2	Konstrukte von systematischen Konsensusprozessen S2e: Formale Evidenzrecherche oder S2k: Formale Konsensfindung
Stufe 3	Leitlinien mit allen Elementen der systematischen Entwicklung (Logik/klinische Algorithmen, Konsensus, Evidence-based Medicine, Entscheidungsanalyse

Leitlinien entbinden nicht von der Überprüfung der individuellen Anwendbarkeit im konkreten Fall. Sie dienen lediglich als Entscheidungshilfen und sind rechtlich nicht verbindlich. Dies unterscheidet sie von Richtlinien, wie sie in der Bundesrepublik z. B. für die Schwangerenversorgung und die Krebsvorsorge vorliegen. Eine Verwechslung der beiden Begriffe wird durch den amerikanischen Sprachgebrauch begünstigt: hier wird der Begriff »guideline« sowohl für Leitlinien als auch für Richtlinien verwendet. In der Amtssprache der EU wird dagegen nach Verbindlichkeit differenziert: »guideline« = »Leitlinie«, »directive« = »Richtlinie«.

Definition

Richtlinien (»directives«) sind Regelungen des Handelns oder Unterlassens, die von einer rechtlich legitimierten Institution konsentiert, schriftlich fixiert und veröffentlicht wurden. Sie sind für den Rechtsraum dieser Institution verbindlich. Ihre Nichtbeachtung zieht definierte Sanktionen nach sich. [Ärztliches Zentrum für Qualität in der Medizin (ÄZQ), 1997]

Inwieweit Prinzipien der Leitlinienentwicklung auf die Formulierung von Richtlinien anwendbar sind, ist fraglich. Wie unterschiedlich die jeweiligen Vorgaben sein können, zeigt das Beispiel des Hypergykämiescreenings in der Schwangerschaft. In den Deutschen Mutterschaftsrichtlinien ist der Urintest zum Screening auf Gestationsdiabetes vorgegeben – ein nach heutigem Wissen für diese Indikation ungeeignetes diagnostisches Verfahren. International wird es in keiner der aktuellen Leitlinien zur Diagnostik der Hyperglykämie mehr empfohlen.

2.3 Leitlinienentwicklung

Das oberste Gebot der evidenzbasierten Leitlinienentwicklung ist Systematik und Transparenz. Hierauf basieren alle Schritte der Entwicklung von der Zusammensetzung der Panels über die Identifikation und Bewertung der Evidenz, Konsensfindung und Formulierung bis zur Implementierung (▶ Übersicht »Schritte der Leitlinienentwicklung«). Ein weiteres Charakteristikum evidenzbasierter Leitlinien ist die ständige Revision der entwickelten Leitlinien und ihre auf einen bestimmten Zeitraum befristete Gültigkeit.

Schritte der Leitlinienentwicklung (mod. nach Atkins et al. 2004 [2])

1. Initiative und Vorbereitung
   - Probleme identifizieren und priorisieren
   - Panel auswählen, Interessenkonflikte feststellen
   - Gruppenprozesse und Konsensverfahren festlegen
2. Sichtung der Evidenz
   - Systematische Übersichten: Die beste Evidenz identifizieren und kritisch evaluieren, ggf. Herstellung systematischer Übersichten für alle relevanten Fragen
   - Herstellung von Evidenzprofilen: Für alle relevanten Untergruppen oder Risikogruppen werden Profile auf der Basis systematischer Übersichten benötigt, einschließlich Qualitätsbeurteilung und Zusammenfassung der Ergebnisse
3. Klassifikation und Formulierung von Evidenzqualität und Empfehlungsstärke
   - Qualität der Evidenz für jeden Endpunkt
   - Gesamtqualität der Evidenz
   - Beurteilung der relativen Bedeutung der Endpunkte
   - Abwägung von Nutzen und Schaden
4. Umsetzung und Evaluation

Für die beiden S3-Leitlinien »Diagnostik, Therapie und Nachsorge des Mammakarzinoms der Frau«, und »Brustkrebs-Früherkennung in Deutschland« wurde jeweils ein Methodenreport separat publiziert, der die Entwicklung dieser Leitlinien anschaulich dokumentiert.

2.3.1 Initiative und Vorbereitung

Probleme identifizieren und priorisieren

Die klassische evidenzbasierte Medizin setzt sich mit einer spezifischen klinischen Frage bei einer individuellen Patientin auseinander. Im Vergleich dazu bieten Leitlinien in der Regel Entscheidungshilfen für eine Vielzahl verwandter klinischer Situationen und Patientensubgruppen. Die zu bearbeitenden Themen werden von den Fachgesellschaften bestimmt.

Die AWMF empfiehlt unter dem Stichwort »Logik« die Anwendung klinischer Algorithmen zur Formulierung der Ausgangsfragen: Ärztliche Probleme sollten in »endliche Schritte unter Verwendung von Wenn-dann-Bedingungen« aufgegliedert werden. Dabei müssen sowohl »typische«, als auch spezielle Patientengruppen berücksichtigt werden.

Zusammensetzung von Leitliniengruppen

Grundsätzlich wird bei S3-Leitlinien eine interdisziplinäre Zusammensetzung der Leitliniengruppe mit Vertretern aller für das klinische Problem relevanten Fachgesellschaften angestrebt. Darüber hinaus wird empfohlen, Vertreter anderer Berufs- und Interessengruppen zu beteiligen. So sehen die AWMF Richtlinien die Mitarbeit von Recherchespezialisten, Epidemiologen und Sozialpsychologen vor. Patientinnenvertreter sind in Deutschland, anders als in einigen anderen Ländern, bisher nicht regelhaft in die Leitlinienentwicklungsgruppe involviert. Eine Teilnahme im Reviewprozess ist jedoch vorgesehen. Über die fachliche Bereicherung hinaus wird hiervon eine Verbesserung der Akzeptanz von Leitlinien erwartet.

Unter den Herausgebern der Leitlinie zur Behandlung des Mammakarzinoms waren die relevanten Fachgesellschaften und Berufsverbände. Daneben waren die Arbeitsgemeinschaft Deutscher Tumorzentren, die Konferenz onkologischer Kranken- und Kinderkrankenpflege, der Bundesverband der Frauenselbsthilfe nach Krebs, der Zentralverband der Physiotherapeuten/Krankengymnasten und die Aktion »Bewusstsein für Brustkrebs« und Vertreter der Biometrie, der klinischen Epidemiologie und des Deutschen Cochrane Zentums beteiligt.

Ein Blick auf die Geschäftsordnung der Leitlinienkommission der DGGG zeigt, dass das Gewicht auf der Repräsentanz von Berufsverband und Fachgesellschaften liegt (▶ Übersicht »Zusammensetzung der Leitlinienkommission«). Die Beteiligung weiterer Berufsfelder, Betroffener oder eines Methodikers ist nicht bindend festgelegt.

Zusammensetzung der Leitlinienkommission der DGGG (gekürzt nach §1 der Geschäftsordnung)

- Der Präsident der Deutschen Gesellschaft für Gynäkologie und Geburtshilfe
- Der Leitlinienbeauftragte der DGGG, benannt von der DGGG
- Ein Vertreter des Berufsverbandes
- Je ein Vertreter für jede Säule der DGGG
- Ein Vertreter der Bundesarbeitsgemeinschaft der leitenden Ärzte in Frauenheilkunde und Geburtshilfe
- Ein Vertreter des jungen Forums
- Ein/e von der DGGG und dem BVF bestätigte/r Jurist/in als assoziiertes Mitglied
- Ein redaktioneller Koordinator (bei Bedarf)

Festlegung der Konsensfindung

Die Entwicklung einer Leitlinie erfordert die Formulierung von konkreten Handlungsempfehlungen. Unterschiedliche Standpunkte, Diskrepanzen in der Datenlage und abweichende Positionen in der Gewichtung müssen zu einem Konsens geführt werden. Zur Konsensusfindung stehen aus der Sozialpsychologie verschiedene wissenschaftlich begründete Formen zur Verfügung (▶ Übersicht »Methoden der Konsensusfindung«). Die Art der Entscheidungsfindung muss vor Beginn der Gruppenarbeit festgelegt und in der Leitlinie beschrieben sein, um die Nachvollziehbarkeit der Entscheidungen zu gewährleisten. Bei der Mammakarzinom-Therapie-und-Diagnostik-Leitlinie wurde ein nominaler Gruppenprozess unter Leitung unabhängiger Moderatoren, bei der Screeningleitlinie die sog. Delphi-Methode gewählt.

Methoden der Konsensusfindung

Nominaler Gruppenprozess	Gruppenentscheidungsprozess, bei dem zunächst von allen Teilnehmern schriftliche Antworten zu vorgegebenen Problemen verfasst werden. Anschließend Veröffentlichung der Einzelmeinungen als anonyme Liste, Stellungnahmen aller Beteiligten nacheinander in einer Gesprächs-

▼

	runde. Gegebenenfalls mehrfache Wiederholung dieser Schritte
Delphi-Methode	Interaktive Umfragemethode mit kontrolliertem Feedback und Befragung anonymisierter Experten. Typisch sind mehrere Befragungsrunden mit zwischenzeitiger systematischer Zusammenfassung, Modifikation und Kritik der individuellen Meinungen
Konsensuskonferenz	Offene Diskussion, z. B. in Arbeitsgruppen, nach ausführlicher Vorbereitung. Versuch der Konsensfindung, anschließend offizielle Bekanntmachung

2.3.2 Sichtung und Beurteilung der Evidenz

Literatursuche

Vergleichbar der Literaturrecherche für systematische Übersichten erfordert die Evidenzsichtung auch für Leitlinien eine umfassende Suche nach Studien zu allen wesentlichen Problemen, die in den klinischen Algorithmen formuliert wurden, um eine unverzerrte Sicht zu gewährleisten. Im Gegensatz zur klassischen Leitlinienrunde, bei der die Protagonisten Studienmaterial eigener Wahl beitragen können, erfordern S3-Leitlinien eine Offenlegung der Quellen einschließlich einer elektronischen Suchstrategie. Hierfür empfiehlt es sich, Rechercheexperten hinzuzuziehen.

Bewertung der Evidenz und Einteilung der Evidenzgüte

Die Hierarchisierung von Evidenz gehört zu den prominentesten Kennzeichen einer evidenzbasierten Leitlinie. Hier hat über die Jahre eine deutliche Entwicklung stattgefunden. Inzwischen existieren mehrere Klassifikationssysteme nebeneinander. Ein typisches Beispiel einer Evidenzklassifikation der »ersten Generation« findet sich in ◘ Tab. 2.1 [3].

Diese Einteilung bezieht sich auf die grundsätzliche Eignung eines Studiendesigns, durch Vermeidung systematischer Fehler (Bias) zu validen Ergebnissen zu kommen. Bei Fragen der Therapie oder Prävention ist die randomisierte klinische Studie diesbezüglich theoretisch das optimale Design.

◘ **Tab. 2.1.** Beispiel einer Evidenzklassifikation

Stufe	Evidenztyp
Ia	Wenigstens ein systematischer Review auf der Basis methodisch hochwertiger randomisierter, kontrollierter Studien (RCT)
Ib	Wenigstens ein ausreichend großer, methodisch hochwertiger RCT
IIa	Wenigstens eine hochwertige Studie ohne Randomisierung
IIb	Wenigstens eine hochwertige Studie eines anderen Typs quasiexperimenteller Studien
III	Mehr als eine methodisch hochwertige nichtexperimentelle Studie
IV	Meinungen und Überzeugungen von angesehenen Autoritäten (aus klinischer Erfahrung); Expertenkommissionen; beschreibende Studien

Für andere Fragestellungen gelten andere Kriterien. Daher ist das gezeigte Schema nicht ohne weiteres auf Probleme der Diagnose, Prognose oder unerwünschten Wirkungen übertragbar. Auch bleibt unklar, wie Evidenz zu klassifizieren ist, wenn Studien wesentliche methodische Schwächen haben oder mehrere Studien zur gleichen Fragestellung inkonsistente Ergebnisse zeigen (Heterogenität).

Während die Brustkrebs-Screening-Leitlinien noch eine ähnliche Klassifikation verwendet, nutzen die neueren Leitlinien zur Behandlung des Mammakarzinoms die wesentlich differenzierteren Empfehlungen des Oxford Centre for Evidence-based Medicine (CEBM). Diese berücksichtigen die Erfordernisse unterschiedlicher Fragestellungen und ermöglichen zudem Abzüge bei methodischen Schwächen oder Heterogenität von Studienergebnissen. Das ausführliche Schema findet sich im Methodenreport der Leitlinie oder auf der Webseite des CEBM (www.cebm.com).

Stärke der Empfehlungen

Einteilungen der Evidenzgüte beziehen sich auf die methodische Qualität der vorhandenen Evidenz. Die Stärke einer Empfehlung ist jedoch noch von weiteren Faktoren abhängig. Aus diesem Grund nehmen viele Leitlinienentwickler eine zusätzliche Klassifikation der Empfehlungsstärke vor. Das Bei-

Tab. 2.2. Klassifikation der American Society of Clinical Oncology (ASCO). (Nach Desch 1999 [4])

Grad	Empfehlungsgrad
A	Evidenz der Güteklasse I oder konsistente Ergebnisse von vielen Studien der Klasse II, III oder IV
B	Evidenz der Güteklasse II, III oder IV mit weitgehend konsistenten Ergebnissen
C	Evidenz der Güteklasse II, III oder IV mit inkonsistenten Ergebnissen
D	Wenig oder keine systematische empirische Evidenz

spiel in Tab. 2.2 wird häufig in Kombination mit der einfachen Klassifikation in Tab. 2.1 verwendet, so in der Leitlinie zum Brustkrebs-Screening.

Unberücksichtigt bleiben dabei weiterhin die Stärke des Effektes, die Relevanz des untersuchten Endpunktes und die Abwägung von Wirksamkeit und möglichen Nebenwirkungen. Darüber hinaus sind die verfügbaren Ressourcen, ethische Überlegungen und die Praktikabilität und Anwendbarkeit im konkreten Umfeld als mögliche Einflussfaktoren denkbar (Werteebene).

2.3.3 Entscheidungsfindung und Formulierung der Leitlinien

Integration der Werteebene

Die SIGN-Gruppe (Scottish Intercollegiate Guidelines Network) fasst die Aspekte, die bei der Formulierung von Leitlinien berücksichtigt werden müssen, wie folgt zusammen (▶ Übersicht):

Relevante Aspekte der Leitlinienentwicklung (nach SIGN)

- Umfang, Qualität und Konsistenz der Evidenz
- Verallgemeinerbarkeit der Studienergebnisse
- Unmittelbarkeit des Bezugs auf die Zielgruppe der Leitlinie
- Klinische Wirkung – Ausmaß der Wirkung und der benötigten Ressourcen in der Zielgruppe
- Durchführbarkeit – wie praktikabel ist die Umsetzung der Leitlinie im Kontext des deutschen Gesundheitssystems?

GRADE-System

Um der Komplexität der Integration von methodischer Qualität, Effektstärke und Werteebene gerecht zu werden, bedarf es einer standardisierten Vorgehensweise, die die unterschiedlichen Aspekte berücksichtigt. Seit dem Jahr 2000 hat die internationale GRADE-Arbeitsgruppe (**G**rading of **R**ecommendations **A**ssessment, **D**evelopment and **E**valuation) es sich zur Aufgabe gemacht, die bisher nebeneinanderstehenden Klassifikationen zu ordnen und weitere wichtige Aspekte wie Relevanz und Durchführbarkeit mit zu berücksichtigen [5].

Das GRADE-System ermöglicht eine Anpassung der Evidenzqualität an Qualität und Gesamtstudienlage und bietet eine umfassende Bewertung unter Berücksichtigung der Werteebene. Auch hier wird die Evidenzqualität für eine Problemstellung grundsätzlich zunächst hoch klassifiziert, wenn RCTs vorliegen. Die Evidenz von Beobachtungsstudien wird als gering, sonstige Evidenzquellen werden als sehr gering klassifiziert. Es sind jedoch Anpassungen je nach Studiengüte, Effektstärke und Umfang der Datenlage vorgesehen. So werden Abzüge u. a. erteilt für Fehler in Studiendesign und -ausführung, für Unsicherheiten in der Umsetzung und Übertragbarkeit der Ergebnisse und für inkonsistente Ergebnisse der betrachteten Studien. Umgekehrt führen ausgeprägte Effekte (sehr stark: $RR>5{,}0$ bzw. $<0{,}2$, stark: $RR>2{,}0$ oder $<0{,}5$) oder der Nachweis einer Dosis-Wirkungs-Beziehung jeweils zu einer entsprechenden Heraufstufung der Evidenzklasse. Nach Integration von Einstufungen der klinischen Relevanz, ökonomischen Umstände und Praktikabilität resultieren konkret gewichtete Empfehlungen.

Beispiel einer pragmatischen Lösung: Clinical Evidence

»Clinical Evidence« ist ein gutes Beispiel evidenzbasierter Sekundärliteratur, wie in ► Kap. 2 vorgestellt (www.clinicalevidence.com). Vor dem Hintergrund, dass es für viele klinisch relevante Fragen noch einige Zeit dauern wird, bis Leitlinien zur Verfügung stehen, wurde hier eine pragmatische Lösung für den Alltag gefunden. Ausgehend von klinischen Fragestellungen wird auf der Basis einer sorgfältigen Literaturrecherche und -bewertung der aktuelle Wissensstand zur Bewertung der Wirksamkeit therapeutischer Maßnahmen zusammengefasst. Darauf basierend finden sich Handlungsempfehlungen in 6facher Abstufung:

1. **Nutzen belegt:** Maßnahmen, deren Wirksamkeit durch eindeutige Belege aus RCTs gesichert ist und bei denen das Risiko von Schäden im Vergleich zum Nutzen klein ist
2. **Nutzen wahrscheinlich:** Maßnahmen, deren Wirksamkeit weniger gut belegt ist als bei den unter »Nutzen belegt« aufgeführten Therapien
3. **Nutzen und Schaden abzuwägen:** Maßnahmen, bei denen Arzt und Patient die positiven und negativen Auswirkungen der Therapie in Abhängigkeit von den individuellen Gegebenheiten und Präferenzen abwägen müssen
4. **Wirksamkeit unbekannt:** Therapeutische Maßnahmen, zu denen gegenwärtig noch keine ausreichenden oder keine ausreichend guten Belege vorliegen
5. **Nutzen unwahrscheinlich:** Maßnahmen, bei denen die Unwirksamkeit oder Schädlichkeit weniger gut belegt ist als bei den unter »Unwirksamkeit oder Schädlichkeit wahrscheinlich« aufgeführten Maßnahmen
6. **Unwirksamkeit oder Schädlichkeit wahrscheinlich:** Maßnahmen, deren Unwirksamkeit oder Schädlichkeit durch eindeutige Beleg klar erwiesen ist

2.4 Verbreitung und Umsetzung von Leitlinien

Um eine flächendeckende Umsetzung von Leitlinien zu fördern, ist zunächst eine Anpassung der Leitlinienform an die Bedürfnisse unterschiedlicher Nutzer sinnvoll. Denkbar sind z. B. Lang- und Kurzversionen, Patientinnenversionen und Flow-Charts, und dies jeweils sowohl als Papierversion als auch im Internet. Beispielhaft sind die Leitlinien der DEGAM (Deutsche Gesellschaft für Allgemeinmedizin), die hervorragende Sets zusammenstellt. So steht die Leitlinie »Brennen beim Wasserlassen« als Volltext, als Kurzversion für Ärzte, als Praxis- und Telefonanleitung für Arzthelferinnen und als Patienteninformation mit sog. Infozept (Kurzanweisung für Patienten) im Internet.

Die Leitlinien der DGGG werden im Internet, in der Leitliniensammlung der DGGG und, soweit es sich um mit der AWMF abgestimmte Leitlinien handelt, auf der Seite der AWMF publiziert. Im Bereich der Gynäkologie stehen die S3-Leitlinien zur Brustkrebsfrüherkennung als Lang- sowie als deutsche und englische Kurzfassung im Netz zur Verfügung.

Zudem erfolgt eine Publikation von Kurzfassungen in der Zeitschrift Der Frauenarzt. Diese erhalten alle Mitglieder der DGGG ohne zusätzliche Kosten.

Mit der Publikation einer Leitlinie ist es allerdings noch nicht getan. Für die S3-Leitlinie Brustkrebsfrüherkennung gibt es einen komplexen Implementierungs- und Evaluationsplan inklusive Effektivitätsanalyse [6]. Beim Mammakarzinomscreening besteht aufgrund von 2 Aspekten eine besondere Situation. Zum einen entstand dieses Projekt im Zusammenhang mit dem Bericht des Sachverständigen 2001 zur Fehl-, Über- und Unterversorgung. Dadurch lagen bereits vor Leitlinienimplementierung Basisdaten zur Versorgungssituation vor. Zum anderen geht es um eine Intervention bei gesunden Frauen, die auf der Bevölkerungsebene weitergehende Auswirkungen nach sich zieht, als dies bei klinischen Fragestellungen üblicherweise der Fall ist. In diesem Zusammenhang konnte auf verschiedene bereits bestehende Projekte und Strukturen aufgebaut werden. Ein Beispiel ist das Modellprojekt »Brustgesundheit Hessen«. In einer umfangreichen Befragung von symptomlosen Frauen, Brustkrebsbetroffenen und verschiedenen Arztgruppen in Hessen wurde die Zufriedenheit mit dem Mammakarzinomscreening und der Versorgung untersucht. Als weitere Bausteine sind Qualitätszirkel, Laienschulungen und Feldstudien in verschiedenen deutschen Städten zu nennen. Die Übersicht zeigt einige der angewandten Qualitätsindikatoren, die zur Überprüfung des Leitlinieneffektes auf eine verbesserte Versorgung gewählt wurden (▶ Übersicht »Beispiele für Qualitätsindikatoren«).

Beispiele für Qualitätsindikatoren der Leitlinienimplementierung Brustkrebsscreening

- Häufigkeit von Intervallkarzinomen (Karzinome, die innerhalb von 24 Monaten nach Mammographie (BIRADS I–III) auftreten – entspricht Falsch-negativ-Rate)
- Falsch-positiv-Rate: Häufigkeit von benignen Befunden nach initialem BIRADS-V-Befund
- Verhältnis der benignen zu malignen Befunden bei offener Biopsie (Ziel: <1:1)
- Falsch-negativ- und Falsch-positiv-Raten interventioneller radiologischer und sonographischer Diagnosemethoden
- Anteil der nichtpalpablen Malignome mit präoperativer histopathologischer Abklärung

2.5 Beurteilung von Leitlinien

Im Juni 2005 wurde das deutsche Instrument zur methodischen Leitlinienbewertung (DELBI) veröffentlicht. Dies entstand auf der Grundlage eines vom Europarat angestoßenen internationalen Statements (AGREE – Appraisal of Guidelines for Research and Evaluation in Europe) in Zusammenarbeit mit der Arbeitsgemeinschaft der Wissenschaftlichen Medizinischen Fachgesellschaften (AWMF) und dem Ärztlichen Zentrum für Qualität in der Medizin (ÄZQ). Es ersetzt die im Jahr 2000 im Deutschen Ärzteblatt veröffentlichte Checkliste »Methodische Qualität von Leitlinien«. Die Langfassung einschließlich ausführlicher Erklärungen und Anleitung ist unter www.delbi.de einzusehen.

Kriterien der Leitliniengüte nach DELBI

1. Geltungsbereich und Zweck
   a) Das Gesamtziel der Leitlinie ist differenziert beschrieben.
   b) Die in der Leitlinie behandelten medizinischen Fragen/Probleme sind differenziert beschrieben.
   c) Die Patientinnen, für die die Leitlinie gelten soll, sind eindeutig definiert.
2. Beteiligung von Interessengruppen
   a) Die Entwicklergruppe der Leitlinie schließt Mitglieder aller relevanten Berufsgruppen ein.
   b) Die Ansichten und Präferenzen von Patientinnen wurden ermittelt.
   c) Die Anwenderzielgruppe der Leitlinie ist definiert.
   d) Die Leitlinie wurde in einer Pilotstudie von Mitgliedern der Anwenderzielgruppe getestet.
3. Methodologische Exaktheit der Leitlinienentwicklung
   a) Bei der Suche nach der Evidenz wurden systematische Methoden angewandt.
   b) Die Kriterien für die Auswahl der Evidenz sind klar beschrieben.
   c) Die zur Formulierung der Empfehlungen verwendeten Methoden sind klar beschrieben.
   d) Bei der Formulierung der Empfehlungen wurden gesundheitlicher Nutzen, Nebenwirkungen und Risiken berücksichtigt.
   e) Die Verbindung zwischen Empfehlungen und der zugrunde liegenden Evidenz ist explizit dargestellt.
   f) Die Leitlinie ist vor ihrer Veröffentlichung durch externe Experten begutachtet worden.
   g) Ein Verfahren zur Aktualisierung der Leitlinie ist angegeben.
4. Klarheit und Gestaltung
   a) Die Empfehlungen der Leitlinie sind spezifisch und eindeutig.
   b) Die verschiedenen Handlungsoptionen für das Versorgungsproblem sind dargestellt.

▼

   c) Schlüsselempfehlungen der Leitlinie sind leicht zu identifizieren.
   d) Es existieren Instrumente bzw. Materialien, die die Anwendung der Leitlinie unterstützen.
5. Generelle Anwendbarkeit
   a) Die möglichen organisatorischen Barrieren gegenüber der Anwendung der Empfehlungen werden diskutiert.
   b) Die durch die Anwendung der Empfehlungen der Leitlinie möglicherweise entstehenden finanziellen Auswirkungen werden berücksichtigt.
   c) Die Leitlinie benennt wesentliche Messgrößen für das Monitoring und/oder die Überprüfungskriterien
6. Redaktionelle Unabhängigkeit
   a) Die Leitlinie ist redaktionell von der (den) finanzierenden Organisation(en) unabhängig.
   b) Interessenkonflikte von Mitgliedern der Leitlinienentwicklungsgruppe wurden dokumentiert.
7. Anwendbarkeit im deutschen Gesundheitssystem
   a) Es liegen Empfehlungen zu präventiven, diagnostischen, therapeutischen und rehabilitativen Maßnahmen in den verschiedenen Versorgungsbereichen vor.
   b) Es existieren Angaben, welche Maßnahmen unzweckmäßig, überflüssig oder obsolet erscheinen.
   c) Die klinische Information der Leitlinie ist so organisiert, dass der Ablauf des medizinischen Entscheidungsprozesses systematisch nachvollzogen wird und schnell erfassbar ist.
   d) Es ist eine Strategie/ein Konzept für die einfache Zugänglichkeit und für die Verbreitung der Leitlinie dargelegt.
   e) Ein Konzept zur Implementierung der Leitlinie wird beschrieben.
   f) Der Leitlinie ist eine Beschreibung zum methodischen Vorgehen (Leitlinienreport) hinterlegt.

2.6 Aktuelle Leitlinien in der Gynäkologie und Geburtshilfe in Deutschland

In seiner Übersichtsarbeit 2002 zählte Vetter [7] 23 S1-Leitlinien in der Geburtshilfe (S1: expertenbasierte Handlungsanweisungen). Im Bereich Frauenheilkunde und Geburtshilfe stehen 2006 inzwischen 51 AWMF-Leitlinien zur Verfügung. Davon entsprechen bisher 2 den Qualitätskriterien einer evidenzbasierten Leitlinie (S3-Leitlinien), 4 weitere wurden als S2 eingestuft (▶ Übersicht »Stufe-2- und -3-Leitlinien«), eine Weiterentwicklung zur Stufe 3 ist geplant.

Stufe-2- und -3-Leitlinien im Bereich Gynäkologie und Geburtshilfe (Stand 9/2005)

a) Leitlinien Stufe 3
   - Gynäkologische Onkologie:
   - Brustkrebsfrüherkennung (Dt. Ges. f. Senologie; Dt. Krebsgesellschaft, 3/2002)
   - Diagnostik, Therapie und Nachsorge des Mammakarzinoms der Frau (Dt. Krebsgesellschaft, 6/2004)
b) Leitlinien Stufe 2
   - Allgemeine operative Gynäkologie:
   - Stationäre und ambulante Thromboembolieprophylaxe in der Chirurgie und der perioperativen Medizin (Dt. Ges. f Chirurgie, 4/2003)
   - Gynäkologische Onkologie:
   - Diagnostik und Therapie des Zervixkarzinoms (Dt. Krebsgesellschaft, 5/2004)
   - Perinatale Medizin – Schwangerschaft/Geburtshilfe:
   - Empfehlungen zur HIV-Therapie in der Schwangerschaft (Dt. AIDS Gesellschaft, 5/2003)
   - Perinatale Medizin – Neonatologie:
   - Betreuung von Neugeborenen diabetischer Mütter (Ges. f. Neonatologie und Pädiatrische Intensivmedizin, 5/2003)
   - Hyperbilirubinämie – Diagnostik und Therapie bei reifen gesunden Neugeborenen (Ges. f. Neonatologie und Pädiatrische Intensivmedizin, 11/2003)

2.7 Ressourcen – Nützliche Weblinks

www.w-h-c.de	Women's Health Coalition (WHI)
www.dggg.de	Deutsche Gesellschaft für Gynäkologie und Geburtshilfe
www.awmf-leitlinien.de	Arbeitsgemeinschaft der wissenschaftl. med. Fachgesellschaften
www.agreecollaboration.org	Appraisal of Guidelines for Research and Evaluation in Europe
www.g-i-n.net/	Guidelines International Network
www.delbi.de	Deutsches Leitlinien-Bewertungs-Instrument
www.sign.ac.uk/	SIGN
www.gradeworkinggroup.org/	GRADE

Literatur

1. MacDonald D, Grant A, Sheridan-Pereira M, Boylan P, Chalmers I (1985) The Dublin randomized controlled trial of intrapartum fetal heart rate monitoring. Am J Obstet Gynecol 152(5): 524–539
2. Atkins D, Best D, Briss PA et al. (2004) Grading quality of evidence and strength of recommendations. BMJ 328(7454): 1490
3. McCormick KA, Fleming B (1992) Clinical practice guidelines. The Agency for Health Care Policy and Research fosters the development of evidence-based guidelines. Health Prog 73(10): 30–34
4. Desch CE, Benson AB, III, Smith TJ et al. (1999) Recommended colorectal cancer surveillance guidelines by the American Society of Clinical Oncology. J Clin Oncol 17(4): 1312
5. Atkins D, Briss PA, Eccles M et al. (2005) Systems for grading the quality of evidence and the strength of recommendations II: pilot study of a new system. BMC Health Serv Res 5(1): 25
6. Albert US, Koller M, Lorenz W et al. (2004) Konzept für die Implementierung und Evaluation der Leitlinie Brustkrebsfrüherkennung in Deutschland. Z Arztl Fortbild Qualitatssich 98(5): 347–359
7. Vetter K (2002) Leitlinien der Geburtshilfe in Deutschland. Z Arztl Fortbild Qualitatssich 96(10): 641–648

Teil II Vorsorge und Früherkennung in der Schwangerschaft

Schwangerenvorsorge

Ralf L. Schild

3.1 Einführung

Die Vorsorgeuntersuchungen sind essenzieller Bestandteil der Schwangerenbetreuung und Geburtsplanung. Allerdings sind nicht alle Aspekte dieser Vorsorge evidenzbasiert. Vielmehr werden mehrere routinemäßig durchgeführte Untersuchungen sehr kontrovers diskutiert. Im Folgenden wird auf wesentliche Aspekte der Vorsorge näher eingegangen, wobei der Schwerpunkt auf die Diagnostik gelegt wurde.

3.2 Anamnese

Die Erhebung der Anamnese stellt einen unverzichtbaren, da besonders wichtigen Aspekt der Schwangerenbetreuung dar. Die Eigen- und v. a. die Familienanamnese sind die aussagekräftigsten Parameter, die dem Geburtshelfer zur Risikoabschätzung des weiteren Schwangerschaftsverlaufes zur Verfügung stehen.

3.3 Gewichtsbestimmung

Zu Beginn einer Schwangerschaft sollten Gewicht und Größe der Schwangeren gemessen und die Körpermasse (»body mass index«, BMI) bestimmt werden. Für wiederholte Gewichtsbestimmungen bei unauffälligem Schwangerschaftsverlauf fehlt jede Evidenz. Diese Praxis sollte auch deshalb verlassen werden, da sie zu vermehrter mütterlicher Ängstlichkeit führen kann, insbesondere bei Unter- oder Überschreiten vermeintlich normaler Gewichtsgrenzen [1].

3.4 Digitale vaginale Untersuchung

Die Praxis routinemäßiger Vaginaluntersuchungen bei unaufälligem Schwangerschaftsverlauf wird in Europa sehr unterschiedlich gehandhabt. Während diese Untersuchungen in Belgien, Frankreich, Italien und Deutschland fester Bestandteil der Schwangerenbetreuung sind, werden sie in Dänemark, den Niederlanden, Irland und Großbritannien nicht routinemäßig durchgeführt. Eine randomisierte Multicenterstudie mit mehr als 5600 Schwangeren, die dieser Fragestellung nachging, konnte keinen signifikanten Unterschied in der Frühgeburtsrate zwischen beiden Gruppen aufzeigen [2]. Aufgrund der fehlenden Indikation sollte deshalb bei einem normalen Schwangerschaftsverlauf auf die digitale vaginale Untersuchung der Schwangeren verzichtet werden.

3.5 Anzahl der Vorsorgeuntersuchungen

Eine Metaanalyse zur Anzahl der erforderlichen pränatalen Vorsorgeuntersuchungen kam zu dem Ergebnis, dass im Niedrigrisikokollektiv eine reduzierte Anzahl an Vorsorgeuntersuchungen keine Auswirkung auf den Schwangerschaftsausgang hat. Eine Mindestanzahl von 4 Untersuchungen sollte jedoch eingehalten werden. Die zahlenmäßige Verringerung pränataler Untersuchungen entspricht allerdings nicht den Erwartungen der betroffenen Schwangeren [3].

3.6 Vorsorgeuntersuchungen durch Hebamme und/oder Arzt

Eine systematische Analyse randomisierter Studien mit über 3000 Schwangeren, vorwiegend aus Schottland, kam zu dem Ergebnis, dass Schwangere im Niedrigrisikokollektiv gleichermaßen effektiv von Hebammen oder Ärztinnen/Ärzten betreut werden können [3].

3.7 Ultraschalluntersuchungen

Eine Ultraschalluntersuchung im 1. Trimenon ist die beste Methode zur Bestimmung des Gestationsalters und sollte die ungenauere Berechnung anhand der Zyklusanamnese ersetzen [4]. Weitere Vorteile einer frühen sonographischen Untersuchungen sind die zuverlässige Erkennung von Mehrlingsschwangerschaften, die frühzeitige Diagnostik schwerer fetaler Anomalien und die Reduktion unnötiger Geburtseinleitungen wegen vermeintlicher Terminüberschreitung (Abb. 3.1) [5].

Zum Ausschluss struktureller fetaler Anomalien soll allen Schwangeren ein detailliertes sonographisches Organscreening zwischen 18 und 22 abgeschlossenen Schwangerschaftswochen (SSW) angeboten werden. Von Bedeutung ist, dass diese Untersuchungen nur von speziell geschultem Personal mit moderner Ultraschalltechnik durchgeführt werden sollen [6]. Laut Mutterschaftsrichtlinien hat zwischen 28 und 31 SSW routinemäßig eine 3. Ultraschalluntersuchung der Schwangerschaft zu erfolgen, um das Wachstum des Feten beurteilen und erst spät erkennbare Anomalien diagnostizieren zu können. Diese Praxis ist mit Ausnahme von den Niederlanden und Großbritannien in Europa weit verbreitet [7], obwohl es derzeit keine gesicherten Daten aus randomisierten Studien gibt, die diese Vorgehensweise rechtfertigen würde (■ Abb. 3.2).

Der Stellenwert einer routinemäßigen Zervixlängenmessung im 2. Trimenon wird kontrovers diskutiert. Vorliegende Ergebnisse aus großen Studien belegen zwar, dass das Risiko einer Frühgeburt mit abnehmender Zervixlänge steigt, der Beweis, dass diese Information zu einer Verbesserung des Schwangerschaftsausgangs genützt werden kann, steht aber aus. Andere Faktoren, insbesondere die geburtshilfliche Vorgeschichte, können ebenfalls wichtige Prädiktoren sein [6, 9, 10]. Eine Cochrane-Metaanalyse zu diesem Thema wird für die 2. Jahreshälfte 2006 erwartet [11].

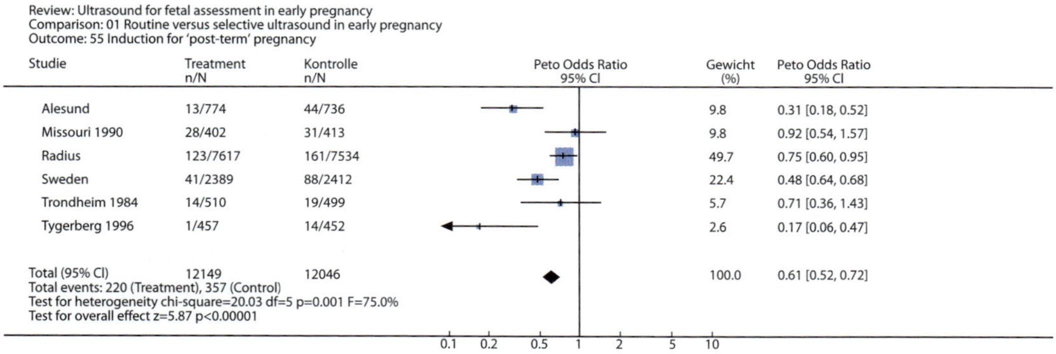

■ **Abb. 3.1.** Forrest Graph: Häufigkeit von Geburtseinleitungen bei vermeintlicher Terminüberschreitung nach Bestimmung des Gestationsalters mit oder ohne Hilfe einer frühen Ultraschalluntersuchung [3]. (Mit freundlicher Genehmigung Cochrane Library)

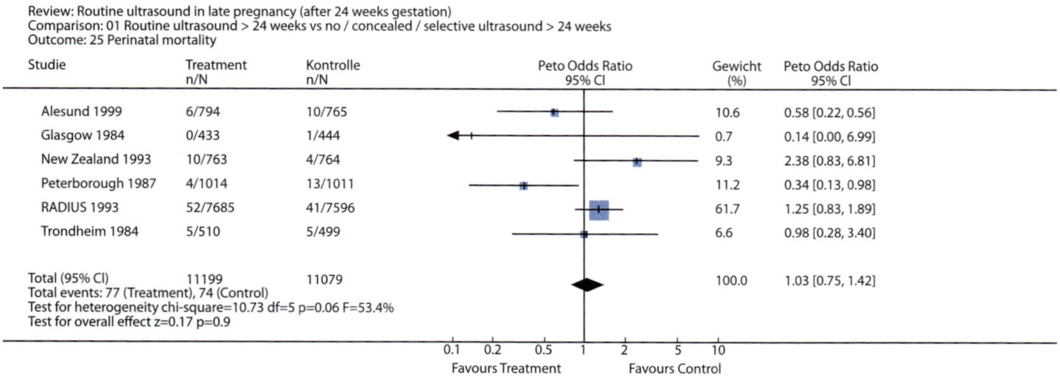

■ **Abb. 3.2.** Forrest Graph: Höhe der perinatalen Mortalität bei später Sonographie nach 24 SSW: routinemäßig vs. keine/verdeckte/selektive Sonographie [8]. (Mit freundlicher Genehmigung Cochrane Library)

3.8 Screening auf Down-Syndrom

Schwangeren Frauen sollte bereits frühzeitig ein Test zur Erkennung einer fetalen Trisomie 21 angeboten werden. Das Recht der Schwangeren, die entsprechende Abklärung anzunehmen oder abzulehnen, muss im Gespräch hervorgehoben werden. Im Rahmen der Aufklärung ist auch auf die Entdeckungs- und Falsch-positiv-Raten der einzelnen Tests wie auch der weiterführenden Untersuchungen einzugehen [6]. Die höchste Entdeckungsrate bei einem Gestationsalter (GA) von 11 Wochen weist das kombinierte Ersttrimesterscreening (Nackentransparenz, PAPP-A, freies β-hCG) auf. Bei einem GA von 13 Wochen ist das kombinierte Ersttrimesterscreening dem Quadrupletest (aFP, Gesamt-hCG, unkonjugiertes Östriol und Inhibin A), bestimmt zwischen 15 und 18 Wochen, gleichwertig [12].

3.9 Antepartales CTG

Randomisierte Studien an Risiko- oder Hochrisikoschwangeren konnten zeigen, dass eine antepartale CTG-Kontrolle keinen signifikanten Einfluss auf den Ausgang der Schwangerschaft hat. Allerdings wurden diese Studien in den späten 1970er Jahren bis 1981 durchgeführt, und ihre Ergebnisse sind möglicherweise nicht mehr auf die gegenwärtige Praxis übertragbar. Randomisierte Studien neueren Datums wie auch Daten zu Schwangerschaften aus dem Niedrigrisikokollektiv fehlen [13]. Deshalb sollte davon Abstand genommen werden, bei Schwangeren mit fehlenden Risiken und bei unauffälligem Schwangerschaftsverlauf routinemäßig eine Kardiotokographie durchzuführen.

3.10 Oxytozinbelastungstest (OBT)

Untersuchungen an Schwangeren mit wachstumsretardierten Kindern konnten keinen sicheren Nutzen des Wehenbelastungstests nachweisen [14]. Zudem waren bis zu 15% der CTG-Ableitungen unter Wehenbelastung nicht eindeutig beurteilbar [15]. Der OBT hat deshalb seinen Stellenwert in der Abklärung von Risikoschwangerschaften verloren.

3.11 Amnioskopie

Die Mutterschaftsrichtlinien nennen zwar die Amnioskopie als mögliches Untersuchungsverfahren bei Risikoschwangerschaften. Evidenzbasierte Daten zu dieser Empfehlung fehlen jedoch [16]. Untersuchungen an Schwangeren mit Terminüberschreitung zeigten, dass die Amnioskopie in der Mehrzahl der Fälle Mekoniumbeimengungen zum Fruchtwasser nicht entdeckte und dass ein auffälliger amnioskopischer Befund nicht mit einer kindlichen Gefahrensituation sub partu korreliert war [17]. Aus genannten Gründen sollte dieses Verfahren bei Terminüberschreitung nicht weiter Anwendung finden.

3.12 Hypotonie

Niedriger Blutdruck bei jungen Frauen ist ein häufiges Symptom. Von Ausnahmen abgesehen, bedarf es dabei keiner weiteren diagnostischen Maßnahmen. Die uteroplazentare Versorgung ist durch einen niedrigen maternalen Blutdruck nicht gefährdet. Evidenzbasierte Daten zu einer medikamentösen Behandlung eines niedrigen Blutdruckes bei gesunden Schwangeren fehlen. Deshalb gibt es auch keine rationale Grundlage für eine solche Therapie.

3.13 Diabetesscreening

In Deutschland gibt es derzeit kein flächendeckendes Blutzuckerscreeningprogramm für die Schwangerschaft. Die Entscheidung, ein solches in die Mutterschaftsrichtlinien aufzunehmen, wurde Ende 2003 auf einen späteren Zeitpunkt vertagt. Diese Entscheidung sollte aber möglichst rasch überdacht werden, da neuere Arbeiten zur Auswirkung eines unbehandelten Gestationsdiabetes auf die mütterliche und kindliche Gesundheit die Einführung eines nationalen Screeningprogrammes dringend geboten erscheinen lassen [18, 19].

3.14 Infektionsscreening

3.14.1 Asymptomatische Bakteriurie

5–10% aller Schwangeren weisen eine asymptomatische Bakteriurie auf. Eine Cochrane-Metaanalyse konnte belegen, dass eine antibiotische Therapie der Bakteriuruie nicht nur symptomatische Pyelonephritiden verhindern, sondern auch die Rate an Frühgeburten senken kann (Abb. 3.3 und 3.4) [20].

3.14.2 Bakterielle Vaginose

Eine Cochrane-Metaanalyse von 13 Studien mit 5300 Schwangeren stellte fest, dass bakterielle Vaginosen effektiv mit Antibiotika behandelt werden können. Allerdings wird die Rate an vorzeitigen Blasensprüngen und Frühgeburten durch diese Therapie nicht signifikant gesenkt. Bei Frauen mit Zustand nach Frühgeburt in der Vorgeschichte kann eine medikamentöse Behandlung zwar

Review: Antibiotics for asymptomatic bacteriuria in pregnancy
Comparison: 01 Antibiotic vs no treatment for asymptomatic bacteriuria
Outcome: 02 development for pyelonephritis

Studie	Treatment n/N	Kontrolle n/N	Gewicht (%)	Peto Odds Ratio 95% CI
Brumfitt 1975	9/87	20/86	11.0	0.40 [0.18, 0.88]
Elder 1971	4/133	27/148	12.5	0.21 [0.10, 0.45]
Foley 1987	3/100	3/120	2.6	1.21 [0.24, 6.13]
Fumess 1975	23/139	17/67	12.8	0.57 [0.27, 1.19]
Gold 1966	0/35	2/30	0.9	0.11 [0.01, 1.82]
Kass 1960	1/106	26/108	10.7	0.12 [0.06, 0.28]
Kincaid 1965	2/72	21/73	8.8	0.14 [0.06, 0.35]
LeBlanc 1964	3/69	8/41	4.2	0.19 [0.05, 0.68]
Little 1966	4/124	35/141	15.0	0.18 [0.09, 0.36]
Mulla 1960	1/50	9/50	4.1	0.17 [0.05, 0.63]
Pathak 1969	3/88	17/90	8.1	0.21 [0.08, 0.54]
Thomsen 1987	1/37	0/32	0.4	6.46 [0.13, 328.69]
Williams 1969	5/85	18/78	9.0	0.24 [0.10, 0.59]
Total (95% CI)	1125	1064	100.0	0.24 [0.19, 0.32]

Total events: 59 (Treatment), 203 (Control)
Test for heterogeneity chi-square=18.74 df=12 p=0.10 F=36.0%
Test for overall effect z=10.53 p<0.00001

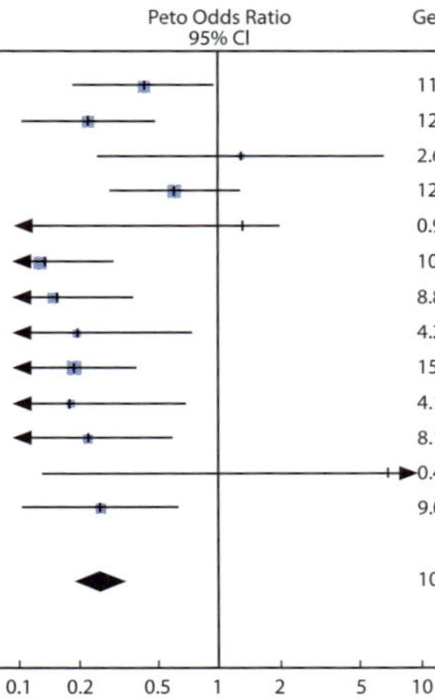

Abb. 3.3. Forrest Graph: Rate an Pyelonephritis bei asymptomatischer Bakteriurie mit oder ohne antibiotische Therapie [20]. (Mit freundlicher Genehmigung Cochrane Library)

Review: Antibiotics for asymptomatic bacteriuria in pregnancy
Comparison: 01 Antibiotic vs no treatment for asymptomatic bacteriuria
Outcome: 03 preterm delivery or low birthweight

Studie	Treatment n/N	Kontrolle n/N	Gewicht (%)	Peto Odds Ratio 95% CI
Brumfitt 1975	18/235	21/178	18.3	0.62 [0.32, 1.20]
Elder 1971	17/133	16/148	15.3	1.12 [0.58, 2.50]
Fumess 1975	24/118	10/52	12.2	1.07 [0.48, 2.42]
Gold 1966	2/35	0/30	1.0	6.60 [0.40, 108.71]
Kass 1960	7/106	21/108	12.9	0.33 [0.15, 0.72]
Kincaid 1965	9/72	13/73	9.9	0.66 [0.27, 1.64]
LeBlanc 1964	7/101	6/27	4.1	0.19 [0.05, 0.77]
Little 1966	10/124	13/141	11.0	0.86 [0.37, 2.03]
Thomsen 1987	2/37	12/32	5.9	0.14 [0.04, 0.45]
Wren 1969	5/83	15/90	9.3	0.36 [0.14, 0.90]
Total (95% CI)	1044	879	100.0	0.60 [0.45, 0.80]

Total events: 101 (Treatment), 127 (Control)
Test for heterogeneity chi-square=21.09 df=9 p=0.01 F=57.3%
Test for overall effect z=3.54 p<0.0004

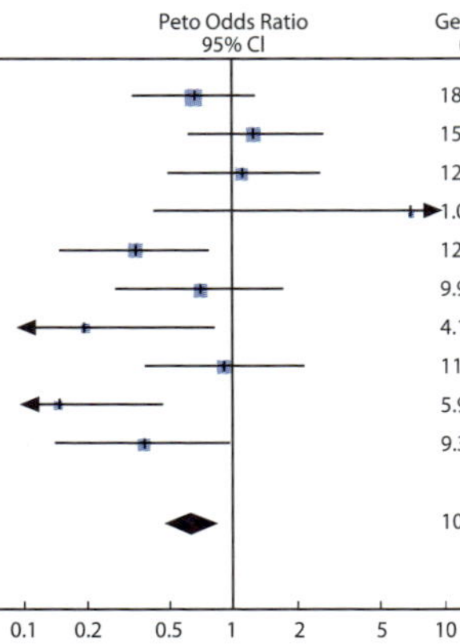

Abb. 3.4. Forrest Graph: Rate an Frühgeburtlichkeit oder niedrigem kindlichem Geburtsgewicht bei asymptomatischer Bakteriurie mit oder ohne antibiotische Therapie [20]. (Mit freundlicher Genehmigung Cochrane Library)

nicht das Risiko einer erneuten Frühgeburt, wohl aber das eines vorzeitigen Blasensprunges und eines niedrigen Geburtsgewichtes mindern. Ein generelles Screening aller Schwangeren scheint aufgrund dieser Daten jedoch nicht gerechtfertigt [21]. Demgegenüber deuten neuere Ergebnisse von Kiss et al. [21] daraufhin, dass mit einem universalen Screening zu Beginn des 2. Trimenons und konsekutiver medikamentöser Behandlung die Frühgeburtsrate um fast 50% gesenkt werden kann (▪ Abb. 3.5).

3.14.3 Chlamydia trachomatis

Chlamydia trachomatis ist eine sexuell übertragbare Erkrankung. Eine Übertragung des Erregers sub partu kann zu einer neonatalen Pneumonitis oder Ophthalmia neonatorum führen. Das Risiko des Neugeborenen, eine mittelschwere bis schwere Konjunktivitis zu erleiden, liegt bei ungefähr 15–25%, das einer Pneumonitis bei 5–15%. Postpartal kann eine Chlamydieninfektion zu einer Endometritis der Wöchnerin führen [22]. Vor diesem Hintergrund gibt es keinen Zweifel an dem Nutzen eines generellen Chlamydienscreenings zu Beginn der Schwangerschaft.

3.14.4 Zytomegalie (CMV)

Die Zytomegalievirusinfektion ist die häufigste kongenital erworbene Infektion und als solche einer der Hauptfaktoren neonataler Morbidität. Eine Infektion kann zu ausgeprägten kindlichen Langzeitfolgen wie z. B. mentaler Retardierung und sensineuralen Defekten führen. Ein generelles Screening aller Schwangeren wird derzeit kontrovers diskutiert. Die Gründe dafür sind die Kosten eines Screeningprogramms und das Fehlen eines standardisierten Behandlungsregimes nach Diagnose der Infektion [23]. Dem gegenüber plädiert eine Reihe von Experten für eine routinemäßige Bestimmung der CMV-Titer in der Schwangerschaft [24–26], um bei nichtimmunisierten Schwangeren eine primäre Infektion durch geeignete hygienische Maßnahmen vermeiden zu können [27].

3.14.5 Hepatitis B

Durch eine aktive und passive Immunisierung des Neugeborenen sind 95% einer Hepatitis-B-Infektion zu vermeiden [28]. Da chronische HbSAg-Träger ein deutlich höheres Risiko haben, an einem hepatozellulären Karzinom oder einer Leberzir-

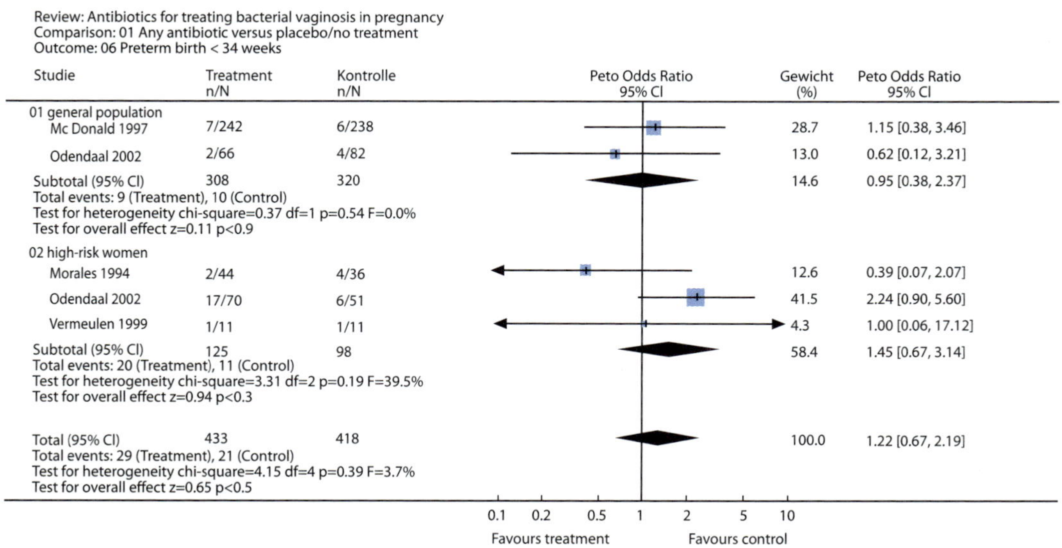

▪ **Abb. 3.5.** Forrest Graph: Rate an Frühgeburtlichkeit <34 SSW bei bakterieller Vaginose mit oder ohne antibiotische Therapie [21]. (Mit freundlicher Genehmigung Cochrane Library)

rhose zu versterben, hat die Vermeidung einer kindlichen Infektion oberste Priorität. Dieses Ziel kann nur durch ein generelles HbSAg-Screening erreicht werden.

3.14.6 Hepatitis C

Evidenzbasierte Daten, die den Nutzen und die Effektivität eines flächendeckenden Screenings auf Hepatitis C nachweisen konnten, fehlen. Aus diesem Grund kann die Implementierung eines solchen Screeningprogramms zum gegenwärtigen Zeitpunkt nicht empfohlen werden [6].

3.14.7 HIV

Die Transmissionsrate von Mutter zu Kind beträgt bei fehlender antepartaler Intervention ca. 25%. Diese Rate kann durch antiretrovirale Medikation auf ca. 8% gesenkt werden [29]. Die Kombination mehrerer Therapieoptionen – antiretrovirale Medikation, Entbindung durch Sectio caesarea, Abstillen – wirkt sich positiv auf die Übertragungsrate aus, die darunter bis auf ca. 1% abfallen kann [30]. Mehrere andere Studien konnten den Nutzen eines generellen HIV-Screenings bestätigen [6]. Deshalb sollte dieses fester Bestandteil der Schwangerenvorsorge sein. Ob die freiwillige Teilnahme, wie sie die deutschen Mutterschaftsrichtlinien vorsehen, alle Betroffenen erreicht, muss sehr in Frage gestellt werden.

3.14.8 Röteln

Als fester Bestandteil der Schwangerenbetreuung hat der Rötelnsuchtest die Hauptaufgabe, nichtimmunisierte Frauen zu identifizieren und eine postnatale Vakzination zu planen. Aufgrund routinemäßiger Impfung gegen Röteln im präpubertären Alter sind akute Infektionen in der 1. Schwangerschaftshälfte seltener geworden. Die Daten aus mehreren Studien belegen den Stellenwert von Screeninguntersuchungen auf das Rötelnvirus [6].

3.14.9 Streptokokken der Gruppe B (GBS)

Kontrollierte Studien an Schwangeren mit GBS-Kolonisation verglichen den Effekt intrapartaler Antibiose mit dem keiner medikamentösen Therapie. Fünf dieser Studien fanden Eingang in eine Cochrane-Metaanalyse. In diesem Zusammenhang darf allerdings nicht unerwähnt bleiben, dass die Qualität der Studien als schlecht beurteilt und bei allen ein sog. bias identifiziert wurde. Die Ergebnisse der Metaanalyse zeigen – mit den genannten Einschränkungen –, dass die intrapartale Gabe von Antibiotika die Rate an neonatalen GBS-Infektionen signifikant senken kann (Abb. 3.6) [31].

Gegenwärtig wird ein universelles Screening mit rektovaginalen Kulturen auf GBS zwischen 35 und 37 SSW empfohlen [31, 32].

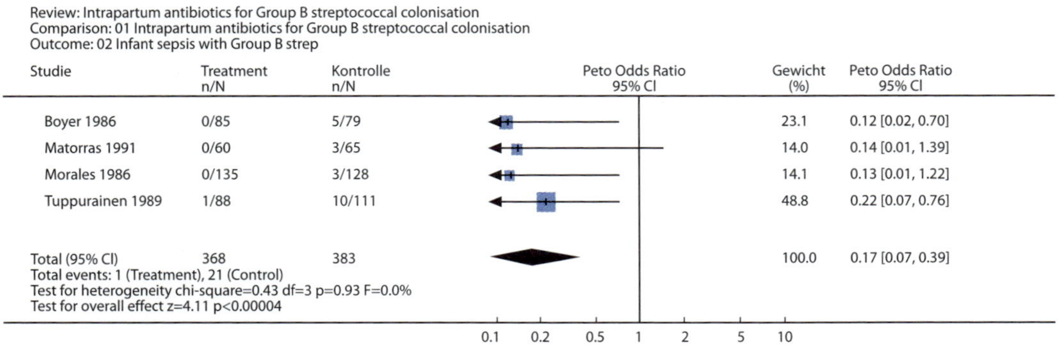

Abb. 3.6. Forrest Graph: Kolonisation der Schwangeren mit GBS: Rate an neonataler Sepsis mit oder ohne antibiotische Therapie sub partu [31]. (Mit freundlicher Genehmigung Cochrane Library)

3.14.10 Syphilis

Falls eine schwangere Frau mit früher Syphilis keine adäquate antibiotische Behandlung erhält, beträgt das Infektionsrisiko für ihr Kind zwischen 70 und 100%, wobei ein Drittel der Schwangerschaften in einem intrauterinen Fruchttod enden [33, 34]. Bei Lebendgeburt kann das Kind Zeichen und Symptome der Infektion aufweisen, die mittel- und langfristig in eine Schwerbehinderung und entstelltes Aussehen münden können. Die Effektivität von Penicillin zur Behandlung der Infektion wurde bereits in den 1940er Jahren bestätigt [35]. Der Nutzen einer Luessuchreaktion ist unbestritten, auch wenn die Zahl betroffener Frauen insgesamt klein ist.

3.14.11 Toxoplasmose

Die Toxoplasmose ist eine weit verbreitete parasitäre Erkrankung, die üblicherweise nur wenige oder keine Symptome aufweist. Eine Infektion in der Schwangerschaft kann jedoch zu einer fetalen Infektion mit mentaler Retardierung und Blindheit des Kindes führen. Das Risiko einer fetalen Erkrankung ist am größten, wenn die Toxoplamose im 3. Trimenon akquiriert wird, die Erkrankung aber am schwerwiegendsten, wenn der Infektionszeitpunkt in der Frühschwangerschaft liegt [36]. Zur Behandlung der Toxoplasmose in der Schwangerschaft werden seit mehr als 30 Jahren Spiramycin und Sulfonamide verordnet, um das Risiko einer Übertagung auf den Feten oder die Schwere einer fetalen Infektion zu mindern.

Österreich und Frankreich haben in den 1970er und 1980er Jahren nationale Screeningprogramme eingeführt. Andere Länder wie die USA und Großbritannien entschieden sich gegen ein universelles Screening [37]. Auch die deutschen Mutterschaftsrichtlinien geben keine Empfehlung für eine flächendeckende Untersuchung auf Toxoplasma gondii. In Dänemark wird statt eines pränatalen ein neonatales Screening auf Toxoplasmose favorisiert [38]. Eine Cochrane-Metaanalyse kam zu dem Ergebnis, dass aufgrund der unzureichenden Datenlage die Evidenz für eine antibiotische Behandlung serokonvertierter Schwangerer fehle. Der Nutzen einer solchen Behandlung werde ausdrücklich nicht negiert, die publizierten Daten aus großteils nichtrandomisierten Studien ließen derzeit eine solche Empfehlung allerdings nicht zu [37, 39].

Demgegenüber verdienen die indirekten Vorteile eines generellen Screenings besondere Erwähnung. Ein frühes Screening vermag seronegative Schwangere zu identifizieren, die hinsichtlich weiterer Verhaltensmaßnahmen besonders geschult werden sollten. Eine wiederholte Testung alle 8–12 Wochen erkennt eine akute Infektion, die dann einer Therapie mit Antibiotika zugeführt werden sollte, auch wenn die Datenlage nicht eindeutig ist. Weitere pränatale Tests zur Feststellung einer fetalen Infektion können geplant werden, falls die Indikation dazu besteht. Bei Feststellung schwerer morphologischer Läsionen beim Feten kann über eine Beendigung der Schwangerschaft nachgedacht werden, sofern die gesetzlichen Rahmenbedingungen gegeben sind. Therapie und Überwachung können unmittelbar postpartal ohne Zeitverzug fortgesetzt werden [37, 39].

3.15 Nahrungsergänzungsmittel

3.15.1 Folsäure

Perikonzeptionell

Die perikonzeptionelle Gabe von Folsäure schützt vor fetalen Neuralrohrdefekten. Der Effekt ist statistisch hoch signifikant. Dieser Nutzen sollte einer breiten Zielgruppe durch entsprechende Informationskampagnen nahegebracht werden. Dies trifft insbesondere auf Frauen zu, die bereits ein betroffenes Kind geboren haben. Die Vorteile und Risiken einer Beimischung von Folsäure zu Mehl und anderen Grundnahrungsmitteln sind nicht abschließend geklärt [40]. Neuere Daten deuten darauf hin, dass eine kombinierte Folsäure- (0,4–0,8 mg/Tag) und Multivitaminsupplementierung eine noch effizientere Prophylaxe vor fetalen Anomalien darstellen könnte [41].

Während der Schwangerschaft

Die Folsäuregabe während der Schwangerschaft optimiert die Hämoglobin- und Folsäurewerte. Zusätzlich kann die fortgesetzte Einnahme möglicherweise die Rate an niedrigen Geburtsgewichten senken. Andere Effekte sind nicht beobachtet worden. Gesicherte Daten, die für eine generelle Prophylaxe mit Folsäure bis zum Ende der Schwangerschaft bzw. bis zum Ende des Wochenbettes sprächen, gibt es nicht [42].

3.15.2 Andere Nahrungsergänzungsmittel

Für die Verwendung von Magnesium, Jodid, Zink, Selen, Vitaminen und anderen Stoffen liegt derzeit keine Metaanalyse aus gut konzipierten Studien vor. Eine solche Analyse ist in Bearbeitung, die Ergebnisse werden für die 2. Jahreshälfte 2006 erwartet [43].

3.16 Andere Untersuchungen

Die routinemäßige Bestimmung des Hämoglobinwertes, der Blutgruppe und des Rhesusfaktors D sind wie die Durchführung der Antikörpersuchtests fest in den Mutterschaftsrichtlinien verankert. Die Wertigkeit dieser Untersuchungen steht außer Zweifel. Auf den Stellenwert der Dopplersonographie wird an anderer Stelle näher eingegangen.

Literatur

1. Dawes MG, Grudzinskas JG (1991) Repeated measurement of maternal weight during pregnancy. Is this a useful practice? Br J Obstet Gynaecol 98(2): 189-194
2. Buekens P, Alexander S, Boutsen M, Blondel B, Kaminski M, Reid M (1994) Randomised controlled trial of routine cervical examinations in pregnancy. European Community Collaborative Study Group on Prenatal Screening. Lancet 344(8926): 841–844
3. Villar J, Carroli G, Khan-Neelofur D, Piaggio G, Gulmezoglu M (2001) Patterns of routine antenatal care for low-risk pregnancy. Cochrane Database Syst Rev 4: CD000934
4. Crowther CA, Kornman L, O'Callaghan S, George K, Furness M, Willson K (1999) Is an ultrasound assessment of gestational age at the first antenatal visit of value? A randomised clinical trial. Br J Obstet Gynaecol 106(12): 1273–1279
5. Neilson JP (2000) Ultrasound for fetal assessment in early pregnancy. Cochrane Database Syst Rev 2: CD000182
6. National Collaborating Centre for Women´s and Children´s Health (2003) Antenatal care: routine care for the healthy pregnant woman. Accessed online January 04, 2006, at: http://wwwrcogorguk: >Guidelines >National Evidence-Based Clinical Guidelines >Antenatal Care Routine for the Healthy Pregnant Woman pdf
7. Langer B, Caneva MP, Schlaeder G (1999) Routine prenatal care in Europe: the comparative experience of nine departments of gynaecology and obstetrics in eight different countries. Eur J Obstet Gynecol Reprod Biol 85(2): 191–198
8. Bricker L, Neilson JP (2000) Routine ultrasound in late pregnancy (after 24 weeks gestation). Cochrane Database Syst Rev 2: CD001451
9. Iams JD, Goldenberg RL, Meis PJ et al. (1996) The length of the cervix and the risk of spontaneous premature delivery. National Institute of Child Health and Human Development Maternal Fetal Medicine Unit Network. N Engl J Med 334(9): 567–572
10. Carvalho MH de, Bittar RE, Brizot ML de, Bicudo C, Zugaib M (2005) Prediction of preterm delivery in the second trimester. Obstet Gynecol 105(3): 532–536
11. Darcy MA, Watson LF, Rayner J, Rowlands S (2004) Risk scoring systems for predicting preterm birth with the aim of reducing associated adverse outcomes. Cochrane Database Syst Rev 3: CD004902
12. Malone FD, Canick JA, Ball RH et al. (2005) First-trimester or second-trimester screening, or both, for Down's syndrome. N Engl J Med 353(19): 2001–2011
13. Pattison N, McCowan L (2000) Cardiotocography for antepartum fetal assessment. Cochrane Database Syst Rev 2: CD001068
14. Figueras F, Martinez JM, Puerto B, Coll O, Cararach V, Vanrell JA (2003) Contraction stress test versus ductus venosus Doppler evaluation for the prediction of adverse perinatal outcome in growth-restricted fetuses with non-reassuring non-stress test. Ultrasound Obstet Gynecol 21(3): 250–255
15. Lagrew DC Jr (1995) The contraction stress test. Clin Obstet Gynecol 38(1): 11–25
16. Crowley P (2000) Interventions for preventing or improving the outcome of delivery at or beyond term. Cochrane Database Syst Rev 2: CD000170
17. Levran D, Shoham Z, Geranek M, Greenwald M, Mashiach S (1988) The value of amnioscopy in surveillance of postdate pregnancy. Aust N Z J Obstet Gynaecol 28(4): 271–274
18. Crowther CA, Hiller JE, Moss JR, McPhee AJ, Jeffries WS, Robinson JS (2005) Effect of treatment of gestational diabetes mellitus on pregnancy outcomes. N Engl J Med 352(24): 2477–2486
19. Langer O, Yogev Y, Most O, Xenakis EM (2005) Gestational diabetes: the consequences of not treating. Am J Obstet Gynecol 192(4): 989–897
20. Smaill F (2001) Antibiotics for asymptomatic bacteriuria in pregnancy. Cochrane Database Syst Rev 2: CD000490
21. McDonald H, Brocklehurst P, Parsons J (2005) Antibiotics for treating bacterial vaginosis in pregnancy. Cochrane Database Syst Rev 1: CD000262

3

22. Brocklehurst P, Rooney G (2000) Interventions for treating genital chlamydia trachomatis infection in pregnancy. Cochrane Database Syst Rev 2: CD000054
23. Nigro G, Anceschi MM, Cosmi EV (2003) Clinical manifestations and abnormal laboratory findings in pregnant women with primary cytomegalovirus infection. BJOG 110(6): 572–577
24. Ville Y (1998) The megalovirus. Ultrasound Obstet Gynecol 12(3): 151–153
25. Yow MD, Demmler GJ (1992) Congenital cytomegalovirus disease – 20 years is long enough. N Engl J Med 326(10): 702–703
26. Enders G, Bader U, Lindemann L, Schalasta G, Daiminger A (2001) Prenatal diagnosis of congenital cytomegalovirus infection in 189 pregnancies with known outcome. Prenat Diagn 21(5): 362–377
27. Adler SP, Finney JW, Manganello AM, Best AM (1996) Prevention of child-to-mother transmission of cytomegalovirus by changing behaviors: a randomized controlled trial. Pediatr Infect Dis J 15(3): 240–246
28. Wong VC, Ip HM, Reesink HW et al. (1984) Prevention of the HBsAg carrier state in newborn infants of mothers who are chronic carriers of HBsAg and HBeAg by administration of hepatitis-B vaccine and hepatitis-B immunoglobulin. Double-blind randomised placebo-controlled study. Lancet 1(8383): 921–926
29. Connor EM, Sperling RS, Gelber R et al. (1994) Reduction of maternal-infant transmission of human immunodeficiency virus type 1 with zidovudine treatment. Pediatric AIDS Clinical Trials Group Protocol 076 Study Group. N Engl J Med 331(18): 1173–1180
30. Mandelbrot L, Le Chenadec J, Berrebi A et al. (1998) Perinatal HIV-1 transmission: interaction between zidovudine prophylaxis and mode of delivery in the French Perinatal Cohort. JAMA 280(1): 55–60
31. Smaill F (2000) Intrapartum antibiotics for group B streptococcal colonisation. Cochrane Database Syst Rev 2: CD000115
32. Benitz WE, Gould JB, Druzin ML (1999) Preventing early-onset group B streptococcal sepsis: strategy development using decision analysis. Pediatrics 103(6): e76
33. Ingraham NR Jr (1950) The value of penicillin alone in the prevention and treatment of congenital syphilis. Acta Derm Venereol Suppl (Stockh), Sep 4–10; 31(Suppl. 24): 60–87
34. Goh BT, Voorst Vader PC van (2001) European guideline for the management of syphilis. Int J STD AIDS 12(Suppl 3): 14–26
35. Walker GJ (2001) Antibiotics for syphilis diagnosed during pregnancy. Cochrane Database Syst Rev 3: CD001143
36. Hohlfeld P, Daffos F, Thulliez P et al. (1989) Fetal toxoplasmosis: outcome of pregnancy and infant follow-up after in utero treatment. J Pediatr 115(5 Pt 1): 765–769
37. Peyron F, Wallon M, Liou C, Garner P (2000) Treatments for toxoplasmosis in pregnancy. Cochrane Database Syst Rev 2: CD001684
38. Lebech M, Andersen O, Christensen NC et al. (1999) Feasibility of neonatal screening for toxoplasma infection in the absence of prenatal treatment. Danish Congenital Toxoplasmosis Study Group. Lancet 353(9167): 1834–1837
39. Wallon M, Liou C, Garner P, Peyron F (1999) Congenital toxoplasmosis: systematic review of evidence of efficacy of treatment in pregnancy. BMJ 318(7197): 1511–1514
40. Lumley J, Watson L, Watson M, Bower C (2001) Periconceptional supplementation with folate and/or multivitamins for preventing neural tube defects. Cochrane Database Syst Rev 3: CD001056
41. Czeizel AE (2004) The primary prevention of birth defects: Multivitamins or folic acid? Int J Med Sci 1(1) :50–61
41. Mahomed K (2000) Folate supplementation in pregnancy. Cochrane Database Syst Rev 2: CD000183
42. Mahomed K (2000) Iron supplementation in pregnancy. Cochrane Database Syst Rev 2: CD000117
43. Bhutta ZA, Khan I (2004) Multiple micro-nutrient supplementation for women during pregnancy. Cochrane Database Syst Rev 3: CD004905

Rhesusinkompatibilität

Barbara Wagner

4.1 Einführung

Trägt eine RhD-negative Mutter ein RhD-positives Kind aus, so liegt eine klinisch bedeutsame Rhesusinkompatibilität zwischen Mutter und Kind vor. Mütterliche Anti-D-Antikörper vom Typ IgG gelangen nach initialer Immunisierung durch kleine fetomaternale Bluttransfusionen transplazentar in den fetalen Kreislauf. Diese Alloantikörper können durch Schädigung der kindlichen Erythrozyten bereits intrauterin zu Anämie, Hydrops und Fruchttod führen. Postpartale Zeichen der Hämolyse sind neonataler Ikterus bis hin zum Kernikterus und Anämie des Neugeborenen.

Die schweren Komplikationen betreffen meist nicht das erste, sondern erst nachfolgende Rh-positive Kinder einer Rh-negativen Frau.

4.1.1 Inzidenz und Epidemiologie

In der kaukasischen Bevölkerung sind 16% der Frauen Rh-negativ, 84% Rh-positiv. Etwa 10% aller Schwangerschaften weisen die Konstellation Rh-negative Mutter und Rh-positives Kind auf. Das Risiko einer Anti-D-Alloimmunisierung während oder unmittelbar nach der ersten Schwangerschaft liegt in dieser Gruppe bei ca. 9%.

4.1.2 Ätiologie

Eine Alloimmunisierung der Mutter gegen fetale Erythrozyten kommt durch fetomaternale Bluttransfusionen zustande. In der Folge entstehen Immunglobuline der Klasse IgG gegen das RhD-Antigen, die transplazentar in den fetalen Kreislauf gelangen und dort zu einer Schädigung der kindlichen roten Blutkörperchen führen können.

Eine spontane Immunisierung im 1. Trimenon ist nur bei vaginalen Blutungen oder Aborten wahrscheinlich. Hingegen können im 2. und 3. Trimenon okkulte Ereignisse stattfinden, die in etwa 1% der Fälle zu einer Immunisierung führen. Auch pränataldiagnostische Eingriffe wie Chorionzottenbiopsie oder Amniozentese sind eine Ursache für die mütterliche Antikörperbildung. Die stärkste Einschwemmung kindlicher Erythrozyten in den mütterlichen Kreislauf jedoch ereignet sich während der Geburt. Die Sensibilisierungshäufigkeit liegt hier bei 4–9% (◻ Tab. 4.1).

◻ Tab. 4.1. Sensiblisierungsrate bei rhesusnegativen Frauen

	Sensibilisierungsrate [%]
Aborte <12. SSW	3,5%
Aborte >12. SSW	4,0
Schwangerschaftsabbruch	5,5
Extrauteringravidität	1,0
Amniozentese, Chorionzottenbiopsie	2,0
Okkulte Ereignisse	1,0
Geburt	4–9

In 25–35% der Fälle mit Rhesus-D-Inkompatibilität verläuft die Schwangerschaft problemlos. Postpartal kann es beim Säugling jedoch zu Anämie und Hyperbilirubinämie, schlimmstenfalls sogar zum Kernikterus mit kindlicher Hirnschädigung kommen. In 20–25% der Fälle treten bereits während der Schwangerschaft fetale hämolytische Anämien auf. Der verstärkte Abbau roter Blutkörperchen führt zu einer Erhöhung des indirekten Bilirubins und zu einer Gelbverfärbung des Fruchtwassers. Eine gefürchtete Folge der fetalen Anämie ist der Hydrops fetalis mit nachfolgendem intrauterinem Fruchttod.

4.2 Diagnostik

4.2.1 Serologische Methoden

Seit in den 60er Jahren die Wirksamkeit der Anti-D-Prophylaxe gezeigt wurde, gehören die Rhesusblutgruppenbestimmung und die Suche nach irregulären Blutgruppenantikörpern (indirekter Coombs-Test) zu den unerlässlichen diagnostischen Maßnahmen in der Frühschwangerschaft. Ein zusätzlicher Antikörpersuchtest sollte in der 24.–28. SSW bei allen rhesusnegativen Frauen durchgeführt werden. Ein Antikörpertiter von ≥1:16 gilt als Grenzwert, ab welchem eine fetale Anämie möglich ist.

4.2.2 Sonographie, Dopplersonographie

Bei Vorliegen von irregulären Blutgruppenantikörpern gilt es, das Risiko für eine fetale Anämie abzuschätzen.

Sonographische Zeichen einer fetalen Anämie wie Hydrops fetalis, vergrößerte Leber, Polyhydramnion oder dicke Plazenta sind Spätzeichen der Erythroblastose und sprechen daher für einen eher limitierten Therapieerfolg.

In vielen Kliniken wird per Dopplersonographie die systolische Maximalgeschwindigkeit der A. cerebri media gemessen als indirekter Hinweis auf eine fetale Anämie. Verschiedene prospektive und retrospektive Studien unterstützen die Dopplersonographie als potentes nichtinvasives Verfahren in der Diagnostik der Erythroblastose.

4.2.3 Cordozentese

Eine eindeutige Aussage über eine evtl. vorliegende fetale Anämie kann durch die Hämoglobinbestimmung im Nabelschnurblut erreicht werden. Die Cordozentese, also die Punktion der fetalen Nabelschnur, die mit einer Komplikationsrate von 2–3% einhergeht und wiederum das Risiko einer Immunisierung der Mutter birgt, sollte jedoch spezialisierten Zentren vorbehalten bleiben.

4.3 Therapie

4.3.1 Therapie der fetalen Anämie

Blutersatztherapie

Bei gesichertem Vorliegen einer fetalen Anämie wird in einigen Zentren die direkte Transfusion von gereinigtem, 0-negativem Blut in die Nabelschnurvene durchgeführt. Der Hämatokrit des Transfundats sollte dabei um 90% betragen, der angestrebte Zielhämatokrit beim Kind liegt etwa bei 50–60%.

Leberenzyminduktion

Unter einer abendlichen Gabe von 100 mg Phenobarbital an die Mutter lässt sich eine Leberenzyminduktion und somit ein verstärkter Abbau des indirekten Bilirubins beim Kind erreichen. Es kommt postpartal zu einer deutlich milderen Verlaufsform des Ikterus beim Neugeborenen.

Postpartale Therapie des Neugeborenen

Standardtherapie des Neugeborenenikterus ist die Phototherapie, in ausgeprägten Fällen auch eine Austauschtransfusion beim Säugling. Verschiedene Studien belegen auch den Nutzen einer intravenösen Hochdosisimmunglobulintherapie (IgG), um die Zahl der benötigten Austauschtransfusionen zu verringern.

4.3.2 Prävention

Zahlreiche randomisierte Studien zeigen den hohen Wert einer prophylaktischen Gabe von Anti-D-Immunglobulin. Die verabreichten Anti-D-Antikörper haben das Ziel, in den mütterlichen Kreislauf gelangte fetale Erythrozyten abzufangen. So wird verhindert, dass die Frau eigene Antikörper bildet, die rhesuspositive rote Blutkörperchen in dieser oder einer folgenden Schwangerschaft angreifen würden.

In einem Cochrane-Review zusammengestellte Studien würdigen insbesondere die postpartale Anti-D-Gabe innerhalb 72 h nach Geburt eines rhesuspositiven Kindes. Im Vergleich mit den Kontrollgruppen, in denen entweder Placebo verabreicht wurde oder keine Behandlung erfolgte, konnte nach Rhesusprophylaxe eine deutliche Reduktion der Alloimmunisierung bei rhesusnegativen Frauen erreicht werden. Höhere Dosierungen (um 200 µg) waren hier effektiver als niedrigere (um 50 µg). Die postpartale Rhesusprophylaxe sollte mit 300 µg Anti-D (z. B. Rhophylac 300, Rhesogam) durchgeführt werden, sofern das Kind rhesuspositiv ist.

Präpartal wird bei einem sensibilisierenden Ereignis, wie z. B. Blutung in der Schwangerschaft, Amniozentese, aber auch bei Abort oder Extrauteringravidität, ebenfalls die Anti-D-Prophylaxe mit 300 µg Anti-D empfohlen. Bei persistierenden Blutungen sollte die Rhesusprophylaxe spätestens nach 12 Wochen wiederholt werden. Eine Sensibilisierung lässt sich mit postpartaler und indizierter antenataler Rhesusprophylaxe in ca. 90% der Fälle verhindern.

Die restlichen 10% der Fälle gehen vermutlich auf okkulte fetomaternale Transfusionen im Verlauf der Schwangerschaft zurück. Aus diesem Grund sollte bei allen rhesusnegativen Frauen eine zusätzliche Prophylaxe etwa nach 28 SSW erfolgen.

Literatur

Cheong YC, Goodrick J, Kyle PM, Soothill P (2001) Management of anti-Rhesus-D antibodies in pregnancy: a review from 1994 to 1998. Fetal Diagn Ther 16(5): 294–298

Chilcott J, Lloyd Jones M, Wight J et al. (2003) A review of the clinical effectiveness and cost-effectiveness of routine anti-D prophylaxis for pregnant women who are rhesus-negative. Health Technology Assessment, vol 7, no 4

Combined Study (1966) Prevention of Rh-haemolytic disease: results of the clinical trial. A combined study from centres in England and Baltimore. BMJ 2: 907–914

Crowther C, Middleton P (2005) Anti-D administration after childbirth for preventing Rhesus alloimmunisation. The Cochrane Database of Systematic Reviews Issue 4

Dagoglu T, Ovali F, Samanci N, Bengisu E (1995) High-dose intravenous immunoglobulin therapy for rhesus haemolytic disease. J Int Med Res 23(4): 264–271

Fung Kee Fung K, Eason E, Crane J et al. (2003) Prevention of Rh alloimmunization. J Obstet Gynaecol Can 25(9): 765–773

Greenough A (2001) The role of immunoglobulins in neonatal haemolytic disease. BioDrugs 15(8): 533–541

Mari G, Adrignolo A, Abuhamad AZ et al. (1995) Diagnosis of fetal anaemia with Doppler ultrasound in the pregnancy complicated by maternal blood group immunization. Ultrasound Obstet Gynecol 5: 400–405

Mari GC, Deter RL, Carpenter R et al. (2000) Noninvasive diagnosis by doppler ultrasonography of fetal anaemia due to maternal alloimmunization. N Engl J Med 342: 9–14

Moise KJ jr (2002) Management of rhesus alloimmunization in pregnancy. Obstet Gynecol 100(3): 600–611

Neal JL (2001) RhD isoimmunisation and current management modalities. J Obstet Gynecol Neonatal Nurs 30(6): 589–606

Sato K, Hara T, Kondo T, Iwao H, Honda S, Ueda K (1991) High-dose intravenous gammaglobulin therapy for neonatal immune haemolytic jaundice due to blood group incompatibility. Acta Paediatr Scand 80(2): 163–166

Walker W (1970) Phenobarbitone in rhesus haemolytic disease. Lancet 2: 1089–1090

Intrauterine Wachstumsretardierung

Holger Stepan

5.1 Einführung

Wachstumsretardierte Kinder stellen unverändert einen hohen Anteil der perinatalen Morbidität und Mortalität. Die klinische Problematik ergibt sich aus der unpräzisen Definition und heterogenen Ätiologie, der trotz Ultraschalldiagnostik nur bedingt effizienten Erkennung sowie dem Fehlen einer kausalen Behandlung. Darüber hinaus hat die Problematik der intrauterinen Wachstumsretardierung immens an klinischer und sozioökonomischer Bedeutung gewonnen, seit eine klare Beziehung zwischen einem niedrigen Geburtsgewicht und einem später im Erwachsenenalter erhöhten Risiko für Herz-Kreislauf-Erkrankungen belegt ist (»fetal programming«, Barker-Hypothese).

Definition

Als intrauterine Wachstumsretardierung (IUGR, »intrauterine growth retardation/restriction«) versteht man ein Fetal- bzw. Neugeborenengewicht unterhalb der 10. bzw. 5. Perzentile. Ein Fetal-bzw. Neugeborenengewicht unterhalb der 3. Perzentile wird als schwere IUGR bezeichnet. Generell kann man jedes Neugeborene als wachstumsretardiert bezeichnen, **das sein theoretisch mögliches und genetisch determiniertes Wachstumspotenzial nicht ausschöpfen konnte.**

Unter dem Begriff der intrauterinen Wachstumsretardierung (intrauterine Wachstumsrestriktion; SGA: »small for gestational age«, LBW: »low birth weight«) werden ätiologisch, pathophysiologisch und klinisch unterschiedliche Krankheitsbilder bzw. Abweichungen vom normalen Wachstumsmuster summiert. Diese gegenwärtig Verwendung findenden Definitionen sind ungenau und unterscheiden nicht Kinder mit niedrigem Geburtsgewicht aufgrund einer Erkrankung von gesunden, konstitutionell kleineren Kindern.

Es existieren zahlreiche Klassifizierungen der IUGR, die in der klinischen Praxis jedoch wenig hilfreich sind und dem heterogenen Bild eines Wachstumsdefizits nur unzureichend gerecht werden. Eine einfache und klinisch orientierte Einteilung erfolgt in symmetrische und asymmetrische IUGR (Tab. 5.1).

5.1.1 Ätiologie

Die Ätiologie der IUGR ist sehr heterogen. Die Ursache einer uteroplazentaren Perfusionsstörung mit konsekutiver Plazentainsuffizienz, die einen Großteil der Schwangerschaften mit IUGR im engeren klinischen Sinn ausmacht, ist derzeit unklar. Das Betreuungskonzept muss auf die möglichen Ursachen der IUGR abgestimmt sein und v. a. auch die Feten mit per se kleinerem Wachstumspoten-

Tab. 5.1. Symmetrische und asymmetrische IUGR

	Symmetrisch	Asymmetrisch
Ätiologie	Intrinsisch oder extrinsisch	Plazentainsuffizienz (intrinsisch)
Häufigkeit	20%	80%
Auftreten	Früh	Später, 2. oder 3. Trimenon
Zellgröße	Normal	Reduziert
Plazenta/Fruchtwasser	Meist normal	Verändert/reduziert
Fetale Anomalien	Häufig	Sehr selten
Ration Kopf-/Abdomenumfang	Normal	Erhöht
Uterine Perfusion	Meist normal	Pathologisch

zial bei entsprechender Konstitution der Eltern berücksichtigen.

Ursachen für eine IUGR:

- Plazentainsuffizienz auf der Grundlage einer gestörten Trophoblastinvasion bzw. Plazentationsstörung (oft kombiniert mit einer hypertensiven Schwangerschaftserkrankung)
- Genetisch determiniertes kleineres Wachstumspotenzial (hypoplastisches Kind), meist ohne Krankheitswert
- Genetische Ursachen (Aneuploidien, komplexe Syndrome, definierte Mutationen, plazentare Mosaike)
- Angeborenen Fehlbildungen
- Intrauterine Infektion (z. B. CMV, Toxoplasmose)
- Exogene Noxen (z. B. Alkohol, Nikotin)
- Nabelschnur- und Plazentaanomalien (Placenta praevia, Insertio velamentosa, singuläre Nabelschnurarterie)
- Ungleiche hämodynamische Aufteilung der Plazentamasse bei monochorialen Mehrlingen
- Maternale Ursachen (Malnutrition, chronische Hypoxie bei mütterlicher Herzerkrankung)

5.1.2 Besonderheiten bei Mehrlingsschwangerschaften

Die präzise Diagnostik einer IUGR ist bei Mehrlingen von großer Wichtigkeit, weil eine Wachstumsdiskordanz bzw. die IUGR eines Geminus unterschiedliche Ursachen haben können. Die Annahme, dass Mehrlinge generell kleiner sind als Einlinge, ist in dieser Absolutheit falsch, da das Fetalgewicht bei Zwillingen bis ca. zur 32. SSW, bei Drillingen bis ca. zur 28. SSW dem von Einlingsschwangerschaften entspricht. Erst danach liegen die Fetalgewichte unterhalb der für Einlinge entwickelten Normwerte und erreichen ein Steady-State auf niedrigerem Niveau.

Die dopplersonographische Messung der uterinen Perfusion im 2. Trimenon ist bei Mehrlingen keine adäquate Methode zur frühen Risikoeinschätzung einer IUGR, da bei Mehrlingsschwangerschaften per se die uteroplazentare Perfusion, wahrscheinlich aufgrund der größeren Plazentamasse, fast immer normal ist. Beim Vorliegen einer **Wachstumsdiskordanz,** die als **Unterschied der Fetalgewichte von 25%** definiert wird, können unterschiedliche Ursachen in Abhängigkeit von der Biologie der Mehrlingsschwangerschaft vorliegen. Bei dizygoten Mehrlingen können für den kleineren Fetus alle den Einlingsschwangerschaften vergleichbaren Faktoren verantwortlich sein, wie Plazentainsuffizienz infolge einer inadäquaten Trophblastinvasion oder ein kleineres genetisches Wachstumspotenzial (hypoplastischer Fetus). Bei monochorialen Mehrlingen, die sich eine gemeinsame Plazenta teilen, kann darüber hinaus eine ungleiche Aufteilung der initialen plazentaren Zellmasse bzw. die ungleiche Aufteilung des bidirektionalen Flusses bei plazentaren Gefäßverbindungen für eine diskordante Wachstumssituation ursächlich sein. Die Überwachung des retardierten bzw. diskordanten Feten ist prinzipiell der Überwachung eines Einlings vergleichbar.

5.2 Diagnostik

Für die Diagnostik der IUGR stehen verschiedene klinische und apparativ-bildgebende Methoden zur Verfügung, wobei die Sonographie (speziell die sonographische Biometrie) in der gegenwärtigen Praxis die Methode der Wahl ist.

Cave

Bei Diagnosestellung einer IUGR muss in jedem Fall die Korrektheit des zugrunde gelegten Gestationsalters überprüft werden. Dafür ist heute die exakte Messung und präzise sowie nachvollziehbare Dokumentation der fetalen Größe im 1. Trimenon (Scheitel-Steiß-Länge) unverzichtbar, da in dieser Phase der Schwangerschaft bei Feten mit normalem Karyotyp noch keine Abweichungen von der normalen Wachstumskurve auftreten.

Es besteht Evidenz, dass klinische Methoden allein – wie die Messung des Symphysen-Fundus-Abstands oder die Palpation des Abdomens – eine IUGR nicht sicher erkennen können. Die Detektionsrate dieser Methoden wird zwischen 28 und 86% angegeben. Eine randomisierte Studie konnte zeigen, dass allein die sonographische Messung des fetalen Abdomenumfangs den klinischen Methoden überlegen ist.

5.2.1 Sonographische Diagnostik

Eine Reihe von Fetalmaßen wird heute zur Ermittlung des Fetalgewichts bzw. zur Diagnostik einer IUGR benutzt. Verschiedene Formeln zur Ermittlung des fetalen Schätzgewichtes benutzen dabei unterschiedliche Parameter. Neben der Ermittlung des fetalen Schätzgewichtes muss bei Verdacht auf IUGR immer die sonomorphologische Integrität des Fetus (z. B. Ausschluss eines Herzfehlers) sichergestellt werden

Cave

Zur zuverlässigen Beurteilung des fetalen Wachstumsverlaufes ist ein Zeitintervall zwischen 2 biometrischen Messungen von mindestens 2 SSW notwendig.

Sonographische Maße zur Beurteilung des fetalen Wachstums:
- Biparietaler Durchmesser
- Frontookzipitaler Durchmesser
- Kopfumfang
- Cerebellumdurchmesser
- Abdominaler Durchmesser
- Abdomenumfang
- Humeruslänge
- Femurlänge

Cave

Für die Diagnostik einer IUGR ist die Messung des transcerebellaren Durchmessers von besonderem Nutzen, da dieses Maß auch bei wachstumsretardierten Feten bis zur ca. 32. SSW nicht von der normalen Wachstumskurve abweicht und damit auch eine Kontrolle der Korrektheit des Gestationsalters möglich ist.

Die meisten Studien zeigen, dass der Abdomenumfang als Einzelmaß der sensitivste Marker für die Erkennung einer IUGR ist. Die heutigen in die Software der Ultraschallgeräte implementierten Berechnungsformeln nutzen jedoch Kombinationen der oben aufgeführten Fetalmaße.

! Zur sonographischen Diagnostik einer IUGR gehört neben der Ermittlung des fetalen Schätzgewichts immer die sonographische Beurteilung der Fruchtwassermenge, der Plazentamorphologie sowie die dopplersonographische Beurteilung der uteroplazentaren und fetalen Perfusion.

5.3 Management und Therapie

5.3.1 Therapie

! Für die IUGR im engeren Sinne (auf Grundlage einer Plazentainsuffizienz) gibt es für keine der genannten Therapieoptionen Evidenz für einen klinischen Nutzen.

Folgende therapeutischen Ansätze zur Behandlung der IUGR wurden verfolgt, ohne dass ein nachweisbarer klinischer Nutzen belegt werden konnte:
- Mütterliche Hyperalimentierung (Glukoseinfusionen)
- Expansion des mütterlichen Plasmavolumens (Hämodilution)
- Bettruhe
- Acetylsalicylsäure
- Low-Dose-Heparinisierung
- Mütterliche Sauerstofftherapie
- Antihypertensive Therapie bei Vorliegen einer hypertensiven Schwangerschaftserkrankung
- β-Mimetika
- Zufuhr von Antioxidanzien (Vitamin C und E)

Obwohl Studien bislang keine eindeutige Evidenz erbringen konnten, dass eine Vitamingabe den Schwangerschaftsausgang verbessert, ist dieser therapeutische Ansatz relativ erfolgversprechend, da ein im Trend positiver Effekt bei Schwangerschaften mit Präeklampsie gezeigt werden konnte und die Studienlage für eine abschließende Beurteilung noch nicht ausreicht. Die tägliche Gabe von antioxidativ wirkenden Vitaminen C (1000 mg) und E (400 IU) soll die bei Präeklampsie bestehende

Dysbalance zwischen freien Radikalen und gegenüber oxidativem Stress protektiven Systemen positiv beeinflussen. Die tägliche Gabe von Vitamin C und E in der oben genannten Dosierung führte bei Schwangeren zu einer relativen Zunahme von 8-epi-Prostaglandin $F_{2\alpha}$ und der PAI (»plasminogen activator inhibitor«) 1/2-Ratio, d. h zu einer deutlichen Verbesserung dieser Parameter der oxidativen Situation. Diese verbesserten biochemischen Marker bewirkten in der Behandlungsgruppe mit Vitamingabe eine Reduzierung der Präeklampsieprävalenz von 17 auf 8%. Somit könnte dieser Therapieansatz auch für Schwangerschaften mit IUGR bedeutungsvoll sein.

5.3.2 Management

! Das Management der IUGR zielt in Ermangelung einer kausalen Therapie auf eine adäquate fetomaternale Überwachung und v. a. auf die **Festlegung des optimalen Entbindungszeitpunktes** ab.

Das Management der IUGR besteht in einer der klinischen Schwere angepassten fetalen Überwachung, wobei Kardiotokographie und Dopplersonographie die Methoden der Wahl sind. Die Prolongation der Schwangerschaft und die Festlegung des optimalen Entbindungszeitpunktes muss die Risiken einer iatrogenen Frühgeburt gegen die Risiken des intrauterinen Milieus (Hypoxie, intrauteriner Fruchttod) abwägen (Tab. 5.2). Zahlreiche Studien haben gezeigt, dass es für diese Entscheidung nur bedingt klare Festlegungen gibt und diese Entscheidung immer eine **individuelle Einzelfallentscheidung** ist.

Etablierte Maßnahmen der fetomaternalen Überwachung und Behandlung bei IUGR sind:
- Regelmäßige Kardiotokographie
- Serielle Biometrie
- Sonographische Kontrolle der Fruchtwassermenge
- Dopplersonographie der uterinen und fetalen Gefäße
- Lungenreifeinduktion mit Glukokortikoiden

Fakultative bzw. zusätzliche Maßnahmen:
- Biophysikalisches Profil
- Karyotypisierung
- Artifizielle Fruchtwasserinstallation

Dopplersonographie im Management der IUGR

Die Dopplersonographie ist heute bei der Betreuung von Schwangerschaften mit IUGR unverzichtbarer Bestandteil, wird jedoch immer im Kontext mit dem CTG und der klinischen Gesamtsituation zur Entscheidungsfindung herangezogen. Die sequenzielle Untersuchung sollte hierbei die Aa. uterinae, die A. umbilicalis, die A. cerebri media und den Ductus venosus umfassen. Ziel ist es, generell die uteroplazentare und fetale Hämodynamik einzuschätzen sowie Zeichen der fetalen Hypoxie und Dekompensation rechtzeitig zu diagnostizieren.

Einige Studien haben gezeigt, dass die Perfusion des Ductus venosus und die Kurzzeitvariationen im CTG die sensitivsten Marker für die Festlegung des optimalen Zeitpunktes bis zur 32. SSW sind.

Tab. 5.2. Entscheidungsfindung und Management bei gesicherter IUGR

Gestationsalter >32 SSW	– Entbindung anstreben – Prolongation bis 37. SSW möglich bei unauffälligen CTG-Befunden sowie Fehlen von Hypoxiezeichen im fetalen Doppler (positiver enddiastolischer Fluss in der A. umbilicalis, normaler Fluss im Ductus venosus)
Gestationsalter <32 SSW	– Betreuung im Perinatalzentrum der Maximalversorgung – Lungenreifeinduktion – Prolongation anstreben – Entbindung bei pathologischen CTG-Befunden sowie dopplersonographischen Zeichen der fetalen Dekompensation (enddiastolischer Flussverlust in der A. umbilicalis, pathologische Perfusion im Ductus venosus)

Literatur

Bais JM, Eskes M, Pel M et al (2004) Effectiveness of detection of intrauterine growth retardation by abdominal palpation as screening test in a low risk population: an observational study. Eur J Obstet Gynecol Reprod Biol 116: 164

Belizan JM, Villar J, Nardin JC et al. (1978) Diagnosis of intrauterine growth retardation by a simple clinical method: measurement of uterine height. Am J Obstet Gynecol 131: 643

Blickstein I, Kalish RB (2003) Birthweight discordance in multiple pregnancy. Twin Res (6): 526–531

Chappell LC, Seed PT, Briley AL et al. (1999) Effect of antioxidants on the occurrence of pre-eclampsia in women at increased risk: a randomised trial. Lancet 354: 810–816

Chappell LC, Seed PT, Kelly FJ et al. (2002) Vitamin C and E supplementation in women at risk of preeclampsia is associated with changes in indices of oxidative stress and placental function. Am J Obstet Gynecol 187: 777–784

Duff GB (1993) A randomized controlled trial in a hospital population of ultrasound measurement screening for the small for dates baby. Aust N Z J Obstet Gynaecol 33: 374

Harkness UF, Mari G (2004) Diagnosis and management of intrauterine growth restriction. Clin Perinatol 31: 743

Hecher K, Bilardo CM, Stigter RH et al. (2001) Monitoring of fetuses with intrauterine growth restriction: a longitudinal study. Ultrasound Obstet Gynecol (6): 564–570

Neilson JP (2000) Symphysis-fundal height measurement in pregnancy. Cochrane Database Syst Rev: CD000944

Rosenberg K, Grant JM, Hepburn M (1982) Antenatal detection of growth retardation: actual practice in a large maternity hospital. Br J Obstet Gynaecol 89: 12

Rosenberg K, Grant JM, Tweedie I et al. (1982) Measurement of fundal height as a screening test for fetal growth retardation. Br J Obstet Gynaecol 89: 447

Vetter K (1991) Dopplersonographie in der Schwangerschaft. VCH, Weinheim, Basel, Cambridge, New York

Walraven GE, Mkanje RJ, Roosmalen J van et al. (1995) Single pre-delivery symphysis-fundal height measurement as a predictor of birthweight and multiple pregnancy. Br J Obstet Gynaecol 102: 525

Dopplersonographie

Holger Stepan

6.1 Allgemeine und technische Grundlagen

Die Dopplersonographie basiert auf dem von Christian Doppler (1803–1853) im Jahre 1842 erstmals beschriebenen Prinzip, dass eine Welle von einem Objekt in ihrer Frequenz verschoben reflektiert wird, wenn sich der Sender bzw. der Empfänger und das Objekt relativ zueinander bewegen. Dabei wird die Frequenz der reflektierten Welle erhöht, wenn sich das Objekt zum Sender annähert bzw. vermindert, wenn sich das Objekt vom Sender entfernt. Bei der Anwendung der Dopplersonographie in der Medizin sind die Wellen Ultraschallwellen und das sich bewegende Objekt in der Regel die korpuskulären Bestandteile des Blutes bei der Messung perfundierter Blutgefässe.

Aus dem physikalischen Prinzip ergibt sich, dass die in der Dopplersonographie genutzte Frequenzverschiebung von der ausgesendeten Frequenz und vom Winkel zwischen Sendestrahl (Ultraschallbeam) und Blutstrom ist und dabei proportional zur Geschwindigkeit des Blutstromes ist. Das physikalische Prinzip wird durch die Formel **$Fd=(2Fo \times v \times \cos\alpha)/c$** erfasst.

- Fd = Frequenzverschiebung zwischen gesendetem und reflektiertem Ultraschall (»Dopplershift«)
- Fo = reflektierte Ultraschallfrequenz
- v = Geschwindigkeit des Blutstroms
- cosα = Kosinus des Winkels zwischen Ultraschallbeam und Blutgefäß
- c = Schalllaufgeschwindigkeit im durchschallten Medium

Die abgeleiteten Blutflusskurven und Strömungsprofile werden dabei in Anhängigkeit von der spezifischen Anwendung der Dopplersonographie bzw. des gemessenen Gefäßes qualitativ und quantitativ ausgewertet. Für die zur Beurteilung der arteriellen Gefäße gängigen Indizes ist der in der Doppler-Formel erwähnte Winkel zwischen Blutstrom und Ultraschallstrahl nicht relevant. In der Praxis hat sich der Pulsatilitätsindex (PI) durchgesetzt, weil er durch die Einbeziehung der mittleren Geschwindigkeit mehr mathematische Information als der Resistance-Index (RI) enthält und auch bei fehlendem oder negativem diastolischen Fluss, wo der RI gleich 1 ist, noch einen verwertbaren Wert liefert. Für die Beurteilung absoluter Fließgeschwindigkeit (A. cerebri media, Echocardiographie) muss jedoch über die an allen Geräten verfügbare Funktion »Winkelkorrektur« dieser Winkel genau in die Berechnung und Angabe der Geschwindigkeit einbezogen werden.

In der klinischen Praxis etablierte Indizes zur qualitativen und quantitativen Analyse der Dopplerkurven

Arterielle Gefäße	Venöse Gefäße
A/B-Ratio[a] Pulsatilitätsindex (PI) = A-B/f (mean) Resistance-Index (RI) = A-B/A	TAMX = time-averaged maximum velocity PVIV = peak velocity index for veins = S-a/D[b] PIV = pulsatility index for veins = S-a/TAMX

[a] *A* maximale diastolische Frequenzverschiebung, *B* maximale diastolische Frequenzverschiebung.
[b] *S* systolische Geschwindigkeit, *D* diastolische Geschwindigkeit, *a* A-Welle.

6.1.1 Fehlerquellen der Dopplersonographie

Folgende messtechnische und methodische Fehler können hauptsächlich in der praktischen Anwendung das Dopplersignal verfälschen bzw. die Interpretation desselben erschweren:

- Falscher Schallwinkel, da bei einer Annäherung des Winkels zwischen Blutstrom und Dopplerstrahl an 90° kein Signal mehr ableitbar ist (optimaler Schallwinkel: 40–60°)
- Zu hoch eingestellter Hochpassfilter, der niedrige Frequenzen wegfiltert und einen niedrigen diastolischen Fluss ggf. nicht abbildet
- Falsche Größe und Position des »sample volume«
- Aliasingphänomen bei falsch eingestellter PRF im pw-Modus
- Falsch eingestellte Farbintensität (»gain«) im CFM-Modus

6.2 Klinischer Einsatz der Dopplersonographie

6.2.1 Dopplersonographie als Screeningmethode

Zahlreiche Studien haben gezeigt, dass der Einsatz der Dopplersonograhie als Screeningmethode in einem unselektierten Kollektiv keinen belegbaren Nutzen erbringt. Eine Metaanalyse unter Einschluss von 5 qualitativ hochwertigen Studien und 14.338 Schwangerschaften konnte dokumentieren, dass der Einsatz der Dopplersonographie auf Parameter wie geburtshilfliche und neonatologische Interventionen, peripartale Mortalität und unmittelbares geburtshilfliches Outcome weder einen positiven noch negativen Effekt hatte.

6.2.2 Dopplersonographie im Risikokollektiv

Gegenwärtig besteht ausreichend und zunehmend Evidenz, dass im Risikokollektiv der Einsatz der Dopplersonographie mit einem eindeutigen klinischen Nutzen im Sinne einer reduzierten fetalen/neonatalen Morbidität und Mortalität belegt ist. Allerdings muss auch kritisch hinterfragt werden, ob der Einsatz dieser Methode nicht zu häufigeren, früheren und möglicherweise unnötigen geburtshilflichen Intervention führt. Als Risikokollektiv gelten im Wesentlichen Schwangerschaften mit hypertensiven Erkrankungen, intrauteriner Wachstumsretardierung und Mehrlingsschwangerschaften. Eine Metaanalyse unter Einschluss von fast 7000 Schwangerschaften konnte zeigen, dass durch die Dopplersonographie eine Reduktion von perinataler Mortalität, Geburtseinleitungen und stationären Klinikeinweisungen erreicht werden konnte. Dies wurde bei unveränderter Sectio-Rate und keinen nachweisbaren negativen Effekten erzielt.

! Evidenz für einen Nutzen der Dopplersonographie in der Geburtsmedizin besteht nur für den Einsatz im Risikokollektiv!

Cave

Bei der Beurteilung des fetalen Zustandes mittels Dopplersonographie muss immer beachtet werden, dass diese Methode vor allem **lang- und mittelfristige Veränderungen der fetalen Hämodynamik** erfasst. Akute Veränderungen der fetalen Strömungsverhältnisse und Sauerstoffversorgung (z. B. vorzeitige Plazentalösung) können durch eine Perfusionsmessung fetaler Gefäße nicht erfasst werden. Kurzfristige Alterationen der fetalen Situation werden besser durch das CTG abgebildet und erkannt.

6.2.3 Dopplersonographie der Aa. uterinae

Die Messung der uterinen Perfusion sollte im Zeitraum 18–24. SSW erfolgen und liefert eine Aussage über den Widerstand im uteroplazentaren Gefäßbett und damit indirekt eine Aussage über die Qualität der stattgefundenen Trophoblatinvasion. Die normale uterine Perfusion ist durch eine geringe Pulsatilität und eine hohe diastolische Frequenzverschiebung gekennzeichnet. Eine pathologische uterine Perfusion charakterisiert ein Risikokollektiv für eine später Präeklampsie oder intrauterine Wachstumsretardierung und ist durch einen geringen diastolischen Fluss und den für dieses Gefäß charakteristischen »notch« (engl. Kerbe) gekennzeichnet (◘ Abb. 6.1).

Generell gilt ein aus beiden Seiten gemittelter Pulsatilitätsindex von >1,45 als pathologisch. Die klinische Wertigkeit der uterinen Perfusionsdiagnostik und ihre prognostische Aussagekraft hinsichtlich einer späteren Schwangerschaftserkrankung bzw. einer Komplikation wurde in vielen Studien sehr unterschiedlich bewertet, da Messmethodik, Definition einer pathologischen Perfusion, Zeitpunkt der Messung sowie untersuchte Population wesentlich differierten. Generell kann eingeschätzt werden, dass die Sensitivität hinsichtlich Präeklampsie bzw. IUGR hoch ist, d. h. vor allem die Schwangeren mit einem frühen Krankheitsbeginn und einem schweren klinischen

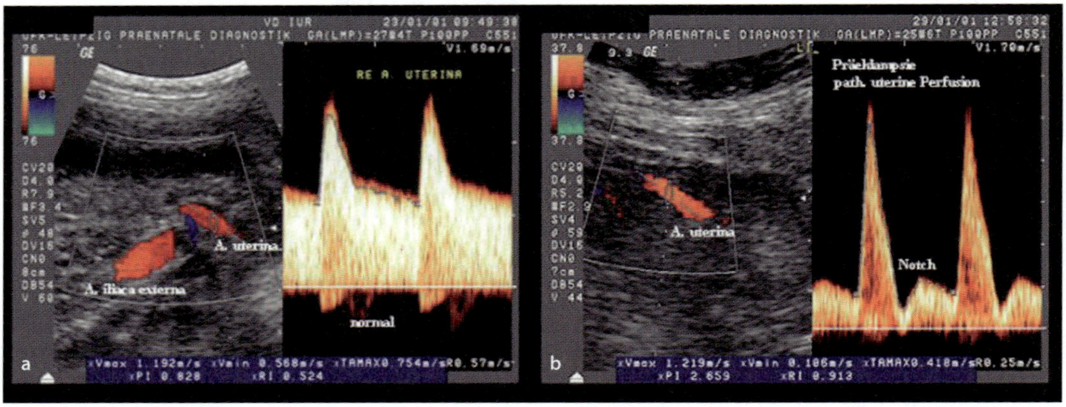

Abb. 6.1a,b. Dopplerspektrum der A. uterina im 2. Trimenon. **a** Normalbefund mit hoher diastolischer Frequenzverschiebung, **b** pathologisch mit charakteristischem »notch«

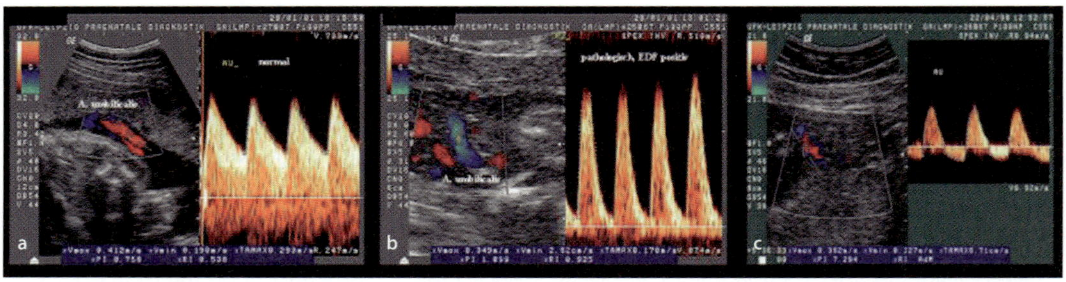

Abb. 6.2a–c. Dopplerspektrum der A. umbilicalis. **a** Normalbefund mit typischem »sägezahnartigen« Muster, **b** enddiastolischer Flussverlust = »zero-flow«, **c** »reverse-flow«

Verlauf identifiziert werden können. In einer Metaanalyse wird die Sensitivität des uterinen Dopplers im 2. Trimenon hinsichtlich der Erkennung einer späteren Präeklampsie bei unselektierten Schwangeren mit nur 40%, für eine IUGR sogar nur mit 20% angegeben. Eine aktuelle Studie von Harrington et al. (2004) bestätigt, dass die Effektivität eines Screenings im Low Risk-Kollektiv gering ist. Dagegen erreicht bei Mehrgebärenden mit Risikofaktoren die Sensitivität für eine spätere Komplikation (Präeklampsie, IUGR, Abruptio placentae, Totgeburt) eine Sensitivität von 81,4% bei einer Spezifität von 89,0%, einem positiven Vorhersagewert von 71,4% und einen negativen Vorhersagewert von 93,4%.

! Die Messung der uterinen Perfusion im 2. Trimenon ist die einzige Anwendungsform der Dopplersonographie für die Evidenz über einen klinischen Nutzen im Low-Risk-Kollektiv durch die Identifizierung einer Risikogruppe für Präeklampsie und IUGR besteht.

6.2.4 Dopplersonographie der A. umbilicalis

Die Dopplersonographie der A. umbilicalis (▣ Abbildung 6.2) bildet den Blutfluss in einer fetalen Endarterie ab und bewertet die Widerstandsverhältnisse im fetoplazentaren Gefäßbett. Mit steigendem Gestationsalter sinken physiologisch die Perfusionsindizes ab. Im klinischen Einsatz macht es keinen Unterschied, welche der beiden Aa. umbilicales gemessen wird, jedoch sollte aufgrund der besseren Reproduzierbarkeit und der relativen Unabhängigkeit von Kindsbewegungen immer versucht werden, das Gefäß am plazentaren Ansatz zu messen.

Verschiedene Schweregrade einer pathologischen umbilikalen Perfusion

- Erhöhte Indizes (PI bzw. RI oberhalb der 90. Perzentile)
- Diastolischer Nullfluss (»zero-flow«)
- Diastolischer Rückwärtsfluss (»reverse-flow«)

Evidenz für eine klinisch sinnvolle umbilikale Perfusionsmessung

- Verdacht auf intrauterine Wachstumsretardierung
- Verdacht auf Plazentainsuffizienz
- Hypertensive Schwangerschaftserkrankung
- Fetales Vitium cordis
- Hydrops fetalis
- Mehrlingsschwangerschaften mit Verdacht auf Wachstumsdiskordanz oder fetofetales Transfusionsyndrom

6.2.5 Dopplersonographie der A. cerebri media

Die Dopplersonographie der A. cerebri media (◻ Abb. 6.3) erfasst den Widerstand im zerebralen Gefäßbett. Im Gegensatz zu den anderen arteriellen Gefäßen sind hier hohe Indizes d. h. ein hoher Widerstand im nachgeschalteten Gefäßbett physiologisch. Erst in der Situation einer kompensatorischen Blutumverteilung (»brain sparing«) kommt es zu einer bevorzugten zerebralen Blutversorgung und damit einer Abnahme des Perfusionswiderstandes. Somit sind in der A. cerebri media Indizes unterhalb der 10. Perzentile Ausdruck einer veränderten fetalen Kreislaufsituation und damit als pathologisch anzusehen. Jenseits der 35. Schwangerschaftswoche kommt es jedoch physiologisch zu einer Abnahme der Impedanz im zerebralen Gefäßbett (physiologischer »brain sparing«).

Cave

Durch Druck mit dem Schallkopf, der auf den fetalen Schädel fortgeleitet wird, kann man v. a. die diastolische Fließgeschwindigkeit artifiziell herabsenken, sodass fälschlich ein »normales« Dopplerspektrum entstehen kann.

Darüber hinaus ist die A. cerebri media das »Gefäß der Wahl« zur Diagnostik einer fetalen An-

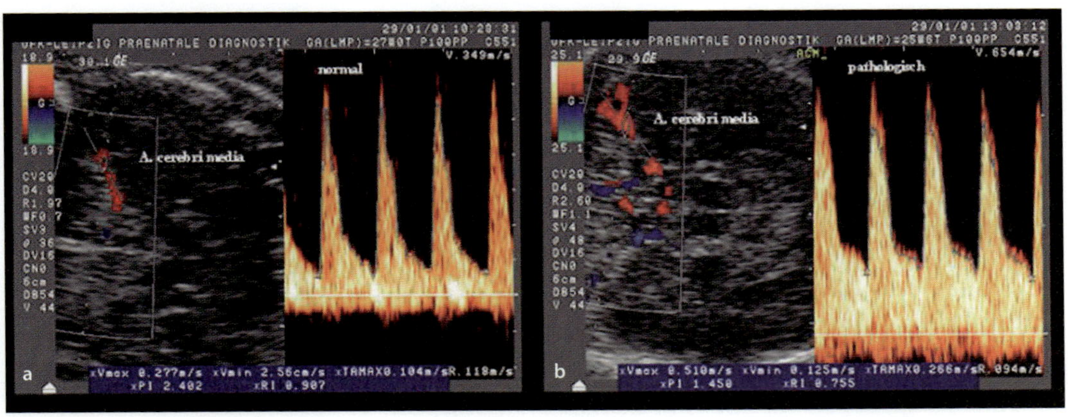

◻ **Abb. 6.3a,b.** Dopplerspektrum der A. cerebri media. **a** Normalbefund mit hoher Pulsatilität, **b** pathologischer Befund (»brain sparing«) mit erhöhtem diastolischem Fluss

ämie. Bei Vorliegen einer fetalen Anämie (z. B. Rhesusinkompatibilität oder akute Parvovirus-B19-Infektion) kommt es zu einer signifikanten Zunahme der arteriellen Fließgeschwindigkeiten (vmax). Dabei ist zu beachten, dass für diese Messung die winkelunabhängigen Indizes (RI und PI) nicht herangezogen werden können, sondern dass hier unter Einsatz der Winkelkorrektur absolute Fließgeschwindigkeiten gemessen werden können.

! Eine Widerstandsabnahme im Strömungsgebiet der A. cerebri media (»brain sparing«) ist Ausdruck einer fetalen Kompensation und nicht einer Kreislaufdekompensation.
Eine scheinbare »Normalisierung« der zerebralen Perfusion nach einer pathologischen Situation kann auch Anzeichen eines erhöhten zerebralen Widerstandes durch ein Hirnödem, also einer Dekompensation sein.

6.2.6 Dopplersonographie venöser Gefäße

Die Dopplersonographie der fetalen venösen Gefäße umfasst den Ductus venosus, die V. cava inferior, die V. umbilicalis sowie die Pulmonalvenen. Im klinischen Einsatz hat sich jedoch klar der Ductus venosus als aussagekräftiges Gefäß zur Beurteilung des fetalen Zustandes durchgesetzt. Im Gegensatz zu den arteriellen Gefäßen, die ein zweiphasisches Flussmuster zeigen, weisen die venösen Gefäße des Feten, mit Ausnahme der Vena umbilicalis, die in der Regel einen laminaren Fluss hat, ein dreiphasiges Flussmuster auf.

Ductus venosus

Der Ductus venosus stellt einen anatomischen Shunt dar und verbindet die Vena umbilicalis mit der V. cava inferior unter Umgehung der fetalen Leber. Durch einen Kalibersprung zwischen Vena umbilicalis und Ductus venosus entsteht eine Düsenfunktion dieses besonderen Gefäßes und das an Sauerstoff reiche Blut wird stark beschleunigt direkt durch die V. cava inferior in den rechten Vorhof und durch das Foramen ovale weiter in den linken Vorhof gefördert und steht dort für die Versorgung lebenswichtiger Organe (Hirn) zur Verfügung. Darüber hinaus besitzt der Ductus venosus die Möglichkeit durch Veränderung des Gefäßlumens zu regulieren, wieviel Blut an der Leber vorbeigeshuntet wird. Unter physiologischen Bedingungen ist as Dopplerspektrum des Ductus venosus (Abb. 6.4) durch eine gering Pulsatilität und einen antegraden Fluss aller Herzzyklusphasen gekennzeicnet. Bei einer Kreislaufdekompensation nimmt die Pulsatilität zu und der Fluss der A-Welle wird retrograd.

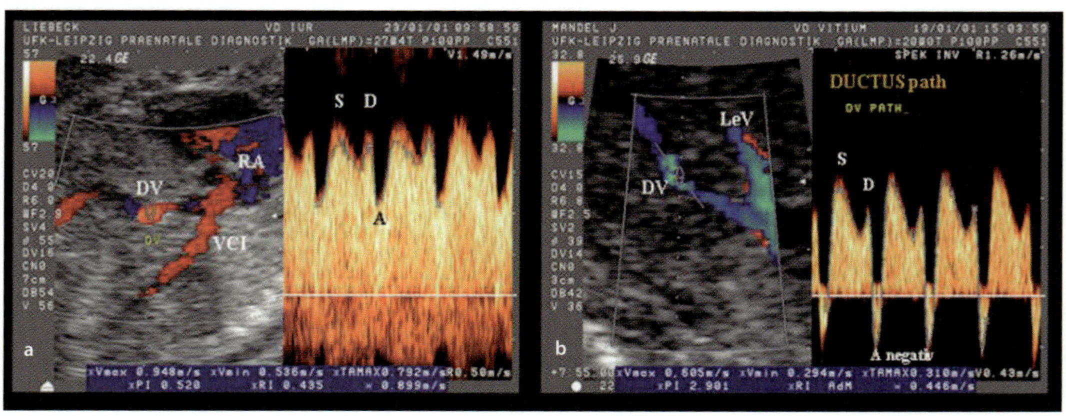

Abb. 6.4a,b. Dopplerspektrum des Ductus venosus. **a** Normalbefund mit geringer Pulsatilität, **b** pathologischer Befund mit hoher Pulsatilität und retrogradem Fluss während der Vorhofkontraktion (A-Welle)

> **!** Das Dopplerspektrum des Ductus venosus als präkardiale Vene reflektiert die kardiale Situation des Feten, bildet die kardiale Nachlast ab und zeigt typische Veränderungen bei einer fetalen Kreislaufdekompensation.

Evidenz für eine klinisch sinnvolle umbilikale Perfusionsmessung des Ductus venosus besteht bei
- Feten mit Kreislaufveränderungen bei Hypoxie (IUGR, Präeklampsie),
- Hydrops fetales,
- Vitium cordis,
- fetalen Arrhythmien,
- Risikoabschätzung im 1. Trimester bei pathologischer Nackentransparenz und normalem Karyotyp.

Literatur

Albaiges G, Missfelder-Lobos H, Lees C, Parra M, Nicolaides K (2000) One-stage screening for pregnancy complications by color Doppler assessment of the uterine arteries at 23 weeks' gestation. Obstet Gynecol 96: 559–564

Bahlmann F, Reinhard I, Krummenauer F, Neubert S, Macchiella D, Wellek S (2002) Blood flow velocity waveforms of the fetal middle cerebral artery in a normal population: reference values from 18 weeks to 42 weeks of gestation. J Perinat Med 30: 490–501

Benedetto C, Valensise H, Marozio L, Giarola M, Massobrio M, Romanini C (1998) A two-stage screening test for pregnancy-induced hypertension and preeclampsia. Obstet Gynecol 92: 1005–1011

Campbell S, Diaz-Recasens J, Griffin DR et al. (1983) New doppler technique for assessing uteroplacental blood flow. Lancet 26: 675–677

Chien PF, Arnott N, Gordon A, Owen, P, Khan KS (2000) How useful is uterine artery Doppler flow velocimetry in the prediction of pre-eclampsia, intrauterine growth retardation and perinatal death? An overview. Br J Obstet Gynaecol 107: 196–208

Cochrane Database of Systematic Reviews 2005 Issue 3. The Cochrane Collaboration. Published by John Wiley & Sons, Ltd.

Coleman MA, McCowan LM, North RA (2000) Mid-trimester uterine artery Doppler screening as a predictor of adverse pregnancy outcome in high-risk women. Ultrasound Obstet Gynecol 15: 7–12

Harrington K, Fayyad A, Thakur V, Aquilina J (2004) The value of uterine artery Doppler in the prediction of uteroplacental complications in multiparous women. Ultrasound Obstet Gynecol 23: 50-55

Martin AM, Bindra R, Curcio P, Cicero S, Nicolaides KH (2001) Screening for pre-eclampsia and fetal growth restriction by uterine artery Doppler at 11–14 weeks of gestation. Ultrasound Obstet Gynecol 18: 583–586

Papageorghiou AT, Yu CK, Cicero S, Bower S, Nicolaides KH (2002) Second-trimester uterine artery Doppler screening in unselected populations: a review. J Matern Fetal Neonatal Med 12: 78–88

Parretti E, Mealli F, Magrini A, Cioni R et al. (2003) Cross-sectional and longitudinal evaluation of uterine artery Doppler velocimetry for the prediction of pre-eclampsia in normotensive women with specific risk factors. Ultrasound Obstet Gynecol 22: 160–165

Stepan H, Faber R (2004) Die uterine Perfusionsstörung im zweiten Trimenon – aktuelle pathophysiologische, diagnostische und therapeutische Aspekte. Z Geburtsh Neonatol 208: 205–209

Vetter K (1991) Dopplersonographie in der Schwangerschaft. Ed. Medizin, VCH, Weinheim Basel

Prävention der Frühgeburt

Udo B. Hoyme

7.1 Definition, Disposition und medizinische Aspekte

Definition

Die Frühgeburt ist zeitlich definiert; sie tritt vor Ende der 37. Woche post menstruationem auf. Da die Berechnung häufig nicht zuverlässig erfolgen kann, wurde insbesondere früher auch das Geburtsgewicht <2500 g in die Definition einbezogen.

Die Inzidenz der Frühgeburt beträgt in Deutschland 6–8%. 0,4–0,6% der Lebendgeborenen wiegen unter 1000 g.

Die Frühgeburtlichkeit ist infolge der assoziierten Mortalität und Morbidität auch ein eminent wichtiges sozialmedizinisches Problem. Aufgrund des Fortschritts in Perinatologie und Neonatologie konnte die Grenze der Überlebensfähigkeit in den Bereich eines Gestationsalters von minimal 22 vollendeten Wochen gesenkt werden. Dem steht gegenüber, dass 60–70% der perinatalen Todesfälle zu Lasten der Frühgeburt gehen und etwa 7% der überlebenden Frühgeborenen Spätschäden davontragen, jeweils in Abhängigkeit von der erreichten Tragzeit.

Entsprechend der für Deutschland erarbeiteten Leitlinie sind lebenserhaltende Maßnahmen in jedem Fall zu ergreifen, wenn für das Neugeborene auch nur eine geringe Chance des Überlebens besteht. Frühgeborene von weniger als 22 vollendeten Schwangerschaftswochen werden als nicht überlebensfähig klassifiziert. Ab 24 vollendete Schwangerschaftswochen ist eine absolute Behandlungsindikation gegeben, wobei das Lebensrecht bei diesem Gestationsalter dem eines Kindes jeden anderen Alters gleichzusetzen ist, ggf. auch gegen die Wünsche der Eltern. In dem vor diesem Zeitpunkt liegenden Bereich muss auf der Basis geburtsmedizinischer und neonatologischer Kriterien sowie der kindlichen und elterlichen Interessen individualisiert entschieden werden. Dies stellt höchste Ansprüche an alle Beteiligten und setzt ein klar definiertes ethisch und juristisch getragenes Versorgungskonzept voraus.

Eine Reihe von Faktoren wird in den Lehrbüchern der Geburtshilfe als Ursache für die Frühgeburtlichkeit angeführt. Es ist diagnostisch und therapeutisch wegweisend, zwischen den in sich abgrenzbaren Kategorien zu differenzieren:

Eine Gruppe besteht aus iatrogen herbeigeführten Frühgeburten, die durch indizierte Beendigung der Schwangerschaft – zumeist wegen hoher Risiken für Mutter und/oder Fetus – zustande kommen. Ein noch wenig erforschter Ursachenbereich umfasst nicht infektiös bedingte, spontan einsetzende Frühgeburten. Der im Vordergrund stehende Bereich betrifft die ungewollten, in zunehmendem Maße vermeidbaren infektiologisch erklärbaren Frühgeburten. Das häufig multifaktorielle Geschehen mündet bei entsprechender Disposition (▶ Übersicht) in vorzeitige Wehentätigkeit, die entweder primär einsetzt oder mit Latenz nach vorzeitigem Blasensprung. Als quantitativ relevant, korrigierbar und zugleich wissenschaftlich einwandfrei belegt gelten einige Infektionen von Vagina und Cervix uteri. Die Mehrzahl der bei aufgestiegenen Infektionen und assoziierter Frühgeburtlichkeit nachweisbaren Mikroorganismen stammt folgerichtig aus diesem Bereich, wobei im Gegensatz zu früherer Auffassung weder der zervikale Schleimpfropf noch intakte Eihäute eine zuverlässige Barriere gegen die Invasion darstellen.

Disponierende Faktoren der Frühgeburtlichkeit

- Sozioökonomische Risiken
  - Alter <18 Jahre >35 Jahre
  - Untere soziale Schicht
  - Belastungssituation (Beruf, Physis, Partnerschaft etc.)
  - Seelischer Stress, Konflikte
  - Nikotin, Alkohol, sonstige Drogen
  - Ledige oder geschiedene Schwangere
  - Mangelnde Motivation
- Gynäkologische Anamnese
  - Genitalmissbildung
  - Uterus myomatosus, Zustand nach Operation
  - Ausgiebige Konisation
- Geburtshilfliche Anamnese
  - Sterilitätsbehandlung
  - Fehlgeburt, Frühgeburt, Totgeburt
  - Multiparität

▼

- Aktuell
  - Placenta praevia
  - Plazentainsuffizienz
  - Mehrlinge
  - Spätgestose
  - Mütterliche Erkrankung
  - Urogenitale Infektion

7.2 Diagnostik bei drohender Frühgeburt

Oberstes Ziel ist es, frühgeburtsgefährdete Frauen während der Schwangerenberatung zu identifizieren und rechtzeitig einer zielgerichteten Diagnostik und somit Therapie zuzuführen. Leitsymptome der drohenden oder bereits in Gang befindlichen Frühgeburt sind vorzeitige Wehentätigkeit und vorzeitige Zervixreifung. Der therapeutische Ansatz richtet sich sowohl auf diese Prozesse als auch ggf. auf die Behebung der Disposition (▶ Übersicht »Disponierende Faktoren«).

Die von der Schwangeren empfundenen Kontraktionen sollten von dieser dokumentiert werden, wobei eine Quantität von bis zu 10 in 24 h noch physiologisch ist. Die externe Tokometrie, die mit einfachen Geräten auch als Selbstmessung daheim möglich ist, objektiviert die Aussage über die Wehenfrequenz. Hier gelten 3 und nach der 30. Woche auch 5 Kontraktionen pro Stunde noch als normal.

Die palpatorische und/oder sonographische Untersuchung erlaubt die Bewertung, ob vorzeitige Kontraktionen zervixwirksam waren bzw. ob eine primäre Zervixinsuffizienz bei wehenlosem Uterus vorliegt. Einbezogen werden Länge und Konsistenz der Zervix sowie die Weite des Muttermundes, damit im Zusammenhang auch ggf. die Vorwölbung der Fruchtblase bis hin zur Diagnose des Blasensprungs. Eine zunehmende Frühgeburtsbereitschaft ist an einer Verkürzung und Auflockerung der Zervix, einer Erweiterung des Zervikalkanals und sonographisch auch einer Trichterbildung im Bereich des inneren Muttermundes festzumachen. Bei der Ursachenklärung und damit beim Einstieg in die Therapie ist zwischen Zervixinsuffizienz, die definitionsgemäß eine Eröffnung ohne Wehentätigkeit aufgrund einer Störung des zervikalen Verschlussapparates darstellt, einer vorzeitigen Wehentätigkeit mit oder ohne Zervixwirksamkeit und dem vorzeitigen Blasensprung zu unterscheiden. Es gilt heute als gesichert, dass die Infektion bei allen genannten Pathologien die jeweils überwiegende Ursache darstellt.

7.3 Prävention und Therapie

Grundlage der Prävention ist die möglichst lückenlose, engmaschige prospektive Risikoabschätzung bei allen Schwangeren. Dabei wird vor dem Hintergrund des konkreten Risikoprofils (▶ Übersicht »Disponierende Faktoren«) und anhand der klinischen Erfahrung die individuelle Gefährdung bei der jeweiligen Schwangeren erfasst. Mittels umfassender und zugleich einfühlsamer und nicht angstauslösender Aufklärung aller Schwangeren muss versucht werden, diese in eine möglichst einfache und zugleich effiziente Vorsorgestrategie einzubinden, wie dies auch mit den Thüringer Aktionen experimentell gelungen ist.

7.3.1 Indikationsstellung

Bei den geringsten Anzeichen für eine drohende Frühgeburt muss die Schwangere unverzüglich in die nächstgelegene geburtshilfliche Abteilung mit integrierter neonatologischer Intensivversorgung eingewiesen werden. Die medizinischen Maßnahmen in der Peripherie und auf dem Transport sind auf die Stabilisierung des Zustandes und die Vermeidung von unnötigen Verzögerungen abgestellt, z. B. kommen Tokolyse, Kreislaufstabilisierung, venöser Zugang, Beckenhochlagerung, Transport mit Sonderrecht in jedem Fall in Betracht.

Die Verlegung muss in Abhängigkeit von der Akuität evtl. begleitet erfolgen und der Klinik vorab angekündigt werden. Die Diagnostik nach Aufnahme im Kreißsaal führt binnen kurzer Zeit zu einer Prognose, ob die Frühgeburt unabwendbar ist, ob ihr in Abhängigkeit vom Schwangerschaftsalter überhaupt noch entgegengewirkt werden muss oder kann und ob die Voraussetzungen für eine erfolgversprechende Therapie bestehen. Entscheidungskriterium sind auch die in Korrelation zum Gestationsalter stehende Mortalität und Morbidität des zu erwartenden Frühgeborenen, die realistisch eingeschätzt und in dieser Situation der Schwangeren (und dem Partner) in der Aufklärung dargestellt werden müssen. Vor diesem Hintergrund, in Bewertung der Alternativen sowie der Möglichkeiten und Grenzen der in Betracht kommenden Therapie, erfolgt die Entscheidung für die Entbindung, den Entbindungsmodus und/oder eine tokolytische, antibiotische sowie chirurgische Therapie. Im Folgenden wird in Beschränkung auf das Thema des Kapitels das therapeutische Spektrum im Rahmen der Prävention der Frühgeburt darzustellen sein.

7.3.2 Therapieziel

Das Ziel der Frühgeburtenprävention besteht im Zeitgewinn, der mit sukzessiver physiologischer Reifung und Resistenzzunahme des Kindes gegen schädigende Noxen einhergeht, aber auch die Möglichkeit der medikamentösen Atemnotprophylaxe eröffnet. Diese wird bis Ende der 35. Schwangerschaftswoche als indiziert erachtet. Die Verbesserung der Prognose ist insbesondere bei Zeitgewinn vor Ende der 32. Woche erheblich.

Das Therapieziel Schwangerschaftsverlängerung wird mittels umgehender Unterbrechung der muttermundwirksamen Wehentätigkeit vor Abschluss der 34. Schwangerschaftswoche, durch Stabilisierung des Zervixbefundes oder zumindest Verzögerung der Muttermunderöffnung und durch Behandlung einer manifesten Infektion oder auch nur einer Kolonisation mit potenziell gefährlichen Erregern erzielt.

7.3.3 Allgemeine Maßnahmen

In der Prävention der Frühgeburt sind das Verständnis der Schwangeren für die eingeleiteten Maßnahmen und die anhaltende Kooperation der Schlüssel zum Erfolg. In der evtl. noch ambulant möglichen Betreuung bedeutet dies eine erhöhte Frequenz der Vorsorgeuntersuchungen, frühzeitige Bescheinigung der Arbeitsunfähigkeit und schlussendlich frühzeitige Vorstellung oder Aufnahme in der geburtshilflichen Klinik. Andererseits sind präventive Maßnahmen nicht nebenwirkungsfrei und damit gelegentlich bedingt kontraindiziert bzw. streng zu indizieren. Der Effekt der prophylaktischen Tokolyse, einer prophylaktischen Cerclage, aber auch der absoluter Bettruhe ist wissenschaftlich nicht gesichert.

Gemäß den beschriebenen Dispositionen (▶ Übersicht »Disponierende Faktoren«) bedarf das sozialmedizinische Umfeld der gefährdeten Schwangeren besonderer Beachtung und Zuwendung.

7.3.4 Pharmakotherapie der drohenden Frühgeburt

Beta-II-Sympatikomimetika (Betamimetika) und Magnesium

In der Uterusmuskulatur befinden sich Alpha-, Beta- und insbesondere Beta-II-Rezeptoren. Während die Erregung der Alpharezeptoren durch Noradrenalin zur Kontraktion führt, wirkt sich die Erregung der Betarezeptoren gebärmutterkontraktionshemmend, allerdings am Herzen (Beta-I-Rezeptoren) erregungsfördernd aus. Die unterschiedlichen zur Verfügung stehenden, sich in Dosis und Applikation unterscheidenden Betamimetika sind in ◘ Tab. 7.1 aufgeführt. Die intravenöse Gabe erfolgt mittels Bolus- oder auch kontinuierlicher Infusion. Clenbuterol scheint bei peroraler Gabe besonders wirksam zu sein, Fenoterol nicht.

Wegen der dosisabhängigen kardiovaskulären Nebenwirkungen, die durch zusätzliche Gabe von Beta-Rezeptoren-Blockern gemindert werden können, ist die Indikation streng zu stellen. Dies betrifft namentlich einerseits die späten Gestationswochen, andererseits Schwangere mit Herzvitien, Herzrhythmusstörungen, Hypo- und Hypertonie, Hyperthyreose, Niereninsuffizienz, Lungenerkrankungen und schwer einstellbarem Diabetes mellitus. Vor der Langzeitmedikation sind somit EKG und Blutzuckerkontrolle unerlässlich. Die Dosisanpassung muss kurzfristig und orientiert an Wirkung und Nebenwirkung erfolgen. An subjektiven Zeichen sind Herzklopfen, Schwindel, Nausea und Tremor zu nennen. Objektiv können Wasserretention, Herzfrequenzsteigerung, Blutdruckabfall, EKG-Veränderungen, Kaliumverlust, Blutzuckeranstieg und im Zusammenwirken mit gleichzeitiger Kortikoidgabe auch ein Lungenödem auftreten.

Die zusätzliche Gabe von Magnesiumsulfat wirkt kardioprotektiv und zugleich tokolytisch. Empfohlen werden sowohl die orale (20 mmol/Tag, entsprechend 2 Beutel Magnesium-Diasporal-300-Granulat bzw. 4 Tabletten Magnesium-5-longoral) als auch die intravenöse Gabe (Magnesium-5-Sulfat, 10-ml-Ampullen) als parenterale Zusatztherapie bis 10 g pro Tag. Von anderen Autoren werden auch 4–6 g/h empfohlen; hierbei können die Nebenwirkungen erheblich sein (Antidot: Kalziumglukonat 10%).

Oxytozinantagonisten

Dieses neu entwickelte Therapiekonzept weist bei gleich guter tokolytischer Effizienz wie die Beta-II-Sympatikomemetika eine deutlich niedrigere Nebenwirkungsrate auf. Die Anwendung erfolgt intravenös, wobei nach Bolus und hochdosierter 3-stündiger Dauerinfusion die erzielte Sättigung mit einer niedrigen kontinuierlichen Infusion aufrechterhalten wird. Die Dauer der Behandlung sollte 48 h nicht übersteigen, ebenso die verabreichte Gesamtdosis nicht 330 mg. Der aufgrund der guten Verträglichkeit breiten Anwendung steht der hohe Preis entgegen. Der Einsatz ist bei Kontraindikationen für Betamimetika (Diabetes mellitus, kardiale/pulmonale Risiken) von Wert.

Pharmakotherapeutische Alternativen

Prostaglandinantagonisten sind aufgrund der Hemmung der Prostaglandinsynthese aus Arachidonsäure gleichwertig wie Betamimetika tokolytisch wirksam. Das Nebenwirkungsspektrum reicht von Blutungsneigung über verminderte Nierenfunktion bis hin zum Lungenödem, so dass ihre Anwendung problematisch sein kann, insbesondere bei der zur Wehenhemmung notwendigen hohen Dosierung (Tab. 7.1). Die wichtigste Nebenwirkung beim Feten ist die Verengung des Ductus arteriosus Botalli.

Äthanol ist ein traditionelles Tokolytikum, das vorwiegend über die Hemmung der Oxytozinfreisetzung aus der Neurohypophyse wirkt. Aufgrund der ungehemmten Plazentapassage betreffen die

Tab. 7.1. Tokolytisch wirksame Substanzen (im Überblick nach Spätling u. Schneider 2003)

Substanz	Dosierung	
	oral	i.v.
Betamimetika		
Clenbuterol	2- bis 4-mal 20 µg/Tag	–
Fenoterol	4- bis 8-mal 5 mg/Tag	1–4 µg/min
Ritodrin	4- bis 8-mal 10 mg/Tag	100–400 µg/min
Hexoprenalin	6- bis 8-mal 0,5 mg/Tag	0,1–0,5 µg/min
Prostaglandinantagonisten		
Azetylsalizylsäure	3–6 g/Tag	–
Indometacin	4- bis 6-mal 25 mg/Tag	–
Oxytozinantagonisten		
Atosiban	–	6,75 mg i.v. (Bolus) 18 mg/h über 3 h 6 mg/h bis 45 h

Nebenwirkungen gleichermaßen Mutter und Fet. Die Dosierung wird mit bis zu 5 g/h angegeben. Kalziumantagonisten (Nifedipin) sind bei günstigem Nebenwirkungsprofil ebenfalls tokolytisch wirksam, allerdings unter dieser Indikation bislang nicht zugelassen. Nitroglyzerin in Form des Nitropflasters relaxiert als NO-Donator glatte Muskulatur; die vorliegenden Tokolysestudien bestätigen diesen neuen Ansatz als zukunftsträchtig.

Primärprävention mittels Antibiose

Die beschriebenen tokolytischen Pharmakotherapien sind nicht kausal wirksam und versagen somit insbesondere bei bestehender Infektion, namentlich beim Frühgeburtsbeginn mit vorzeitigem Blasensprung. Insbesondere in dieser Situation ist kritisch zu entscheiden, ob die Frühgeburt hingenommen wird oder ob unter Antibiose (Tab. 7.2) und Wehenhemmung ein Zeitgewinn zur weiteren Ausreifung als die prognostisch günstigere Option erscheint. Neben Bettruhe und vaginaler Antisepsis sind hier die unmittelbare Antibiotikagabe und die Tokolyse bei Kontrolle des kindlichen und mütterlichen Befindens (Tachykardie im CTG, Leukozytose, CRP-Erhöhung) sowie die Prophylaxe des Atemnotsyndroms angezeigt. Bei den ersten Anzeichen einer aufsteigenden Infektion ist die Entbindung herbeizuführen, in Abhängigkeit von Akuität, Gestationsalter und der zur Verfügung stehenden Zeit vaginal oder durch Kaiserschnitt.

Die hohe Quantität von Erregern in der Scheide bei einer Infektion führt zwangsläufig zur Konzentrationserhöhung ihrer Virulenzfaktoren (z. B. Sialidasen, Muzinasen, Proteasen, Endotoxine). Unter anderem kommen pathogenetisch die Freisetzung von Phospholipase A2 sowie die damit verbundene Synthese von Prostaglandinen als Ursache von Zervixreifung, vorzeitigen Wehen und Blasensprung zum Tragen. Auch die fötale Zytokinproduktion bei kindlicher Infektion kann geburtsauslösend wirken.

Häufigste Disposition ist allerdings die bakterielle Vaginose mit einer Konzentrationsvermehrung der anaeroben Bakterien in der Scheide um den Faktor 1000, wobei zugleich eine signifikante Assoziation mit Fruchtwasserinfektion und Chorioamnionitis besteht. Bezüglich der Frühgeburtenvermeidung hat sich darstellen lassen, dass bei adäquatem Screening und früher Diagnose sowie unmittelbarer Therapie der bakteriellen Vaginose ein erheblicher Benefit erzielt werden kann. Die Therapie besteht in der Gabe von 2-mal 2 g Metronidazol p.o. nach Ende der 14. Schwangerschaftswoche. Alternativ kommt die Anwendung von Clindamycin i.v. (4-mal 600 mg/Tag), p.o. (4-mal 300 mg) oder intravaginal (2% Sobelin-Vaginalcreme) in Betracht. Die routinemäßige Partnermitbehandlung ist obsolet. Ebenso liegt kein wissenschaftlicher Beleg für eine kausale Wirksamkeit der lokalen Applikation von Laktobazillenzubereitungen oder von Ansäuerungsmaßnahmen vor. Hinsichtlich der Prävention ist in der Schwangerschaft allerdings die kontinuierliche Gabe von Gynoflor/Vagiflor eine Option, außerhalb bei entsprechender Disposition und belasteter geburtshilflicher Anamnese die Immunisierung mit Gynatren.

Die zervikale Infektion mit Neisseria gonorrhoeae oder Chlamydia trachomatis stellt ebenfalls ein Frühgeburtsrisiko dar. Gleiches gilt für Trichomonas vaginalis. Bei einer für Deutschland geschätzten Chlamydienprävalenz von unter 1% und einer vermutlich um den Faktor 10 geringeren Gonokokkenhäufigkeit stellen diese Infektionen jedoch nur im Einzelfall ein Problem dar. Für die Trichomoniasis liegen keine aktuellen Zahlen vor. Neisseria gonorrhoeae kann im Einzelfall aszendierend zur Chorioamnionitis führen. Hinsichtlich der Aszension der obligat intrazellulär lebenden Chlamydien liegen nur Einzelberichte vor. Die Aszension von Trichomonas vaginalis in der Schwangerschaft stellt ebenso eine Rarität dar. Für die Gonorrhö ist aufgrund der aktuellen Resistenzsituation Ceftriaxon (1-mal 250 mg) das Mittel der Wahl. Die Chlamydieninfektion wird mit Erythromycinethylsuccinat behandelt (1,5–2 g/Tag für 10 Tage). Bei der Trichomoniasis ist, wie bei der bakteriellen Vaginose, Metronidazol das Mittel der Wahl. Partnerabklärung und routinemäßige Mitbehandlung sind bei den 3 letztgenannten Infektionen obligat.

Mikroorganismen aus dem Respirationstrakt können durch oral-genitalen Kontakt oder mittels Autoinokkulation ebenfalls zu genitalen Infektionen führen. So ist Fusobacterium nucleatum einer

Tab. 7.2. Kalkulierte Antibiotikatherapie von Infektionen in der Gravidität

Diagnose	Antibiotikum	Therapiedauer
Streptokokken der Gruppe A und B	Penicillin Ampicillin[c] Cephalosporine Gr. 2, evtl. 3a/b Erythromycin[c]	5–7 Tage
Bakterielle Vaginose	Clindamycin p.o./intravaginal Metronidazol p.o.[a]/intravaginal[b]	5–7 Tage
Trichomoniasis	Metronidazol[b,c]	Einmaldosis!
Gonorrhö	Cephalosporine Gr. 2, evtl. 3a (z. B. Ceftriaxon) Penicillin	Einmaldosis!
Chlamydien	Erythromycinethylsuccinat[c]	14–21 Tage
Listeriose	Ampicillin/Amoxicillin[c]	14 Tage
Syphilis	Procain-/Clemizol-Penicillin[c] Ceftriaxon[c] Erythromycin[c]	14 Tage
Toxoplasmose	Sulfonamide Pyrimethamin (Spiramycin ≤15. SSW)	≥4 Wochen
Borreliose	Ceftriaxon	21 Tage
Vorzeitiger Blasensprung	Clindamycin Amoxicillin mit Erythromycin[c]	5–7 Tage bzw. bis Entbindung

[a] Einmaldosis.
[b] Ab 15. SSW.
[c] Falls klinisch möglich, orale Therapie.

der häufigsten aus dem Fruchtwasser isolierten Mikroorganismen. Haemophilus influenzae wurde ebenfalls als Infektionserreger im Fruchtwasser bei intakten Eihäuten nachgewiesen, ebenso Actinomyces bei Chorioamnionitis. Neben dem beschriebenen Infektionsmodus ist es wahrscheinlich, dass einige Mikroorganismen auch direkt mittels hämatogener Dissemination eine Chorioamnionitis verursachen können; ein Beispiel hierfür ist Listeria monocytogenes.

Die Bedeutung der asymptomatischen Bakteriurie als Risikofaktor hinsichtlich Frühgeburtlichkeit ist durch wissenschaftliche Untersuchungen seit geraumer Zeit zweifelsfrei belegt. Klinisch und epidemiologisch steht es außer Zweifel, dass die adäquate antimikrobielle Therapie auch unter diesem Aspekt indiziert ist. Escherichia coli ist mit einer Prävalenz von 10–25% der am häufigsten auch in der Scheide gefundene Harnweginfektionskeim und zugleich eine wesentliche Ursache der neonatalen Sepsis, wird aber im Vorfeld aszendierend auch als Ursache der Chorioamnionitis und der Frühgeburt gefunden, insbesondere bei intravaginalem Wachstum in hoher Konzentration.

Streptokokken der Lancefield-Gruppe B sind als Bestandteil der Vaginalflora bei bis zu 20 oder gar 35% aller schwangeren Frauen zu finden, andererseits können sie auch in Chorion bzw. Amnion aszendieren. Ob dies per se oder nur mit Kofaktoren zur Frühgeburtlichkeit führt, wird diskutiert. Es steht außer Zweifel, dass Streptokokken der Gruppe B eine akute Chorioamnionitis verursachen können, wobei diese Entzündung und die damit häufig verbundene Frühgeburtlichkeit wiederum Risikofaktoren hinsichtlich Sepsis beim Neugeborenen darstellen. Gegenwärtig besteht die Hypothese, dass bei der sog. Early-Onset-Sepsis die Infektion des Kindes bereits in utero und nicht erst im Gebärkanal erfolgt. In Anlehnung an die Empfehlungen der Centers for Disease Control in Atlanta sind für Deutschland 2 Regime vorgeschlagen, einerseits die Prophylaxe aufgrund von akuten Risikofaktoren, was weitgehend mit der Infektionssituation gleichzusetzen ist, andererseits die Prophylaxe aufgrund eines generellen präpartualen Screenings, etwa 4 Wochen vor dem voraussichtlichen Entbindungstermin, oder eines Screenings aufgrund von Risikofaktoren.

Eine Vielzahl vaginaler und zervikaler Mikroorganismen kann aszendierend zur chorioamnionalen Infektion führen. Trotzdem ist die praktische Relevanz der erhobenen mikrobiologischen Befunde hinsichtlich der Ätiologie dieser Infektion häufig unklar, weisen doch viele Schwangere potenziell pathogene Mikroorganismen als Teil ihrer normalen Flora auf. So ist eine routinemäßige Bewertung genitaler Infektionserreger hinsichtlich der Vorhersage aufsteigender Infektionen nicht hilfreich. Ohne Zweifel müssen jedoch Schwangere bei der Erstuntersuchung auf Chlamydia trachomatis gescreent werden. Bei vorzeitiger Wehentätigkeit und/oder Frühgeburtlichkeit in der Anamnese ist die Untersuchung auf bakterielle Vaginose angezeigt, ebenso die Untersuchung auf Streptokokken der Gruppe B. Hinsichtlich Escherichia coli liegen keine Daten vor, die für zusätzliche Kulturen in der klinisch unauffälligen Situation sprechen würden.

7.3.5 Cerclage und Muttermundverschluss

Der Verschluss der Zervix ist bei eindeutiger Zervixinsuffizienz indiziert. Dies bedeutet, dass sowohl eine sog. prophylaktische Cerclage als auch eine Notcerclage bei voranschreitender Zervixreifung in ihrem Effekt umstritten sind, insbesondere, wenn für die Zervixsituation eine vorzeitige Wehentätigkeit ursächlich in Betracht kommt. Es ist statistisch nicht bewiesen, dass eine großzügige Anwendung der Cerclage die Rate der Frühgeburten reduziert.

Die indikationsbestimmenden Befunde werden palpatorisch (Bishop-Score) und in objektivierter Weise sonographisch erhoben. Die in der Literatur angegebenen Messwerte für den Insuffizienzverdacht sind Zervixlänge <1,5 cm, Zervixbreite >3 cm, Zervikalkanalerweiterung >8 mm (in der 14.–16. Schwangerschaftswoche) und Prolaps der Fruchtblase in den Zervikalkanal. Hinsichtlich der Zervixkonsistenz bleibt nur die stark subjektive palpatorische Beurteilung.

Der optimale Zeitpunkt für den Eingriff liegt zwischen der 14. und 16. Schwangerschaftswoche. Er erfolgt in Allgemeinnarkose oder in periduraler/spinaler Anästhesie. Der Ausschluss spezifischer Infektionen, eine perioperative Tokolyse sowie eine ausgiebige Antisepsis sind von zahlreichen Autoren angegeben worden, ebenso die Antibiotikaprophylaxe mit einem Cephalosporin der 2. Generation, beginnend 2 h vor dem Eingriff. Die Cerclage wird etwa 10 Tage vor dem Entbindungstermin entfernt. Technisch kommen die heute weit verbreitete Cerclage nach McDonald sowie die deutlich aufwändigere nach Shirodkar in Betracht. Zunehmende Verbreitung hat der totale Muttermundverschluss nach Szendi und Saling gefunden. Hierbei werden die Muttermundlippen nach Schaffung von Wundflächen miteinander vernäht und häufig mit der Cerclage kombiniert.

Die Komplikationshäufigkeit aller Verfahren korreliert verständlicherweise mit dem Maß der vor dem Eingriff bestehenden Risiken. So kommt es gerade zu den Ereignissen, die vermieden werden sollten, zu Blasensprung und Amnioninfektion. Über eine Kausalbeziehung zum Eingriff sagt dies allerdings nichts aus. Bei der sog. Notfallcerclage wird die Häufigkeit des Blasensprungs mit 17–30% angegeben. Bei adäquater Indikationsstellung beträgt die Abortrate dagegen allerdings weniger als 5%. Unter den postoperativen Komplikationen sind vorzeitige Wehentätigkeit, Dislokation der Cerclage, Verlängerung der Geburtsdauer, Häufung von Zervixrissen sowie eine erhöhte Sektiorate zu nennen.

7.4 Wichtige Empfehlungen

Epidemiologie:	Die Prävalenz der Geburt vor Ende der 37. Woche post menstruationem beträgt 6–8%, wobei 0,4–0,6% der Lebendgeborenen unter 1000 g wiegen. Aufgrund der hohen Mortalität und Morbidität stellt insbesondere die frühe Frühgeburt sowohl ein medizinisch als auch ein eminent wichtiges sozialpolitisches Problem dar.
Klinik:	Die Zervixinsuffizienz und die vorzeitige Wehentätigkeit, unabhängig voneinander selbständig oder in Wechselwirkung auftretend, werden mittels Tastbefund, Sonographie und Kardiotokographie bewertet. Zugleich ist initial eine Infektion klinisch und laborchemisch zu belegen oder auszuschließen. Daneben steht die gezielte mikrobiologische Diagnostik.
Diagnose und Therapie:	Die Behandlung bei drohender Frühgeburt ist Aufgabe einer geburtshilflichen Abteilung mit integrierter neonatologischer Intensivversorgung. Eine Option besteht in der Bolustokolyse mit Fenoterol (3–5 µg alle 3 min, dann evtl. Reduktion auf 6- bis 12- bis 24-min-Intervalle; Höchstdosis 7 µg alle 2 min). Bei geringstem Anhalt für Infektion (z. B. Leukozyten und CRP grenzwertig, vaginaler pH >4,4) erfolgt die i.v.-Antibiose mit 1200 mg Clindamycin initial, dann 4-mal 600 mg bis zum Sistieren der Wehen oder bis zur Frühgeburt, aber nicht länger als 48 h, außer bei manifester Infektion. Zeitgleich erfolgt die Prophylaxe des Atemnotsyndroms.
Prävention:	Grundlage ist die engmaschige intensive, aber nicht angstschürende Betreuung der Schwangeren, die zur frühzeitigen Erkennung einer Disposition oder von Risikofaktoren führen soll. Darüber hinaus könnte in der Zukunft ein Ansatz bei der Selbstbewertung durch die Schwangere liegen, z. B. mittels regelmäßiger vaginaler pH-Messung.

7.5 Zukünftige Entwicklungen

Das Interesse der aktuellen Studien hat sich zunehmend auf die Frage konzentriert, wie eine möglichst früh ansetzende Prävention methodisch optimiert werden kann. Ein erfolgversprechender Weg wird dabei in einem von der Schwangeren selbst auf einfache Weise zu bewerkstelligenden Screening gesehen, das auf den relevanten Risikofaktor – die Störung des Vaginalmilieus – abhebt. Mit unmittelbarer Diagnostik und Therapie kann der Risikoverwirklichung entgegengewirkt werden und zugleich eine häufig ineffiziente oder sogar kontraindizierte Tokolyse unterbleiben. Die primäre antimikrobielle Behandlung scheint so eine unvergleichlich effizientere Strategie darzustellen. Ihre breite Akzeptanz ist nicht zuletzt dann gegeben, wenn es gelingt, mit minimalem Einsatz von Mitteln die extrem kostenträchtigen und individuell belastenden frühgeburtsassoziierten kindlichen Komplikationen durch Verminderung der Frühgeburtenrate per se zu reduzieren.

In Fortführung der von Saling seit Jahren propagierten abgestuften Interventionsstrategie wurde die Effizienz des pH-Selbstmessungs-Konzepts im Rahmen der Erfurter Frühgeburtenvermeidungsaktion 1998 sowie der Thüringer Frühgeburtenvermeidungsaktion 2000 prospektiv untersucht. Die initiale Erfurter Untersuchung ergab 1998 bei 381 Teilnehmerinnen einen Anteil der Frühgeburten <32+0 SSW von 0,3%. Dieser Erfolg der Selbstmessung unterschied sich deutlich sowohl von der Rate der frühen Frühgeburten der Schwangeren, die an der Selbstvorsorgeaktion nicht teilnahmen, aber vom Arzt gemessen wurden (2,2%, n=1001), als auch von der in einer nur konventionell betreuten Gruppe (4,1%, n=1340). Die Auswertung der Thüringer Perinatalerhebung 2000 ergab Geburten <32+0 SSW in 0,94%, während in der Kontrollgruppe 1,36% (p<0,01) auftraten. Diesem Unterschied entsprach auch der Rückgang bei den Kindern mit niedrigem Geburtsgewicht (◘ Abb. 7.1).

Die Zahlen der Perinatalstatistik des Freistaates Thüringen für den Zeitraum bis 2005 (◘ Tab. 7.3) zeigen, dass trotz und zugleich unter Berücksichtung der Varianz in den einzelnen Jahrgängen mit dem Jahr 2002 die qualitativ ungünstige Ausgangslage vor Beginn der Thüringer Aktion 2000 wieder erreicht wurde. Die seinerzeit erzielten guten Resultate stellen einen gewissen Durchbruch in

Beziehung auf die Verfügbarkeit einer universell praktikablen und konkret breit anwendbaren Strategie dar. Dies dürfte umso mehr zählen, als es seit Jahrzehnten nicht gelungen war, auf Landes- oder Bundesebene die Rate der untergewichtigen Kinder überhaupt zu senken. Der Vergleich Thüringens mit anderen Bundesländern zeigt nun u. a. beim Qualitätsindikator Geburtsgewicht <1000 g, dass die mit 0,38% erzielte niedrige Inzidenz 2000 so bislang in keinem Bundesland und zu keinem Zeitpunkt erzielt werden konnte (Tab. 7.3).

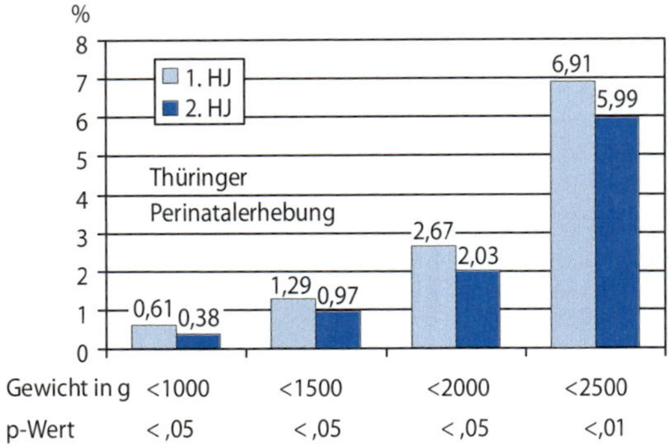

Abb. 7.1. Thüringer Frühgeburtenvermeidungsaktion 2000; Verteilung der Geburtsgewichte (n=16.620; 1. Halbjahr 8162; 2. Halbjahr 8458)

Die dargestellten statistisch gesicherten Daten bestätigen die positive Auswirkung der Strategie einer pH-Selbstmessung in der Schwangerschaft, wobei im Übrigen zugleich von zahlreichen teilnehmenden Frauen die hohe individuelle Wertigkeit der Selbstvorsorge und damit ihrer Wandlung vom Objekt der medizinischen Betreuung in der Gravidität zum aktiven, selbst bestimmenden Subjekt in dieser Lebensphase hervorgehoben wurde. Im Gefolge der zwischenzeitlich ausgiebigen Diskussion ergaben sich neue Fragestellungen, denen derzeit mit weiteren Studien nachgegangen wird, so mit der Thüringer Frühgeburtenvermeidungsaktion 2004/2005, die unter der Schirmherrschaft des Ministeriums für Soziales, Familie und Gesundheit stattfindet.

Eine Modellrechnung der Kaufmännischen Krankenkasse ergab zusätzlich neue Aspekte im Rahmen einer Piloterhebung bei 1688 erfassten Entbindungen mit einem Rückgang der Frühgeburtlichkeit von 33% in der Kategorie <1000 g und 38% in der Kategorie <1500 g unter die nach der Perinatalstatistik zu erwartenden Werte. Die von der Krankenkasse errechnete Ersparnis von insgesamt 498.000 Euro ist durchaus in anderer Weise ein Maß von hoher Signifikanz. Auf der dargestellten Basis ist auch in den Bundesländern Bayern, Nordrhein-Westfalen, Niedersachsen, Hessen und

Tab. 7.3. Verteilung der Geburtsgewichte, Freistaat Thüringen 1999–2005

Jahr	n	<1000 g	<1500 g	<2000 g	<2500 g
		[%]	[%]	[%]	[%]
1999	16.233	0,54	1,22**	2,67***	6,76***
I/2000	8162	0,56*	1,15*	2,29*	6,17**
II/2000	**8458**	**0,38**	**0,90**	**1,84**	**5,43**
2001	16.408	0,46	1,09	2,36**	6,64***
2002	16.028	0,59**	1,29**	2,59***	6,69***
2003	15.436	0,62**	1,17*	2,74***	6,80***
2004	16.058	0,60**	1,15*	2,34**	6,35**
2005	15.633	0,56**	1,30**	2,60***	6,88***

Signifikanz: * p<0,05; ** p<0,01; *** p<0,001

Thüringen im Herbst 2003 eine Untersuchung als Modellvorhaben von 4 Ersatzkassen (Kaufmännische Krankenkasse, Techniker Krankenkasse, Barmer Ersatzkasse, Hamburg Münchener Krankenkasse) initiiert worden, deren Ziel die wissenschaftliche Bewertung der beschriebenen Präventionsstrategie bei gleichzeitiger Analyse der ökonomischen Konsequenzen darstellt.

Schlussendlich ist einerseits daran gedacht, die pH-Selbstmessung als Empfehlung in die Mutterschaftsrichtlinien aufzunehmen, wie dies auch von Vertretern der zuständigen Fachverbände befürwortet wird. Andererseits ist auch die Entscheidung hinsichtlich einer bundesweiten Übernahme der Kosten der Präventionsmaßnahme als Kassenleistung anhängig.

Literatur

Berg G, Andersson RG, Ryden G (1983) In vitro study of phosphodiesterase-inhiting drugs: a complement to betasympathometric drug therapy in premature labor ? Am J Obstet Gynecol 151: 802–806

Campbell DE, Fleischman AR (2001) Limits of viability: dilemmas, decisions, and decision makers. Am J Perinatol 18: 117–128

Dennemark N, Meyer-Wilmes M, Schlüter R (1997) Screening and treatment of bacterial vaginosis in the early second trimester of pregnancy: a sufficient measure for prevention of preterm deliveries ? Intern J STD AIDS 8: 38–40

Donders GGG (1999) Bacterial vaginosis during pregnancy: screen and treat ? Eur J Obstet Gynecol Reprod Biol 3: 1–4

Eschenbach DA, Gravett MG, Hoyme UB, Holmes KK (1984) Bacterial vaginosis during pregnancy. An association with prematurity and postpartum complication. In: Mardh PA, Taylor-Robinson D (eds) Bacterial vaginosis. WHO workshop on anaerobic curved rods and bacterial vaginosis. Almqvist & Wiksell, Stockholm, pp 213–218

Ferguson JE, Dyson DC, Holbrook RH, Schutz T, Stevenson DK (1989) Cardiovascular and metabolic effects associated with nifedipine and ritodrine tocolysis. Am J Obstet Gynecol 161: 788–795

Frühgeburt an der Grenze der Lebensflähigkeit des Kindes. Gemeinsame Empfehlung der DGGG, DGKJ, DGPM, GNPI (2000) Frauenarzt 39: 1803–1804., AWMF 024/019

Gortner L (2003) Frühgeburt und Grenzen. In: Bender HG, Diedrich K, Künzel W (Hrsg) Geburt II, 4. Auflage. Urban & Fischer, München Jena, S 92–96

Hoyme UB (2004) Empfehlungen zur Chlamydia trachomatis-Infektion in der Schwangerschaft. Deutsche Gesellschaft für Gynäkologie und Geburtshilfe e.V. Leitlinien, Empfehlungen, Stellungnahmen, Stand September 2004. 55. Kongress der DGGG

Hoyme UB, Möller U, Saling E (2002) Ergebnisse und mögliche Konsequenzen der Thüringer Frühgeburtenvermeidungsaktion 2000. Geburtshilfe Frauenheilk 62: 257–263

Keirse VJNC (1990) Progesterone administration in pregnancy may prevent preterm delivery. Br J Obstet Gynaec 97: 149–154

Lorenz JM (2000) Survival of the extremely preterm infant in North America in the 1990s. Clin Perinatol 27: 255–262

Martius J (2004) Empfehlungen zur Prophylaxe der Neugeborenensepsis (frühe Form) durch Streptokokken der Gruppe B. Deutsche Gesellschaft für Gynäkologie und Geburtshilfe e.V. Leitlinien, Empfehlungen, Stellungnahmen, Stand September 2004. 55. Kongress der DGGG

Martius J, Hoyme UB (2004) Empfehlungen zur bakteriellen Vaginose in Gynäkologie und Geburtshilfe. Deutsche Gesellschaft für Gynäkologie und Geburtshilfe e.V. Leitlinien, Empfehlungen, Stellungnahmen, Stand September 2004. 55. Kongress der DGGG

McDonalds IA (1957) Suture of the cervix for inevitable abortion. Br J Obstet Gynecol 64: 346–351

Morales WJ, Smith SG, Angel JL, O´Brien WF, Knuppel RA (1989) Efficacy and safety of indomethacin versus ritodrine in the managements of preterm labor: a randomized study. Obstet Gynecol 169: 97–102

Pschyrembel W, Dudenhausen JW (1994) Praktische Geburtshilfe, 18. überarb. Aufl. De Gruyter, Berlin New York

Romero R, Gomez R, Ghezzi F et al. (1998) A fetal systemic inflammatory response is followed by the spontaneous onset of preterm parturition. Am J Obstet Gynecol 1: 186–193

Romero R, Sibai BM, Sanchez-Ramos L et al. (2000) An oxytocin receptor antagonist (atosiban) in the treatment of preterm labor: a randomized, double-blind, placebo-controlled trial with tocolytic rescue. Am J Obstet Gynecol 182: 1173–1183

Saling E, Al-Taie T, Schreiber M (2000) Vermeidung sehr früher Frühgeburten – Aktueller Stand. Frauenarzt 41: 952–964

Schleußner E, Möller A, Groß W et al. (2003) Maternal and fetal side effects of tocolysis using transdermal nitroglycerin or intravenous fenoterol combined with magnesium sulfate. Eur J Obstet Gynecol Reprod Biol 106 (1): 14–19

Schmidt S, Stuth R, Berg D (2003) Prophylaxe und Therapie der Zervixinsuffizienz. In: Bender HG, Diedrich K, Künzel W (Hrsg.) Geburt II, 4. Aufl. Urban & Fischer, München Jena, S 192–202

Schmidt-Matthiesen H, Wallwiener D et al. (2004) Gynäkologie und Geburtshilfe. Lehrbuch für Studium und Praxis, 10. Aufl. Schattauer, Stuttgart, New York

Shirodkar VN (1955) A new method of operative treatment for habitual abortions in the second trimester of pregnancy. Antiseptic 52: 299–305

Spätling L, Schneider H (2003) Prophylaxe und Therapie vorzeitiger Wehen. In: Bender HG, Diedrich K, Künzel W (Hrsg) Geburt II, 4. Aufl. Urban & Fischer, München Jena, S 168–190

Verdacht auf intrauterine und perinatale Infektionen

Johannes Pöschl

Die häufigsten intrauterinen und perinatalen viralen-parasitären Infektionen (TORCH) werden in Hinsicht auf Prophylaxe- oder Therapieempfehlungen und in ihren Risiken für den Fetus und das Neugeborene beschrieben.

8.1 Toxoplasmose

Toxoplasma gondii wird durch oozystenausscheidende Katzen, rohes zystenhaltiges Fleisch und ungewaschene Nahrung auf den Menschen übertragen.

Die Seroprävalenz im gebährfähigen Alter liegt zwischen 30 und 60%, aber nur eine Erstinfektion in der Schwangerschaft führt zu einer kongenitalen Infektion. Rekurrierende Infektionen verursachen keine Fetopathie. Die Inzidenz einer konnatalen Infektion beträgt zwischen 1/1000 und 1/10.000 Geburten. Die konnatale Toxoplasmose ist meldepflichtig.

8.1.1 Diagnostik

Häufig verläuft eine akute Infektion von Schwangeren mit Toxoplasma gondii asymptomatisch. Deshalb sollte die Diagnose während der Schwangerschaft serologisch gestellt werden. Hierbei wird das Serum zuerst auf schon vorhandene, toxoplasmaspezifische IgG- und IgM-Antikörper untersucht (Toxoplasmaantikörpersuchtest).

Nach akuter Infektion zeigen IgG-Antikörper (indirekte Immunfluoreszenz oder Enzymimmunoassay) einen Peak nach1–2 Monaten und bleiben lebenslang erhöht. Bei Serokonversion oder einem 4-fachen IgG-Antikörper-Anstieg sollen zum Beweis einer akuten Infektion IgM-Antiköper quantitativ (»immunosorbent-agglutination-assay«, ISAGA) bestimmt werden. IgM-Antikörper sind 2 Wochen nach der Infektion nachweisbar und erreichen einen Peak nach einem Monat. Der Nachweis von IgM-Antikörpern entspricht jedoch nicht automatisch einer frischen Infektion, da IgM-Antikörper über Monate hinweg und selten bis zu 2 Jahre persistieren können. Einzig der fehlende Nachweis von IgM-Antikörpern schließt eine akute Infektion aus. Der Nachweis des IgA, welches nach akuter Infektion schneller als IgM abfällt, ist sinnvoll bei kongenitalen Infektionen oder bei Schwangeren.

Bewertung der Antikörperkonstellationen

IgG niedrig, IgM niedrig	Inaktive Infektion (latent)	Bewertung: Kontrolle in 2–3 Wochen
IgG hoch, IgM niedrig	Abklingende Infektion	
IgG hoch, IgM hoch	Aktive Infektion	Bewertung: Therapiebeginn und Zusendung an Speziallabors sowie Kontrolle in 2–3 Wochen
IgG niedrig, IgM hoch	Akute Infektion	

Falls die in der Übersicht (► Übersicht »Bewertung der Antikörperkonstellationen«) aufgeführten Kombinationen keine sichere Unterscheidung zwischen akuter und länger zurückliegender Infektion erlauben, sollten sog. Aviditätstests zum Einsatz kommen. Solche Aviditätstests erlauben in der Regel den Ausschluss einer Infektion in den letzten 4 Monaten (► Übersicht »Bewertung der Aviditätstests«).

Bewertung der Aviditätstests

Akute Infektion <4 Monate	Geringe Avidität (geringe Affinität der Antikörper zu den Antigenen)
Latente Infektion >4 Monate	Hohe Avidität (hohe Affinität der Antikörper zu den Antigenen)

Pränatale Diagnostik

Die pränatale Diagnostik der Toxoplasmose beruht hauptsächlich auf dem direkten Nachweis der Erreger durch PCR-DNA.

Die früher im Rahmen der Pränataldiagnostik durchgeführten serologischen Untersuchungen nach Punktion der Nabelschnur (dabei wurden serologisch IgM und IgA bestimmt, die nicht plazentagängig sind) werden zunehmend verlassen, da bei der Cordozentese die Spontanabortrate im Gegensatz zur Amniozentese erhöht ist und die Serologie aus fetalem Blut eine häufig zu geringe Sensitivität aufweist.

Für den Erregernachweis durch PCR aus Fruchtwasser gilt:

- Mindestens 16. SSW
- Ohne spezifische Therapie mit Pyrimethamin/Sulfadiazin (Gefahr von falsch-negativen PCR-Befunden)
- Die Toxoplasmoseinfektion der Mutter sollte mindestens 4 Wochen alt sein (serologische Befunde der Mutter), da ansonsten die Erreger das Fruchtwasser noch nicht erreicht haben

! Ein positives PCR-Ergebnis sollte stets durch einen 2. Test des direkten Erregernachweises (Mausinokulationstest oder Zellkultur) bestätigt werden.

Postnatale Diagnostik

Im Falle einer gesicherten primären Toxoplasmoseinfektion der Mutter während der Schwangerschaft und auch bei sonstigen Verdachtsfällen sollten postpartal folgende Antikörper bestimmt bzw. folgende Gewebe asserviert werden:

- Mutter:
  - Serum: IgG-ELISA, Gesamt-IgG, IgA- und IgM-ISAGA
  - Plazentagewebe (ungefähr 10 g): PCR, Tierversuch, Zellkultur
- Kind:
  - Serum: IgG-ELISA, Gesamt-IgG (dienen zur Verlaufskontrolle und für etwaige vergleichende IgG-Profile im Immunoblot), IgA, IgM- und IgE-ISAGA (bei Bedarf auch weitere Testverfahren), PCR-DANN-Nachweis im Blut, Liquor oder Amnionflüssigkeit

Cave

Bei Untersuchungen der Nabelschnur (ca. 5 cm: PCR, Tierversuch, Zellkultur) und des Fruchtwassers (ca. 20 ml: PCR, Tierversuch, Zellkultur) besteht die hohe Gefahr der Kontamination durch mütterliches Blut, daher sind diese Ergebnisse mit Vorsicht zu betrachten.

Wenn nach der Geburt innerhalb der ersten 12 Lebensmonate spezifische IgG-Antikörpertiter ansteigen oder über 12 Lebensmonate persistieren, kann eine konnatale Toxoplasmoseinfektion durch diese Immunglobulinklasse diagnostiziert werden. Ansonsten wird eine konnatale Toxoplasmose durch den Nachweis von IgM-, IgA-(und/oder IgE-)Antikörpern in den ersten 6 Lebensmonaten bzw. durch ein vergleichendes IgG-Antikörperprofil von Mutter und Kind diagnostiziert. Falls IgM-, IgA- und IgE-Antikörper in den ersten Lebenstagen nachgewiesen werden, sollte eine Kontrolle nach weiteren 7–10 Tagen erfolgen.

8.1.2 Klinik

Eine mütterliche Infektion in der Frühschwangerschaft führt seltener (ca. 20%) zur fetalen Infektion als in der Spätschwangerschaft (bis zu 60%). Jedoch sind die fetalen Schäden bei einer frühen Infektion schwerwiegender als bei späten Infektionen.

80–90% aller Neugeborenen mit kongenitaler Infektion sind bei Geburt asymptomatisch, obwohl die meisten Kinder später Sehstörungen, Lernschwierigkeiten, Epilepsien, Hörstörungen oder mentale Retardierung entwickeln.

1–2% der Neugeborenen mit einer konnatalen Toxoplasmoseinfektion (Fetopathie) zeigen bei Geburt auch tatsächlich die klassische Trias aus Hydrozephalus, zerebralen Verkalkungen und einer Chorioretinitis. Weitere Symptome können Hepatosplenomegalie, Hepatitis, Ikterus oder Thrombopenie sein.

Eine frühzeitige medikamentöse Therapie während der Schwangerschaft kann die fetale Infektionsrate auf etwa 10% senken.

! Die Toxoplasmoseüberwachung während der Schwangerschaft verfolgt vorrangig 2 Ziele:
1. die Vermeidung kindlicher Infektionen und
2. die Verbesserung der Prognose bereits infizierter Kinder.

8.1.3 Therapie

- **Bei Erstinfektion <16 SSW:** Bis zum Ende der 15. SSW wird mit Spiramycin behandelt, da Pyrimethamin möglicherweise teratogen ist:
  - Spiramycin 3 g=9 Mio IE/Tag (z. B. 3-mal 2 Tbl. Rovamycine-500)
- **Bei Erstinfektion >16 SSW:** Behandlung mindestens 4 Wochen:
  - Pyrimethamin (z. B. Daraprim oder Pyrimethamin-Heyl): 1. Tag 50 mg, dann 25 mg 1-mal/Tag und
  - Sulfadiazin 4 g/Tag (z. B. 4-mal 2 Tbl. Sulfadiazin-Heyl 500 mg) und
  - Fol**in**säure 10–15 mg/Tag (Lederfolat oder Leucoverin)

8

> **Cave**
>
> Keine Folsäure verordnen, Folsäure neutralisiert die antibiotische Wirkung!

- **Konnatale Infektion:**
  - Es hat sich eine Kombinationstherapie von Pyrimethamin/Sulfadiazin/Folinsäure im 4-wöchigen Wechsel mit einer Spiramycinbehandlung bewährt, da eine durchgehende Pyrimethamin/Sulfadiazin-Therapie über 6–12 Monate oft zu hämatologischen Nebenwirkungen führt:
  - Pyrimethamin 1-mal/Tag 1 mg/kgKG (1. Tag: 2 mg/kgKG) und
  - Sulfadiazin 4-mal/Tag 50–100 mg/kgKG und
  - Folinsäure 2-mal 5 mg/Woche und
  - Prednisolon (bei akuten Entzündungen des ZNS oder der Augen: Prednisolon 1,5–2 mg/kgKG in 2 Dosen/Tag) im Wechsel mit
  - Spiramycin 100 mg/kgKG/Tag bzw. 0,3 Mio IE/kgKG/Tag in 2 Dosen
  - Therpiedauer: in 4-Wochen-Zyklen über 6–12 Monate

8.1.4 Prophylaxe

- Nur gekochtes/gebratenes Fleisch essen (innere Temperatur >66°C, **nicht rosa!**). Rohe Wurstwaren unbedingt meiden!
- Katzentoilette täglich mit Handschuhen reinigen oder noch besser reinigen lassen (heißes Wasser, >70°C). Zur Fütterung Trockenfutter bzw. Dosenfutter bevorzugen.
- Nach der Gartenarbeit, nach der Küchenarbeit und vor dem Essen die Hände mit Seife o. Ä. gründlich waschen.

8.2 Röteln

Das Rötelvirus wird aerogen durch Tröpfchen übertragen. Die Inkubationszeit beträgt 14–23 Tage. Das Virus kann jedoch schon 7 Tage vor Ausbruch des Exanthems bis 14 Tage danach im Nasensekret ausgeschieden werden. Kinder können das Virus bis zu 1 Jahr im Nasensekret oder im Urin ausscheiden. Die Seroprävalenz in Deutschland beträgt zurzeit ca. 97%. In den Jahren 2000–2002 sind <5 Fälle/Jahr einer Rötelnembryopathie gemeldet worden.

8.2.1 Diagnostik

Immunstatuskontrolle vor Schwangerschaft

Die Kontrolle der Immunität erfolgt serologisch, sie sollte möglichst **vor** einer Schwangerschaft geklärt werden, um bei fehlendem Schutz eine Impfung vorher durchführen zu können.

Ein ausreichender Schutz ist gegeben bei einem IgG-Antikörpertiter von ≥1:32 mit dem Hämagglutinationshemmtest (HHT) und/oder Antirötelnvirus >15 IU/ml (ELISA). Schwangere mit einem IgG-Rötelntiter unterhalb der angegebenen Grenzen sind in der 16.–17. SSW einer erneuten Serumkontrolle zu unterziehen.

Infektion in der Schwangerschaft

Bei Verdacht einer Rötelninfektion oder bei Rötelnkontakt bis zur 17. SSW wird der Immunstatus (IgG und IgM im HHT) bestimmt. Diese Stufendiagnostik kann im Falle eines positiven Ergebnisses je nach Situation mit Zusatztests wie Immunoblot, IgG-Aviditätsbestimmung und IgM-ì-»capture assays« erweitert werden, um eine

Primärinfektion nachzuweisen bzw. auszuschließen oder eine Reinfektion zu diagnostizieren. Bei Vorliegen eines positiven IgM-Befundes ist zu beachten, dass IgM-Antikörper lange nach Infektion persistieren können (bei ca 3% gesunder Schwangerer finden sich länger persistierende IgM-Titer nach Infektion) oder durch Kreuzreaktion mit anderen Viren oder polyklonale Stimulierung zu falsch-positiver Detektion führen: Auch hier helfen oben genannte Tests zur Sicherung der Diagnose. Nach 1–2 Wochen sollte zur Kontrolle die Bestimmung wiederholt werden. Eine akute Infektion kann dann durch den Nachweis eines 4-fachen IgG-Titeranstiegs, im Parallelansatz getestet, bestätigt werden.

Pränatale Diagnostik

Die pränatale Rötelndiagnostik beim Feten wird bei serologisch unklärbarem IgM-Befund, Vorliegen einer Erst- oder Reinfektion bis zur 18. SSW und bei sonographischen Auffälligkeiten durchgeführt. Als diagnostische Möglichkeiten stehen zum einen eine PCR-Untersuchung auf Röteln-RNA aus Chorionzottenbiopsie (11.–18. SSW), Fruchtwasser und Fetalblut (18.–22. SSW) zur Verfügung. Zum anderen können ab der 22. SSW im Fetalblut rötelnspezifische IgM-Antikörper nachgewiesen werden.

Postnatale Diagnostik

Der Nachweis einer konnatalen Rötelninfektion beim Neugeborenen erfolgt zum einen über die Bestimmung der IgM-Antikörper (ca. 95% positiv). Hier ist zu beachten, dass diese auch bei asymptomatisch infizierten Kindern nachzuweisen sind. Zum anderen kann der Nachweis durch direkten Virusnachweis im Urin, Rachensekret oder Liquor durch PCR erfolgen.

Bei Rötelnembryopathie wird in 70% der Erreger bis 6 Monate ausgeschieden. Asymptomatisch infizierte Kinder scheiden seltener und weniger lange Rötelnvirus mit dem Urin aus.

Der direkte Nachweis des Rubellavirus aus Sekreten in Zellkultur ist schwierig und kann insbesondere bei Abklärung konnataler Infektion in Speziallabors durchgeführt werden.

8.2.2 Klinik

Eine Embryopathie resultiert zu 85% bei Infektion im 1., zu 20–30% während des 2. und zu 5% während des 3.–4. Schwangerschaftsmonats (Katarakt; Innenohrschwerhörigkeit, Herzfehler, Ductus Botalli apertus, mentale Retardierung). Nach der 18. SSW besteht kein Risiko einer Rötelnembryopathie mehr.

8.2.3 Therapie und Prophylaxe

Eine Rötelnimpfung soll mindesten 28 Tage vor Beginn einer Schwangerschaft erfolgen. Wenn eine Frau innerhalb dieser 28 Tage schwanger wird, besteht ein 2%iges Risiko für eine asymptomatische Infektion. Kongenitale Fehlbildungen sind bisher nicht beschrieben, so dass die Impfung keine Indikation für einen Schwangerschaftsabbruch darstellt.

Eine postexpositionelle Rötelnimmunglobulinprophylaxe wird wegen fehlender Daten nicht empfohlen. Zum einen sind die klinischen Zeichen einer Infektion bei Schwangeren seltener und unspezifischer, zum anderen garantiert eine Immunglobulingabe nicht, dass auch keine Infektion stattfindet. Es sind Kinder mit Rötelnembryopathie nach zeitgerechter Immunglobulingabe beschrieben.

8.3 Zytomegalie

Die CMV-Infektion ist die häufigste kongenitale Infektion (0,5–1%) mit manifester Erkrankung bei Geburt und mit Spätfolgen. Das Risiko einer intrauterinen Infektion mit Folgen für das Neugeborene ist in der 1. Schwangerschaftshälfte am größten. Die Seroprävalenz beträgt ca. 50–60%. Eine CMV-Infektion kann zwischen Mutter und Kind transplazentar, perinatal und postnatal durch Speichel und Muttermilch übertragen werden. Mehr als 50% der Neugeborenen werden durch CMV-haltige Muttermilch infiziert. Lebensbedrohlich krank werden jedoch nur sehr kleine Frühgeborene unter 32 SSW.

8.3.1 Diagnostik

Infektion in der Schwangerschaft

Die Untersuchung auf CMV ist nicht im Screening nach den Mutterschaftsrichtlinien enthalten. Es ist dennoch sinnvoll, den CMV-Antikörperstatus (IgG und IgM) in der Frühschwangerschaft zu bestimmen. Liegt kein IgG vor, sollte der Antikörperstatus in der 20.–24. SSW wiederholt werden, um eine Serokonversion zu erkennen. Eine Primärinfektion wird durch den Nachweis einer Serokonversion oder einen Abfall des IgM-Titers in Verlaufsuntersuchungen diagnostiziert.

Zu beachten ist, dass ein positiver IgG- und IgM-Befund neben einer Primärinfektion auch durch lang persistierende IgM-Antikörper (>1 Jahr) oder durch eine Virusreaktivierung hervorgerufen werden können. Ein positiver IgM-Befund erfordert deshalb weitere Abklärung durch Testung eines Vorserums, Durchführung eines Aviditätstests oder Nachweis neutralisierender Antikörper zur Unterscheidung zwischen Reinfektion und Primärinfektion.

8

Pränatale Diagnostik

Bei diagnostizierter Primärinfektion der Mutter ist ein PCR-DNA Nachweis im Fruchtwasser oder im fetalen Blut möglich. Eine kindliche Schädigung kann aber selbst bei positivem Nachweis nur über Ultraschalldiagnostik festgestellt werden.

Postnatale Diagnostik

Bei Verdacht einer CMV-Infektion sollte bis zur 2.–3. Lebenswoche kindlicher Urin auf CMV (PCR, Zellkultur) untersucht werden. Eine Virurie in den ersten 3 Lebenswochen ist beweisend für eine konnatale CMV-Infektion, jedoch ab der 4. Lebenswoche hinweisend auf eine postnatal erworbene Infektion. Die Virurie kann über Jahre bestehen.

Neben Urin (»early-antigen«) kann auch EDTA-Blut des Kindes auf CMV (PCR, Kultur) und/oder CMV-pp65-Antigen untersucht werden. Rascher Transport und Verarbeitung sind wichtig. Der Nachweis einer Antigenämie und/oder Virusausscheidung beweist eine aktive Infektion und hilft den Nachweis einer pränatalen CMV-Infektion in den ersten Lebenswochen zu führen.

Ein IgM-Test aus Nabelschnurblut oder Serum fällt jedoch oft negativ aus.

Perinatale CMV-Infektion des Früh- und Neugeborenen durch Muttermilch

Infektionsrisiko beträgt ca. 37% bei Gabe von Milch einer CMV-IgG-positiven Mutter. Daher sollte mütterliches CMV-IgG (und -IgM) bei drohender Frühgeburt (Risikogruppe: <1500g, <32 SSW) erhoben werden. Beim Kind ist keine Diagnostik notwendig.

8.3.2 Klinik

Bei einer Erstinfektion während der Schwangerschaft beträgt die Transmissionsrate bis zu 40% und ca. 25% der Neugeborenen sind bei Geburt krank. Nach einer Reaktivierung liegt das Risiko bei 1,5% und die meisten dieser Neugeborenen sind bei Geburt asymptomatisch.

- Etwa 10% der kongenital infizierten Neugeborenen haben Symptome bei Geburt: Hypotrophie, Hepatosplenomegalie mit Hepatitis, hämatologische Störungen (Thrombopenie, Petechien »blueberry muffin spots«), ZNS-Störungen (Mikrozephalus, intrazerebrale periventrikuläre Verkalkungen, Chorioretinitis).
- Etwa 10% der symptomatischen Neugeborenen versterben, und die Überlebenden haben signifikante neurologische Defizite.
- Von den infizierten Neugeborenen, die bei Geburt asymptomatisch sind, werden bis zu 20% im Laufe von Jahren einseitig oder beidseitig taub. Weiterhin kann es zu Sehstörungen und geistiger Retardierung kommen.
- Perinatal übertragene CMV kann besonders bei Frühgeborenen eine schwere bis lebensbedrohliche Pneumonie, Hepatitis und Lymphadenopathie, nicht jedoch neurologische Erkrankungen hervorrufen.

8.3.3 Therapie und Prophylaxe

CMV-negative schwangere Beschäftigte in neonatologischen/pädiatrischen Einrichtungen sollten wegen eines erhöhten Infektionsrisikos für die dort

Beschäftigten in einem Bereich mit Kindern über 2 Jahre arbeiten, da ältere Kinder mit kongenitaler/frühpostnataler Infektion weniger Virus im Urin/Speichel ausscheiden. Zu den wichtigen Hygienemaßnahmen gehört neben Händewaschen auch das Vermeiden von Küssen. Dennoch ist das Risiko, CMV beruflich zu erwerben, äußerst gering.

Wenn die Mutter eines Frühgeborenen CMV-IgG positiv ist: Kolostrum verwerfen, reife Muttermilch bis zur vollendeten 32. Gestationswoche des Kindes pasteurisieren (63°C, 30 min).

Eine Bluttransfusion sollte nur mit CMV-freien Konserven erfolgen.

Eine Immunprophylaxe zur Vermeidung einer Transmission auf das Neugeborene wird bei einer Erstinfektion mit CMV in einer neuen Studie als effektiv angesehen [10].

Eine Therapie einer postnatalen fulminanten CMV-Erkrankung kann mit Ganciclovir unter Abwägung der Risiken durchgeführt werden. Hierdurch wird das Ausmaß der Schwerhörigkeit verringert.

8.4 Herpes simplex

Primäre und rekurrierende oropharyngeale (HSV-1) und genitale (HSV-2/HSV-1 wie 75%/25%) Herpes-simplex-Infektionen können einen Herpes neonatorum hervorrufen. Er ist mit 1:20.000 sehr selten. Die Infektion findet meistens perinatal, selten postnatal und nur in Einzelfällen intrauterin statt. Das Risiko für einen Herpes neonatorum beträgt nach vaginaler Geburt bei einer primären Herpes-genitalis-Infektion ca. 50% und nach einer rekurrierenden Infektion <5%.

8.4.1 Diagnostik

Infektion in der Schwangerschaft

Symptomatische Mutter: HSV-PCR aus Abstrichmaterial der Läsionen (vaginal, oral); HSV-IgG/-IgM

Postnatale Diagnostik

Neugeborenes: HSV-PCR bei Verdacht und wegen Inkubationszeit am 7. und 14. Lebenstag (EDTA-Blut, Liquor, Abstrichmaterial Bläschen, Rachen, Nase, Auge, Rektum), HSV-Zellkultur aus Urin (Wachstum aus Körpersekreten und Bläscheninhalt 48 h postpartum ist Zeichen einer Infektion und schließt eine Kolonisation aus).

8.4.2 Klinik

Bei Neugeborenen manifestiert sich die Infektion zu ca. 30% disseminiert mit Leberversagen und Pneumonie, zu ca. 30% lokalisiert im ZNS mit Enzephalitis und zu ca. 30% lokalisiert auf der Haut, im Mund oder in den Augen. Die einzelnen Symptome treten meist erst nach 1 Woche auf, wobei das typische Exanthem bei 20–40% der Neugeborenen mit generalisierter Erkrankung oder Enzephalitis nicht auftritt. Die klinischen Zeichen sind Fieber, Irritabilität, Krampfanfälle sowie Blutungen und Ikterus als Zeichen der Organdysfunktion. Es sterben 25% der Neugeborenen mit generalisierter Erkrankung trotz antiviraler Therapie.

Cave

Bei Sepsissyndrom ohne Bakteriologie und mit Leberausfall immer an HSV denken.

8.4.3 Therapie und Prophylaxe

Acyclovir, Valacyclovir oder Famciclovir in der Schwangerschaft scheinen kein erhöhtes Fehlbildungsrisiko im 1. Trimenon zu bewirken. Eine orale Therapie bei Herpes genitalis sowie intravenöse Therapie bei schwerer HSV-Infektion können in der Schwangerschaft eingesetzt werden.

Bei floridem Herpes genitalis um die Geburt ist eine Sectio caesarea nur innerhalb von 4(–6) h nach einem Blasensprung sinnvoll.

In der Muttermilch wird das Virus ausgeschieden. Es soll auf das Stillen verzichtet werden, wenn herpetiforme Bläschen an der Brust vorkommen und wenn es in der Stillzeit zu einer Erstmanifestation einer HSV-Infektion kommt.

Bei Neugeboren mit Verdacht auf oder nachgewiesener HSV-Infektion wird unverzüglich eine

Acyclovirtherapie durchgeführt (60 mg/kgKG/Tag i.v. in 3 Dosen für 14–21 Tage).

8.5 Varizella zoster

Die Seroprävalenz liegt bei ca. 95% und das Risiko für eine Erstinfektion während der Schwangerschaft bei <1%. Die Inkubationszeit beträgt 9–21 Tage (28 Tage bei Immunsuppression oder nach Varizella-zoster-Immunglobulin). Varizellen sind 2 Tage vor und 5–7 Tage nach Auftreten der letzen Läsion (Verkrustung) hoch kontagiös (90–100% nach Kontakt).

Die Infektion des Feten kann 1–2 Tage vor Ende der mütterlichen Inkubationszeit (d. h. frühestens 8 Tage nach Kontakt) stattfinden.

Bei mütterlichen Varizellen vor der 21. SSW muss mit dem kongenitalen Varizellensyndrom (Risiko 1,4–2%) gerechnet werden. Es gibt 9 Kasuistiken von Infektionen zwischen 21. und 28. SSW in der Literatur [11]. Mütterliche Infektionen um den Geburtstermin (5 Tage davor bis 2 Tage danach) können schwere neonatale Varizellen (Risiko 8%) hervorrufen.

Durch transplazentare Übertragung von mütterlichen VZV-Antikörpern kann die Schwere der konnatalen Varizellen vermindert werden, so dass das enge Zeitfenster der Infektion um die Geburt einen Antikörpermangelzustand des Neugeborenen wiedergibt, was den ernsten perinatalen Verlauf mitbedingt.

Auch bei der Mutter kann es in der Schwangerschaft zu einer lebensbedrohlichen Varizellenpneumonie nach Primärinfektion kommen (1/106 SS). Ein Zoster führt jedoch zu keiner konnatalen Infektion, da die virämische Phase fehlt.

8.5.1 Diagnostik

Immunstatuskontrolle vor Schwangerschaft

Die Bestimmung des Immunstatus ist nicht in den Mutterschaftsrichtlinien vorgesehen. Bei bestehendem Kinderwunsch vor Schwangerschaft ist jedoch zu raten, den VZV-IgG-Antikörpertiter zu bestimmen und ggf. vor der Schwangerschaft eine Impfung durchzuführen (VZV-KBR ist zur Beurteilung der Immunität nicht geeignet, niedrige Antikörper können durch sie nicht erfasst werden).

Varizellenexposition einer Schwangeren mit unbekanntem Varizellenstatus

Bei Varizellenexposition einer Schwangeren mit unbekanntem Varizellenstatus ist die Immunität (Anti-VZV-IgG) zu bestimmen. Bei Seronegativität ist eine Postexpositionsprophylaxe mit VZV-Immunglobulin bis zu 96 h nach Exposition möglich. Dies scheint, wegen der beschriebenen fetalen Risiken, jedoch nur innerhalb der ersten 28 SSW und um die Geburt sinnvoll.

Bei Verdacht auf Varizellen oder Zoster

Der direkte Erregernachweis durch PCR von VZV-DNS ist zu bevorzugen, und zwar aus Abstrichen von frisch geöffneten Bläschen, Rachenspülwasser, Liquor, Bronchoalveolarlavage, Gewebeproben und (nur während der Virämie) EDTA-Blut. Der positive Erregernachweis spricht für eine aktive Infektion in Form einer primären oder auch reaktiven Infektion. Rascher Transport und Verarbeitung sind wichtig.

Antikörperbestimmungen (Anti-VZV-IgM/-IgA positiv, IgG positiv im Verlauf) können bei Verdacht durchgeführt werden, um eine Serokonversion nachzuweisen.

Pränatale Diagnostik

Zum Nachweis einer intrauterinen Infektion kann ein VZV-DNA Nachweis (PCR) aus Fruchtwasser, Chorionzotten oder fetalem Blut (EDTA) vorgenommen werden.

Postnatale Diagnostik

Zur postnatalen Diagnostik einer konnatalen VZV-Infektion ist wiederum der direkte Erregernachweis (PCR-VZV-DNA) aus Abstrichen und EDTA-Blut sinnvoll. Der Erregernachweis mittels Zellkultur ist langwierig, aufwändig und weniger sensitiv. Antikörperbestimmungen (Anti-VZV-IgM/-IgG/-IgA positiv) können bei Verdacht zusätzlich durchgeführt werden.

8.5.2 Klinik

Das kongenitale Varizellensyndrom ist charakterisiert durch segmental angeordnete Hautveränderungen (Skarifikationen, Ulzera, Narben), neurologische Erkrankungen und Fehlbildungen (Hirnatrophie, Paresen, Krampfleiden), Augenschäden (Mikrophthalmie, Chorioretinitis, Katarakt) und Gliedmaßenhypotrophie.

Neonatale Varizellen nach peripartaler mütterlicher Infektion können generalisieren (14%) und eine Hepatitis, Enzephalitis, Meningitis und Thrombozytopenie mit Todesfolge hervorrufen (Letalität ohne Therapie bis 30%). Neugeborene können postpartal zwischen 1 und 16 Tagen Varizellen entwickeln, wenn die Mutter peripartal aktive Varizellen hat.

8.5.3 Therapie und Prophylaxe

- In der Schwangerschaft ist eine intravenöse Acyclovirtherapie bei kompliziertem klinischem Verlauf empfohlen. Eine orale Therapie ist nicht indiziert.
- Intravenöse Acyclovirtherapie bei Neugeborenen mit generalisierten neonatalen Varizellen.
- Eine postexpositionelle Varizellenprophylaxe mittels VZIG wird <96 h nach Exposition für ungeimpfte Schwangere bis 28 SSW ohne Varizellenanamnese und für Neugeborene, deren Mutter 5 Tage vor bis 2 Tage nach der Entbindung an Varizellen erkrankte, empfohlen. Sie kann den Ausbruch einer Erkrankung verhindern oder deutlich abschwächen.
- Keine VZIG sind indiziert für Neugeborene, deren Mütter >48 h postpartal einen Herpes entwickeln, oder Neugeborene, die postnatal mit Varizellen inkubiert werden.
- Seit August 2004 ist die Varizellenschutzimpfung von der STIKO für alle Kinder und Jugendlichen empfohlen.
- Exponierte seronegative Patienten sind ab dem 8.–21. Tag (bis 28 Tage nach VZIG) als potentiell infektiös anzusehen.
- Nach mütterlichem Exanthembeginn Geburt ≥7 Tage hinauszögern.

8.6 Parvovirus B19

Bei Kindern zeigen Ringelröteln (Erythema infectiosum) zu ca. 80% typische Symptome, während bei Erwachsenen Arthralgien das führende Krankheitsbild darstellen. Die Seroprävalenz bei Schwangeren beträgt ca. 60%. Bei einer intrauterinen Infektion kann es zu Aborten, intrauterinem Fruchttod und Hydrops fetalis kommen. Fehlbildungen sind nicht beschrieben. Nach Serokonversion sind fetale Symptome nach 4–6–10 Wochen zu erwarten. Parvovirus bewirkt eine Lyse von erythropoetischen Vorläuferzellen und kann zur aplastischen Krise mit Anämie, Herzinsuffizienz und Hydrops führen. Die Anämie ist besonders ausgeprägt bei Erwachsenen mit hämolytischer Anämie (Sichelzellanämie, Thalassämie etc.) und bei Feten in der 1. Schwangerschaftshälfte, da die fetale Erythropoese bis zur 20. SSW gegenüber dem Schwangerschaftsende 40-fach erhöht ist.

8.6.1 Diagnostik

Immunstatus vor Schwangerschaft

Die Bestimmung des Immunstatus ist nicht in den Mutterschaftsrichtlinien vorgesehen. Bei Kinderwunsch oder spätestens in der Frühschwangerschaft kann der Parvovirus-IgG-Status bestimmt werden.

Parvovirusexposition einer Schwangeren mit unbekanntem Status

- Direkt nach Kontakt Parvovirus-IgG-Bestimmung:
  - Mutter IgG-negativ: Wiederholung 2 Wochen nach Kontakt (Inkubationszeit) IgG/IgM und Parvovirus-PCR aus mütterlichem Blut Nach 2 Wochen: Mutter IgG-/IgM-negativ: Wiederholung nach weiteren 2 Wochen (d. h. 4 Wochen nach Kontakt): IgM und Ultraschall des Feten
  - Mutter IgM positiv bzw. klinische Zeichen einer Infektion (auch bei negativem IgM!): wöchentliche Ultraschalluntersuchungen ab der 4. bis zur 10. Woche nach Serokonversion (Infektion) der Mutter

> **Cave**
>
> Der IgM-Nachweis kann selbst bei stattgehabter Infektion negativ ausfallen.

Pränatale Diagnostik

Auffälliges Kind während der Schwangerschaft (Hydrops fetalis):

- Mutter: Parvovirus-IgG und -IgM, PCR aus EDTA-Blut
- Kind: Parvovirus-IgG/-IgM und PCR aus EDTA-Blut, Aszites des Feten und Chorionzotten

> **Cave**
>
> IgM ist ca. 2–3 Wochen nach Infektion serologisch nachweisbar, persistiert in der Regel bis mindestens 4 Monaten, in Ausnahmefällen allerdings über Jahre.

8.6.2 Klinik

Die Inkubationszeit beträgt 4–14 Tage (bis 21 Tage), und 2–3 Wochen nach Infektion treten klinische Symptome (Exanthem, Arthralgien oder aplastische Anämie) auf. Die Infektiosität ist vor Ausbruch des Exanthems am größten und nach Ausbruch unwahrscheinlich.

Nach mütterlicher Serokonversion werden ca. 1/3 der Feten infiziert, und die Gesamtletalität beträgt ca. 6%. Zwischen der 9. und 20. SSW beträgt die Letalität ca. 10%, danach ist ein intrauteriner Fruchttod selten (<3%). Zu einem Hydrops fetalis kann es bei ca. 6% vor der 20. SSW und 3% danach kommen. Nach der 20. SSW versterben auch Kinder mit Hydrops selten. Untersuchungen konnten zeigen, dass überlebende Kinder nach Hydrops fetalis und intrauteriner Transfusion bis zum Alter von 8 Jahren keine neurologischen Defizite aufwiesen.

8.6.3 Therapie und Prophylaxe

Eine Expositionsprophylaxe kann für seronegative Schwangere zwischen der 9. und 20. SSW in Risikoberufen und bei gehäuftem Auftreten von Ringelröteln erwogen werden. Direkt nach Kontakt und 14 Tage später sollte der Immunstatus erfasst werden. Eine Immunglobulintherapie in der Schwangerschaft ist umstritten. Bei Serokonversion erfolgt ab der 4.–10. Woche nach Kontakt eine wöchentliche Ultraschallkontrolle des Feten bezüglich Anämiezeichen des aortalen Blutflusses (winkelkorrigierter Fluss >1 m/s ist verdächtig und >1,20 m/s hinweisend auf schwere Anämie) oder Zeichen eines Hydrops fetalis (α-1-Fetoprotein bei Hydrops erhöht). Von einer diagnostischen Nabelschnurpunktion ohne pathologische US-Zeichen ist abzuraten. Bei einem Hydrops muss eine intrauterine Transfusion ab der 18–20. SSW erwogen werden, da dadurch die Mortalität von 50% auf 14% sinkt. Enders et al. [1] erfassten 1018 serokonvertierte Schwangere und konnten zeigen, dass das Hauptrisiko für fetale Komplikationen bei mütterlichen Infektionen zwischen der 9. und 16. SSW bestand und dass Kinder nur verstorben sind, wenn die mütterliche Infektion vor der 20. SSW stattgefunden hatte. Eine intrauterine Transfusion bei Hydrops fetalis überlebten 85% der Feten. Bei Feten über 30–32 SSW mit Hydrops ist daher eine Entbindung gegen eine intrauterine Transfusion abzuwägen.

8.7 Hepatitis B

Seit 1994 ist in den Mutterschaftsrichtlinien ein allgemeines HBsAg-Screening nach der 32. SSW, möglichst nahe am Geburtstermin vorgeschrieben. Die Seroprävalenz beträgt ca. 0,8%. Die Übertragung erfolgt selten intrauterin (<2%), zu ca. 5% frühpostnatal und hauptsächlich perinatal. Bei Müttern mit akuter Infektion im 2. und 3. Trimenon beträgt das Risiko der Übertragung 80–90%. Bei asymptomatischen (nur HBsAg-positiven Müttern) beträgt das Risiko 5–20%. Wenn aber die Mütter HBsAG- und HBeAg-positiv sind, steigt das Risiko auf >80%.

8.7.1 Diagnostik

Bei HBsAg-positiver Mutter sollten neben Anti-HBc zusätzlich aus dem Serum HBeAg, HbeAk und HBV-DNA quantitativ bestimmt werden.

Die Untersuchung kann entfallen, wenn eine Immunität (Anti-HBs >100 U/l) z. B. durch Impfung gegeben ist.

Postnatale Diagnostik

HBsAg, HBeAg, HBV-DNA oder Anti-HBeAg können transplazentar bzw. perinatal übertragen werden. Es ist davon auszugehen, dass HBV-DNA nicht mehr mütterlichen Ursprungs sind, wenn sie >4 Wochen nach Geburt beim Kind nachgewiesen werden. Anti-HBc-IgM ist bei älteren Kindern/Erwachsenen ein guter Parameter für akute Infektion, fehlt jedoch bei perinataler Infektion.

Entsprechend der STIKO-Empfehlungen werden bei Neugeborenen von Müttern mit positivem oder unbekanntem HBsAg-Status serologische Kontrollen nur nach abgeschlossener Hepatitis-B-Impfung durchgeführt (Titerkontrolle Anti-HBs jeweils 4 Wochen nach der 2. und 3. Impfung.)

Weiterführende Diagnostik (z. B. HBsAg des Neugeborenen direkt nach Geburt) wird aufgrund problematischer Befundinterpretation und fehlender therapeutischer Konsequenzen von der STIKO nicht empfohlen.

8.7.2 Klinik

Mehr als 90% der perinatal infizierten Kinder entwickeln eine chronische Hepatitis. Perinatal infizierte Kinder haben über Jahre normale Transaminasen und geringfügige histologische Leberveränderungen (Toleranzphase), bevor bei ca. 25% ein hepatozelluläres Karzinom oder eine Zirrhose entsteht. Etwa 1/3 aller Hepatitis-B-Virusträger in Deutschland sind derzeit Kinder.

8.7.3 Therapie und Prophylaxe

Bei HBsAg-positiver Mutter wird eine aktive (5 µg/0,5 ml i.m.) und passive (20 IE/kgKG oder 0,06 ml/kgKG i.m. oder 1 ml) Hepatitisimpfung innerhalb 12 h nach Geburt empfohlen.

Bei unbekanntem HBsAg-Status erfolgt eine aktive Impfung innerhalb 12 h, und der mütterliche Status wird erhoben. Falls die Mutter positiv getestet ist, erfolgt innerhalb 7 Tagen eine passive Impfung.

Durch eine aktive und passive Impfung wird zu ca. 95% eine perinatale Infektion verhindert. Muttermilch einer HbsAg-positiven Mutter stellt kein zusätzliches Risiko für den Erwerb einer Hepatitis B dar, so dass sie nach Impfung ihres Kindes stillen kann. Eine Sectio verringert nicht das Risiko einer perinatalen Infektion.

8.8 Hepatitis C

Die Seroprävalenz beträgt bei Frauen mit Normalrisiko ca. 0,6%. Bei gleichzeitiger HIV-Infektion oder i.v.-Drogenmissbrauch variiert sie von 5 bis 20% Die Rate der perinatalen Transmission liegt bei 4–6%; sie findet nur statt, wenn die Mutter bei Geburt HCV-RNA-positiv ist, und scheint von der Viruslast (>105 HCV-RNA-Kopien/ml) abzuhängen. Die Übertragung erfolgt hauptsächlich peripartal, gelegentlich spät-intrauterin und selten früh-postnatal. Bei Koinfektion mit HIV beträgt die Transmissionsrate bis 30%.

8.8.1 Diagnostik

Perinatale Diagnostik

Kurz vor der Entbindung HCV-Viruslastbestimmung (HCV-RNA)

Postnatale Diagnostik

Bei Neugeborenen einer HCV-positiven Mutter (d. h. positiv bestätigter ELISA, auch bei negativer HCV-RNA) ist die erste Untersuchung auf HCV-RNA erst nach 3 Monaten und eine Anti-HCV-Untersuchung erst ab 12–15 Monaten sinnvoll, da mütterliche Antikörper beim Kind bis 18 Monate nachweisbar bleiben.

8.8.2 Klinik

Wenn Kinder infiziert wurden, persistiert das HCV zu 50–60%, oft ohne Leberenzymerhöhung. Die Kinder sind meist asymptomatisch, und weniger als 10% entwickeln eine chronische Hepatitis und davon weniger als 5% eine Zirrhose.

8.8.3 Therapie und Prophylaxe

In der Muttermilch können Anti-HCV-Antikörper und HCV-RNA nachgewiesen werden. Die Transmissionsrate bei gestillten Kindern und bei formulaernährten Kindern ist jedoch gleich, so dass die Mütter informiert werden sollten, dass eine HCV-Infektion durch Muttermilch noch nicht nachgewiesen wurde, sie also stillen können.

Es gibt bisher nur eine Studie, welche den Vorteil einer elektiven primären Sectio gegenüber sekundärer Sectio oder vaginaler Geburt gezeigt hat [3].

8.9 HIV

Die HIV-1Ak-Prävalenz bei gebärfähigen Frauen mit Normalrisiko liegt bei ca. 0,04%. Aufgrund der prophylaktischen Maßnahmen wie Chemoprophylaxe bei Mutter und Kind sowie durch primäre Sectio liegt das Übertragungsrisiko von der Mutter auf das Neugeborene bei <2%, ohne Intervention beträgt es etwa 20–39%. Die Übertragung kann perinatal und durch Muttermilch erfolgen.

Prognostisch günstige Voraussetzungen für ein geringes maternofetales Transmissionsrisiko bieten

- eine geringe Viruslast (<1000 Kopien/ml),
- stabile CD4-Zellzahl in den letzten 6 Monaten,
- keine Komorbidität (HBV, HCV) und
- keine Resistenz gegen AZT und NVP.

8.9.1 Diagnostik

Infektion in der Schwangerschaft:

- HIV-Resistenztest vor Prophylaxebeginn und bei virologischem Therapieversagen
- HIV-Viruslast und Lymphozytensubpopulation: alle 2 Monate kontrollieren
- Verlaufskontrollen während Therapie in der Schwangerschaft: Bei Proteaseinhibitoren ist Gestationsdiabetes 3-mal häufiger (oraler Glukosetoleranztest in der 23.–28. SSW). Blutbild monatlich, Leber-, Pankreaswerte und Laktat vor und nach Therapiebeginn und monatlich im 3. Trimenon.

Pränatale Diagnostik

Nur bei strengster Indikationsstellung wegen Gefahr der Kontamination und unter Berücksichtigung der Viruslast und unter antiviraler Therapie.

Postnatale Diagnostik

Provirale HIV-DNA und HIV-Viruslast zwischen 1. und 4. Lebensmonat und Wiederholung >4. Lebensmonat (Negativität des Kindes gilt erst mit 2. negativer Probe). PCR-DNA-Nachweis in Monozyten von infizierten Neugeborenen zu 30% nach 48 h positiv. Nach 2 bzw. 4 Wochen zu 93% bzw 97% positiv.

Cave

Kein Nabelschnurblut wegen möglicher Kontamination.

Der Verlust der mütterlichen HIV-Antikörper muss bis zum Ende des 2. Lebensjahres abgewartet und dokumentiert werden.

8.9.2 Klinik

Eine konnatale und perinatale Infektion kann zur HIV-Enzephalopathie mit Bewegungsstörungen und körperlicher und geistiger Retardierung des Säuglings führen. Weitere typische Zeichen der HIV-Infektion sind opportunistische Infektionen, schwere bakterielle Infektionen, eine chronische Lymphknotenschwellung, Durchfälle und Gedeihstörung

Therapie und Prophylaxe

Antiretrovirale Therapie während der Schwangerschaft erfolgt abhängig von den CDC-Stadien und den Laborparametern der Mutter. Obwohl nur Zidovudin (ZDV) als einziges Medikament in der Schwangerschaft zugelassen ist, wird eine

Dreifachkombination als Standardtherapie bei gegebener Indikation empfohlen.

Bei Mehrlingsschwangerschaften sollte wegen des Risikos von vorzeitigen Wehen mit der ZDV-Prophylaxe ab einem Gestationsalter von 29+0 SSW begonnen werden.

Primäre elektive Sectio ohne Blasensprung zwischen 37+0 und 37+6 SSW unter intravenösem Schutz ab 3 h vor Sectio mit ZDV 2 mg/kgKG/h Ladedosis über die erste Stunde, dann 1 mg/kgKG/h Erhaltungsdosis bis zur Entbindung. Bei einem Blasensprung >4 h hat eine Sectio keinen Vorteil bezüglich des Transmissionsrisikos.

Neonatale antiretrovirale Prophylaxe

- Erstversorung mit sterilen Handschuhen. Vor Absaugen Mund und Nasenöffnungen mit NaCl 0,9% reinigen, ebenso Augen, Ohren und Anus. Vor der Nabelschnurversorgung Handschuhe wechseln.
- Verzicht auf Stillen
- Postnatale medikamentöse Prophylaxe bei Neugeborenen und Frühgeborenen >33 SSW:
  1. 4-mal 2 mg/kgKG/Tag Zidovudin p.o. über 2–4 Wochen unter wöchentlicher Blutbildkontrolle (Anämie und Thrombopenie) oder
  2. 4-mal 1,3 mg/kgKG/Tag i.v. über 10 Tage
- Postnatale medikamentöse Prophylaxe bei Frühgeborenen <33 SSW:
  - 2-mal 2 mg/kgKG/Tag p.o (oder 2-mal 1,5 mg/kgKG/Tag i.v), ab 3. Lebenswoche Dosissteigerung

Falls die pränatale Prophylaxe kürzer als 4 Wochen war, sollte die postnatale Prophylaxe mit Zidovudin p.o. über 6 Wochen durchgeführt werden

8.10 Muttermilch

Pasteurisierung bei 62,5°C über 30 min eliminiert zuverlässig HIV und CMV und die meisten anderen Viren. Kolostrum kann nicht pasteurisiert werden, da es ausflockt, und muss daher verworfen werden.

Einfrieren auf -20°C reduziert die CMV-Konzentration, aber zerstört nicht die anderen Viren oder Bakterien.

Cave

Bei wunden oder blutenden Brustwarzen können HIV, CMV und HCV aufgenommen werden, so dass für diesen Zeitraum nicht gestillt werden soll.

Empfehlungen

- Pasteurisieren bei CMV-positiven Müttern von Frühgeborenen bis 32–34 SSW
- Bei HBV und HCV keine Muttermilch bei blutenden Brustwarzen
- Bei HSV nicht stillen, wenn herpetiforme Bläschen an der Brust vorkommen
- Bei HIV Stillverbot

Literatur

1. Enders M, Weidner A, Zoellner I, Searle K, Enders G (2004) Fetal morbidity and mortality after acute human parvovirus B19 infection in pregnancy: prospective evaluation of 1018 cases. Prenatal Diagnosis 24(7): 513–518
2. Barron SD, Pass RF (1995) Infectious causes of hydrops fetalis. Semin Perinatol 19(6): 493–501
3. Gibb DM, Goodall RL, Dunn DT et al. (2000) Mother-to-child transmission of hepatitis C virus: evidence for preventable peripartum transmission. Lancet 356(9233): 904–907
4. Enders G (2003) Infektionsgefährdung: Mutterschutz im Krankenhaus. Arbeitsmed Sozialmed Umweltmed 38: 324–335
5. Red book, ed 2003. American Academy of Pediatrics
6. www.rki.de (Deutsch-Östereichisch Empfehlung zur HIV-Therapie in der Schwangerschaft, Stand Juni 2005)
7. Haller OA, Mertens T (2004) Diagnostik und Therapie von Viruskrankheiten: Leitlinien der Gesellschaft für Virologie, 2. Aufl. Urban & Fischer, München
8. DGPI Handbuch (2003): Infektionen bei Kindern und Jugendlichen, 4. Aufl. Futuramed, München
9. Morgan-Capner P, Crowcroft NS (2002) PHLS Joint Working Party of the Advisory Committees of Virology and Vaccines and Immunisation. Guidelines on the management of, and exposure to, rash illness in pregnancy (including consideration of relevant antibody screening programmes in pregnancy). Commun Dis Public Health 5(1): 59–71
10. Nigro G, Adler SP, La Torre R, Al Best M (2005) Passive immunization during pregnancy for congenital cytomegalovirus infection. N Engl J Med 353: 1350–1362
11. Koren G (2005) Congenital varicella syndrome in the third trimester. Lancet 366 (9497): 1591–1592

Danksagung

Für ihre aktive Mitarbeit möchte ich mich bei Dr. Britta Knorr, Abt. Virologie, Dr. Hannes Wickert, Abt. Parasitologie vom Hygiene-Institut, Dr. Peter Baier von der Sektion Pränatalmedizin und Ultraschalldiagnostik der Frauenklinik, PD Dr. Thomas Böhler, Dr. Bernd Beedgen und Prof. Dr. Otwin Linderkamp bedanken.

Teil III Therapie in der Geburtshilfe

Drohende Fehlgeburt

Dana C. Ernst

9.1 Einführung

Definition

Als Abort (Fehlgeburt) bezeichnet man den nichtartifiziellen Verlust einer Schwangerschaft vor Eintritt der Lebensfähigkeit des Kindes mit oder ohne Ausstoßung der toten Frucht. Ab einem Geburtsgewicht von >500 g sind Feten heute als lebensfähig anzusehen.
Man unterteilt das Abortgeschehen in Frühabort (bis zur 12. SSW) und Spätabort (13.–24. SSW).

9.1.1 Epidemiologie

Die Rate der präklinischen Aborte (vor Ausbleiben der Regelblutung) und klinischen Aborte zusammen beträgt wahrscheinlich deutlich über 50%. Eine genaue Zahl kann nicht angegeben werden, da die präklinischen Aborte häufig als verspätete, evtl. leicht verstärkte Regelblutung gedeutet werden. Die Rate der klinischen Aborte nach Ausbleiben der Regelblutung bezogen auf die Gesamtzahl der festgestellten Schwangerschaften liegt im Mittel zwischen 11 und 15%. Frühaborte kommen häufiger vor als Spätaborte.

9.1.2 Ätiologie

Die Abortursachen sind multifaktoriell (Tab. 9.1). Dadurch ist es häufig sehr schwierig, wenn nicht sogar unmöglich, die Entstehung einer Fehlgeburt zu klären.

Ursächlich für Frühaborte sind großteils chromosomale Anomalien im Abortgewebe (50–70%), wobei die Trisomie, die X-Monosomie und Polyploidie die häufigsten Diagnosen sind. Spätaborte sind u. a. durch Infektionen bedingt. Habituellen Aborten (3 aufeinanderfolgende Fehlgeburten) liegen in der Frühschwangerschaft eher chromosomale Anomalien bzw. Nidationsstörungen zu Grunde. Ab der 12. SSW finden sich vermehrt uterine Anomalien (z. B. Uterusseptum, Leiomyome) oder eine funktionelle Störung (Zervixinsuffizienz). Auch maternal-endokrine Faktoren wie z. B. Hypersekretion von LH in der Follikelphase, Diabetes mellitus, Funktionsstörung der Schilddrüse können zu gehäuften Aborten führen. Weiterhin ist der immunologisch bedingte Abort mit in die pathogenetische Überlegung einzubeziehen. Da die Hälfte des kindlichen Genmaterials vom Vater stammt, ist die Schwangerschaft potenziell genauso gefährdet, durch das Immunsystem der Mutter angegriffen zu werden, wie ein transplantiertes Organ.

Tab. 9.1. Abortursachen nach Wulf

Maternal	Genitale Anomalie	– Fehlbildung: uterine Doppelbildung, intrauterine Synechien – Uterustumor: Myom – Zervixinsuffizienz: Trauma – Endometriuminsuffizienz: endokrine Störung, Schäden nach Abrasionen (Asherman-Syndrom) – Infektion: Zervizitis, Endometritis
	Extragenitale Anomalie	– Endokrine Störungen: Diabetes mellitus, Hyperthyreose, Tetanie – Virale, bakterielle Infektion: infektiöse bzw. toxische Fruchtschäden – Anämie – Trauma – konsumierende Erkrankungen
Fetoplazentar (kyematogen)		– Chromosomenaberration – Trophoblastanomalie: Hypo- bzw. Hyperplasien, Gefäßmangel – Nidationsanomalie: Placenta praevia – Funktionelle Throphoblaststörung – Gestörte Immuntoleranz: immunologische Abwehr, Chorionaggressivität
Iatrogen und artifiziell		– Ionisierende Strahlen – Kurzwellen – Medikamente – Impfungen – Abruptio

In den letzten Jahren hat eine Reihe von Fall-Kontroll-Studien eine Beziehung zwischen angeborenen thrombophilen Faktoren und wiederholten Spontanaborten (WSA) ergeben. Es zeigte sich eine signifikante Korrelation von Faktor-V-Leiden, Prothrombinmutation und Protein-S-Mangel bei WSA-Patientinnen. Psychologische Faktoren sind nicht zu vernachlässigen. Frauen erleben bei jeder Fehlgeburt einen emotionalen Stress, der kumulativ bis zur Depression und Verlust der Konzeptionskontrolle führen kann. Zu 40–60% der habituellen Fehlgeburten gibt es allerdings kein fassbares Korrelat.

Das Risiko für einen weiteren Abort steigt nach einer Fehlgeburt auf 12–24%, nach 2 Fehlgeburten auf 19–35% und nach 3 Fehlgeburten auf bis zu 25–46%.

9.1.3 Klinik

Ein Frühabort macht sich häufig durch das Auftreten von unterschiedlich starken Blutungen, teilweise wehenartigen Unterleibsschmerzen und evtl. Gewebeabgang bemerkbar. Ein verhaltener Abort kann meist nur sonographisch durch inadäquates fetales Wachstum und das Fehlen oder sekundäre Ausbleiben kindlicher Vitalitätszeichen diagnostiziert werden. Fieber und eitriger Fluor sind Hinweise für einen infektiösen/febrilen Abort. In der Spätschwangerschaft kann Fruchtwasserabgang ein erster Hinweis für ein Abortgeschehen sein.

9.1.4 Diagnostik

Je nach Verlaufsform der Fehlgeburt zeigen sich variable Befunde. Die Öffnung des Muttermundes ist größer, wenn das Abortgeschehen bereits weiter fortgeschritten ist (Ausnahme ist hierbei der verhaltene Abort). Eine vaginale Blutung findet sich bis auf den verhaltenen Abort in allen Verlaufsformen, ist jedoch kein eindeutiger Hinweis für eine nicht intakte Schwangerschaft (► 9.2.1). Wichtig ist die sonographische Kontrolle der fetalen Herzaktion, die physiologisch ab der 6.–7. SSW sichtbar sein sollte. Bei nicht eindeutiger Diagnosestellung ist eine β-HCG-Verlaufskontrolle indiziert.

9.1.5 Differenzialdiagnose

Hämorrhagische Kolpitis, Kohabitationsverletzungen, Zervixektopie, Zervixkarzinom, Pseudomenstruation (bei 4% in verminderter Stärke, bei ca. 1% periodenstark), Nidationsblutung (ca. 23. Tag p.m.).

9.1.6 Therapie

Das therapeutische Vorgehen ist abhängig von der jeweiligen Verlaufsform. Mit Ausnahme des Abortus imminens (drohender Abort) gilt: Ab einer Uterusgröße entsprechend der 14. SSW ist eine medikamentös eingeleitete (Prostaglandinvorbehandlung) Spontanausstoßung anzustreben. Diese ist beim verhaltenen Abort (► 9.2.4) immer als Zervixprotektion indiziert. Zur Vermeidung von intrauterinen Schwangerschaftsresiduen sollte eine anschließende Kürettage durchgeführt werden. Aborte unter der 14. SSW werden grundsätzlich kürettiert.

Bei allen Verlaufsformen ist eine Rhesusprophylaxe bei Rh-negativen Patientinnen notwendig.

9.2 Verlaufsformen

9.2.1 Abortus imminens (drohender Abort) (▫ Abb. 9.1)

Definition

Leichte bis mäßige vaginale Blutung mit oder ohne uterine Kontraktionen bei geschlossenem Zervikalkanal und intakter Gravidität.

Diagnostik

- Sonographisch intakte Gravidität
- Erhaltene Zervix und geschlossener innerer Muttermund
- Regelrechte Verdopplungszeit des β-HCG
- Keine Temperatur
- Gerinnungsparameter unauffällig

Auf vaginale Untersuchungen, die nicht unbedingt notwendig sind, sollte verzichtet werden.

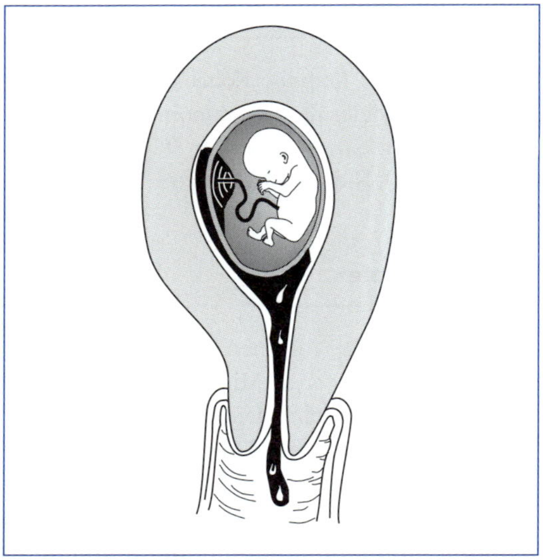

Abb. 9.1. Abortus imminens

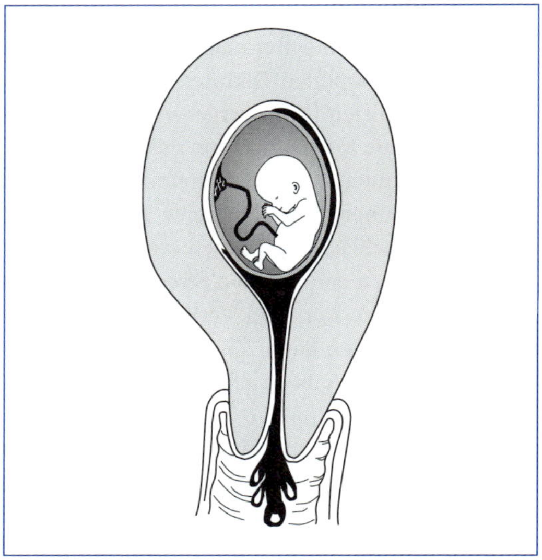

Abb. 9.2. Abortus incipiens

Therapie

- Bettruhe, möglichst in der Klinik
- Orale Magnesiumtherapie
- Regelmäßige fetale Vitalitätskontrolle (ca. alle 10–12 Tage)
- Serielle β-HCG Bestimmung
- Koitusverbot bis mehrere Tage nach Sistieren der Blutung

Prognose

Lassen sich beim drohenden Abort im 1. Schwangerschaftstrimenon mittels Sonographie embryonale Vitalitätszeichen (positive Herzaktion) nachweisen, ist in über 90% der Fälle mit einem günstigen Schwangerschaftsverlauf zu rechnen.

9.2.2 Abortus incipiens (beginnender Abort, nicht aufzuhaltender Abort) (Abb. 9.2)

Definition

Schmerzhafte vaginale Blutung bei geöffnetem Zervikalkanal und irreversibel gestörter Gravidität (unabhängig von fetalen Vitalitätszeichen).

Therapie

Abortkürettage

Prognose

Bei geöffnetem Zervikalkanal ist das Abortgeschehen meist nicht mehr aufzuhalten.

9.2.3 Abortus inkompletus (inkompletter Abort), Abortus completus (kompletter Abort) (Abb. 9.3)

Definition

Schmerzhafte vaginale Blutung bei geöffnetem Zervikalkanal und irreversibel gestörter Gravidität. Ein Teil des Schwangerschaftsproduktes (Abortus incompletus) oder der gesamte Fet inklusive Plazenta und Eihäute (Abortus completus) ist bereits ausgestoßen.

Diagnostik

Abortgewebe kann im Zervixkanal oder in der Scheide sichtbar sein. Der Zervikalkanal ist geöffnet, kann sich jedoch nach komplettem Abgang

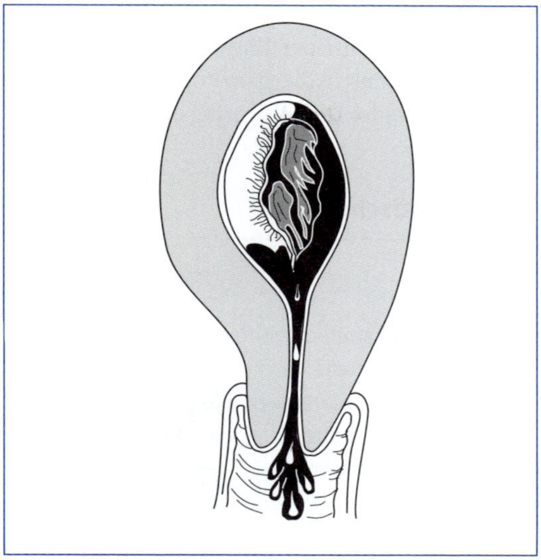

Abb. 9.3. Abortus incompletus

der Schwangerschaft bereits wieder formiert haben. Sonographisch können nur noch Schwangerschaftsresiduen gesehen werden. Der Uterus tastet sich kleiner als die entsprechende Schwangerschaftswoche.

Therapie

Abortkürettage

Ein Abort ist bis zur 24. SSW als inkompletter Abort zu sehen, da die Plazenta bis zu diesem Zeitpunkt noch nicht voll ausgereift ist und sich dementsprechend meist nicht vollständig lösen kann. Eine Abortkürettage zur vollständigen Entfernung der Zottenreste ist aus mehreren Gesichtspunkten indiziert. Zum einen besteht bei intrauterinen Residuen eine Hb relevante vaginale Blutung, die zu orthostatischer Dysregulation führen kann. Weiterhin sind die Gefahr einer Infektion und das Risiko zur malignen Entartung erhöht.

Bei bereits dilatiertem Zervikalkanal kann das Cavum uteri mit einer stumpfen Kürette entleert werden. Bei reformiertem Zervixkanal muss vor der Kürettage eine Dilatation vorgenommen werden. Oxytozin unterstützt die Uteruskontraktion. Beil vollständiger Entleerung des Cavum uteri sistiert die vaginale Blutung postoperativ.

Klinisch und sonographisch ist eine Differenzierung zwischen einem inkompletten und einem kompletten Abort äußerst schwierig. Bei nicht eindeutig komplettem Abort sollte sicherheitshalber eine Abortkürettage erfolgen.

9.2.4 Missed abortion (verhaltener Abort)

Definition

Bei einem verhaltenen Abort kommt es trotz abgestorbener Fruchtanlage nicht zur spontanen Ausstoßung. Blutung und Abgang von Schwangerschaftsmaterial fehlen. Der Zervixkanal ist derb und geschlossen. Der Uterus wächst nicht zeitgerecht und die β-HCG-Verdopplungszeit ist inadäquat. Subjektive Beschwerden wie Schwangerschaftsübelkeit und Brustspannen lassen nach.

Diagnostik

Sonographisch stellt sich ein für das Gestationsalter zu kleiner Fet ohne Herzaktion dar. Bei Stoßpalpation des Uterus folgt der Fet passiv der Fruchtwasserbewegung.

Verbleibt eine abgestorbene Frucht mehr als 5 Wochen in utero, so kommt es in sehr seltenen Fällen zu Gerinnungsstörungen (»dead fetus syndrom«). Diese können zu potenziell lebensgefährlichen Blutungen führen. Deshalb sollten präoperativ die Gerinnungsparameter bestimmt werden.

Therapie

Abortkürettage nach Zervixreifung mit Prostaglandin

9.2.5 Zervikaler Abort

Definition

Eine Sonderform des verhaltenen Abortes stellt der zervikale Abort dar. Hierbei ist die abgestorbene Frucht bereits vom Cavum uteri gelöst, wird aber durch den geschlossenen äußeren Muttermund im Zervikalkanal zurückgehalten.

Diagnostik

Die typische Symptomatik besteht aus starken Unterbauchschmerzen, die ein akutes Abdomen vortäuschen können. Sonographisch sind keine fetalen Vitalitätszeichen nachweisbar. Die avitale Schwangerschaft befindet sich im Zervikalkanal.

Therapie

Dilatation des Zervikalkanals und Entfernen des Abortmaterials. Anschließend Kürettage des Cavum uteri zur vollständigen Entleerung.

9.2.6 Abortus febrilis (fieberhafter Abort)

Definition

Durch Aufsteigen von Keimen (meist Staphylokokken, Streptokokken, Escherichia coli und Clostridium perfringens) in das Cavum uteri kann es zu Infektionen des Endometriums und der Fruchthöhle kommen.

Von einem fieberhaften Abort spricht man bei
- Temperaturerhöhung über 38°C,
- Leukozytose,
- Erhöhung der Blutsenkungsgeschwindigkeit (BSG) und des C-reaktiven Proteins (CRP).

Bei einer Endometriuminfektion ist der Uterus druckschmerzhaft. Es kann zu vaginalen Blutungen und wehenartigen Unterbauchschmerzen kommen.

Therapie

Wichtig für die Behandlung des fieberhaften Abortes ist die frühzeitige intravenöse Antibiotikagabe (z. B. Amoxicillin/Clavulansäure, Cefotaxim plus Metronidazol). Die Kontrolle der Gerinnungsparameter ist obligat, um eine sich anbahnende disseminierte intravasale Gerinnung (DIG) erkennen zu können.

Eine operative Nachkürettage zum Entleeren des Cavum uteri kann 4–6 h nach Antibiotikagabe geplant werden.

Aufgrund der heutzutage verfügbaren Antibiotika ist die Gefahr der Entwicklung eines Endotoxinschocks durch die hämatogene Einschwemmung von Kolitoxinen als gering einzuschätzen.

9.2.7 Septischer Abort

Definition

Bei nicht erkanntem febrilen Abortgeschehen kann eine schnelle Ausbreitung der inital im Cavum uteri begonnenen Infektion auf die Parametrien mit Adnexen, auf das Peritoneum mit letztendlich hämatogener Toxinausbreitung eine für die Patientin lebensgefährliche Situation mit einer Mortalität von 13%, bei Schocksymptomatik sogar bis zu 28% darstellen.

Diagnostik

- Fieber >39°C
- Lokale Überwärmung
- Uterusdruckdolenz, evtl. Uteruskontraktionen
- Evtl. Abgang von übelriechendem Fruchtwasser
- Differenzialblutbild, Blutkulturen, Urinstatus, Kultur aus Zervikalkanal

Eine persistierende Hypotension mit Tachykardie darf nicht als vegetative Dystonie infolge eines Volumenmangels banalisiert werden, da sie bereits ein Frühsymptom für ein septisches Geschehen sein kann. Zusätzlich kann eine manifeste DIG mit der Folge eines Multiorganversagens zu einer lebensbedrohlichen Situation werden.

Therapie

Die parenterale antibiotische Behandlung (z. B. Amoxicillin/Clavulansäure, Cefotaxim plus Metronidazol) der Infektion unter intensivmedizinischen Bedingungen steht im Vordergrund. Weiterhin:
- Überwachung der Vitalfunktionen
- Überwachung der Gerinnungsparamter, des Wasser- und Elektrolythaushaltes
- Volumensubstitution
- Bilanzierung
- Heparinisierung

Die Uterusentleerung (Nachkürettage) ist bei selten starker Blutung nach erfolgreicher antibiotischer Therapie und Besserung des Allgemeinzustandes der Patientin durchzuführen.

Die antibiotische Behandlung sollte postoperativ über 10–14 Tage durchgeführt werden.

Wird auch nach intensivmedizinischer Betreuung keine wesentliche Besserung erreicht, muss der Infektionsherd (ggf. durch Hysterektomie) entfernt werden.

9.2.8 Habitueller Abort/wiederholter Spontanabort (WSA)

Definition

Der habituelle Abort wird als spontane Fehlgeburt bei 3 oder mehr aufeinanderfolgenden Schwangerschaften vor der 20. SSW mit demselben Partner definiert. Diese Definition berücksichtigt nicht die Tatsache, dass das Abortrisiko bei Frauen über 30 Jahre mit einem Faktor von 1,5 sprunghaft ansteigt. Dadurch wird der WSA als 3 und mehr Aborte vor dem 30. Lebensjahr und 2 und mehr Aborte nach dem 30. Lebensjahr definiert.

Diagnostik

Als Ursache des WSA kommt eine Vielzahl von angeborenen und erworbenen Störungen in variabler Kombination in Frage. Folgende Faktoren sollten deshalb bei WSA-Patientinnen untersucht werden:

- Humangenetische Beratung des Ehepaars mit einer Chromosomenanalyse beider Partner
- Karyotypisierung des Abortmaterials, falls möglich
- Vaginale Ultraschalluntersuchung und hysteroskopische Abklärung des Cavum uteri
- Abklärung angeborener und erworbener thrombophiler Faktoren
- Bei wiederholten Aborten im 2. Trimenon Abklärung hinsichtlich Zervixinsuffizienz

Therapie

- Bei nachgewiesenen anatomischen Auffälligkeiten hysteroskopische Therapie uteriner Pathologien
- Bei Vorliegen einer Thrombophilie die Applikation von niedermolekularem Heparin (bei Antiphospholipidsyndrom zusammen mit Aspirin)
- Bei Lutealdefekt wird eine Substitution mit Progesteron vorgeschlagen. Diese Maßnahme wird kontrovers diskutiert, und umfangreiche Studien mit entsprechendem Follow-up fehlen bislang.
- Optimale Einstellung eines Diabetes mellitus oder einer Schilddrüsendysfunktion
- Supportive Therapie mit kurzfristigen klinischen und sonographischen Kontrollen (»tender loving care«)

Nicht durch entsprechende Studien abgesichert, jedoch in Abhängigkeit vom klinischen Befund empfehlenswert:

- Durchführung einer prophylaktischen Cerclage oder eines frühen totalen Muttermundverschlusses bei Verdacht auf Zervixinsuffizienz.

Aufgrund widersprüchlicher Daten zur Erfolgsrate und möglicher Risiken nicht zu empfehlen:

- Immuntherapie mit paternalen Lymphozyten
- Immuntherapie mit intravenösen Immunglobulinen

Prognose

Bei WSA-Patientinnen kann jede prophylaktische Maßnahme das Risiko eines erneuten Abortes um höchstens 20–25% effektiv senken.

Literatur

DGGG (2004) Stellungnahme zur Diagnostik und Therapie des wiederholten Spontanabortes (WSA). www.dggg.de

Goerke K, Steller J, Valet A (2003) Klinikleitfaden Gynäkologie Geburtshilfe, 6. Aufl. Urban & Fischer, München

Pfleiderer A, Breckwoldt M, Martius G (2000) Gynäkologie und Geburtshilfe, 3. Aufl. Thieme, Stuttgart

Schneider H, Husslein P, Schneider KTM (2004) Die Geburtshilfe, 2. Aufl. Springer, Berlin Heidelberg New York Tokio

Stauber, M, Weyerstahl T (2001) Gynäkologie und Geburtshilfe. Thieme, Stuttgart

Extrauteringravidität

Martin Sillem

10.1 Einführung

Definition

Unter einer Extrauteringravidität (EUG) versteht man eine Schwangerschaft, die sich außerhalb der Gebärmutterhöhle einnistet. Sie stellt die Komplikation mit der höchsten Mortalität in der Frühschwangerschaft dar.

10.1.1 Klassifikation

Man unterscheidet zwischen ampullären, isthmischen, fimbrialen, ovariellen, interstitiellen, abdominalen und zervikalen Schwangerschaften (in absteigender Häufigkeit). Tubare Schwangerschaften stellen mit über 90% den größten Anteil dar.

10.1.2 Epidemiologie und Risikofaktoren

Die Inzidenz in Großbritannien beträgt 11,1/1000 Schwangerschaften, eine amerikanische Studie berichtet über 20,7 Fälle pro 1000 Schwangerschaften bzw. 1,03 Fälle auf 1000 Frauen im Alter zwischen 15 und 44. In Großbritannien starben zwischen 1997 und 1999 13 Frauen an einer EUG. In der weißen Bevölkerung von Michigan betrug die Mortalität 0,18/100.000 Lebendgeburten verglichen mit 3,25/100.000 bei schwarzen Frauen. Dies verdeutlicht, dass es Risikofaktoren gibt. Die wichtigsten sind vorangegangene EUG, vorangegangene Tubenchirurgie, Zustand nach Adnexitis (relatives Risiko 3,4) und Rauchen (RR 3,9). Weitere Risikofaktoren sind Alter, frühere Fehlgeburten, Sterilitätsanamnese und IUP.

10.2 Diagnostik

Jede Frau mit einem positiven hCG-Nachweis und Schmerzen ist zunächst verdächtig auf eine EUG. Der Verdacht wird quantifiziert durch die klinische Untersuchung, die transvaginale Sonographie und die Bestimmung von hCG und optional Progesteron (▣ Abb. 10.1). Bei hämodynamischer Instabilität und Nachweis von freier Flüssigkeit ist die sofortige Operation zwingend indiziert.

Schwieriger sind die subakuten Verläufe einzuschätzen. Wenn sich die Patientin sehr frühzeitig vorstellt, muss zunächst die Diagnose »Frühschwangerschaft mit unbekannter Lokalisation« gestellt werden.

10.2.1 Transvaginale Sonographie

In über 80% der Fälle sollte bei einem Serum-hCG-Spiegel über 1000 mIU/ml die Lokalisation der Schwangerschaft im Ultraschall gelingen. Zeichen für eine EUG sind ein vom Ovar abgrenzbarer (häufig dolenter) inhomogener Adnexbefund, der Nachweis einer Fruchthöhle mit hyperechogenem Randsaum oder der Nachweis einer fetalen Herzaktion. Freie Flüssigkeit im Cavum Douglas >100 ml ist ebenfalls hochverdächtig. Eine Flüssigkeitsansammlung im Cavum uteri kann eine winzige Fruchthöhle vortäuschen.

10.2.2 Hormonanalysen

Der Anstieg des hCG um über 66% innerhalb von 48 h spricht mit einem positiven Vorhersagewert von 96,5% für das Vorliegen einer intrauterinen Schwangerschaft; ein Progesteronwert von unter 20 nmol/l sagt einen Abort mit über 95% voraus, allerdings unabhängig von der Lokalisation.

Für asymptomatische Patientinnen, die nicht eines dieser beiden Kriterien aufweisen, existiert ein kompliziertes mathematisches Modell (Condous et al. 2004). In der Praxis wird man unter engmaschigen Kontrollen abwarten, bis die Lokalisation eindeutig ist oder der hCG-Wert rasch abfällt.

Bei tubenerhaltendem Vorgehen sind postoperative Kontrollen des hCG erforderlich, bis ein Wert von <20 mIU/ml erreicht ist. Gleiches gilt, wenn bei initial niedrigen (<1000 mIU/ml) und in der Folge rasch abfallenden Werten sowie unbekannter Lokalisation zugewartet wird oder wenn mit Methotrexat behandelt wird.

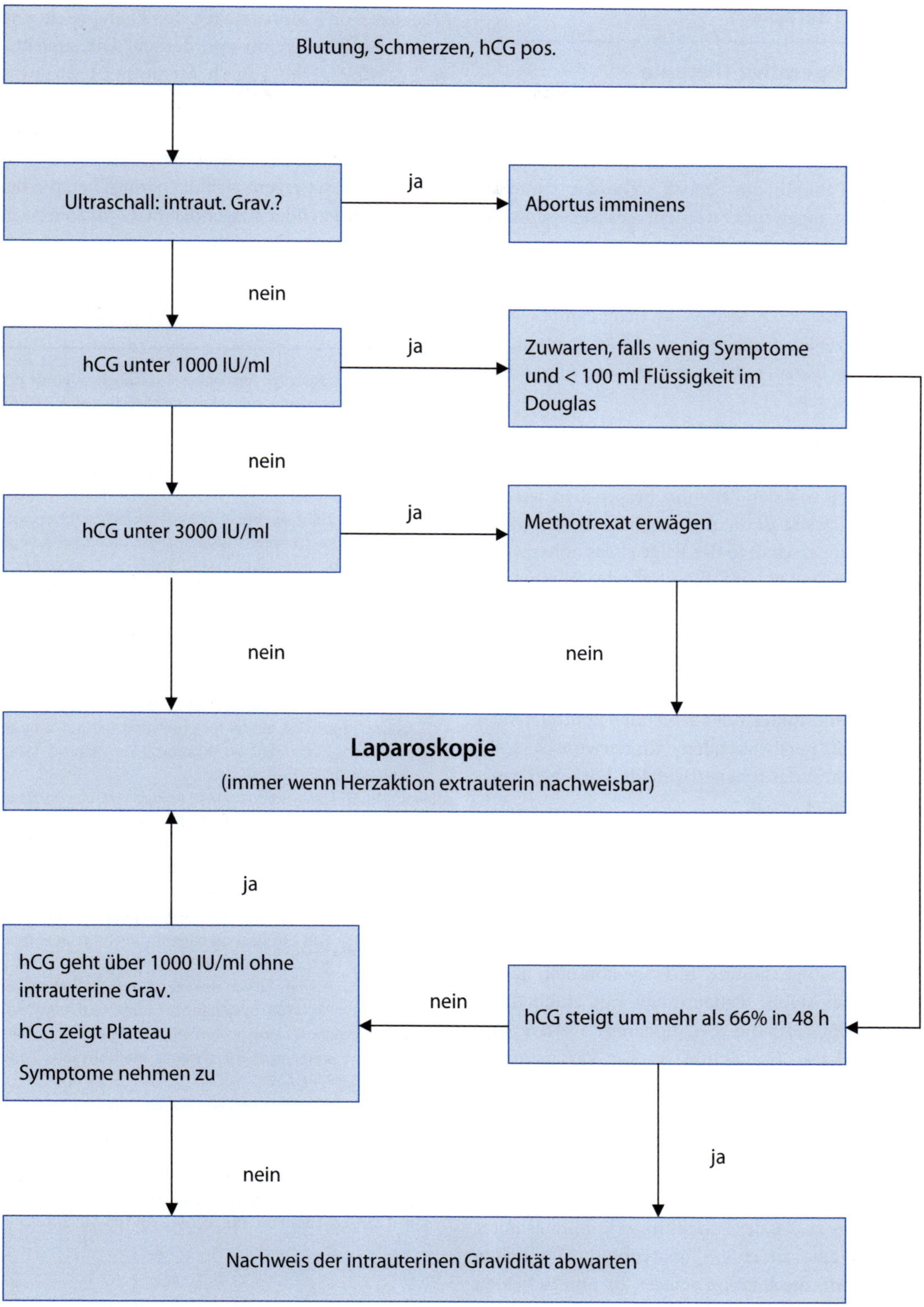

Abb. 10.1. Algorithmus bei Verdacht auf Extrauteringravidität

10.3 Therapie

10.3.1 Operative Therapie

Die Therapie der Wahl einschließlich der definitiven Diagnosesicherung ist die Laparoskopie. Bei der Patientin im Schock sollte das schnellste Verfahren angewendet werden; dies ist bei entsprechender Übung ebenfalls die Laparoskopie.

! Die Kombination aus Kopftieflagerung, peritonealem Reiz und Absaugen des Hämoperitoneums kann zur kurzfristigen Kreislaufdekompensation führen, hierauf sollten Operateur und Anästhesist gefasst sein.

Die Entscheidung, ob eine Salpingektomie oder ein tubenerhaltendes Vorgehen gewählt wird, muss individuell mit der Patientin besprochen werden. Möglicherweise ist die Aussicht auf eine intrauterine Schwangerschaft in der Folge etwas höher, wenn die Tube erhalten wird. Eine Naht der Salpingostomie ist nicht erforderlich. Nachteil des tubenerhaltenden Vorgehens ist das Rezidivrisiko, das Risiko von residualem Trophoblast und die Notwendigkeit postoperativer hCG-Kontrollen. Bei makroskopisch erkrankter oder fehlender kontralateraler Tube und persistierendem Kinderwunsch sollte der Patientin das tubenerhaltende Vorgehen angeboten werden.

10.3.2 Konservative Therapie

Die Alternative zur operativen Therapie ist die Methotrexatbehandlung. In Frage kommen hämodynamisch stabile Patientinnen mit einem hCG unter 3000 mIU/ml, bei höheren Werten und nachweisbarer Herzaktion ist die Versagerquote nicht akzeptabel.

Die am häufigsten verwendete Dosis beträgt 50 mg/m2 KOF als Einmalgabe i.m. Das hCG muss 4–7 Tage später um mindestens 15% abgefallen sein; ansonsten wird die Gabe wiederholt.

Bei bis zu 7% der Patientinnen kommt es unter der Therapie zu einer Tubarruptur, 75% haben Schmerzen, die hiervon schwer zu unterscheiden sein können. Zu den substanzspezifischen Nebenwirkungen gehören Konjunktivitis, Stomatitis und Übelkeit. Für 3 Monate nach der Therapie ist eine strikte Antikonzeption erforderlich. Die subjektive Beeinträchtigung durch Methotrexat ist etwas stärker ausgeprägt als nach Salpingektomie, die nachfolgende intrauterine Schwangerschaftsrate dagegen tendenziell etwas höher.

Methotrexat eigent sich auch zur Therapie bei persistierenden oder steigenden hCG-Werten nach tubenerhaltender Operation.

Literatur

Anderson FW, Hogan JG, Ansbacher R (2004) Sudden death: ectopic pregnancy mortality. Obstet Gynecol 103(6): 1218–1223

Ankum WM, Mol BW, Van der Veen F, Bossuyt PM (1996) Risk factors for ectopic pregnancy: a meta-analysis. Fertil Steril 65(6): 1093–1099

Bouyer J, Coste J, Shojaei T et al. (2003) Risk factors for ectopic pregnancy: a comprehensive analysis based on a large case-control, population-based study in France. Am J Epidemiol 157(3): 185–194

Cacciatore B, Stenman UH, Ylostalo P (1990) Diagnosis of ectopic pregnancy by vaginal ultrasonography in combination with a discriminatory serum hCG level of 1000 IU/l (IRP). Br J Obstet Gynaecol 97(10): 904–908

Condous G, Okaro E, Khalid A et al. (2004) The use of a new logistic regression model for predicting the outcome of pregnancies of unknown location. Hum Reprod 19(8): 1900–1910

Hajenius PJ, Mol BWJ, Bossuyt PMM, Ankum WM, Van der Veen F (2005) Interventions for tubal ectopic pregnancy. The Cochrane Database of Systematic Reviews 3

Nieuwkerk PT, Hajenius PJ, Ankum WM, Van der Veen F, Wijker W, Bossuyt PM (1998) Systemic methotrexate therapy versus laparoscopic salpingostomy in patients with tubal pregnancy. Part I. Impact on patients´ health-related quality of life. Fertil Steril 70(3): 511–517

Nieuwkerk PT, Hajenius PJ, Van der Veen F, Ankum WM, Wijker W, Bossuyt PM (1998) Systemic methotrexate therapy versus laparoscopic salpingostomy in tubal pregnancy. Part II. Patient preferences for systemic methotrexate. Fertil Steril 70(3): 518–522

Royal College of Obstetricians and Gynaecologists (2004) The management of Tubal Pregnancy. Green Top Guideline No. 21

Van Den Eeden SK, Shan J, Bruce C, Glasser M (2005) Ectopic pregnancy rate and treatment utilization in a large managed care organization. Obstet Gynecol 105: 1052–1057

Vorzeitiger Blasensprung

Udo B. Hoyme

11.1 Definition, Disposition und medizinische Aspekte

Der vorzeitige Blasensprung ist in jeder Gestationsphase ein wesentlicher Faktor des Geburtsbeginns. Rund 1/3 aller Frühgeburten beginnt mit diesem Ereignis, als dessen Ursache – aber auch als dessen Folge – eine Infektion bei Mutter und Kind, vorzeitige Wehentätigkeit und intrauterine Asphyxie als die wesentlichen Komplikationen in Betracht kommen. Vor diesem Hintergrund stellt sich in der klinischen Praxis so in kurzen Zeitabständen wiederholt die Frage nach Fortführung oder Beendigung der Schwangerschaft.

Der vorzeitige Blasensprung ist als die Ruptur des Amnions vor Beginn der Wehentätigkeit definiert, wobei dieses Ereignis in einem Viertel der Fälle vor Ende der 37. Schwangerschaftswoche auftritt. In eigenen Untersuchungen wurde so z. B. eine Häufigkeit von 34,4% bei Entbindungen <32+0 Wochen gefunden, die im Rahmen bzw. mit den Maßnahmen der Thüringer Frühgeburtenvermeidungsaktion um den Faktor 2,7 reduziert werden konnte (Hoyme et al. 2002). Der vorzeitige Blasensprung ist Symptom oder Erstmanifestation einer drohenden Frühgeburt und damit auch Ausdruck eines bereits pathologischen Schwangerschaftsverlaufs, z. B. infolge aszendierender Infektion. Der therapeutische Nutzen von Tokolyse und Antibiose ist in dieser Situation limitiert. Folglich ist die Verhinderung des vorzeitigen Blasensprungs eine Domäne präventiver Maßnahmen.

Zu den disponierenden Faktoren des frühgeburtsassoziierten vorzeitigen Blasensprungs zählen Zervixinsuffizienz, Polyhydramnion, Nikotinabusus, vorausgegangene Frühgeburt und insbesondere eine Scheidenmilieustörung oder eine infektionsbedingte Zervizitis, z. B. mit Neisseria gonorrhoeae oder Chlamydia trachomatis. In der Entzündungssituation finden sich häufig Leukozytose und ein erhöhtes C-reaktives Protein im Serum der Mutter, zugleich bei der histologischen Aufarbeitung der Plazenta Zeichen der Chorioamnionitis, deren Häufigkeit bei Spontanabort bzw. sehr früher Frühgeburt mit 90–100% angegeben wird und zum Geburtstermin hin auf unter 30% abfällt.

Insbesondere die bakterielle Vaginose stellt eine wesentliche Disposition für Blasensprung und Frühgeburtlichkeit dar. Für β-hämolysierende Streptokokken der Gruppe B ist dies entgegen anderslautenden Darstellungen bislang nicht zweifelsfrei belegt, wobei das kindliche Infektionsrisiko außer Zweifel steht.

Bei infektionsvermittelter Frühgeburtlichkeit wird über endogene und exogene Phospholiphase-A2-Aktivierung die Prostaglandinkaskade in Gang gesetzt. Analog wirken auch Endotoxine, die zudem eine Zytokinfreisetzung induzieren. Gleiches gilt für bakterielle Exotoxine sowie die Aktivierung der Zellulärabwehr. Andere, nichtinfektiöse Ursachen des frühen vorzeitigen Blasensprungs sind derzeit in Untersuchung, unter dem präventiven und therapeutischen Aspekt aber bislang nicht von Relevanz.

11.2 Anamnese und Diagnostik

Der massive und anhaltende unwillkürliche Abgang von Flüssigkeit muss differenzialdiagnostisch zu jedem Zeitpunkt der Schwangerschaft von der passageren Harninkontinenz sowie dem vermehrten Fluor genitalis abgegrenzt werden. Dies ist der Schwangeren selbst häufig nicht möglich.

Die ärztliche Untersuchung beginnt mit der Spekulumeinstellung und der Gewinnung der mikrobiologisch relevanten Proben, evtl. auch des Nativpräparates (ggf. Färbung mit Methylenblau, Nilblausulfat), sowie der pH-Wert-Messung. Da in der Scheide der gesunden Frau sämtliche Mikroorganismen der Flora des Mundes, des Darmes und der Haut vorkommen können, ist die Wertigkeit des Nachweises eines in diesen Bereichen physiologischen Erregers aus der Scheide von zweifelhafter und wissenschaftlich umstrittener Relevanz. Es steht allerdings außer Diskussion, dass hinsichtlich Neisseria gonorrhoeae, Chlamydia trachomatis, Candida spp., bei Risikokonstellation insbesondere auch in Bezug auf β-hämolysierende Streptokokken der Gruppe B sowie Herpesviren, eine fundierte diagnostische Bewertung vorgenommen werden muss.

Das Nativpräparat dient neben dem heute ausgesprochen selten gewordenen Nachweis von Trichomonaden der Darstellung von Lanugohaaren, fetalen Hautschuppen sowie Vernix und Mekoniumpartikeln. Dieser diagnostische Ansatz ist häufig nicht zielführend, aber unerlässlich, wenn spontaner Fruchtwasserabgang auch nach Druck auf den Fundus uteri bzw. bei leichtem Pressen nicht sichtbar wird und ein im neutralen Bereich gemessener pH-Wert aufgrund einer Infektion in Zweifel gezogen werden muss. Weiterhin kommen biochemische Methoden, z. B. zum Nachweis von fetalem Fibronektin, in Betracht.

Bei der Aufnahmesonographie sind Fruchtwassermenge, eine fetale Wachstumsretardierung oder gar eine Fehlbildung sowie uterine Abnormitäten für die Planung des Managements von besonderem Interesse. Allerdings können weder Oligohydramnion noch eine als normal eingeschätzte Fruchtwassermenge zum sicheren Beweis oder Ausschluss des vorzeitigen Blasensprungs herangezogen werden. Von einigen Autoren wird in diesem Zusammenhang im Übrigen auch die Amniozentese zur Gewinnung der relevanten mikrobiologischen Probe sowie zur Zytokinbestimmung empfohlen (AWMF-Leitlinie 2001).

Die Überwachung nach vorzeitigem Blasensprung richtet sich einerseits auf das mögliche Amnioninfektionssyndrom, für das mütterliches Fieber und Tachykardie, bei der Spekulumuntersuchung übler Geruch sowie putrider Fluor cervicalis und laborchemisch Leukozytose sowie CRP-Erhöhung hinweisend sind. Daneben stehen Tachykardie im CTG sowie Druckschmerzhaftigkeit des Uterus. Andererseits muss auch hinsichtlich Frühgeburtlichkeit überwacht werden, also mittels Bewertung der Portiolänge, der Konsistenz sowie der Muttermundsweite. Die Wehenaktivität wird mittels CTG sowie evtl. auch über ein von der Schwangeren gefertigtes Wehenprotokoll erfasst.

11.3 Prävention und Therapie

Die im Zusammenhang mit der Frühgeburtlichkeit beschriebenen Optionen der Prävention gelten gleichermaßen für den vorzeitigen Blasensprung und sind derzeit in der wissenschaftlichen Bewertung. In Bezug auf das Management liegt eine AWMF-Empfehlung zum Vorgehen beim vorzeitigen Blasensprung vor, deren aus dem Jahr 2001 datierende Version nun 2006 im Rahmen der Arbeitsgemeinschaft Infektionen und Infektionsimmunologie stärker infektiologisch ausgerichtet aktualisiert wurde (AWMF-Leitlinie 2001).

Das angestrebte einheitliche diagnostische und therapeutische Vorgehen orientiert sich an den unterschiedlichen Gestationsabschnitten, wobei einerseits die wissenschaftliche Evidenz zwangsläufig limitiert ist, da die Problematik methodisch einwandfreien Studien aus praktischen und ethischen Gründen nur bedingt zugänglich ist, andererseits die komplexe, gleichermaßen Mutter und Kind betreffende Problematik in jeder Situation eines individualisierten Managements bedarf.

Die im Folgenden für das abgestufte Vorgehen dargestellte Einteilung in Gruppen findet sich in der Literatur durchgehend, wobei sich die Grenzziehung bei <19+0, <23+0 und <33+0 sowie <37+0 Schwangerschaftswochen bewährt hat.

11.3.1 Indikationsstellung

Das Spektrum der Maßnahmen reicht von der sofortigen Entbindung bis zum abwartenden Vorgehen. Abhängig vom Gestationsalter müssen Pro und Kontra für Mutter und Kind abgewogen werden, um dann individualisiert im Gespräch mit der Schwangeren und ggf. auch mit dem Partner das medizinisch gebotene Prozedere zu verdeutlichen, aufzuklären, durchzuführen und dann auch im Nachhinein mit allen Konsequenzen vertreten zu können.

Unter dem Aspekt drohender oder bereits etablierter Infektion von Kind und/oder Mutter stellt sich einerseits die Frage der Antibiose, andererseits die der Entscheidung über das optimale Pharmakon oder eine Kombination von antimikrobiellen Substanzen bis hin zur vaginalen Antisepsis, die Frage der Anpassung an die in der Schwangerschaft veränderte Pharmakokinetik sowie die der Entscheidung über den optimalen Zeitpunkt für Beginn, aber auch Ende der antimikrobiellen Therapie.

Unter dem Gesichtspunkt der auf die Verhinderung der Frühgeburt ausgerichteten Maßnahmen muss über die Intensität der verordneten Bettruhe sowie über die Indikation zur Tokolyse entschieden werden. Prüfsteine sind die Gefährdung von Mutter und Kind durch diese Maßnahme infolge einer Infektion, auf der anderen Seite der für die Atemnotsyndromprophylaxe voraussichtlich zu erzielende Zeitgewinn. Wie bei drohender Frühgeburt ohne vorzeitigen Blasensprung gilt allgemein, dass die Verlegung in eine geburtshilfliche Abteilung mit integrierter neonatologischer Intensivversorgung sich umso dringlicher darstellt, je geringer das Gestationsalter und in der Regel davon in direkter Abhängigkeit die Gefährdung des Neugeborenen eingeschätzt wird.

Neben den an anderer Stelle dargestellten Optionen und Grenzen der wehenhemmenden Pharmakotherapie kommen im Einzelfall in der infektionsfreien Situation auch – und in gewissem Maße als Ultima Ratio – der totale Muttermundverschluss, die Fibrinklebung sowie die Amnioninfusion in Betracht, wodurch im Einzelfall nach eigener Erfahrung ein Gewinn von wenigen Tagen oder gar Wochen möglich ist. Voraussetzung für dieses Vorgehen sind nach intensiver Aufklärung die exzellente Kooperation der Schwangeren sowie die permanente engmaschige Bewertung auf Infektionszeichen und damit die unmittelbare Realisierungsmöglichkeit einer plötzlichen Entbindungsindikation.

11.3.2 Therapieziel

Wie bei der Frühgeburtenprävention allgemein besteht in der speziellen Situation des vorzeitigen Blasensprungs das Therapieziel in Abhängigkeit vom Gestationsalter mehr oder weniger im Zeitgewinn mit Reifung und Verbesserung der Belastbarkeit des Kindes. Je weniger bei zunehmendem Schwangerschaftsalter die Frühgeburtlichkeit als Faktor der Mortalität und Morbidität in Betracht gezogen werden muss, desto mehr gewinnt die Bedrohung durch eine Infektion an Gewicht. Außerdem stellt sich die Frage, ob zusätzliche Faktoren eine andere Gewichtung des Therapiezieles erzwingen, z. B. bei Mehrlingsschwangerschaft, Retardierung oder Missbildung.

11.3.3 Allgemeine Maßnahmen

Bereits der Verdacht auf vorzeitigen Blasensprung erfordert die umgehende Vorstellung der Schwangeren in einer geburtshilflichen Klinik, wo die Diagnose bestätigt wird und die Bewertung der beschriebenen Risiken erfolgen muss. Bis zum Ausschluss eines Blasensprungs bzw. auch bis zur Bewertung des Risikos hinsichtlich eines drohenden Nabelschnurvorfalls sollte die Schwangere in liegender Position verbleiben.

Ein für die Praxis relevantes Anzeichen des Amnioninfektionssyndroms oder eine entsprechende zielführende Untersuchungsmethode steht bislang nicht zur Verfügung. Das Syndrom kann folglich beim Fehlen der bekannten Infektionsparameter weitgehend ausgeschlossen werden. Sind Temperaturerhöhung >38°C, mütterliche oder fetale Tachykardie, druckschmerzhafter Uterus, zunehmende Wehentätigkeit, übelriechendes Fruchtwasser, Leukozytose >16.000–20.000 pro µl oder CRP-Erhöhung gegeben, so sind dies Parameter einer manifesten Infektion. Die genannten Kriterien müssen bei der Aufnahme der Schwangeren abgeprüft werden, danach werden sie in regelmäßigen Abständen kontrolliert, wobei zur zeitlichen Intensität keine evidenzbasierten Empfehlungen vorliegen. Unter der Annahme, eine sich anschoppende Infektion frühzeitig erkennen zu können, wird die serologische Bewertung der Entzündungsparameter an zahlreichen Kliniken engmaschig in 6-stündigem Abstand vorgenommen.

Vor Initiierung einer Antibiose sind die mikrobiologisch relevanten Proben zu asservieren, im Wesentlichen aus der Cervix uteri oder der Vagina, unter spezieller Fragestellung auch aus dem mittels Amniozentese gewonnenen Fruchtwasser. Nur die letztgenannte Lokalisation ist für den mikrobiologischen Infektionsnachweis repräsentativ, während genitale Proben häufig kolonisierende Mikroorganismen ohne therapeutische Relevanz ergeben, sieht man von Neisseria gonorrhoeae, Chlamydia trachomatis, Streptokokken der Gruppe B und einigen anderen wenigen Mikroorganismen ab.

Die initiale Sonographie, einschließlich Doppler, hebt auf die Fruchtwassermenge, die fetale Biometrie, nach Möglichkeit den Ausschluss von Missbildungen sowie die Bewertung des fetalen Zustandes ab. Die Untersuchung wird indikationsabhängig in regelmäßigen Abständen wiederholt.

11.3.4 Pharmakotherapie

Antimikrobielle Substanzen

Durch den Einsatz von Antibiotika kann das Intervall zwischen Blasensprung und Entbindung in der Frühgeburtssituation verlängert werden. Ebenso sprechen Metaanalysen für eine Reduktion der mütterlichen und fetalen Morbidität (AWMF-Leitlinie 2000). Prinzipiell gilt allerdings, dass die perinatale Morbidität und Mortalität sowie die fetale Schädigung durch die Frühgeburtlichkeit, also insbesondere ein niedriges Gestationsalter, und weniger durch die Infektion direkt determiniert ist. Besteht Aussicht auf eine sinnvolle Schwangerschaftsverlängerung, so wird heute übereinstimmend die prophylaktische Antibiose empfohlen. Diese wird bei nur wenige Tage zu erhaltender Schwangerschaft bis zur Entbindung fortgeführt, sollte aber bei längerem Verlauf nach etwa 1 Woche beendet oder in eine alternative Medikation verändert werden. Dies reduziert die Wahrscheinlichkeit von Nebenwirkungen wie Selektion von resistenten Mikroorganismen, Allergie oder pseudomembranöse Enterokolitis.

Für eine wissenschaftlich fundierte Empfehlung zur Wahl eines Antibiotikums oder einer Antibiotikakombination ist die Datenlage nicht ausreichend. In Betracht kommen Penizillinderivate, Cephalosporine und Makrolide einzeln oder in Kombination. Konkrete Empfehlungen liegen u. a. für Ampicillin (6 g/Tag) bzw. Amoxicillin (2–3 g/Tag) in Kombination mit Erythromycin (2 g/Tag) und für die Kombination von Mezlocillin (12 g/Tag) mit Clindamycin (2–3 g/Tag) sowie Ampicillin oder Erythromycin in Monotherapie vor. Die Pharmaka können intravenös, bei entsprechender Compliance aber z. T. auch oral appliziert werden.

Geht man von der Vorstellung aus, dass bei Initiierung der Antibiose die mikrobiologische Bewertung nicht abgeschlossen sein kann bzw. ein signifikanter Erreger evtl. auch nicht nachweisbar sein wird, so ist die Wahl der Pharmaka zwangsläufig am vermuteten Erregerspektrum zu orientieren. Konkret bedeutet dies, dass Chlamydien und Anaerobier erfasst werden müssen. In der eigenen Erfahrung hat sich die Kombination von Clindamycin (1200 mg initial, gefolgt von 4-mal 600 mg/Tag) mit Ceftriaxon (2 g/Tag) i.v. bewährt. Die dabei bestehende »Lücke« kann mit Gentamicin (240 mg/Tag) im Bedarfsfalle (signifikanter Keimnachweis oder therapierefraktärer Verlauf über 48 h) geschlossen werden. Dieses Therapieregime gilt entweder bis zur Entbindung oder für maximal 7 Tage. Danach erfolgt die Umstellung auf Fosfomycin (3-mal 2 g/Tag) in Kombination mit Metronidazol (3-mal 500 mg) sowie auf eine simultane intravaginale Antisepsis mit Octenisept.

Prinzipiell gilt, dass insbesondere bei schwerer Infektion die Dosierung hoch gewählt werden sollte, da Verteilungsvolumen und Pharmakokinetik in der Schwangerschaft von vornherein eine niedrigere Wirkstoffkonzentration in Serum und Gewebe bewirken. Für alle genannten Pharmaka ist im beschriebenen Rahmen bei kurzzeitiger Anwendung und unter Beachtung der strengen Indikationsstellung keine harte Kontraindikation gegeben. Dies gilt auch für das Neugeborene. Bei Verwendung von Amoxicillin/Clavulansäure ist hier jedoch mit einem erhöhten Risiko einer nekrotisierenden Kolitis zu rechnen.

Tokolytika

Die Unterbindung der Wehentätigkeit mit intravenös verabreichten Betamimetika führt zu einer signifikanten Verlängerung des Intervalls zwischen Blasensprung und Entbindung, insbesondere in den frühen Schwangerschaftswochen und in den ersten 48 h nach Diagnosestellung. Dies ermöglicht die Lungenreifeinduktion mit Kortikosteroiden, es verbessern sich auch die Voraussetzungen einer Verlegung. Die Indikation für eine Tokolyse muss unter Beachtung der Kontraindikation Amnioninfektionssyndrom gestellt werden, da mit der Wehenhemmung der als Schutzmechanismus des Uterus anzusehende Kontraktionseintritt verzögert und einer Sepsis evtl. der Weg gebahnt wird. Bei Nichtbeachtung dieses Aspekts sind aus den frühen Jahren der Tokolyse letale Verläufe berichtet worden. Benzodiazepine stellen keine Alternative dar, da die lange Halbwertszeit zu schwerwiegender Atemdepression und Hypothermie des Neugeborenen führen kann.

Kortikosteroide

Die erhöhte fetale Kortisolfreisetzung ist entgegen früheren Auffassungen nicht ausreichend für die Induktion der kindlichen Lungenreife, so dass die Gabe eines Kortikosteroids dringend angezeigt ist. Dabei ist die Latenzzeit bis zum Zeitpunkt des vollen Wirkungseintritts mit 48 h zu veranschlagen und nach Möglichkeit durch Antibiose und Tokolyse sicherzustellen.

Infolge der häufig gegebenen Infektionsproblematik beim Neugeborenen ist die Gefährdung aufgrund des neonatalen Atemnotsyndroms insbesondere in relativ frühen Schwangerschaftswochen nach Blasensprung verschärft, so dass die Lungenreifeinduktion unabdingbar zu den Erstmaßnahmen zählt. Andererseits ist beim klinischen Vollbild des Amnioninfektionssyndroms eine klare Kontraindikation für die Lungenreifeinduktion gegeben. Empfohlen werden 2-mal 12 mg Betametason i.m. im Abstand von 24 h, alternativ, aber zunehmend weniger empfohlen, 4-mal 6 mg Dexametason i.m. im Abstand von 12 h. Ob eine Wiederholung der Prophylaxe nach 7 Tagen angezeigt, indifferent oder sogar nachteilig ist, wird derzeit strittig diskutiert, so dass eine diesbezügliche Empfehlung nicht gegeben werden kann.

11.4 Entbindung

Bei pathologischem CTG sowie bei manifesten Zeichen des Amnioninfektionssyndroms ist die umgehende Entbindung geboten. Es muss dabei im Übrigen bedacht werden, dass CTG-Veränderungen in der Entzündungssituation durchaus als weniger schwerwiegend imponieren können.

Das ante- und intrapartuale Vorgehen und nicht zuletzt die Einstellung und Erfahrung des Geburtshelfers haben einen entscheidenden Einfluss auf die Prognose des Neugeborenen. Zweifellos ist es richtig, präpartual bei der Bewertung der Überlebenschance eventuelle Ungenauigkeiten bei der Gewichts- oder Gestationsalterbestimmung ins Kalkül zu ziehen, um hier noch stärker protektiv zu entscheiden und zu handeln, zumal die Zahl der determinierenden zusätzlichen Faktoren für perinatale Mortalität und Morbidität mit sinkendem Schwangerschaftsalter erheblich zunimmt. Vor diesem Hintergrund ist die Bedeutung des Geburtsmodus weder wissenschaftlich einwandfrei zu untersuchen noch für die Praxis regelhaft zu bewerten.

Die folgenden Grundsätze sollten das geburtshilfliche Prozedere bestimmen:

- Bei Frühgeburtsbedrohung Einweisung in ein Zentrum der perinatalen Maximalversorgung
- Bei <33+0 SSW Kortikosteroidgabe, dadurch auch Senkung des Risikos hinsichtlich neonataler Hirnblutung und nekrotisierender Enterokolitis
- Beachtung der geringeren Asphyxietoleranz in der CTG-Beurteilung bei Infektion
- Intensive präpartuale Überwachung (u. a. Dopplersonographie, biophysikalisches Profil)
- Prävention der Chorioamnionitis
- Vermeidung eines protrahierten, das Kind belastenden Geburtsverlaufs
- Sicherung der ausreichenden intrauterinen Perfusion durch maßvolle antihypertensive Therapie bei Präeklampsie
- Risikominimierung hinsichtlich kindlichem Blutverlust, aufgrund von Blutdruckschwankungen

Im Fazit bedeutet dies, dass bei unaufhaltsamer Wehentätigkeit und regelrechtem Geburtsfortschritt auch bei Frühgeburtlichkeit bedingt eine schonende vaginale Geburt bei gleichzeitiger Sektiobereitschaft erfolgen kann, am besten unter Periduralanästhesie und großzügiger Episiotomie sowie Assistenz mittels Geburtsspekulum oder Beckenausgangszange. Treten Risikozeichen auf mütterlicher oder fetaler Seite auf, so ist insbesondere im Gestationsalter <33+0 Schwangerschftswoche in der Regel die Sectio caesarea indiziert, ebenso bei Beckenendlage vor der 36. Schwangerschaftswoche. Folgerichtig findet sich bei Frühgeburten unter 1500 g auch eine durchschnittliche Sektiorate von nahezu 75%.

Das Management der Frühgeburt setzt immer eine individualisierte und nach Möglichkeit ausgiebig mit der Schwangeren und ihrem Partner besprochene Planung voraus. Zusätzliche Anforderungen ergeben sich bei vermuteten kindlichen Fehlbildungen sowie bei Schwangerschaften vor der 26. Schwangerschaftswoche bzw. bei einem fetalen Schätzgewicht unter 500 g. Es geht unstrittig nicht nur um die Überlebenschance des Neugeborenen, sondern auch um die Wahrscheinlichkeit bleibender Schäden sowie das Risiko für die Mutter in dieser sowie in eventuellen weiteren Schwangerschaften, das bei Schnittentbindung vor der 32. Schwangerschaftswoche deutlich erhöht ist. In die präpartuale Beratung sollten unbedingt ein Neonatologe, daneben ggf. ein Psychologe, Geistlicher oder auch Mitglieder von Selbsthilfegruppen eingebunden sein.

11.5 Wichtige Empfehlungen

Für das Management nach vorzeitigem Blasensprung hat sich ein am Gestationsalter orientierter Konsensus entwickelt. Hinsichtlich der Therapie in der frühen Schwangerschaft schließt dies den Grundsatz ein, dass bis zum Beweis des Gegenteils von Lebensfähigkeit des Feten ausgegangen werden muss. In Abstimmung auf die und mit der Mutter sind in dieser Situation die Maßnahmen auf die Optimierung der neonatalen Ausgangssituation abzustellen.

Das Management nach Blasensprung <19+0 Schwangerschaftswochen besteht in einem Erhaltungsversuch über einen Beobachtungszeitraum von maximal 1 Woche in der Hoffnung auf einen spontanen Verschluss des Lecks oder den Erfolg aktiver Maßnahmen, die ausschließlich in der entzündungsfreien Situation erwogen werden dürfen. In Betracht kommen derzeit Fibrinklebung und totaler Muttermundverschluss. Zum abwartenden Vorgehen sind Bettruhe, engmaschige Leukozyten- und CRP-Kontrollen (▶ 11.3.3) sowie Sonographie alle 2 Tage auf Fruchtwassermenge und Vitalität des Kindes angezeigt. Die Indikation für eine Antibiose ist bei Abwesenheit von Entzündungszeichen strittig. Lungenreifebehandlung und Tokolyse sind in keinem Fall indiziert. Bestehen Zeichen des Amnioninfektionssyndroms, so erfolgt die Abortinduktion unter gleichzeitiger antibiotischer Behandlung. Die Aufklärung der Schwangeren bzw. des Paares über die insgesamt meist schlechte Prognose muss einerseits unmittelbar bei Diagnosestellung, dann aber auch intensiv die Therapie begleitend erfolgen.

Zwischen 19+1 und <23+0 Schwangerschaftswochen Gestationsalter (in einigen Empfehlungen auch <24+0) muss in ständiger Absprache mit den Eltern im gesamten Verlauf zwischen der Beendigung der Schwangerschaft und abwartendem Management unter Nutzung der medikamentösen Möglichkeiten (▶ 11.3.4) entschieden werden. Dies bedeutet ab etwa 22. Schwangerschaftswoche Tokolyse, evtl. auch eine durchaus strittige und nicht evidenzbasierte Antibiose in der entzündungsfreien Situation, nicht aber die Lungenreifeinduktion, die in diesem Bereich noch ohne nachweisbaren Effekt ist. Die mittlere Tragzeitverlängerung beträgt 10 Tage, wobei etwa 1/4 der Schwangeren sogar mehr als 2 Wochen gewinnt. Das perinatale Überleben liegt allerdings unter 50%; bei den überlebenden Kindern trägt etwa 1/3 schwere neurologische Schäden davon. Die Grenze zwischen Abortinduktion und Schwangerschaftsbeendigung im Sinne einer Entbindung ist fließend: Zu den Indikationen zählen Ahydramnion und Zeichen des Amnioninfektionssyndroms. Sind andererseits unter Antibiose vorab bestehende diskrete Infektionsparameter rückläufig, so muss versucht werden, ein höheres Schwangerschaftsalter anzustreben. Bei fetaler Retardierung muss auch an eine genetische Bewertung und ggf. Abklärung gedacht werden.

Mit Beginn der 24. Schwangerschaftswoche, in anderen Empfehlungen auch mit Beginn der 25. Schwangerschaftswoche (AWMF-Leilinie 2001) sind abwartendes Vorgehen mit Antibiose, Tokolyse und Lungenreifeinduktion dann indiziert, wenn keine Zeichen für ein Amnioninfektionssyndrom vorliegen. Die Überlebenswahrscheinlichkeit durch den zu erzielenden Zeitgewinn ist in diesem Gestationsalter besonders evident und beträgt bereits 90% mit Vollendung der 30. Schwangerschaftswoche. Neben dem Zeitgewinn dient die Tokolyse auch dazu, die Voraussetzungen für die Verlegung in ein perinatologisches Zentrum zu schaffen. Die Indikation zur Entbindung wird in Abhängigkeit von CTG, Wehentätigkeit sowie bei Zeichen eines Amnioninfektionssyndroms und bei progredientem Zervixbefund gestellt. Insbesondere in den höheren Schwangerschaftswochen muss dies nicht zwangsläufig eine Sectio caesarea bedeuteten. Andererseits spielen der Zeitfaktor und die Vermeidung einer übermäßigen Belastung des Feten eine wesentliche Rolle. Bei vaginaler Geburt ist die instrumentelle Unterstützung angezeigt (▶ 11.4).

Epidemiologie:	Der frühe vorzeitige Blasensprung stellt mit einer Prävalenz von 30–40% das häufigste einer Frühgeburt vorausgehende pathologische Ereignis dar. Dabei sind etwa 2/3 aller Fälle nachweislich infektionsbedingt, beim Spätabort sogar mehr als 90%. Wesentliche Erreger sind die Keime der bakteriellen Vaginose sowie Neisseria gonorrhoeae und Chlamydia trachomatis.
Klinik:	Wesentliche Ursache und zugleich Komplikation des vorzeitigen Blasensprungs ist die aufsteigende Infektion, die über die Freisetzung von Prostaglandinen sowie anderer Faktoren zum Wehenbeginn führt. Folglich muss in der Diagnostik sowohl auf die Zeichen der Infektion als auch auf die der drohenden (Früh-)Geburt abgehoben werden. Die mikrobiologische Bewertung hat zielgerichtet zu erfolgen, um zwischen Keimen der Infektion und denen der Kolonisation unterscheiden zu können.
Diagnose und Therapie:	Bei vorzeitigem Blasensprung und drohender Frühgeburt muss die Behandlung in einer geburtshilflichen Abteilung mit integrierter neonatologischer Intensivversorgung erfolgen. Das Management ist von der Tatsache bestimmt, dass neonatale Morbidität und Mortalität als Folge der Frühgeburtlichkeit umso deutlicher ausgeprägt sind, je niedriger das Gestationsalter sich zum Zeitpunkt des Blasensprungs darstellt. Davon abhängig ist die Entscheidung hinsichtlich Antibiose, Lungenreifung und Tokolyse individualisiert zu treffen. Bei manifestem Amnioninfektionssyndrom ist auch bei relativ niedrigem Gestationsalter die umgehende Beendigung der Schwangerschaft indiziert, abdominal oder auch instrumentell assistiert vaginal. Nach der 33. Woche ist die Weheninduktion nach 12-stündiger Latenz in jedem Falle angezeigt.
Prävention:	Unmittelbar nach Blasensprung ist die Abklärung auf Amnioninfektionssyndrom und ggf. dessen adäquate antimikrobielle Therapie neben den sonstigen Maßnahmen zum Schutz von Mutter und Kind essentiell. Die pH-Selbstmessung der Frau als Maßnahme der primären Prävention der Frühgeburtlichkeit vermag voraussichtlich auch hinsichtlich des vorzeitigen Blasensprungs zu einer deutlichen Besserung der Situation bzw. zu einem Rückgang der Inzidenz dieses Ereignisses zu führen.

Ab Ende der 33. Schwangerschaftswoche ist ein Zugewinn durch die Verzögerung der Geburt nicht mehr gegeben. Primär wird in dieser Situation die vaginale Entbindung angestrebt, wiederum möglichst unter instrumenteller Assistenz. Folgerichtig wird in dieser Situation eine evtl. vorbestehende Tokolyse beendet und die aktive Geburtseinleitung spätestens nach 12 h unter antibiotischer Therapie vorgenommen, wenn bis zu diesem Zeitpunkt kein spontaner Wehenbeginn zu verzeichnen ist. Der Zugewinn durch eine Lungenreifeinduktion ist derart gering, dass auf diese verzichtet wird, auch unter dem zeitlichen Aspekt. Bei Zeichen des Amnioninfektionssyndroms ist die zügige, evtl. auch abdominale Entbindung indiziert.

Mit Erreichen der 38. Schwangerschaftswoche ist beim vorzeitigen Blasensprung die antibiotische Therapie nur dann indiziert, wenn dieser 18 h oder länger zurückliegt oder sich Zeichen des Amnioninfektionssyndroms ergeben. Auch hier gilt, dass die Entzündung die zügige, evtl. abdominale Entbindung indiziert. Die aktive Geburtseinleitung erfolgt im Übrigen ebenso spätestens 12 h nach dem Blasensprung, wenn bis zu diesem Zeitpunkt kein spontaner Wehenbeginn zu verzeichnen ist.

Wie ausgeführt, sind die dargestellten Handlungsempfehlungen national und international in geringem Maße divergierend, da zweifelsfreie studienbasierte wissenschaftliche Evidenz nicht vorliegt und auch wohl in absehbarer Zukunft nicht zu gewinnen sein wird.

11.6 Zukünftige Entwicklungen

Der zur Frühgeburt führende vorzeitige Blasensprung ist in der überwiegenden Mehrzahl infektionsbedingt. Als Faktor der Frühgeburtlichkeit ist er damit zugleich Gegenstand aktueller, auf die Prävention zielender Studien (Hoyme et al. 2002). Das von der Schwangeren selbst zu bewerkstelligende pH-Screening auf Störungen des Vaginalmilieus führt dabei offensichtlich zum Rückgang der Inzidenz von Blasensprung und Frühgeburt: So traten in der Thüringer Frühgeburtenvermeidungsaktion 2000 0,202% frühe vorzeitige Blasensprünge (<32+0 SSW) in der Fallgruppe (n=8406) verglichen mit 0,546% in der Kontrollgruppe (n=7870), p<0,001) auf (Hoyme et al. 2002). Dies fand seinen Niederschlag in 84 bzw. 125 Entbindungen mit diesem Gestationsalter.

Die Prävention von Blasensprung und Frühgeburt bedeutet den Einsatz einer wohl gegen die Scheidendysbiose oder Zervizitis therapeutisch gerichteten, hinsichtlich der Frühgeburtlichkeit aber präventiven Antibiose. Sie erfolgt zu einem Zeitpunkt, an dem sich diese Behandlung unvergleichlich effizienter hinsichtlich Frühgeburtsvermeidung und Infektion für den Feten, aber auch Infektions- und Sektiovermeidung bei der Mutter darstellt. Dabei ist der Einsatz von Mitteln jeglicher Art gering, die hohe Effizienz hinsichtlich Verhinderung kindlicher Komplikationen nur abzuschätzen. Beides ist Gegenstand von Studien, die insbesondere durch die Kostenträger in Deutschland initiiert wurden (► Kap. 7.5; »Prävention der Frühgeburt – Zukünftige Entwicklungen«).

Literatur

Asrat T, Lewis DF, Garite TJ et al. (1991) Rate of recurrence of preterm premature rupture of membranes in consecutive pregnancies. Am J Obstet Gynecol 165: 1111

AWMF Leitlinie Register 015/029 (2001), Neubearbeitung 2006

AWMF Leitlinie 024/019 (2000) Frühgeburt an der Grenze der Lebensfähigkeit des Kindes. Gemeinsame Empfehlung der DGGG, DGKJ, DGPM, GNPI (2000) Frauenarzt 39: 1803

Bryant-Greenwood GD, Millar LK (2000) Human fetal membranes: their preterm premature rupture. Biol Reprod 63: 1575

Donders GGG (1999) Bacterial vaginosis during pregnancy: screen and treat ? Eur J Obst Gynecol Reprod Biol 3: 1

Dudenhausen JW, Bartnicki J (1994) Fetale Herzfrequenz bei Infektionen, Anämie und Hydrops fetalis. Gynäkologe 27: 170

Friese K (1996) Vorzeitiger Blasensprung und Infektionsaspekte. Gynäkologe 29: 122

Goepfert AR, Goldenberg RL, Andrews WW et al. (2001) The Preterm Prediction Study: Association between cervical interleukin 6 concentration and spontaneous preterm birth. Am J Obstet Gynecol 184: 483

Hermsteiner M, Künzel W (2003) Der vorzeitige Blasensprung und die Leitung der Frühgeburt. In: Bender HG, Diedrich K, Künzel W (Hrsg) Klinik der Frauenheilkunde und Geburtshilfe, Geburt II, 4. Aufl. Urban & Fischer, München, S 216

Hoyme UB (2004) Empfehlungen zur Chlamydia trachomatis-Infektion in der Schwangerschaft. Deutsche Gesellschaft für Gynäkologie und Geburtshilfe e.V. Leitlinien, Empfehlungen, Stellungnahmen, Stand September 2004

Hoyme UB, Möller U, Saling E (2002) Ergebnisse und mögliche Konsequenzen der Thüringer Frühgeburtenvermeidungsaktion 2000. Geburtshilfe Frauenheilk 62: 257

Jensen A, Klingmüller V, Künzel W, Sefkow S (1992) Das Hirnblutungsrisiko bei Früh- und Reifgeborenen. Geburtsh Frauenheilk 52: 6

Johnston MM, Sanchez-Ramos L, Vaughan AJ, Todd MW, Benrubi GI (1990) Antibiotic therapy in preterm premature rupture of the membranes: a randomized, prospective, double-blind trial. Am J Obstet Gynecol 163, 743

Kenyon SL, Tylor DJ, Tamow-Mordi W (2001) Broad-spectrum antibiotics for preterm, prelabour rupture of fetal membranes: the ORACLE I randomised trial. Lancet 357: 979

Kirschbaum M, Hermsteiner M (1995) Vorzeitiger Blasensprung bei Frühgeburt. Gynäkologe 28: 142

Martius J, Hoyme UB (2004) Empfehlungen zur bakteriellen Vaginose in Gynäkologie und Geburtshilfe. Deutsche Gesellschaft für Gynäkologie und Geburtshilfe e.V. Leitlinien, Empfehlungen, Stellungnahmen, Stand September 2004

Martius J, Hoyme UB, Roos R (2004) Empfehlungen zur Prophylaxe der Neugeborenensepsis (frühe Form) durch Streptokokken der Gruppe B. Deutsche Gesellschaft für Gynäkologie und Geburtshilfe e.V. Leitlinien, Empfehlungen, Stellungnahmen, Stand September 2004

Passloer HJ (1990) Chorioamniale Dissoziation (CAD) und C-reaktives Protein (CRP) als Prädiktoren der frühen vorzeitigen Amnionruptur. Z Geburtsh Perinat 194: 115

Ragosch V, Hundermark S, Hopp H, Opri F, Weitzel K (1996) Insulin-like growth factor binding protein 1 (IGFBP-1) und fetales Fibronectin in der Diagnostik eines vorzeitigen Blasensprungs. Geburtsh Frauenheilk 56: 291

Romero R, Yoon BH, Mazor M et al. (1993) A comparative study of the diagnostic performance of amniotic fluid glucose, white blood cell count, interleukin-6, and gram stain in the detection of microbial invasion in patients with preterm premature rupture of membranes. Am J Obstet Gynecol 169: 839

Romero R, Gomez R, Ghezzi F et al. (1998) A fetal systemic inflammatory response is followed by the spontaneous onset of preterm parturition. Am J Obstet Gynecol 1: 186

Schneider H (1996) Sectio oder vaginale Entbindung bei sehr kleinen Frühgeburten. Gynäkologe 29: 187

Hyperemesis gravidarum

Anja Holler

12.1 Einführung

Die Abgrenzung der Hyperemesis gravidarum, die in 0,3–2% aller Schwangerschaften auftritt, gegen die physiologische Übelkeit und Emesis in der Frühschwangerschaft, unter der 70–85% aller Schwangeren leiden, ist schwierig. Die Definition über die Häufigkeit und den Zeitpunkt des Erbrechens, >5-mal/Tag unabhängig von der Nahrungsaufnahme, ist zwar für die klinische Anwendung einfach, wird jedoch dem Problem nicht gerecht, da es auch bei starker Übelkeit ohne Erbrechen zur verminderten Nahrungs- und Flüssigkeitsaufnahme sowie Dehydratation mit Elektrolytverschiebungen und Hypovitaminosen kommen kann.

Daher hat sich folgende Definition weitgehend durchgesetzt:

Definition

Anhaltende Übelkeit und Erbrechen vor der 20. SSW, die zu einer Störung im Flüssigkeits- und Elektrolythaushalt führen, nach Ausschluss andere Ursachen.

Durch die gestörte Nahrungszufuhr können Vitaminmangelzustände mit neurologischen Folgeerkrankungen und Gerinnungsstörungen auftreten. Sehr selten sind lebensbedrohliche Komplikationen wie Leber- oder Nierenversagen. Beim Feten findet man häufig ein niedrigeres Geburtsgewicht. Das durch Exsikkose und Immobilisation möglicherweise erhöhte Thrombembolierisiko findet in der Literatur bisher wenig Beachtung.

Für die Diagnosestellung ist der Ausschluss anderer Ursachen für Übelkeit und Erbrechen von grundlegender Bedeutung. Dabei sind insbesondere akute entzündliche Erkrankungen (z. B. Appendizitis, Pankreatitis, Cholezystitis, Gastritis, Refluxösophagitis, Hepatitis), andere schwangerschaftsinduzierte Erkrankungen (z. B. Schwangerschaftsfettleber, Präeklampsie) sowie metabolische und neurologische Erkrankungen auszuschließen.

12

12.2 Diagnostik

12.2.1 Anamnese

Basis jeder Diagnostik, insbesondere der bei Hyperemesis gravidarum, ist eine ausführliche Anamnese. Dabei sollten folgende Fragen geklärt werden:

- Beginn und Häufigkeit des Erbrechens
- Gewichtsverlust
- Menge der täglichen Flüssigkeits- und Nahrungsaufnahme
- Andere Symptome, z. B. Schmerzen, Durchfall
- Vorerkrankungen, z. B. Gastritis, Ulcus ventriculi et duodeni, Pankreatitis
- Soziale Situation

12.2.2 Untersuchung

Bei der körperlichen Untersuchung ist auf Zeichen der Exsikkose wie trockene Haut und Schleimhäute, stehende Hautfalten und Ketongeruch zu achten. Die Palpation des Abdomens und der Nieren ist zum Ausschluss von Differenzialdiagnosen – z. B. Gastritis, Appendizitis, Lebererkrankungen etc. – notwendig, und bei Verdacht sind weiterführende Untersuchungen durchzuführen. Gelegentlich können auch Durstfieber oder ein Ikterus auftreten.

12.2.3 Labor

- **Blutbild und Elektrolyte:** Zum Nachweis der Elektrolytverschiebung und Hämokonzentration
- **Serumeiweiß:** Zum Nachweis der katabolen Stoffwechsellage
- **CRP:** Ausschluss von entzündlichen Erkrankungen
- **Bilirubin, Transaminasen, Pankreasenzyme:** Können bei Hyperemesis gravidarum erhöht sein, aber auch bei differenzialdiagnostischen Erkrankungen
- **Kreatinin im Serum:** Ausschluss einer Niereninsuffizienz
- **Urinstatus:** Ketonurie, hohes spezifisches Gewicht, saurer PH, erhöhte Eiweißausscheidung als Zeichen der katabolen Stoffwechsellage. Ausschluss eines Harnwegsinfekts

12.3 Therapie

12.3.1 Indikationsstellung

Nach Stellung der Diagnose unter Ausschluss anderer Ursachen kann in leichten Fällen zunächst eine ambulante Therapie mit Antiemetika begonnen werden. Hilfreich sind auch die körperliche Schonung und eine Änderung des Essverhaltens. Bei mangelnder Effektivität oder dem Vorliegen einer ausgeprägten Elektrolytverschiebung und Zeichen des Hungerstoffwechsels ist eine vorübergehende parenterale Flüssigkeits- und Elektrolytsubstitution notwendig. Da es bei schwerer Hyperemesis häufig zur Immobilisierung durch das allgemeine Schwächegefühl und die Verstärkung des Erbrechens bei Bewegung kommt und gleichzeitig die Thrombosegefahr durch Hämokonzentration und Schwangerschaft erhöht ist, muss an eine prophylaktische Heparinisierung gedacht werden, wenngleich hierzu noch keine kontrollierten randomisierten Studien vorliegen. Es gibt jedoch Hinweise, dass bei Hyperemesis gravidarum das Risiko für eine Sinusvenenthrombose und eine zerebrale Ischämie signifikant erhöht ist.

> In einer 2000 von Lanska u. Kryscio veröffentlichten Studie wurde eine signifikante Zunahme des Risikos für die Entwicklung einer Sinusvenenthrombose und eines zerebrovaskulären Insults in der Schwangerschaft bei Hyperemesis gravidarum festgestellt (OR 9,55; p=0,009).

12.3.2 Therapieziele

Die Vermeidung bzw. Behebung eines Flüssigkeitsdefizits mit Elektrolytentgleisung ist das oberste Ziel der Therapie bei Hyperemesis gravidarum. Außerdem gilt es einem Vitaminmangel und seinen Folgen sowie dem Auftreten von Thrombembolien vorzubeugen. Durch die Beseitigung psychosozialer Konflikte kann der Krankheitsverlauf ebenfalls positiv beeinflusst werden.

12.3.3 Allgemeine Maßnahmen

Nahrungs- und Flüssigkeitszufuhr

Bei ausgeprägtem Krankheitsbild, Elektrolytverschiebung und kataboler Stoffwechsellage sollte eine intravenöse Flüssigkeitssubstitution mit Vollelektrolytlösung begonnen werde (◘ Tab. 12.1). Diese wird über die Dokumentation der Flüssigkeitszufuhr und -ausfuhr ständig an den aktuellen Bedarf angepasst. Die orale Nahrungszufuhr kann pausiert werden, bis eine Besserung der Beschwerden eintritt, sollte sich aber den Bedürfnissen der Patientin anpassen. Hilfreich, wenn auch nicht evidenzbasiert, sind kleine, kohlehydratreiche Mahlzeiten mit niedrigem Fett- und Eiweißanteil. In der Regel tritt eine Besserung der Beschwerden schon nach Stunden bis Tagen ein, so dass bei ausreichender Trinkmenge die parenterale Flüssigkeitssubstitution beendet werden kann. Ist dies nicht der Fall, muss erneut überprüft werden, ob Differenzialdiagnosen hinreichend ausgeschlossen wurden oder eine weiterführende Diagnostik, z. B. Abdomen-

◘ Tab. 12.1. Die wichtigsten therapeutische Empfehlungen

Emesis ohne Elektrolytverschiebung und ohne Ketonurie	Ambulante Behandlung mit Antiemetika: 1. Wahl H1-Antihistaminika
Hyperemesis gravidarum mit Elektrolytverschiebung und/oder Ketonurie	Flüssigkeits- und Elektrolytsubstitution mit Vollelektrolytlösung Vitaminsubstitution Thromboseprophylaxe Psychosoziale Betreuung
Therapieresistente Fälle	Erneuter Ausschluss von Differenzialdiagnosen Wechsel des Antiemetikums Parenterale Ernährung

sonographie, Gastroskopie etc., notwendig ist. Die vorübergehende volle parenterale Ernährung sollte nur bei sehr ausgeprägtem Gewichtsverlust zum Einsatz kommen.

Psychosoziale Betreuung

Als Risikofaktor für die Entwicklung einer Hyperemesis gravidarum wird häufig eine psychosozial belastende Situation der Schwangeren angegeben. Das Herauslösen aus den häuslichen und familiären Verhältnissen durch den Krankenhausaufenthalt zeigt häufig schon eine Entlastung der Patientin, die zur Besserung der Symptome führen kann. Ergeben sich im Laufe der Behandlung Hinweise für das Vorliegen psychiatrischer oder psychosomatischer Erkrankungen, z. B. Depression, Anorexie, Bulimie, sollte der entsprechende Facharzt eingeschaltet werden. Bei schwieriger sozialer Situation kann der Sozialdienst Hilfe vermitteln.

12.3.4 Pharmakotherapie

- **Antiemetika:** Mittel der 1. Wahl sind H1-Antihistaminika, z. B. Dimenhydrinat. Phenothiazine (z. B. Promethazin) werden in mehreren Publikationen ebenfalls als sicher und effektiv eingestuft. Für Metoclopramid liegen zwar wenig randomisierte, kontrollierte Studien vor, aufgrund der häufigen und langjährigen Anwendung und der bisherigen Studienergebnisse ist jedoch eine Anwendung zur Therapie der Hyperemesis gravidarum zulässig. Wahrscheinlich sicher und effektiv sind ferner die Anwendung von Vitamin B6 und Ingwer.
- **Vitamine:** Multivitaminpräparate in der täglichen empfohlenen Dosis, insbesondere die Substitution von Vitaminen der Gruppe B, Folsäure und Vitamin K, sind zur Prävention von mütterlichen und fetalen Erkrankungen sinnvoll.
- **Niedermolekulare Heparine:** Bei Exsikkose und Immobilisation der Patientin sollte eine prophylaktische Heparinisierung mit einem niedermolekularen Heparin zur Prophylaxe von Thrombosen und Lungenembolien erwogen werden.

12.3.5 Alternative Therapie

In den letzten Jahren wurde die Effektivität der Akupressur/Akupunktur von P6 bei Hyperemesis gravidarum in mehreren kontrollierten Studien – allerdings mit kleinem Patientenkollektiv – untersucht und in einer Metaanalyse der Cochrane Database als wirksam eingestuft.

12.4 Ausblick

Zur Hyperemesis gravidarum gibt es bisher wenig evidenzbasierte Empfehlungen. Neben der Klärung der Ätiologie stehen vergleichende Studien zur Wirksamkeit der verschiedenen Antiemetika sowie der Nachweis der Verbesserung des fetalen und maternalen Outcomes unter den genannten Therapieverfahren aus. Ferner stellen die Serotoninantagonisten, wie z. B. Ondansetron, eine neue stark antiemetische Substanzgruppe dar, die sich zwar im Tierversuch als nicht teratogen erwiesen hat, deren Sicherheit beim Menschen in der Schwangerschaft aber noch überprüft werden muss.

Literatur

Abell TL, Riely CA (1992) Hyperemesis gravidarum. Gastroenterol Clin North Am 21(4): 835–849

Berkovitch M, Mazzota P et al. (2002) Metoclopramide for nausea and vomiting of pregnancy: a prospective multicenter international study. Am J Perinatol19(6): 311–316

Borelli F, Capasso R, Aviello G et al. (2005) Effectiveness and safety of ginger in the treatment of pregnancy-induced nausea and vomiting. Obstet Gynekol 105(4): 849–856

Deuchar N (1995) Nausea and vomiting in pregnancy: a review of the problem with particular regard to psychological and social aspects. Br J Obstet Gynaecol 102(1): 6–8

Eliakim R, Abulafia O, Sherer DM (2000) Hyperemesis gravidarum: a current review. Am J Perinatol 17(4): 207–218

Goodwin TM (1998) Hyperemesis gravidarum. Clin Obstet Gynecol 41(3): 597–605

Habek D, Barbir A, Habek JC et al. (2004) Success of acupuncture and acupressure of the Pc 6 acupoint in the treatment of hyperemesis gravidarum. Forsch Komplementarmed Klass Naturheilkd 11(1): 20–23

Jewell D, Young G (2005) Interventions for nausea and vomiting in early pregnancy. Cochrane Database Syst Rev CD000145

12

Kuscu NK, Koyuncu F (2002) Hyperemesis gravidarum: current concepts and management. PMJ 78: 76–79

Lanska DJ, Kryscio RJ (2000) Risk factors for peripartum and postpartum stroke and intracranial venous thrombosis. Stroke 31(6): 1274–1282

Mazzotta P, Magee LA (2000) A risk-benefit assessment of pharmacological and nonpharmacological treatments for nausea and vomiting of pregnancy. Drugs 59(4): 781–800

Paulus E, Lauritzen C (2004) Medikamente und Schadstoffe in Schwangerschaft und Stillzeit. Spitta, Balingen, S 1–5

Präeklampsie und hypertensive Schwangerschaftserkrankungen

Jürgen Wacker

13.1 Einführung

Eine Definition der Hypertonie in der Schwangerschaft wurde von verschiedenen internationalen Gesellschaften vorgeschlagen. Im deutschen Sprachraum hat sich die in der ▶ Übersicht aufgeführte Terminologie durchgesetzt.

Einteilung der hypertensiven Erkrankung in der Schwangerschaft

- Gestationshypertonie
- Präeklampsie: Hypertonie und Proteinurie mit/ohne Ödeme
- Schwere Verlaufsformen der Präeklampsie
  - Eklampsie
  - HELLP-Syndrom (▶ Kap. 14)
- Chronische Hypertonie
- Pfropfpräeklampsie
- Sonstige hypertensive Komplikationen
- Andere Erkrankungen mit hypertensiven Komplikationen, z. B. Kollagenosen, Hyperthyreose

13.1.1 Gestationshypertonie

Synonyme: schwangerschaftsinduzierte Hypertonie (SIH), »transient hypertension«, »gestational hypertension«, »pregnancy-induced hypertension« (PIH)

13

Definition

Unter einer Gestationshypertonie versteht man eine Hypertonie, die weder vor der 20. Schwangerschaftswoche (SSW) bestand noch länger als 6 Wochen nach der Geburt anhält. Nach der Definition der ISSHP (International Society for the Study of Hypertension in Pregnancy) liegt ein Schwangerschaftshochdruck vor, wenn bei einer zuvor normotensiven, nicht proteinurischen Patientin der systolische Blutdruck ≥140 mmHg und/oder der diastolische Blutdruck ≥90 mmHg ist.

Diese Form der Hypertonie wurde durch die amerikanische Arbeitsgemeinschaft Bluthochdruck (National High Blood Pressure Group 1990) als »transient hypertension« (vorübergehende Hypertonie) bezeichnet. Sie tritt während der Schwangerschaft oder in den ersten 24 h nach der Geburt ohne Zeichen einer Präeklampsie oder einer vorbestehenden Hypertonie auf. Der Blutdruck muss sich innerhalb von 10 Tagen nach der Geburt normalisieren.

In dem Konsensusreport wurde ausdrücklich betont, dass es sich dabei um eine **retrospektive Diagnose** handelt. Das Wiederholungsrisiko für eine »transient hypertension« in einer nachfolgenden Schwangerschaft wurde mit bis zu 88% angegeben (National High Blood Pressure Group 1990).

13.1.2 Präeklampsie

Synonyme: Gestose, proteinurische Gestationshypertonie, Preeclampsia

Definition

Die Präeklampsie ist definiert als das Auftreten einer Hypertonie und einer Proteinurie mit/ohne Ödeme nach der 20. SSW bei zuvor normotensiven Schwangeren.

Für die klinische Routine empfiehlt sich eine Unterscheidung in **leichte** und **schwere Verlaufsformen,** wobei sich diese Einteilung nach der Höhe des Hochdrucks und der Schwere der Proteinurie richtet. Allerdings besteht weltweit keine Einigkeit über eine derartige Einteilung.

Es werden 2 schwere (lebensbedrohliche) Verlaufsformen der Präeklampsie unterschieden.

13.1.3 Eklampsie (Eclampsia)

Definition

Treten tonisch-klonische Krampfanfälle bei einer Schwangeren mit Präeklampsie auf, die keiner anderen Ursache zugeordnet werden können, so spricht man von einer Eklampsie.

Eklamptische Anfälle können auch bei nur leicht erhöhten Blutdruckwerten auftreten. In seltenen Fällen kann eine Eklampsie auch ohne Proteinurie und/oder Hypertonie vorkommen. Zu beachten ist auch, dass eine Eklampsie in bis zu 28% der Fälle in den ersten 3 Wochen des Wochenbetts auftreten kann.

13.1.4 HELLP-Syndrom

Definition

Das HELLP-Syndrom ist durch seine typische laborchemische Konstellation

- **H** »hemolysis« (Hämolyse),
- **EL** »elevated liver enzymes« (erhöhte Leberenzyme),
- **LP** »low platelets« (erniedrigte Thrombozyten)

und das klinische Leitsymptom, den meist rechtsseitigen Oberbauchschmerz, charakterisiert.

In 10–30% der Fälle von Präeklampsie muss mit dem Auftreten eines HELLP-Syndroms innerhalb der ersten 6 Wochenbetttage gerechnet werden. Das HELLP-Syndrom kann in 10–15% gemeinsam mit einer Eklampsie auftreten.

13.1.5 Chronische Hypertonie (»chronic hypertension«)

Definition

Die chronische Hypertonie ist definiert als Hypertonie **vor** Eintritt der Schwangerschaft, zumindest vor der 20. SSW, oder Fortbestehen der Hypertonie über 6 Wochen postpartal.

Wenn keine Blutdruckwerte aus der Zeit vor der Schwangerschaft vorliegen, ist es einerseits schwierig, eine transiente von einer chronischen Hypertonie zu unterscheiden. Andererseits kann die chronische Hypertonie einer Schwangeren durch den physiologischen Blutdruckabfall ab dem 2. Trimenon überlagert werden.

13.1.6 Pfropfpräeklampsie (»superimposed preeclampsia«)

Definition

Bei der Pfropfpräeklampsie oder Pfropfgestose kommen bei einer Schwangeren mit chronischer Hypertonie charakteristische Gestosesymptome, meist eine **Proteinurie,** hinzu.

Liegt keine vorbestehende Nierenerkrankung vor, so ist das neue Auftreten einer Proteinurie von >0,3 g/Tag im 24-Stunden-Urin der zuverlässige Nachweis einer Pfropfpräeklampsie.

Schwangere mit lange vorbestehender chronischer Hypertonie, präexistenten kardiovaskulären oder renalen Erkrankungen haben ein signifikant erhöhtes Risiko für eine spätere Pfropfpräeklampsie und für eine vorzeitige Lösung der Plazenta. Dies gilt insbesondere, wenn der diastolische Blutdruck im 1. Trimenon bereits mehr als 110 mmHg beträgt. Bei diesen Schwangeren kann der Übergang in eine Präeklampsie nur durch engmaschige Kontrollen rechtzeitig erkannt werden.

13.2 Basisdiagnostik

13.2.1 Blutdruckmessung

Die Diagnose Hypertonie sollte nicht auf der Basis einer einzelnen Blutdruckmessung gestellt werden. Die 1. Messung sollte nach einer 2- bis 3-minütigen Ruhepause bei der sitzenden Patientin erfolgen. Initial ist an beiden Oberarmen an der sitzenden Patientin zu messen und im weiteren Verlauf – bei geringen Differenzen – am rechten Arm. Besteht eine größere Differenz zwischen den ermittelten Blutdruckwerten, ist an dem Arm, an dem der höhere Blutdruckwert festgestellt wurde, weiter zu messen. Der diastolische Blutdruck sollte als Korotkoff 5 (Verschwinden des Tones) – oder Korotkoff 4 (Leiserwerden des Tones), wenn K5 nicht messbar ist – registriert werden.

13.2.2 Proteinurie

Definition

Eine Proteinurie in der Schwangerschaft liegt vor, wenn sich im 24-Stunden-Urin ein Wert von höher als 0,3 g/24 h ergibt.

Als Kurztest zur Bestätigung einer Proteinurie ist auch der Urinteststreifen geeignet. Dabei gelten in der Schwangerschaft mehr als einfach-positive oder wiederholt-einfach-positive Ergebnisse als pathologisch.

13.2.3 Gewichtszunahme

Eine rasche Gewichtszunahme – höher als 2 kg/Woche – in der Schwangerschaft ist Ausdruck einer pathologischen Flüssigkeitsretention.

13.2.4 Laboruntersuchungen

Da es bei Vorliegen eines Schwangerschaftshochdrucks zu einer Verminderung des Plasmavolumens kommt, tritt bei den im Rahmen der Schwangerenvorsorge durchgeführten Untersuchungen eine Erhöhung des Hämoglobinwertes (>13 g/dl) und eine Erhöhung des Hämatokritwertes (>38%) auf.

Folgende Laboruntersuchungen sollten durchgeführt werden:

Laborparameter	Pathologischer Bereich
Hämoglobin	>13 g/dl
Hämatokrit	>38%
Thrombozyten	<100.000/µl
SGPT/SGOT	Anstieg
LDH	Anstieg
Bilirubin (indirekt)	>1,2 mg/dl
Harnsäure	>5 mg/dl
Eiweiß im Urin	>0,3 g/24 h
Fibrinogen	Abfall
Haptoglobin	Abfall
AT III	<70%

13

13.3 Therapie

13.3.1 Indikationsstellung

Bei Patientinnen mit RR-Werten zwischen 140/90 und 160/90 besteht keine Indikation zu einer medikamentösen Blutdrucksenkung. Es werden folgende **präventive** Strategien vorgeschlagen:
- körperliche Schonung (Arbeitserleichterung, -befreiung; ggf. Bettruhe in Seitenlage),
- Alkohol- und Nikotinverzicht,
- entspanntes psychosoziales Umfeld,
- Blutdruckselbstmessung,
- Einsatz psychotherapeutischer Verfahren,
- Diät,
- Substitution mit Magnesium und Kochsalz(?).

Schwangere mit einer hypertensiven Erkrankung in der Schwangerschaft können **ambulant** behandelt werden, nachdem die medikamentöse Blutdruckeinstellung stationär erfolgt ist, wenn die folgenden Voraussetzungen bestehen:
- Blutdruckwerte <160/100 mmHg,
- ambulante 24-Stunden-Blutdruckmessung,
- 2–3 RR-Kontrollen pro Woche,
- keine Proteinurie,
- keine zentralen Symptome,
- unauffälliges CTG (1- bis 2-mal pro Woche) und unauffällige Dopplersonographie,
- Laborparameter im Normbereich (1-mal pro Woche).

In der allgemeinen Praxis sollten Schwangeren mit leichten Verlaufsformen körperliche Schonung (häufigere Ruhepausen) und das Ausschalten von Stressfaktoren (Arbeitsunfähigkeit) empfohlen werden.

Die Patientinnen sollten **stationär** eingewiesen und behandelt werden, wenn folgende Veränderungen eingetreten sind:
- Hypertonie höher als 160 mmHg systolisch bzw. höher als 100 mmHg diastolisch,
- Hypertonie höher als 140/90 mmHg und Proteinurie >0,3 g/l,
- Proteinurie und rasche Gewichtszunahme mehr als 2 kg/Woche,
- Hinweise für eine fetale Gefährdung (pathologisches CTG und Dopplersonographie),

- Prodromalsymptome unabhängig vom Schweregrad der Hypertonie/Proteinurie,
- zentrale Symptome: *Cave* Eklampsie; Oberbauchschmerzen: *Cave* HELLP-Syndrom

> Alle Konsensusgruppen (USA, Kanada, Australien, Deutschland) bestehen übereinstimmend darauf, dass ein diastolischer Blutdruck >110 mmHg unter stationären Bedingungen gesenkt werden muss. Die Senkung der Hypertonie allein stellt allerdings keine kurative Maßnahme dar, da die Erkrankung sich auch unter antihypertensiver Behandlung verschlechtern kann.

Unabhängig von der Ätiologie der Präeklampsie sollte bei Blutdruckwerten >170 mmHg oder >110 mmHg diastolisch eine intravenöse antihypertensive Behandlung zur Prävention mütterlicher zerebrovaskulärer Komplikationen eingesetzt werden.

Indikationen zur Entbindung und geburtshilfliches Vorgehen

! Grundsätzlich sollte bei Patientinnen mit Präeklampsie <32 SSW ein konservatives Vorgehen angestrebt werden.

Bei folgenden mütterlichen Indikationen sollte möglichst rasch eine **Sektio** durchgeführt werden:
- nach Auftreten eines eklamptischen Anfalls,
- bei schwerer therapierefraktärer Präeklampsie,
- bei drohender Eklampsie mit persistierenden neurologischen Symptomen,
- bei Abruptio placentae, zerebraler Blutung, Leberhämatom.

Ziel der Behandlung vor der 35. SSW ist die Durchführung der Lungenreifung mit Celestan, die nach 48 h abgeschlossen ist.

13.3.2 Therapieziele

Die Behandlung des hohen Blutdrucks in der Schwangerschaft dient dazu, einerseits die mit der Hypertonie verbundenen mütterlichen Komplikationen wie zerebraler Insult, Linksherzinsuffizienz und Nierenversagen zu reduzieren und andererseits dadurch eine Verlängerung der Schwangerschaft zu erreichen. Mit der Verlängerung der Schwangerschaft werden die durch eine Frühgeburt bedingten kindlichen Komplikationen verringert.

> **Ziele einer medikamentösen Therapie**
> - Stabilisierung der Mutter und des Kindes, bis eine Geburt erfolgreich eingeleitet werden kann
> - Verhinderung einer Pfropfeklampsie mit schlechter fetaler Prognose

Von den meisten Autoren wird ein Zieldruck zwischen 140 und 170 mmHg systolisch und zwischen 90 und 110 mmHg diastolisch angegeben.

13.3.3 Nichtmedikamentöse Therapie

Bettruhe

Unter der Vorstellung, dass Bettruhe zu
- einer Mobilisierung von interstitieller Flüssigkeit (Ödeme) in den intravasalen Raum,
- einer Senkung der Aktivität des Sympathikus und
- einer Supprimierung des Renin-Angiotensin-Aldosteron-Systems (RAAS)

führt, wird sie vielfach angeordnet.

> Diese pathophysiologischen Überlegungen und eine sich daraus ableitende Evidenz für eine positive Auswirkung von Bettruhe auf den weiteren Verlauf der Schwangerschaft bei Patientinnen mit leichten Formen der Gestationshypertonie konnte jedoch in 3 prospektiv randomisierten Studien nicht bestätigt werden.

Auch wenn der Wert der Einhaltung von Bettruhe in den vorliegenden 3 Studien mit kleinen Fallzahlen nicht bestätigt wurde, so besteht allgemein Einigkeit darüber, dass Patientinnen mit einer schweren Form der Gestationshypertonie zur weiteren Abklärung und Überwachung **stationär** aufgenommen werden sollen (▶ 13.3.1).

Geburtshilfliches Management nach Aufnahme in die Klinik

Nach Aufnahme in die Klinik sollte die Patientin vor jeder Art von Hektik und Stress abgeschirmt werden.

Zu den notwendigen Untersuchungen gehören:

- kontinuierliche Blutdruckmessung,
- Kontrolle der Eigenreflexe,
- Kontrolle der Eiweißausscheidung im Urin,
- Laborkontrollen,
- CTG-/Ultraschall-Kontrollen.

Diät

Bei der essentiellen Hypertonie außerhalb der Schwangerschaft ist die Gewichtsreduktion eine sinnvolle begleitende Maßnahme.

> Bei Schwangeren mit Hypertonie besteht für die Empfehlung einer speziellen Diät bisher noch keine durch randomisierte Studien abgesicherte wissenschaftliche Erkenntnis.

Die Diskussion hierüber ist allerdings noch lange nicht abgeschlossen. Eine alleinige Diät zur Reduktion des Körpergewichtes in der Schwangerschaft hat aufgrund der sich dabei entwickelnden Ketonämie für den Feten schädliche Auswirkungen. Einige Studien ergaben einen Mangel an Antioxydanzien wie beispielsweise Vitamin C und E sowie Riboflavin. Das Ergebnis von prospektiven Studien über den präventiven Zusatz von Antioxydanzien zur Senkung des Risikos für das Auftreten einer Präeklampsie steht noch aus.

Prophylaktische Magnesiumgabe

Obwohl der intravenöse Einsatz von Magnesium in der Behandlung von Patientinnen mit Eklampsie zur Beendigung des eklamptischen Anfalls und bei schwerer Präeklampsie zur Eklampsieprophylaxe einen festen Platz hat, ist ein protektiver Effekt von oraler Magnesiumgabe zur Vermeidung einer hypertensiven Schwangerschaftserkrankung noch nicht gesichert.

> In 2 großen Studien (Duley 1995, Heilmann 1998) konnte kein Nachweis für den Effekt einer prophylaktischen Magnesiumgabe erbracht werden.

Kochsalzrestriktion

In vielen Kliniken und Praxen wurde bisher analog zu den Empfehlungen für nichtsschwangere Patientinnen mit essentieller Hypertonie eine Einschränkung der Kochsalzzufuhr in Form von Obst-Reis-Tagen empfohlen. Aber auch bei nichtschwangeren normotensiven Patienten führt bereits eine kurzfristige Kochsalzrestriktion zu einem signifikanten Anstieg des Gesamtcholesterins und des LDL-Cholesterins. Eine weitere Studie ergab darüber hinaus einen Anstieg der Harnsäure und des Seruminsulins. Zusätzlich zu diesen Veränderungen fand sich in beiden Untersuchungen ein Anstieg der Blutviskosität (Hämoglobin und Hämatokrit erhöht) und damit eine Verschlechterung der Rheologie. Damit verschlechtern sich die ohnehin bei Präeklampsie bestehenden Veränderungen der Blutviskosität noch weiter, was zu einer Verschlechterung des Zustandes von Mutter und Fetus führt.

> Es besteht heute Evidenz dafür, dass eine Kochsalzrestriktion keinen Einfluss auf die Senkung des Risikos für eine Schwangerschaftshypertonie oder eine Präeklampsie hat.

Vielmehr erscheint heute eine zusätzliche Kochsalzaufnahme über die Zunahme des Plasmavolumens und die Verbesserung der Rheologie sinnvoll.

Von der Arbeitsgemeinschaft Gestose-Frauen e.V. wird empfohlen, täglich 1–4 Teelöffel Salz zusätzlich einzunehmen, um das Präeklampsierisiko zu senken. Diese Empfehlung beruht auf einer Studie von 1958, nach der die Verläufe der schwangerschaftsinduzierten Hypertonie nach Kochsalzaufnahme milder waren.

13.3.4 Pharmakotherapie der Hypertonie in der Schwangerschaft

Zentrale α-Rezeptoren-Stimulanzien: z. B. Methyldopa (Presinol) bzw. Clonidin (Catapresan)

Beide Medikamente bewirken durch die Erregung zentraler α-Rezeptoren eine Verminderung des Sympathikotonus.

In der Schwangerschaft besteht für beide Substanzen kein erhöhtes Risiko für fetale Anomalien. Auch in Langzeitbeobachtungen ist kein Effekt auf das Kind beschrieben worden. In der Stillzeit ist Clonidin kontraindiziert, da in der Muttermilch die gleichen Konzentrationen wie im mütterlichen Serum gefunden werden (starke Lipophilie von Clonidin).

Dosierung

- Methyldopa: 3-mal 250 mg p.o. bis maximal 3 g Tagesdosis.
- Clonidin: zu Beginn: 0,075–0,3 mg p.o. bis maximal 0,6 mg (auf 2 Tagesdosen verteilt).

> Methyldopa ist das Mittel der ersten Wahl in der Behandlung der milden Hypertonie, da es das einzige Medikament ist, das über eine längere Zeit hinweg eingesetzt werden kann und bei dem eine vollständige Sicherheit für das Neugeborene und das Kleinkind gegeben ist.

α_1-Rezeptoren-Antagonisten (zentral und peripher): Urapidil (Ebrantil)

Der periphere Widerstand wird gesenkt. Der intrazerebrale Druck wird vermindert.

Kopfschmerzen treten deutlich seltener als unter Therapie mit Dihydralazin auf, eine Tachykardie fehlt völlig.

Ein erhöhtes Risiko für kindliche Anomalien besteht nicht.

Die antihypertensive Wirkung von Urapidil ist mit derjenigen von Dihydralazin zu vergleichen, bei gleichzeitig besserer Verträglichkeit und Steuerbarkeit.

Dosierung

Kontinuierliche, intravenöse Perfusion beginnend mit 6 mg/h bis maximal 24 mg/h. Initial kann eine Bolusinjektion mit 6,25–12,5 mg i.v. über 2 min erfolgen.

> In 2 unabhängig voneinander durchgeführten prospektiven klinischen Studien wurde die Wirksamkeit von Urapidil in der Senkung des hohen Blutdrucks beschrieben. Zudem traten im Vergleich mit Dihydralazin deutlich weniger mütterliche Nebenwirkungen auf. Bei 2 Neugeborenen in der Dihydralazingruppe bestand eine kindliche Asphyxie.

β-Rezeptoren-Blocker: z. B. Metoprolol (Beloc)

Die Blutdrucksenkung erfolgt über eine Blockade der β-Rezeptoren. Empfohlen werden β_1-selektive Rezeptorenblocker.

Relative Kontraindikationen bestehen in Asthma bronchiale, Herzinsuffizienz, Diabetes mellitus.

Immer wieder finden sich Berichte über das Auftreten von Small-for-gestational-age(SGA)-Kindern unter einer Langzeitbehandlung mit β-Blockern.

> **Cave**
>
> Aufgrund negativer Auswirkungen auf die fetomaternale Hämodynamik sollte Atenolol in der Schwangerschaft nicht eingesetzt werden.

Dosierung

Sie beträgt für den am häufigsten in der Schwangerschaft eingesetzten β-Blocker Metoprolol 50 mg (oral, in 2 Dosen) bis maximal 100 mg/Tag.

> Es gibt keine prospektive Vergleichsstudie zwischen Methyldopa und β-Rezeptoren-Blockern. Die Anwendung von β-Blockern galt lange als sicher, obwohl gerade unter einer längeren Anwendung von β-Blockern vermehrt das Auftreten einer intrauterinen Wachstumsretardierung beobachtet werden konnte. Außerdem gibt
>
> ▼

es Hinweise, dass Frühgeborene mit »very-low birthweight« (VLBW: <1500 g), deren Mütter bei Vorliegen einer schwangerschaftsinduzierten Hypertonie oder Präeklampsie mit β-Blockern behandelt wurden, Nebenwirkungen dieser Behandlung aufwiesen.

Kalziumkanalblocker: z. B. Nifedipin (z. B. Adalat)

Über eine Relaxation der glatten Gefäßmuskulatur und eine konsekutive Hemmung des intrazellulären Kalziumeinstromes wird der periphere Widerstand erniedrigt und somit der Blutdruck gesenkt.

Während in der Akutbehandlung die orale Gabe möglich ist, gilt die Dauerbehandlung in Deutschland in der Schwangerschaft nicht als Mittel der ersten Wahl und ist im 1. Trimenon kontraindiziert. In einer Studie von Prevost et al. (1992) fanden sich im Nabelschnurblut 93% der Plasmakonzentration der Mutter nach Gabe von Nifedipin wieder.

Cave

Erfahrungen mit der Langzeitanwendung der oralen Medikation in Bezug auf die Auswirkungen auf Mutter und Kind liegen noch nicht vor. Kalziumkanalblocker sind deshalb für die Dauerbehandlung in Deutschland nicht zugelassen.

In einer Metaanalyse von Maggee et al. (2003) werden 8 prospektive Untersuchungen zitiert, in denen Nifedipin mit Dihydralazin in der Behandlung der mittelschweren bis schweren Hypertonie verglichen wird. Dabei werden von den meisten Autoren bei der Anwendung von Nifedipin weniger mütterliche Nebenwirkungen gesehen als bei den Schwangeren, die mit Dihydralazin behandelt wurden. Gleichwohl gibt es eine Heterogenität der Ergebnisse, und so beschreibt die Arbeitsgruppe von Fenakel et al. 1991, dass bei Schwangeren, die mit Nifedipin behandelt wurden, häufiger ein Hautexanthem aufgetreten sei. Außerdem hatten diese Autoren keine Unterschiede in den Nebenwirkungen (Übelkeit, Erbrechen, Visusveränderungen, Oberbauchschmerzen, Schwindelanfälle, Bronchospasmen) zwischen den beiden Behandlungsarmen (Nifedipin und Dihydralazin) beobachtet.

Dosierung

Sie beträgt in der Akutbehandlung 5–10 mg sublingual. Maximale Tagesdosis 15–60 mg p.o.

In einer Übersichtsarbeit von Levin et al. (1994) wird der primäre Stellenwert von Methyldopa auch im Vergleich zu Kalziumkanalblockern bestätigt.

Vasodilatatoren: Dihydralazin (Nepresol)

Dihydralazin ist das älteste in der Schwangerschaft eingesetzte Antihypertensivum. Es bewirkt direkt an der Gefäßwand eine Vasodilatation und benötigt für seine Wirkung ein intaktes Endothelium.

Unter den Nebenwirkungen ist besonders die mütterliche Tachykardie aufgrund der Stimulation des Sympathikus für die Patientinnen belastend. Durch die Stimulation des Renin-Angiotensin-Aldosteron-Systems kommt es zu einer Flüssigkeitsretention und damit Verstärkung der ohnehin bei Präeklampsie bestehenden Ödemneigung.

Cave

In zahlreichen Untersuchungen wurde darauf hingewiesen, dass es infolge der individuell verschiedenen Metabolisierung immer wieder zu anhaltenden Blutdruckabfällen kommt, die zu pathologischen CTG-Veränderungen führen.

Dosierung

Bolusinjektion: 5 mg i.v.; Perfusorspritze mit 50 ml NaCl 0,9%; Dosierung in Abhängigkeit des Blutdruckwertes; Beginn meist mit 4,5 mg/h bis maximal 100 mg.

13

Nach einer Umfrage von Heilmann, Wacker und Rath 2004 ist zurzeit in Deutschland Dihydralazin bei schwerer Hypertonie in der Schwangerschaft das immer noch am meisten verwendete Antihypertensivum. Diese auf der persönlichen Erfahrung Einzelner oder der Meinung von Experten beruhende Entscheidung für Dihydralazin widerspricht den Ergebnissen zahlreicher Vergleichsstudien und der großen Metaanalyse von Maggee et al. (2003), in denen sich große Nachteile von Dihydralazin hinsichtlich der mütterlichen Nebenwirkungen (Tachykardie, Schwindelanfälle, Kopfschmerzen, Oligurie etc.) und des fetalen Outcome zeigten. Aufgrund der sich aus den vorliegenden Studien ergebenden Vorteile von Nifedipin und Labetalol/Urapidil gegenüber Dihydralazin schließt die Autorengruppe von Maggee et al., dass Dihydralazin nicht mehr länger Mittel der ersten Wahl in der Behandlung der schweren Hypertonie ist.
Innerhalb der deutschen Gruppe, die die aktuelle Leitlinie zur Diagnostik und Therapie hypertensiver Schwangerschaftserkrankungen erstellte, besteht genereller Konsens, dass eine antihypertensive Therapie aus mütterlicher Indikation bei Blutdruckwerten >170/110 mmHg erforderlich ist (Duley et al. 2006). Das jüngste Cochrane Review wie auch eine kurz danach erschienene Metaanalyse zeigten keine klaren Vorteile für eine Substanz (Duley u. Henderson-Smart 2002, Maggee 2003). Aufgrund der Metaanalyse von Maggee ist jedoch Dihydralazin nicht mehr Mittel der ersten Wahl. Somit können in Deutschland die in Deutschland erhältlichen Medikamente Nifedipin, Urapidil und Dihydralazin ohne eindeutige Präferenz zur Behandlung der schweren Hypertonie in der Schwangerschaft eingesetzt werden Dabei ist allerdings der Off-Label-Use von Nifedipin und Urapidil zu beachten. Eine 2006 publizierte deutsche Multicenterstudie zum Vergleich von Dihydralazin und Urapidil, übrigens die bisher einzige Multicenterstudie zum Einsatz von Antihypertensiva bei schwerer Hypertonie in der Schwangerschaft, erbrachte bei den Patientinnen aller beteiligten 7 Kliniken einen Vorteil von Urapidil gegenüber Dihydralazin hinsichtlich geringerer mütterlicher Nebenwirkungen (Wacker et al. 2006).
Hinsichtlich der Problematik von Präeklampsie und Evidence based Medicine (EbM) sei auf unser Übersichtsreferat verwiesen (Wacker et al. 2005).

Diuretika

Cave

Diuretika sind für die Behandlung der Hypertonie in der Schwangerschaft nicht indiziert. Eine Indikation gibt es lediglich bei kardialen Ödemen und beim Lungenödem. Im 2. und 3. Trimenon kann es bei Langzeitanwendung zur Verminderung des Plasma- und Herzminutenvolumens kommen, mit konsekutiver uteroplazentarer Minderperfusion.

13.3.5 Pharmakotherapie der schweren Präeklampsie mit Antikonvulsiva

Bei Vorliegen einer schweren Präeklampsie mit Hypertonie, Proteinurie oder Prodromalsymptomen (zentrale Symptome) ist eine intravenöse, antikonvulsive Therapie indiziert.

Magnesiumsulfat

Der Mechanismus der Magnesiumwirkung ist z. T. unbekannt. Bei der Verhinderung der eklamptischen Anfälle kann eine direkte Wirkung auf die Blutgefäße einschließlich der Freisetzung von Prostazyklin eine Rolle spielen. Andererseits wird die Thrombozytenaggregation gehemmt und die Freisetzung von freien Sauerstoffradikalen vermindert.

Folgende Nebenwirkungen sind unter einer intravenösen Therapie mit Magnesiumsulfat zu beachten: Atemdepression, Herzrhythmusstörung, Herz- und Atemstillstand. Diese Nebenwirkungen können durch die gleichzeitige Gabe von Kalziumantagonisten verstärkt werden.

Neben der Messung der Magnesiumkonzentration im Serum (Serumspiegel: 1,3–4 mmol/l; therapeutischer Spiegel: 4–8 mmol/l) sind während der intravenösen Therapie mit Magnesiumsulfat

- die Kontrollen des Reflexstatus (besonders Bizepssehnenreflex),
- die Urinausscheidung (mindestens 100 ml in 4 h per Dauerkatheter),
- die Atemfrequenz (sollte 12/min nicht unterschreiten) und
- das EKG-Monitoring

von Bedeutung. Kalzium sollte zur evtl. sofortigen i.v.-Injektion als Antidot bereitliegen (1 Amp. = 10 ml Kalziumglukonat 10% langsam i.v. über 3 min).

Dosierung

Bei schwerer Präeklampsie und/oder eklamptischem Anfall Beginn mit 4 g Magnesiumsulfat, appliziert in verdünnter Form über 15–20 min mittels Perfusor oder Kurzinfusion (50%iges Mg-5-Sulfat Amp. = 5 g/10 ml, davon 8 ml mit 32 ml NaCl über 20 min injizieren.

Danach kontinuierliche intravenöse Erhaltungsdosis mit 1–2 g/h.

> Aufgrund der Kontroverse um das beste Antikonvulsivum und der unterschiedlichen klinischen Praxis in Europa, USA und Australien wurden die 3 am häufigsten eingesetzten Antikonvulsiva Magnesiumsulfat, Diazepam und Diphenylhydantoin miteinander in mehreren großen Studien verglichen. Das Ergebnis der größten Studie (Magpie-Studie) wurde im Juni 2002 in der Zeitschrift Lancet veröffentlicht (Magpie Trial Collaborative Group 2002). Sowohl im Vergleich mit einem Placebo als auch im direkten Vergleich mit Diazepam und Diphenylhydantoin konnte mit Magnesiumsulfat die Häufigkeit eklamptischer Anfälle deutlich gesenkt werden.

Um diese deutlichen Vorteile von Magnesiumsulfat darzustellen, seien an dieser Stelle exemplarisch der Forrest Plot aus den Originalarbeiten wiedergegeben (◘ Abb. 13.1).

	Anzahl der Ereignisse: Magnesiumsulfat	Anzahl der Ereignisse: Plazebo	relatives Risiko (95% CI)
1. hohe perinatale Mortalität/Land	22/1814	64/2812	0,34 (0,28–1,03)
2. mittlere perinatale Mortalität/Land	14/1463	26/1461	0,54 (0,28–1,03)
3. niedrige perinatale Mortalität/Land	4/778	6/782	0,67 (0,19–2,37)
4. Randomisierte vor Entbindung	36/4416	88/4359	0,40 (0,27–0,59)
5. <34. SSW	13/1206	24/1206	0,54 (0,28–1,06)
6. ≥34. SSW	23/3210	64/3153	0,35 (0,22–0,57)
7. schwere Präeklampsie	15/1297	37/1345	0,42 (0,23–0,76)
8. nicht schwere Präeklampsie	25/3758	59/3710	0,42 (0,26–0,67)
9. Randomisiert nach Entbindung	4/639	8/696	0,54 (0,16–1,80)
10. Antikonvulsiva vor Studie	10/439	8/435	1,24 (0,49–3,11)
11. keine Antikonvulsiva vor Studie	30/4590	88/4583	0,34 (0,23–0,51)
12. drohende Präeklampsie	8/810	31/829	0,26 (0,12–0,57)
13. keine drohende Präeklampsie	32/4245	65/4226	0,49 (0,21–0,56)
14. Alle Frauen	*40/5055*	*96/5055*	*0,42 (0,29–0,60)*

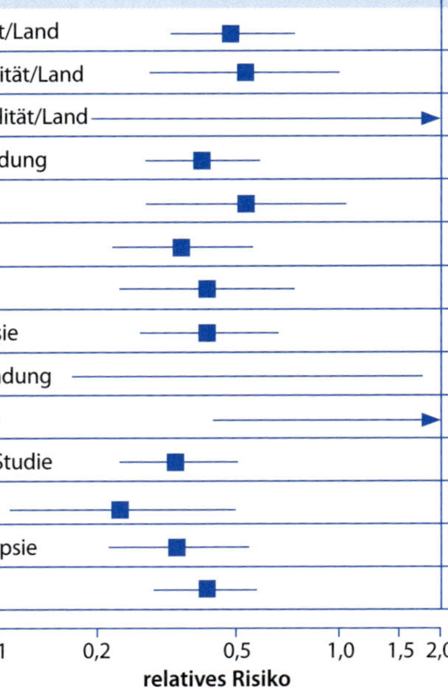

◘ **Abb. 13.1.** Vergleich zwischen Magnesiumsulfat und Placebo bei schwerer Präeklampsie; Ergebnisse der Magpie-Studie. (Mod. nach Magpie Trial Collaborative Group 2002)

Er zeigt den Vergleich zwischen Magnesiumsulfat und Placebo bei schwerer Präeklampsie. Therapieziel war, einen eklamptischen Anfall durch prophylaktische Magnsiumsulfatgabe zu verhindern.

Aus den vorliegenden Studien ergibt sich ein eindeutiger Vorteil für Magnesiumsulfat bei Patientinnen mit Eklampsie und schwerer Präeklampsie.

Diazepam (Valium)

Diazepam gehört zur Gruppe der Tranquilizer.

Folgende Nebenwirkungen treten unter einer Behandlung mit Diazepam auf: Müdigkeit, Verwirrtheit, Sehstörungen, anterograde Amnesie.

Cave

Beim Neugeborenen ist eine anhaltende Atemdepression mit häufig nachfolgender Notwendigkeit einer Intubation zu beachten.

Dosierung

Initial 10 mg i.v. über 2 min (evtl. wiederholt); dann Perfusor (NaCl-0,9%-Lösung); 40 mg/24 h, danach 20 mg/24 h.

Diphenylhydantoin (Phenhydan, Epanutin)

Es wirkt zentral sedierend, wobei als unerwünschte Wirkung Herzrhythmusstörungen bis hin zum Herzstillstand auftreten können. Es wird deshalb in Deutschland kaum eingesetzt.

Dosierung

1 g i.v. unter EKG-Monitoring langsam infundieren, danach 100 mg alle 6 h.

Medikamente und Dosierung bei schwerer Präeklampsie

- **Magnesiumsulfat**
  - 4 g über 15–20 min i.v.
  - Erhaltungsdosis: 1–2 g/h bis 48 h post partum
- **Urapidil**
  - Bolus: 6,25–12,5 mg über 2 min i.v.
  - Perfusorgesteuerte Dauerapplikation 6–24 mg/h (große therapeutische Breite; höhere Dosierung entsprechend dem Ansprechen des mütterlichen Blutdrucks möglich)
- **Nifedipin**
  - 5 mg oral, als Initialtherapie möglich (Notfalltherapie)
- **Dihydralazin**
  - 5 mg alle 20 min i.v.
  - Erhaltungsdosis: perfusorgesteuerte Dauerapplikation 2–20 mg/h

13.3.6 Pharmakotherapie mit Plasmaexpandern bei schwerer Präeklampsie

Hydroxyethylstärke (HES)

Bei schwerer Präeklampsie bestehen i. Allg. eine Verminderung des Plasmavolumens und eine Hämokonzentration. Daraus ergibt sich die Notwendigkeit einer **therapeutischen Volumenexpansion**. Bei Präeklampsie besteht jedoch gleichzeitig eine Permeabilitätssteigerung des Endothels, so dass ein Lungenödem bei zu großer Flüssigkeitszufuhr eine bekannte Komplikation darstellt.

Ohne invasives Monitoring wird die folgende Dosierung und Infusionsgeschwindigkeit vorgeschlagen:

Dosierung

500 ml 6%-HES mit 500 ml NaCl 0,9% über 24 h

! Unter der Therapie mit Plasmaexpandern sind eine strenge Bilanzierung und eine Überwachung der Patientin mit einem Pulsoxymeter notwendig.

Es liegen zurzeit noch keine großen, randomisierten Studien zum Einsatz von Plasmaexpandern bei schwerer Präeklampsie vor.

13.4 Wichtige Empfehlungen

Epidemiologie:	Hochdruckerkrankungen in der Schwangerschaft treten bei 8–10% der Schwangerschaften in Deutschland auf. In Entwicklungsländern beträgt die Inzidenz z. T. bis zu 20%. Die Hypertonie in der Schwangerschaft und die damit verbundenen Komplikationen stehen an 2. bzw. 3. Stelle der mütterlichen Morbidität und Mortalität weltweit.
Klinik:	Die Einteilung erfolgt nach klinischen Kriterien (Höhe des Blutdrucks und Begleitsymptomatik), dem Auftreten einer Proteinurie und bei Vorliegen eines HELLP-Syndroms nach biochemischen Labordaten (Leberenzyme, LDH, Thrombozyten). Oberbauchbeschwerden können auf ein HELLP-Syndrom hinweisen.
Diagnose und Therapie:	Leichte Formen der Gestationshypertonie (Blutdruckwerte zwischen 140 und 160 mmHg systolisch/90–100 mmHg diastolisch) ohne Proteinurie (d. h. <300 mg Eiweiß/l im 24-h-Urin) können ambulant unter engmaschiger Kontrolle behandelt werden. Bei Blutdruckwerten von mehr als 160 mmHg systolisch und 100 mmHg diastolisch müssen die Patientinnen stationär eingewiesen werden. Die Behandlung der Präeklampsie besteht in einer schonenden Blutdrucksenkung und einer Eklampsieprophylaxe mit Magnesiumsulfat. Einzelne kleine Studien zeigen einen günstigen Einfluss einer Hämodilution. Während der Behandlung ist der Zustand des Feten engmaschig bzw. kontinuierlich zu kontrollieren. Eine Lungenreifung ist vor der abgeschlossenen 34. SSW durchzuführen.
Prävention:	Der Erfolg einer Prävention mit Low-dose-Aspirin hat sich in einer großen Studie (CLASP) nicht bestätigen lassen. Zurzeit wird auf eine ausreichende, vitaminreiche Ernährung zur Prävention der Präeklampsie hingewiesen.

Literatur

American College of Obstetricians and Gynecology (ACOG) (1996) Hypertension in pregnancy. Technical bulletin no. 219. Int J Gynecol Obstet 53: 175–183

Australian Society for the Study of Hypertension in Pregnancy (1993) Management of hypertension in pregnancy: executive summary. Med J Austr 158: 700–702

Dubois D, Petitcolas J, Temperville B (1982) Treatment of hypertension in pregnancy with beta-adrenoceptor antagonists. Br J Clin Pharmacol 13: 3375–3379

Duley L (1995) Which anticonvulsant for women with eclampsia? Evidence from the Collaborative Eclampsia Trial. The Eclampsia Trial Collaborative Group. Lancet 345: 1455–1463

Duley L, Meher S, Abalos E (2006) Management of pre-eclampsia. BMJ 332: 463–468

Duley L, Henderson-Smart D (2002) Drugs for rapid treatment of very high blood pressure during pregnancy. Cochrane Database Syst Rev 4: CD001449

Fenakel K, Fenakel G, Appelman Z, Lurie S, Katz Z, Shoham Z (1991) Nifedipine in the treatment of severe preeclampsia. Obstet Gynecol 77: 331–337

Heilmann L, Rath W, Wacker J (1998) Diagnostik, Therapie und geburtshilfliches Vorgehen bei schweren hypertensiven Schwangerschaftserkrankungen. Frauenarzt 39: 1706–1716

Heilmann L, Wacker J, Rath W (2004) Die Diagnostik und Therapie des Schwangerschaftshochdruckes in Deutschland: Ergebnisse einer Umfrage an deutschen Frauenkliniken. Geburtsh Frauenheilk 64 589–599

Hermer M, Bruchhausen V von (1988) Clonidin bei Hypertonie in der Schwangerschaft. Geburts Frauenheilk 48: 904

Howarth GR, Seris A, Venter C, Pattinson RC (1997) A randomized controlled pilot study comparing urapidil to dihydralazine in the management of severe hypertension in pregnancy. Hypertension Pregn 16: 213–221

Kaaja R, Hiilemaa V, Holma K, Jarvenpaa AL (1992) Maternal antihypertensive therapy with betablockers associated with poor outcome in very-low birthweight infants. Int J Gynecol Obstet 38: 195–199

Knuist M, Bonsel GJ, Zondervan HA, Treffers P (1998) Low sodium diet and pregnancy-induced hypertension: a multicentre randomised controlled trial. Br J Obstet Gynaecol 105: 430–434

Kyle PM, Redman CWG (1992) Comparative risk-benefit assessment of drugs used in the management of hypertension in pregnancy. Drug Safety 7: 223–234

Leveno KJ, Cunningham FG (1999) Management of preeclampsia. In: Lindheimer MD, Roberts JM, Cunningham FG (eds) Hypertension in pregnancy. Appleton & Lange, Stanford, Connecticut, pp 543–580

Levin AC, Doering PL, Hutton RC (1994) Use of Nifedipine in the hypertensive disease of pregnancy. Ann Pharmacol 28: 1371–1378

Mabie WC (1999) Management of acute severe hypertension and encephalopathy. Clin Obstet Gynecol 42: 519–531

Maggee LA, Cham C, Waterman EJ, Ohlsson A, Dadelszen P von (2003) Hydralazine for treatment of severe hypertension in pregnancy: meta-analysis. BMJ 327: 955–965

Magpie Trial Collaborative Group (2002) Do women with pre-eclampsia, and their babies, benefit from magnesium sulphate? The Magpie Trial: a randomised placebo-controlled trial. Lancet 359: 1877–1890

Maten GD van der, Raaij JMA van, Visman L et al. (1997) Low sodium diet in pregnancy: effects on blood pressure and maternal nutritional status. Br J Nutr 77: 703–720

Millar JA (1988) Salt and pregnancy-induced hypertension. Lancet 27: 514

National High Blood Pressure Education Program (1990) Working Group Report on High Blood Pressure in Pregnancy. Am J Obstet Gynecol 163: 1689–1712

Prevost RR, Akl SA, Whybrew WD, Sibai BM (1992) Oral nifedipine pharmacokinetics in pregnancy-induced hypertension. Pharmacotherapy 12: 174–177

Report of the Canadian Society Consensus Conference (1997) CMAJ 157: 715–725; 907–919; 1245–1254

Robinson M (1958) Salt in pregnancy. Lancet January 178–181

Ruppert M, Diehl K, Kolloch R et al. (1991) Short-term dietary sodium restriction increase serum lipids and insulin in salt-sensitive and salt-resistant normotensive adults. Klin Wochenschr 69 [Suppl] 25: 51–57

Seabe SJ, Moodley J, Becker P (1989) Nifedipine in acute hypertensive emergencies in pregnancy. SAMJ 76: 248–250

Sibai BM (1996) Treatment of hypertension in pregnant women. N Engl J Med 335: 257–265

Sibai BM, Abdella TN, Anderson GD (1983) Pregnancy outcome in 211 patients with mild chronic hypertension. Obstet Gynecol 61: 571–576

Sibai BM, Villar MA, Bray E (1989) Magnesium supplementation during pregnancy: a double-blind randomized controlled trial. Am J Obstet Gynecol 161: 115–119

Spätling L, Spätling G (1988) Magnesium supplementation in pregnancy. A double-blind study. Br J Obstet Gynaecol 95: 120–125

Vink GJ, Moodley J, Philpott RH (1980) Effect of dihydralazine on the fetus in the treatment of maternal hypertension. Obstet Gynecol 55: 519–522

Wacker J, Werner P, Walter-Sack I, Bastert G (1998) Treatment of hypertension in patients with pre-eclampsia: a prospective parallel-group study comparing dihydralazine with urapidil. Nephrol Dial Transplant 13: 318–325

Wacker J, Werner P, Schulz M, Henschel B, Bastert G (1999) Aktuelle Aspekte in der antihypertensiven Therapie bei Schwangeren mit Präeklampsie. Zentralbl Gynäkol 121: 631–636

Wacker J, Frühauf J, Schulz M, Chiwora FM, Bastert G (2000) Riboflavin deficiency and preeclampsia. Obstet Gynecol 96: 38–44

Wacker J, Schild R, Homuth V (2005) Präeklampsie und Evidence based Medicine (EbM). Geburtsh Frauenheilk 65: 530–533

Wacker JR, Wagner BK, Briese V, Schauff B, Heilmann L, Bartz C, Hopp H (2006) Antihypertensive therapy in patients with pre-eclampsia: A prospective randomised multicentre study comparing dihydralazine with urapidil. Eur J Obstet Gynecol Reprod Biol 127: 160–165

Weder AB, Egan BM (1991) Potential deleterious impact of dietary salt restriction on cardiovascular risk factors. Klin Wochenschr 25: 45–50

HELLP-Syndrom

Jürgen Wacker, Gregor Seeliger

14.1 Definition, Häufigkeit

Das HELLP-Syndrom stellt eine schwere Verlaufsform der Präeklampsie/Eklampsie dar. Die aktuelle Literatur beschreibt das HELLP-Syndrom als eine schwere Form der Präeklampsie mit Blutgerinnungsstörungen, obgleich in Vorträgen immer wieder auf die »Entität« HELLP-Syndrom hingewiesen wird, in dessen Verlauf es zu Blutdruckerhöhungen kommen kann. Fred Kubli (1987, mündl. Mitteilung) wies bereits darauf hin, dass das 1982 von Weinstein eingeführte Akronym »HELLP« den klinisch tätigen Geburtshelfern als Syndrom seit langem bekannt war.

Dieses Akronym, das in der Vergangenheit zu voreiligem Handeln und vielerorts auch zu Hektik im Kreißsaal führte, beschreibt lediglich die folgenden Laborparameter:

- **H:** »hemolysis« [nach Williams Obstetrics (Cunninham u. Leveno 2005) eine mikroangiopathische, hämolytische Anämie],
- **EL:** »elevated liver enzymes« (pathologische Erhöhung der Leberenzyme),
- **LP:** »low platelet count« (Thrombozytopenie).

Als einziges klinisches Korrelat bei Vorliegen eines HELLP-Syndroms finden sich bei ca. 85–90% der betroffenen Schwangeren Oberbauchschmerzen, so dass auch eine Schreibweise »HELLP**P**-Syndrom« sinnvoll erscheint, um auf dieses Symptom hinzuweisen. Der Verdienst der Einführung des Begriffs »HELLP-Syndrom« liegt darin begründet, dass die Vertreter anderer Fachdisziplinen wie Internisten und Chirurgen diese Erkrankung in die Differenzialdiagnose der Oberbauchschmerzen in der Schwangerschaft miteinbeziehen und deshalb vor Durchführung einer Gastroskopie oder Cholezystektomie die HELLP-spezifischen Laborparameter untersuchen.

Das HELLP-Syndrom tritt in 0,17–0,85% aller Lebendgeburten auf. Im Gegensatz zur Präeklampsie sind keine jahreszeitlichen Unterschiede bekannt, wohl aber ethnische Unterschiede. Bei Vorliegen einer Präeklampsie muss in 4–35% der Fälle mit einem HELLP-Syndrom gerechnet werden. Nach Rath (1998) hat sich innerhalb von 10 Jahren das Verhältnis von Präeklampsie/Eklampsie zu HELLP-Syndrom von 5:1 auf 2:1 verändert. Auch die Qualität der Einweisungsdiagnosen hat sich deutlich verbessert. So kamen noch Ende der 80er Jahre in Deutschland auf 1 korrekte Einweisungsdiagnose 10 Fehldiagnosen.

14.2 Pathophysiologie

Bereits 1985 beschrieben Cunningham et al. das Vorhandensein von Sphärozyten und Retikulozyten im peripheren Blutausstrich. Die Autoren führten diese Veränderungen der Erythrozyten und die dadurch bedingte Hämolyse auf eine Mikroangiopathie zurück, die durch Veränderungen der Endothelzellen, verstärkte Thrombozytenaggregationen und vermehrte Fibrinablagerungen bedingt ist. Nach Gamzu et al. (2001) führen die Veränderungen in der Membran der Erythrozyten bei Schwangeren mit HELLP-Syndrom zu einem Zustand einer pathologischen Hyperkoagubilität.

Die Thrombozytopenie ist nach Harlow et al. (2002) Folge einer verstärkten Aktivität der Thrombozyten, einer vermehrten Thrombozytenaggregation und eines sich daraus ergebenden erhöhten Verbrauchs der Thrombozyten. Dies führt zu einer Zunahme des Thrombozytenvolumens und zu einer kürzeren Lebensdauer der Thrombozyten. Als Folge dieser Veränderungen ist Thrombopoietin – ein Zytokinin, das die Entstehung der Thrombozyten aus den Megakaryozyten stimuliert – nach Frolich et al. (1998) bei Schwangeren mit HELLP-Syndrom erhöht. Diese Veränderung erklärt die reaktive Thrombozytose wenige Tage nach Entbindung bei HELLP-Syndrom und das sich daraus ergebende Risiko für ein Auftreten einer Thrombose.

Rudolf Virchow beschrieb schon 1856 »periportale Blutungen in der Leber« bei schweren Eklampsien mit fatalem Ausgang. Es ist unstrittig, dass die gefundenen Leberveränderungen und Hämatome typisch für das Vorliegen eines HELLP-Syndroms sind und dass nach Manas et al. (1985) und Rosen et al. (2003) diese klinisch nicht auffälligen Hämatome in der Leber häufiger als früher vermutet werden.

Wird diese Kaskade zwischen sich verstärkender Endotheldysfunktion und intravasaler Gerinnungsaktivierung mit nachfolgendem Thrombozytenverbrauch nicht durchbrochen, kann nach Rath innerhalb weniger Stunden eine klinisch manifeste disseminierte intravasale Gerinnung (DIC) mit der Folge einer Verbrauchskoagulopathie und tödlichen Blutungskomplikationen sowie Multiorganversagen resultieren.

14.3 Klinik und Differenzialdiagnose

Neben der Labordiagnostik ist der Oberbauchschmerz das Leitsymptom der Schwangeren mit HELLP-Syndrom. Claudia Girardi (2004) hat in ihrem Buch *Hellp – eine Albtraumnovelle oder ein Lehrbuch über ein Syndrom* eindrücklich auf die Folgen der Fehleinschätzung dieser Beschwerden in ihrem eigenen Fall hingewiesen.

Oberbauchschmerzen treten bei mehr als zwei Drittel der Patientinnen mit HELLP-Syndrom auf. Nach Sibai (1986) und Reubinoff u. Schenker (1991) besteht bei bis zu 20% der Patientinnen mit HELLP-Syndrom keine Hypertonie und in bis zu 10% keine Proteinurie. Es besteht somit die Gefahr, ein HELLP-Syndrom zu übersehen, wenn man bei Fehlen der präeklampsietypischen Symptome das richtungsweisende Symptom »rechtsseitige Oberbauchmerzen« falsch einschätzt. Außerdem besteht keine Korrelation zwischen der Schwere der Präeklampsie und der Höhe der HELLP-spezifischen Laborparameter.

In ◘ Abb. 14.1 sind die häufigsten klinischen Symptome bei HELLP-Syndrom aufgeführt.

Nach Barton u. Sibai (2004) gilt es, die folgenden Erkrankungen bei der Differenzialdiagose des HELLP-Syndromes auszuschließen:
- Akute Schwangerschaftsfettleber
- Hyperemesis gravidarum
- Appendizitis
- Idiopathische Thrombozytopenie
- Diabetes insipidus
- Urolithiasis
- Gallensteinleiden
- Ulcus duodeni
- Gastroenteritis
- Pyelonephritis
- Systemischer Lupus erythematodes
- Hämolytisch-urämisches Syndrom
- Thrombotisch-thrombozytopenische Purpura
- Hepatitis

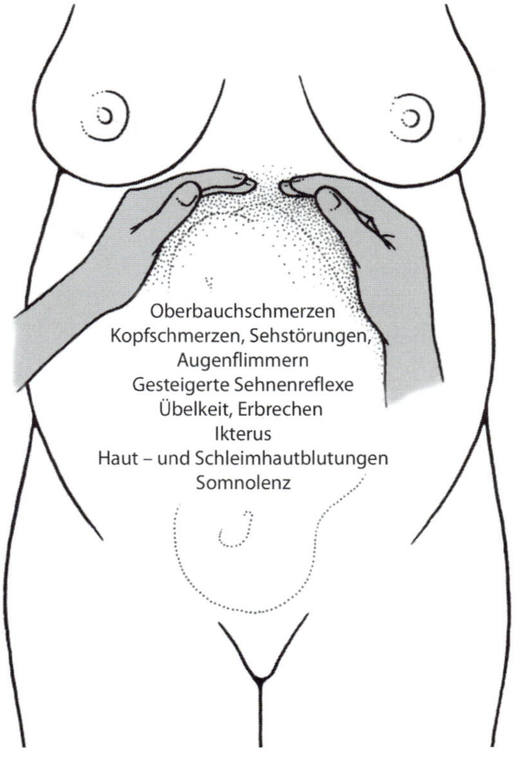

◘ **Abb. 14.1.** Klinische Symptome bei HELLP-Syndrom (aus Wacker et al., Springer-Verlag 1994)

14.4 Labordiagnostik

Das HELLP-Syndrom ist durch eine pathologische Konstellation einzelner Laborparameter definiert. ◘ Abbildung 14.2 fasst die wichtigsten Laborveränderungen bei HELLP-Syndrom zusammen.

Rath (1998) wies darauf hin, dass normale Haptoglobinwerte trotz Hämolyse zu erwarten sind, wenn durch Vorliegen einer entzündlichen Erkrankung (z. B. Amnioninfektionssyndrom) die Synthese des Haptoglobins als »Akutphasenprotein« gesteigert ist. Hackenberg et al. zeigten 1998, dass bei Schwangeren mit HELLP-Syndrom in 65% der Fälle eine Erhöhung des CRP beobachtet wurde, die mit dem Ausmaß der Thrombozytopenie korrelierte.

Magann u. Martin (1999) veröffentlichten 2 verschieden Klassifikationen des HELLP-Syndroms (◘ Tab. 14.1).

Nach Magann u. Martin (1999) bestehen bei Vorliegen folgender pathologischer Veränderungen der Laborwerte erhebliche Gefahren für Mutter und Kind:
- Thrombozytenwerte <50.000/µl
- LDH >1400 IU/l
- GOT >150 IU/l
- GPT >100 IU/l
- Harnsäure >7,8 mg/dl
- CPK >200 IU/l
- Kreatinin >1,0

Tab. 14.1. Klassifikationen des HELLP-Syndroms. (Nach Magann u. Martin 1999)

Mississippi-Klassifikation	Tennessee-Klassifikation
Thrombozytopenie Kategorie 1: <50.000/µl Kategorie 2: >50.000 bis <100.000/µl Kategorie 3: >100.000 bis <150.000/µl Hämolyse und Leberenzyme LDH >600U/l GOT/GPT >40 IU/l	Komplettes HELLP-Syndrom: <100.000/µl Thrombozyten LDH >600 U/l GPT >70 IU/l Inkomplettes HELLP-Syndrom: Einer oder zwei der genannten pathologischen Laborwerte vorhanden

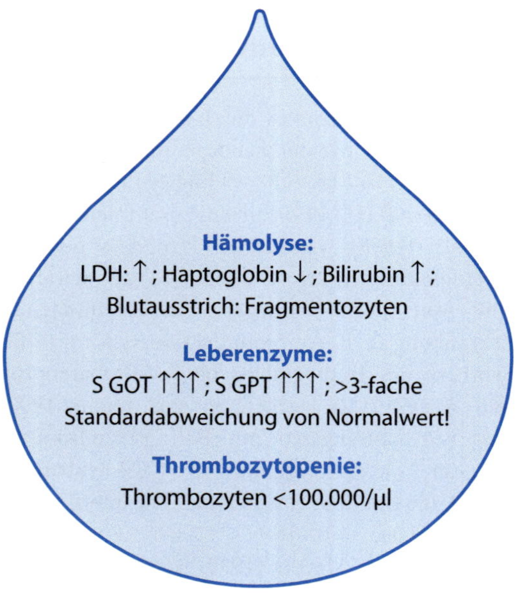

Abb. 14.2. Laborveränderungen bei HELLP-Syndrom

14.5 Therapie

Da die Ätiologie des HELLP-Syndroms unklar und der Verlauf und die Schwere der Erkrankung nicht voraussehbar sind, gilt es Schaden von Mutter und Kind durch eine symptomatische Therapie abzuwenden. Nach Barton u. Sibai (2004) müssen die folgenden möglichen mütterlichen Komplikationen verhindert:
- Disseminierte intravasale Gerinnung (DIC)
- Vorzeitige Plazentalösung
- Lungenödem
- Akutes Nierenversagen
- Subkapsuläres Leberhämatom
- Intrazerebrale Blutung
- Hirnödem
- Larynxödem

Sibai bezifferte 1993 das Auftreten schwerer mütterlicher Komplikationen bei Vorliegen eines HELLP-Syndroms auf 46,6% (n=442). Andererseits berichten Visser u. Wallenburg (1995) bei ihrer Studie zur Prolongation der Schwangerschaft über eine spontane Remissionsrate der klinischen Symptomatik und der Laborparameter bei Vorliegen eines HELLP-Syndroms in 43% der Fälle. Aufgrund seiner Studie begründete Sibai ein aktives Vorgehen bei HELLP-Syndrom, während Wallenburg in seiner Rotterdamer Klinik ein expektatives Vorgehen unter intensivmedizinischer Überwachung durchführte.

Auch wenn ein kleiner Teil der Patientinnen mit HELLP-Syndrom keine erhöhten Blutdruckwerte aufweist, besteht bei 80–85% der Patientinnen die Notwendigkeit einer antihypertensiven Behandlung, um eine erhöhte mütterliche Morbidität und Mortalität zu verhindern. Nach Magann u. Martin (1999) besteht die Indikation zur antihypertensiven Therapie bei Patientinnen mit HELLP-Syndrom bereits bei systolischen Blutdruckwerten >150 mmHg. Der diastolische Blutdruck sollte zwischen 80 und 90 mmHg liegen, um eine Aufrechterhaltung der uteroplazentaren Durchblutung zu gewährleisten.

Eklamptische Anfälle treten häufig im zeitlichen Zusammenhang mit einem HELLP-Syndrom auf (Magann u. Martin 1999). Es sollten deshalb alle Patientinnen mit HELLP-Syndrom eine intravenöse Eklampsieprophylaxe mit Magnesiumsulfat erhalten. Aufgrund der Ergebnisse des Magpie-Trials stellt Magnesiumsulfat das Mittel der ersten Wahl zur Präevention eklamptischer Anfälle bei Patientinnen mit Präeklampsie dar (Magpie Trial Collaboration Group 2002; ► Kap. 13). In den seltenen Fällen, bei denen Magnesiumsulfat kontraindiziert ist, z. B. bei Vorliegen einer Myasthenia gravis, ist Phenytoin das Mittel der Wahl. Die Anfangsdosierung für Phenytoin beträgt 15 mg/kg KG mit einer Injektionsgeschwindigkeit mit 40 mg/min unter kontinuierlicher Überwachung der Kreislaufparameter der Mutter. Die therapeutischen Plasmaspiegel liegen bei 10–20 µg/ml.

Die Kombination von Vasokonstriktion und einer Störung der Endothelzellen bei Patientinnen mit HELLP-Syndrom schränkt die Toleranz des Flüssigkeitshaushaltes der betroffenen Patientinnen gegenüber Mangel und Überangebot an Flüssigkeit ein. Vielfach werden Infusionen mit kolloidalen Lösungen empfohlen, ohne dass dazu bisher gesicherte Daten auf dem Boden großer, randomisierter Studien vorliegen, die auch von anderen Arbeitsgruppen bestätigt wurden. Es gilt aber die Flüssigkeitsbilanz der Patientinnen engmaschig zu überwachen, um eine Ausscheidung von mindestens 20 ml/h, besser zwischen 30 und 40 ml/h bei einer limitierten Flüssigkeitszufuhr von 150 ml/h aufrechtzuerhalten. Es sei an dieser Stelle darauf hingewiesen, dass die Überwachung des Flüssigkeitshaushalts mittels zentralen Venenkatheters nicht immer die Funktion und Leistung des linken Ventrikels widerspiegelt und somit ein Lungenödem erst spät erfasst wird. Die Anwendung eines Swan-Ganz Katheters, wie in der Studie von Visser u. Wallenburg (1995) praktiziert, bleibt ausschließlich Zentren und Hochrisikopatientinnen vorbehalten.

Ausgehend von der klinischen Beobachtung, dass unter einer Lungenreifung mit Betamethason bei Patientinnen mit HELLP-Syndrom eine Erhöhung der Thrombozytenzahl und eine Senkung der erhöhten Leberenzyme zu beobachten war, wurde in Studien die Frage untersucht, ob durch eine ante- oder postpartale Kortikoidgabe die Symptome des HELLP-Syndroms vermindert werden und eine Verlängerung der Schwangerschaft dadurch möglich ist. Von einer Arbeitsgruppe wurden dabei die Kortikoide Prednisolon und Betamethason untersucht (Fischer u. Wildt 1999). Bei der antepartalen Kortikoidgabe ist ein transplazentarer Übergang in den Feten mit nachfolgender Lungenreifung erwünscht, allerdings ist dies bei Vorliegen eines HELLP-Syndroms durch eine gesteigerte Aktivität der in der Plazenta aktiven 11-β-OH-Dehydrogenase, die Prednisolon zu Prednison inaktiviert, nicht möglich ist. Daher seien an dieser Stelle die Studien berücksichtigt, die die Anwendung von β- oder Dexamethason untersuchen (Van Runnard Heimel et al. 2005). Magann et al. (1994) führten die erste, prospektive, randomisierte Studie mit insgesamt 25 Patientinnen mit HELLP-Syndrom durch. Die Patientinnen erhielten 10 mg Dexamethason in 12-stündigen Abständen. Die Patientinnen, die Dexamethason erhielten, wiesen höhere Thrombozytenzahlen, niedrigere Leberenzyme und eine verbesserte Urinausscheidung auf als die Patientinnen der Kontrollgruppe.

Diese positiven Ergebnisse konnten weitere Studien nicht oder nur teilweise bestätigen. Die aktuelle Datenlage wird in einer systematischen Übersichtsarbeit (Matchaba u. Moodley 2006) untersucht. Dabei wurden 5 prospektive, randomisierte Studien mit insgesamt 170 Patientinnen einbezogen; 3 Studien untersuchten die antepartale und 2 Studien die postpartale Kortikoidgabe. Eine Studie verglich Dexamethason mit Betamethason. Aufgrund der vorliegenden Studien gibt es derzeit keine Hinweise, dass durch eine zusätzliche Kortikoidgabe bei HELLP-Syndrom die mütterliche und kindliche Morbiditäts- und Mortalitätsrate gesenkt werden konnte (Matchaba u. Moodley 2006). Allerdings fanden sich bei Schwangeren mit HELLP-Syndrom, die mit Dexamethason behandelt wurden, weniger häufig Oligurie, niedrigere Blutdruckwerte (MAP), höhere Thrombozytenzahlen, eine höhere Urinausscheidung und niedrigere Werte der Leberenzyme. Es sei an dieser Stelle vermerkt, dass ein Systematic Review über 170 Patientinnen noch kein abschließendes Urteil über den Sinn einer Behandlung mit Kortikoiden abgeben kann. Weitere prospektive Studien mit mehr Patientinnen müssen durchgeführt werden, um die Wertigkeit der Kortikoide bei HELLP-Syndrom zu untersuchen. Bis dahin empfehlen neben Magann u. Martin (1999) auch Barton u.

Sibai (2004) beim Management der Patientin mit HELLP-Syndrom auch die prophylaktische Gabe von 10 mg Dexamethason i.v. alle 12 h.

Die Übersicht fasst modifiziert die Medikamente und Dosierungen zusammen, die von der AG Schwangerschaftshochdruck empfohlen werden (Rath 2002).

Medikamente und Dosierungen bei HELLP-Syndrom

- Immer prüfen, ob nicht eine sofortige Entbindung nötig ist!
- Stabilisierung des mütterlichen Zustandes und Durchführung der Lungenreifung mit Betamethason vor der abgeschlossenen 35. SSW!
- **Antikonvulsive Therapie:**
  - Magnesiumsulfat i.v. 4 g über 15–20 min; Erhaltungsdosis: 1–2g/h bis 48h post partum!
- **Antihypertensive Therapie:**
  - Nifedipin und Urapidil als Mittel der ersten Wahl
  - Dihydralazin als Alternative
  - Dosierungen:
    - Nifedipin: 5 mg s.l.
    - Urapidil: 6,25–12,5 mg als Bolus über 2 min; Erhaltungsdosis: 6–24 mg/h (Perfusor)
    - Dihydralazin: 5 mg i.v. alle 20 min
- **Vorsichtige Volumengabe:**
  - 500–1000 ml kolloidale Lösung (HES 6%) oder Ringer-Laktat (75 ml/h)
- **Bei defizitärer Hämostase (z. B. Fibrinogen <120 mg%):**
  - Gefrierplasma (FFP), kein Heparin, so lange es blutet oder eine erhöhte Blutungsgefahr besteht
- **Bei Lungenödem/Herzinsuffizienz:**
  - Furosemid

Aufgrund der Metaanalyse von Magee et al. (2003) und dem Ergebnis einer deutschen Multicenterstudie zur antihypertensiven Therapie bei Präeklampsie ist Dihydralazin im Gegensatz zu den Empfehlungen von 2002 nicht mehr Mittel der ersten Wahl in der Behandlung der schweren Hypertonie in der Schwangerschaft und beim HELLP-Syndrom.

14.6 Geburtshilfliches Management

Eine Verlängerung der Schwangerschaft ist nur bei Frühgeburtlichkeit vor der 32. SSW im Hinblick auf das Erreichen der Lungenreifung unter geburtshilflich-anästhesiologischer Intensivüberwachung angezeigt, wenn der Zustand des Kindes und der Mutter stabil ist.

Die Schwangerschaft muss beendigt werden

- bei Auftreten eines eklamptischen Anfalles,
- bei schwerer, therapierefraktärer Präeklampsie,
- bei Entwicklung einer DIC (u. a. progrediente Thrombozytopenie),
- bei drohender Eklampsie (Hyperreflexie, persistierende neurologische Symptome),
- bei Auftreten mütterlicher/kindlicher Komplikationen wie Abruptio placentae, zerebrale Blutungen, Leberhämatome, Verdacht auf Leberruptur,
- bei Verdacht auf drohende kindliche Aysphyxie (CTG, Dopplerbefunde, Oligohydramnion).

Literatur

Barton JR, Sibai BN (2004) Diagnosis and management of hemolysis, elevated liver enzymes, and low platelets syndrome. Clin Perinatol 31: 807–833

Cunninham FG, Leveno K (2005) Williams Obstetrics, 22. edn. McGraw-Hill, New York

Cunningham FG, Lowe T, Guss S (1985) Erythrocyte morphology in women with severe preeclampsia and eclampsia. Am J Obstet Gynecol 153: 358

Fischer T, Wildt L (1999) Glukokortikoide und HELLP-Syndrom. Gynäkologe 32: 783

Frolich MA, Datta S, Corn SB (1998) Thrombopoietin in normal pregnancy and preeclampsia. Am J Obstet Gynecol 179: 100

Gamzu R, Rotstein R, Fusman R (2001) Increased erythrocyte adhesiveness and aggregation in peripheral venous blood of women with pregnancy-induced hypertension. Obstet Gynecol 98: 307

Girardi, C (2004) Hellp – eine Albtraumnovelle oder ein Lehrbuch über ein Syndrom. Edition Vabene, Wien

Hackenberg H, Rappe N, Wohlers S, Mayer-Wittkopf M, Schulz KD (1998) Wertigkeit des C-reaktiven Proteins (CRP) beim HELLP-Syndrom. Geburtsh Frauenheilkunde 58: 508

14

Harlow FH, Brown MA, Brigthon TA (2002) Platelet activation in the hypertensive disorders of pregnancy. Am J Obstet Gynecol 187: 688

Magann EF, Martin JN (1999) Twelve Stepps to optimal Management of HELLP-Syndrome. Clin Obstet Gynecol 42 (3): 532–550

Magann EF, Bass D, Chauhan SP, Sullivan DL, Martin RW, Martin JN jr (1994) Antepartum corticosteroids: disease stabilization in patients with the syndrome of hemolysis, elevated liver enzymes, and low platelets (HELLP). Am J Obstet Gynecol 171(4): 1148–1153

Magee LA, Cham C, Waterman EJ, Ohlson A, Dadelszen P von (2003) Hydralazine for treatment of severe hypertension in pregnancy: meta-analysis. BMJ 3127: 1–10

Magpie Trial Collaboration Group (2002) Do women with preeclampsia, and their babies, benefit from magnesium sulphate ? The Magpie Trial: a randomised placebo-controlled trial. Lancet 359: 1877–1890

Manas KJ, Welsh JD, Rankin RA (1985) Hepatic hemorrhage without rupture in preeclampsia. N Engl J Med 312: 426

Matchaba P, Moodley J (2006) Corticoids for HELLP-syndrome in pregnancy. Cochrane Database 2

Rath W (1998) Das geburtshilfliche Vorgehen beim HELLP-Syndrom – eine aktuelle Kontroverse. Frauenarzt 39: 79

Rath W (2002) Das HELLP-Syndrom. In: Heilmann L, Rath W (Hrsg) Schwangerschaftshochdruck. Wissenschaftliche Verlagsanstalt, Stuttgart, S 236–255

Rath W, Heilmann L, Faridi A, Wacker J, Klockenbusch W (2002) Empfehlungen zur Diagnostik und Therapie des Bluthochdrucks in der Schwangerschaft. Frauenarzt 43: 847–851

Rosen SA, Merchant SH, Vanderjagt TJ (2003) Spontaneous subcapsular liver hematoma associated with pregbnancy. Arch Pathol Lab Med 127: 1639

Reubinoff BE, Schenker JG (1991) HELLP-syndrome-a syndrome of hemolysis, elevated liver enzymes and low platelet count – complicating preeclampsia – eclampsia. Int J Gynecol Obstet 36: 95

Sibai BM, Taslimi MM, El-Nazar A (1986) Maternal-perinatal outcome associated with the syndrome of hemolysis, elevated liver enzymes and low platelets in severe preeclampsia-eclampsia. Am J Obstet Gynecol 155: 501

Sibai BM, Ramadan MK, Usta J, Salama M, Mercer BM, Friedman SA (1993) Maternal morbidity and mortality in 442 patients with HELLP-Syndrome. Am J Obstet Gynecol 169: 1000

Van Runnard Heimel PJ, Schobben AF, Huisjes AJ, Franx A, Bruinse HW (2005) The transplacental passage of prednisolon in pregnancies complicated by early-onset HELLP-Syndrome. Placenta 26(10): 842–845

Virchow R (1856) Gesammelte Abhandlungen zur Wissenschaftlichen Medizin. Meidinger Sohn, Frankfurt/Main, S 778

Visser W, Wallenburg HCS (1995) Temporising management of severe preeclampsia with and without HELLP-syndrome. Br J Obstet Gynecol 102: 111–117

Wacker J (2006) Rezension über *Hellp – eine Albtraumnovelle oder ein Lehrbuch über ein Syndrom*. Geburtshilfe Frauenheilkunde 66: 534

Wacker J, Schulz M, Chiwora FM, Solomayer E, Bastert G (1998) Seasonal change in the incidence of preeclampsia in Zimbabwe. Acta Obstet Gynecol Scan 77: 712–716

Wacker J, Wagner B, Briese V et al. (2006) Antihypertensive therapy in patients with pre-eclampsia: a prospective randomised multicentre study comparing dihydralazine with urapidil. Eur J Obstet Gynecol Reprod Biol 127: 152–157

Weinstein L (1982) Syndrome of hemolysis, elevated liver enzymes and low platelet count: A severe consequence of hypertension in pregnancy. Am J Obstet Gynecol 142: 159

Weinstein L (1985) Preeclampsia/eclampsia with hemolysis, elevated liver enzymes and thrombocytopenia. Obstet Gynecol 66: 657

Williams KP, Wilson S (1997) Ethnic variation in the incidence of HELLP-syndrome ina hypertensive pregnant population. J Perinat Med 25: 498

Diabetes mellitus in der Schwangerschaft

Thomas Vollmer

15.1 Einführung

Der Diabetes mellitus ist mit einer Prävalenz von etwa 3% eine der am häufigsten auftretenden Komplikationen der Gravidität. Schwangerschaften bei Frauen mit Diabetes mellitus sind Risikoschwangerschaften. Der Gestationsdiabetes ist eine erstmals in der Schwangerschaft festgestellte Glukosestoffwechselstörung und wird wegen des unterschiedlichen Morbiditäts- und Mortalitätsrisikos von einem vorbestehenden Diabetes mellitus Typ 1 oder Typ 2 abgegrenzt.

Ist ein Diabetes mellitus bereits vorbekannt, kann durch eine präkonzeptionelle Beratung und Glukosestoffwechseloptimierung das Fehlgeburts- und Fehlbildungsrisiko gesenkt werden. Normnahe Blutzuckerwerte in der Schwangerschaft und eine intensive diabetologische und geburtshilfliche Betreuung können die erhöhte Morbidität und Mortalität weitgehend verhindern.

Alle Schwangeren sollten im 2. Trimenon auf einen Gestationsdiabetes untersucht werden. Eine rechtzeitige Behandlung dieser Glukosestoffwechselstörung reduziert die Risiken des Kindes.
Ziele sind eine vaginale terminnahe Entbindung eines normgewichtigen und gesunden Kindes und die Vermeidung einer mütterlichen Gefährdung in der Schwangerschaft und unter der Geburt.

15.1.1 Diabetes mellitus Typ 1 und Typ 2

Die Prävalenz des Diabetes in der Schwangerschaft wird in Deutschland durch die Bundesgeschäftsstelle Qualitätssicherung (BQS) erfasst. Sie beträgt im Jahr 2005 für einen vorbestehenden Diabetes 0,75% (absolute Zahl: 4920). Es handelt sich hierbei überwiegend um Typ-1-Diabetikerinnen, aber der Anteil an Schwangeren mit Typ-2-Diabetes nimmt zu (derzeit nahezu 30%).

Gründe für diese Zunahme sind
- Zunahme der Adipositas,
- höheres Lebensalter bei Erstgravidität,
- ansteigender Anteil an Migrantinnen,
- zunehmende Häufigkeit des Typ-2-Diabetes bei Kindern, Jugendlichen und jungen Erwachsenen.

Kinder diabetischer Mütter haben ein um etwa 3- bis 4-fach erhöhtes Fehlbildungsrisiko. Spezifische Fehlbildungsmuster gibt es nicht.
Ein erhöhtes Risiko findet sich insbesondere für
- Herzfehlbildungen,
- Neuralrohrdefekte,
- das kaudale Regressionssyndrom (selten).

Die Frühabortrate bei Schwangeren mit Diabetes mellitus Typ 1 ist um das 3-Fache erhöht. Die perinatale Mortalität ist im Vergleich zur Normalbevölkerung bis auf das 9-Fache erhöht. Eine präkonzeptionelle Beratung sowie eine perikonzeptionelle Stoffwechseloptimierung (Ziel: HbA1c unter 7%) können sowohl das Fehlbildungsrisiko als auch die Frühabortrate senken.

15.1.2 Gestationsdiabetes

Definition

Der Gestationsdiabetes (Synonym: Schwangerschaftsdiabetes) ist eine erstmals in der Schwangerschaft auftretende oder diagnostizierte Störung des Glukosestoffwechsels. Die Definition schließt auch die Erstmanifestation eines Typ-1- oder Typ-2-Diabetes mit ein.

Die Häufigkeit des Gestationsdiabetes wird in der Perinatalstatistik 2005 der Bundesgeschäftsstelle Qualitätssicherung mit 2,29% (absolute Zahl 15.075) angegeben. Vermutlich werden in Deutschland zurzeit etwa 60–80% der Patientinnen mit Gestationsdiabetes nicht erkannt.

Die steigende Häufigkeit des Gestationsdiabetes liegt in der verstärkt angewandten Diagnostik und der Zunahme der Adipositas in der Bevölkerung.

Der Insulinbedarf in der Schwangerschaft (Pathophysiologie des Gestationsdiabetes)
Zu Beginn einer Schwangerschaft ist der Insulinbedarf nicht erhöht, die Stoffwechsellage kann sich sogar vorübergehend verbessern. Im weiteren Verlauf der Schwangerschaft kommt

▼

15

es zu einer Verschlechterung der Glukosetoleranz mit einer Zunahme des Insulinbedarfs. Als Ursache wurde lange Zeit das vermehrte Auftreten hormoneller Insulinantagonisten wie das humane plazentare Lactogen (HPL) sowie Östrogene und Gestagene verantwortlich gemacht. Neuere Studien konnten zeigen, dass von der Plazenta sezerniertes TNFα mit der steigenden Insulinresistenz assoziiert ist.
Bis zum Ende der Schwangerschaft steigt die Insulinsekretion um das 2- bis 3-Fache an. Bereits unter der Geburt sinkt der Insulinbedarf stark ab. Wichtigster Faktor hierfür ist die Ausstoßung der Plazenta. Unmittelbar nach der Geburt liegt der Insulinbedarf unterhalb des präkonzeptionellen Ausgangsniveaus und pendelt sich erst nach einigen Tagen wieder ein.

Das Fehlbildungsrisiko bei Kindern von Gestationsdiabetikerinnen ist erhöht. Risikofaktoren sind eine präexistente Adipositas und Nüchternblutzuckerwerte bei Diagnose >120 mg/dl (Risiko 1,6- bis 2,8-fach erhöht).

Die Häufigkeit kindlicher und mütterlicher Komplikationen steht in engem Zusammenhang mit den erhöhten mütterlichen Blutzuckerwerten. Es existiert kein Schwellenwert.

Schwangere mit Gestationsdiabetes haben ein erhöhtes Risiko für

- Harnwegsinfekte,
- eine Schwangerschaftshypertonie,
- eine (Prä-)Eklampsie,
- vorzeitige Wehentätigkeit.

Die Rate an Kaiserschnitten und an vaginal-operativen Entbindungen ist erhöht.

Infolge des gesteigerten maternalen Glukoseangebots besteht ein kindlicher Hyperinsulinismus. Dieser ist verantwortlich für das vermehrte Auftreten von Makrosomien und die erhöhte Rate an

- Schulterdystokie,
- Plexuslähmungen,
- Geburtstraumata (Fraktur der Klavikula, Skapula oder des Humerus),
- neonataler Hypoglykämie und Hypokalziämie,
- Organreifungsstörungen (Hyperbilirubinämie und Atemnotsyndrom).

Ein unbehandelter Gestationsdiabetes kann Ursache eines intrauterinen Fruchttods sein und ist vermutlich für 28% der pränatalen Todesfälle verantwortlich.

Bestand bei einer vorherigen Schwangerschaft bereits ein Gestationsdiabetes, liegt das Wiederholungsrisiko bei etwa 60–70%.

15.1.3 Sonderformen

In seltenen Fällen liegt die Ursache in einer autosomal dominant vererbten Mutation von Genen des Glukosestoffwechsels. Die Häufigkeit eines solchen MODY (»maturity-onset diabetes of the young«) wird auf unter 5% geschätzt. Meist handelt es sich um eine Mutation des Glukokinasegens auf Chromosom 7 (MODY 2).

Die spezielle genetische Diagnostik ist wegen der hohen Kosten nur in begründeten Einzelfällen zu empfehlen. Eine typische Konstellation ergibt den Verdacht auf einen MODY-2-Diabetes:

- Kaukasierin,
- Nüchternhyperglykämie zwischen 100 und 145 mg/dl während und nach der Schwangerschaft,
- mäßiger Anstieg des Blutzuckers im 75-g-OGTT um weniger als 82 mg/dl,
- Insulintherapie in der Schwangerschaft, Diätbehandlung nach der Schwangerschaft,
- positive Diabetesfamilienanamnese bei Verwandten 1. Grades.

15.2 Diagnostik

15.2.1 Diabetesnachweis in der Schwangerschaft

Jede Schwangere sollte zwischen der 24. und 28. Schwangerschaftswoche auf das Vorliegen eines Gestationsdiabetes untersucht werden.

Hierbei sind 2 Vorgehensweisen möglich (▣ Abbildung 15.1):

1. Einzeitige Untersuchung mit einem oralen Glukosetoleranztest (OGTT) mit 75 g Glukose.
2. Zweizeitige Untersuchung: Zunächst Durchführung eines Screeningtests mit 50 g Glukose.

> Bei einem pathologischen Blutzuckerwert von ≥140 mg/dl (≥7,8 mmol/l) nach 1 h muss die Diagnostik durch einen 75-g-OGTT komplettiert werden.

In Deutschland ist ein generelles Screening – trotz Forderung der Fachgesellschaften – nach wie vor nicht Bestandteil der Mutterschaftsrichtlinien.

! Die alleinige Bestimmung der Uringlukose als Screeningparameter ist nicht ausreichend.
Die Bestimmung des HbA1c-Wertes oder gelegentliche Blutzuckermessungen sind als Screeningverfahren ebenso wenig geeignet.

Liegt mindestens einer der folgenden Risikofaktoren für einen Gestationsdiabetes vor, sollte bereits nach Feststellung der Schwangerschaft ein OGTT durchgeführt werden:
- Präkonzeptionelles Übergewicht (Body-Mass-Index ≥27 kg/m^2)
- Alter der Mutter ≥35 Jahre
- Diabetes bei Verwandten 1. Grades (Eltern und/oder Geschwister)
- Gestationsdiabetes in einer vorangegangenen Schwangerschaft (Rezidivrisiko 60–70%)
- Vorangegangene Geburt eines Kindes mit mehr als 4500 g Geburtsgewicht
- Schwere kongenitale Fehlbildungen in einer vorherigen Schwangerschaft
- Vorangegangene Totgeburt
- Habituelle Abortneigung (3 oder mehr Fehlgeburten nacheinander)

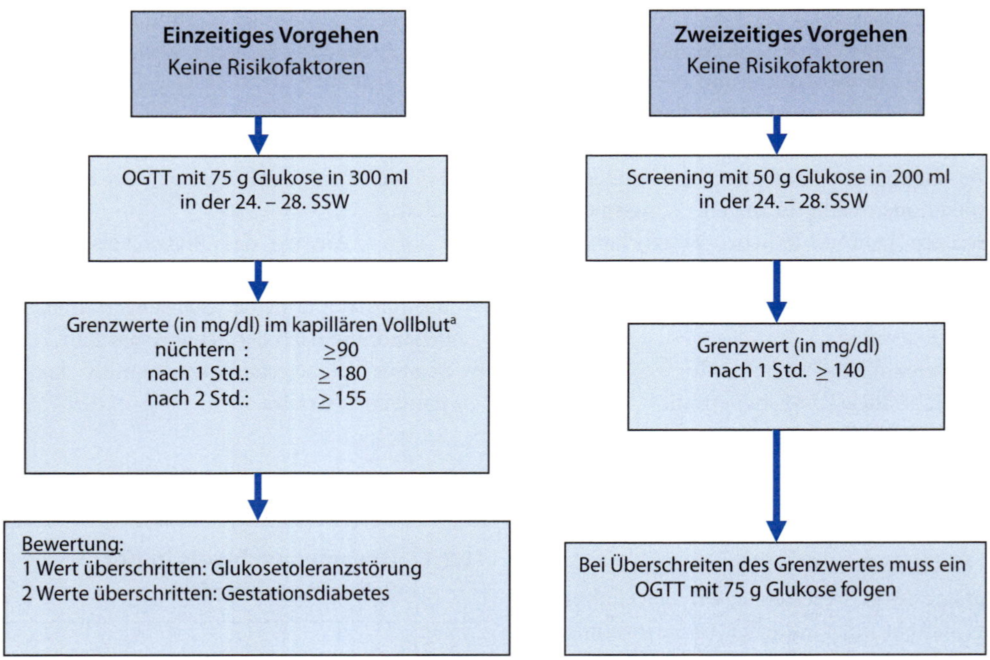

Bei einem oder mehreren Risikofaktoren für einen Gestationsdiabetes (siehe Text), muss sofort nach ein 75g-OGTT erfolgen. Bei unauffälligem Befund muss der Test in der 24.-28. SSW und bei erneut unauffälligem Befund in der 32.-34. SSW wiederholt werden.

[a] Grenzwert der Nüchternglukose für venöses Plasma: 95 mg/dl, sonst identische Grenzwerte wie im kapillären Vollblut.

Abb. 15.1. Diagnostik des Gestationsdiabetes [nach den Leitlinien der Deutschen Diabetes-Gesellschaft, 2001 (AG Diabetes und Schwangerschaft 2001)]: Methodik der ein- und zweizeitigen Diagnostik mit dem oralen Glukosetoleranztest (OGTT) und Blutzuckergrenzwerte

Weitere Indikationen für eine sofortige Durchführung eines OGTT sind eine Glukosurie, diabetesspezifische Symptome (Polyurie, Polydipsie, Gewichtsverlust) und eine Makrosomie des Feten.

Bei einem unauffälligen Ergebnis trotz Risikokonstellation ist eine Wiederholung des 75-g-OGTT in der 24.–28. Schwangerschaftswoche angezeigt. Bei erneut unauffälligem Befund sollte der OGTT letztmalig in der 32.–34. Woche durchgeführt werden.

Bewertet werden die Blutzuckerwerte vor (nüchtern) sowie eine und 2 h nach dem Trinken der Testlösung. Ein Gestationsdiabetes gilt als gesichert, wenn 2 der 3 Grenzwerte erreicht oder überschritten sind. Bei einem pathologischen Wert liegt definitionsgemäß eine eingeschränkte Glukosetoleranz vor. Eine unbehandelte Glukosetoleranzstörung ist mit einer erhöhten Rate an geburtshilflichen Komplikationen vergesellschaftet, so dass eine therapeutische Intervention gerechtfertigt ist.

Die in Deutschland verwendeten Grenzwerte (◘ Abb. 15.1) orientieren sich am Risiko der Mutter, nach der Schwangerschaft einen manifesten Diabetes mellitus zu entwickeln. International akzeptierte und einheitliche Grenzwerte existieren zurzeit nicht. Hierzu werden die Ergebnisse der weltweiten multizentrischen HAPO-Studie (Hyperglycemia and Adverse Perinatal Outcome) für 2008 erwartet.

15.2.2 Zusätzliche Diagnostik

Das glykosilierte Hämoglobin (HbA1c) als patientenunabhängiger Parameter sollte bei Diagnosestellung und alle 4 Wochen bestimmt werden. Als Zielwert gilt der Referenzbereich für Stoffwechselgesunde.

Der generelle Nutzen einer Autoantikörperbestimmung gegen insulinproduzierende β-Zellen (Anti-GAD, Anti-IA2, Anti-ICA) ist nicht belegt. Die Prävalenz von Autoantikörpern bei insulinbehandelten Patientinnen liegt bei bis zu 18%. Diese Frauen haben ein sehr hohes Risiko, einen Typ-1-Diabetes zu entwickeln.

! Ein Antikörperscreening empfiehlt sich bei schlanken Patientinnen und solchen, die mit Insulin therapiert werden.

Die Antikörperbestimmung kann während und nach der Schwangerschaft erfolgen.

15.3 Therapie

Die Basis einer jeden Therapie stellen die Schulung und die Beratung der Schwangeren mit Diabetes dar.

15.3.1 Therapieziele

Oberstes Therapieziel ist das Erreichen einer Normoglykämie (◘ Tab. 15.1).

Eine Stoffwechseleinstellung mit einem mittleren Blutzucker unter 87 mg/dl (errechnet aus je 3 Werten prä- und postprandial) erhöht das Risiko für eine fetale Hypotrophie. Eine mittlere Blutglukose von mehr als 104 mg/dl ist mit einer 2-fach höheren Rate an Large-for-gestational-Age-Neugeborenen assoziiert.

◘ Tab. 15.1. Prä- und postprandiale Blutzuckerzielwerte in der Schwangerschaft nach den Leitlinien der Deutschen Diabetes-Gesellschaft, 2001 (AG Diabetes und Schwangerschaft 2001)

Messzeitpunkte	Blutzuckerzielwerte im kapillären Vollblut	
	mg/dl	mmol/l
Nüchtern/vor dem Essen	<90 (ohne Insulin) 60–90 (mit Insulin)	<5,0 3,3–5,0
1 h postprandial[a]	≤140	≤7,8
2 h postprandial[a]	≤120	≤6,7

[a]Nach Beginn der Mahlzeit, bevorzugt Messung des 1-Stunden-Wertes.

15.3.2 Ernährung, Gewichtsentwicklung, Bewegung

Das Ziel ist eine ausgewogene und bedarfsgerechte Ernährung mit einer gleichmäßigen Verteilung der Mahlzeiten über den Tag. Der tägliche Kalorienbedarf beträgt im 2. und 3. Trimenon etwa 30 kcal/kg Körpergewicht. Bei zu Beginn der Schwangerschaft übergewichtigen Frauen (BMI ≥27 kg/m^2) ist eine Reduktion der Kalorienmenge auf 25 kcal/kg Körpergewicht möglich. Allerdings sollte eine gezielte Gewichtsabnahme vermieden werden. Süßstoff ist in den üblichen Mengen unbedenklich.

Um eine zu geringe Kalorienzufuhr der Mutter zu erkennen (Hungerstoffwechsel), kann der erste Morgenurin auf Ketone getestet werden. Eine Ketonämie kann sich negativ auf die psychomotorische Entwicklung des Kindes auswirken.

! Für die Nährstoffzusammensetzung sollten folgende Empfehlungen umgesetzt werden:
- Der Anteil an Kohlenhydraten sollte 45–55% betragen. Die empfohlene Ballaststoffmenge ist 30 g.
- Infolge des erhöhten Proteinbedarfs der Schwangeren sollten ab dem 4. Schwangerschaftsmonat zusätzlich 10 g Eiweiß pro Tag verzehrt werden.
- Ein Fettanteil von 30–35% der Gesamtenergiemenge ist empfehlenswert.
- Der erhöhte Bedarf an Mineralstoffen und Vitaminen muss beachtet werden.

Bei 80–90% der Schwangeren mit Gestationsdiabetes ist eine Ernährungstherapie zum Erreichen der Therapieziele ausreichend.

Schwangere mit einem durchschnittlichen Körpergewicht sollten bis zum Ende der Schwangerschaft 11–16 kg zunehmen. Untergewichtige Frauen (BMI <19 kg/m^2) dürfen etwas mehr (12,5–18 kg) und übergewichtigen Frauen (BMI >25 kg/m^2) sollten weniger (etwa 7–12 kg) zunehmen. Bei adipösen Frauen mit einem BMI >30 kg/m^2 ist eine Gewichtszunahme von mehr als 7 kg nicht zu empfehlen. Sowohl eine übermäßige (mehr als 18 kg) als auch eine zu geringe Gewichtszunahme von weniger als 7 kg erhöhen die perinatale Morbidität.

Sportliche Aktivitäten können während der Schwangerschaft fortgesetzt werden. Die körperliche Aktivität unterstützt die Optimierung der Blutzuckerspiegel durch eine Verbesserung der Insulinsensitivität und einen direkten insulinunabhängigen Energieverbrauch. Besonders geeignet sind Sportarten, die eine Ausdauerleistung erfordern. Geburtshilfliche Risiken sind allerdings zu beachten.

15.3.3 Blutzuckerselbstkontrolle

Die Schwangeren erlernen die Blutzuckerselbstkontrolle mit einem Handmessgerät. Die Patientinnen messen vor den 3 Hauptmahlzeiten sowie 1 h nach Beginn der Mahlzeit. Die Blutzuckermessungen sind im Verlauf der Schwangerschaft den therapeutischen Erfordernissen anzupassen. Bei einer rein diätetischen Therapie kann nach 2 Wochen die Anzahl der täglichen Messungen reduziert werden. Ein bis 2 Tagesprofile à 6 Werte pro Woche oder 1–2 Messungen pro Tag sind ausreichend.

Eine persönliche Besprechung der Blutzuckerprotokolle sollte nicht seltener als alle 2 Wochen stattfinden.

15.3.4 Medikamentöse Therapie

Bei schwangeren Typ-1-Diabetikerinnen ist eine Insulintherapie obligat. Sollten die Therapieziele bei Typ-2-Diabetikerinnen und Schwangeren mit Gestationsdiabetes mit nichtmedikamentösen Maßnahmen nicht erreicht werden können, so ist eine individuell anzupassende Insulintherapie einzuleiten. Insbesondere Neugeborene adipöser Patientinnen profitieren durch ein besseres Ergebnis von einer Insulintherapie.

Insulintherapie

Die Insulinsubstitution kann mit multiplen Einzelinjektionen oder als subkutane Insulininfusion (Insulinpumpentherapie) erfolgen. Beide Therapieformen sind gleichwertig. Der Einsatz einer Insulinpumpe kann bei labilem Glukosestoffwechsel, häufigen und schweren Hypoglykämien, bei einem Dawn-Phänomen oder auch auf Wunsch der Patientin erwogen werden.

Das Medikament der ersten Wahl ist Humaninsulin. Frauen, die präkonzeptionell mit Analoginsulinen behandelt wurden, sollte eine Umstellung auf Humaninsulin angeboten werden. Das Insulin Aspart (NovoRapid) ist derzeit das einzige in der Schwangerschaft zugelassene Analoginsulin. Insulinanaloga bieten Schwangeren keine Vorteile bei der Stoffwechselkontrolle und der Fehlbildungsrate.

! Bei Typ-2-Diabetikerinnen und Schwangeren mit Gestationsdiabetes ist die Behandlung mit Insulin indiziert, wenn die Therapieziele mit Hilfe nichtmedikamentöser Maßnahmen nicht (mehr) erreicht werden. Als Anhaltspunkt zur Einleitung einer Insulintherapie gilt das mehrfache Überschreiten der Blutzuckerzielwerte (mindestens 2 Werte pro Tagesprofil an mindestens 2 Tagen). Weitere Indikationen sind erkennbare kindliche Risiken wie

- ein sonographisch bestimmter fetaler Abdominalumfang oberhalb der 90. Perzentile,
- erhöhte Insulinkonzentration im Fruchtwasser >8 µU/ml.

Die Insulintherapie sollte den individuellen Erfordernissen der Schwangeren angepasst werden. Eine intensivierte, blutzuckeradaptierte Therapieform bietet neben einer optimalen Stoffwechselführung die größtmögliche Flexibilität. Erhöhte postprandiale Blutzuckerwerte erfordern die Applikation eines kurz wirksamen Insulins zu den Hauptmahlzeiten, bei zu hohen Nüchternwerten ist ein lang wirksames NPH-Insulin gegen 22 Uhr angezeigt. Die Insulindosierungen müssen dem steigenden Insulinbedarf angepasst werden.

Schwere Hypoglykämien kommen so gut wie nicht vor. Eine Gefährdung des Feten bei einer Unterzuckerung besteht nicht.

Bereits einige Tage vor der Geburt kann der Insulinbedarf als Zeichen der bevorstehenden Entbindung sinken. Ein vorzeitiger Abfall des Insulinbedarfs kann auf eine rasch einsetzende Plazentainsuffizienz hinweisen.

Mit Beginn der Geburt wird die Insulintherapie bei Gestationsdiabetikerinnen beendet.

Orale Antidiabetika

Für hohe Dosen an Sulfonylharnstoffen ergaben sich in tierexperimentellen Untersuchungen Hinweise für eine teratogene Wirkung. Berichte über die Behandlung von schwangeren Diabetikerinnen mit Sulfonylharnstoffen wiesen keine erhöhte Fehlbildungsrate auf.

Kindern von Schwangeren, die vor dem Schwangerschaftsnachweis mit Sulfonylharnstoffen behandelt wurden, scheint durch diese medikamentöse Therapie kein zusätzliches Risiko zu entstehen. Trotzdem muss derzeit von einem Einsatz oraler Antidiabetika in der Schwangerschaft abgeraten werden.

Cave

Sowohl Sulfonylharnstoffe als auch Metformin, Glinide, Glitazone und α-Glukosidase-Hemmer sind in der Schwangerschaft und Stillzeit kontraindiziert.

15.4 Folgeerkrankungen des Diabetes mellitus in der Schwangerschaft

Die diabetestypischen Komplikationen – allen voran die diabetische Retinopathie und Nephropathie – sind von wichtiger prognostischer Bedeutung in der Schwangerschaft. Folgeerkrankungen des Diabetes treten v. a. bei Patientinnen mit langjährig vorbestehendem Diabetes und bei Insulintherapie auf. Für den Gestationsdiabetes ist das Risiko nicht wesentlich erhöht.

15.4.1 Diabetische Retinopathie

Die häufigste mikrovaskuläre Komplikation in der Schwangerschaft ist die diabetische Retinopathie. Sie kann während der Schwangerschaft entstehen oder progredient verlaufen. Häufig bilden sich die neu manifestierten Augenhintergrundveränderungen postpartal spontan zurück. Neben der Schwangerschaft selbst gibt es eine Reihe von Risikofaktoren, die zu einer Verschlechterung einer bestehenden diabetischen Retinopathie beitragen können:

- Arterieller Hypertonus
- Diabetische Nephropathie
- Nikotinkonsum,
- Hoher HbA1c zu Beginn der Schwangerschaft
- Diabetesdauer von mehr als 15 Jahren,
- Rasche Normalisierung erhöhter Blutzuckerwerte
- Status der Retina perikonzeptionell

! Für Schwangere mit Diabetes mellitus werden folgende augenärztliche Kontrollintervalle empfohlen:
- Wenn möglich vor einer geplanten Schwangerschaft, ansonsten sofort bei Diagnose sowie alle 3 Monate präpartal.
- Bei schon bekannter diabetischer Retinopathie sind monatliche Kontrollen erforderlich.
- Bei Neumanifestation oder Progression während der Schwangerschaft sollten die weiteren Untersuchungen individuell und in Absprache mit dem behandelnden Augenarzt erfolgen.

Die Prognose lässt sich verbessern, wenn bereits vor der Schwangerschaft behandelt wird. Eine Laserkoagulation ist jederzeit möglich. Eine behutsame Normalisierung erhöhter Blutzuckerspiegel kann zur Prognoseverbesserung beitragen.

Bei persistierender Progressionsneigung während des Stillens sind auch postpartal weiter engmaschige Kontrollen notwendig.

15.4.2 Diabetische Nephropathie

Eine eingeschränkte Nierenfunktion infolge einer diabetischen Nephropathie kann schwerwiegende Auswirkungen auf Mutter und Kind haben. Bei etwa 5–10% der Schwangerschaften mit Diabetes besteht eine diabetische Nephropathie. Zahlreiche Komplikationen treten gehäuft auf:
- Präeklampsie und Eklampsie
- Frühgeburtlichkeit
- Wachstumsretardierung
- Neonatale Hypoglykämieneigung
- Intrauteriner Fruchttod
- Akutes Nierenversagen

Komplikationen können durch eine Blutdruckoptimierung in der Schwangerschaft reduziert werden. Der Blutdruck sollte auf Werte unter 140/90 mmHg eingestellt werden.

Eine Mikroalbuminurie (definiert als 30–300 mg Albumin im Urin/24 h) zum Zeitpunkt der Konzeption ist ein unabhängiger Prädiktor für die Entwicklung einer Präeklampsie und einer erhöhten Frühgeburtswahrscheinlichkeit.

Eine Schwangerschaft per se hat keinen ungünstigen Einfluss auf die Progression einer diabetischen Nephropathie post partum.

Die medizinischen und sozialen Folgen einer diabetischen Nephropathie sind erheblich:
- 17% aller Frauen mit diabetischer Nephropathie entwickeln innerhalb von 3 Jahren eine dialysepflichtige Niereninsuffizienz.
- 5% versterben in diesem Zeitraum infolge der Niereninsuffizienz.
- 20% der Kinder verlieren ihre Mütter bis zum 10. Lebensjahr.

15.4.3 Diabetische Polyneuropathie

Eine Schwangerschaft ist kein Risikofaktor für die Neumanifestation oder Progression einer diabetischen Neuropathie. Diese Form der diabetischen Folgeerkrankungen ist bei Schwangeren selten

15.4.4 Diabetische Makroangiopathie

Der akute Myokardinfarkt ist mit einer Inzidenz von 1:35.000 eine seltene Komplikation während einer Schwangerschaft. Allerdings kam es in der letzten Dekade des 20. Jahrhunderts zu einer Verdreifachung. Betroffen sind v. a. ältere Schwangere und Multipara. Die Mortalität liegt bei 7,3%.

Risiken für das Auftreten eines akuten Myokardinfarktes in der Schwangerschaft sind
- ein vorbekannter Diabetes mellitus,
- ein arterieller Hypertonus,
- eine (Prä-)Eklampsie,
- höheres Alter in der Schwangerschaft.

15.5 Geburtsmedizinische Aspekte

Angesichts des erhöhten Fehlbildungsrisikos ist eine qualifizierte pränatale Ultraschalldiagnostik in der 19.–22. Schwangerschaftswoche sicherzustellen. Ab der 24. Woche sollten monatliche Ultraschalluntersuchungen erfolgen, um eine fetale Makrosomie (Abdominalumfang >90. Perzentile) zu erfassen. Vor der Entbindung sollte das Gewicht des Kindes sonographisch abgeschätzt werden. Bei erhöhtem Schulterdystokierisiko (Schätzgewicht >4500 g) ist eine Kaiserschnittentbindung zu diskutieren.

Ab der 32. Schwangerschaftswoche sollte 1- bis 2-mal pro Woche ein Kardiotokogramm (CTG) durchgeführt werden.

Die Entbindung sollte in einer Klinik mit diabetologischer Erfahrung erfolgen. Unter der Geburt sind regelmäßige Blutzuckerkontrollen durchzuführen. Bei insulinpflichtigen Schwangeren empfiehlt sich ein Intervall von 2 h. Ziel ist eine normoglykämische Stoffwechsellage zwischen 70 und 110 mg/dl.

Wegen der erhöhten mütterlichen Hypoglykämiegefahr sollte für die ersten 3 Tage postpartal der Zielbereich für insulinpflichtige Patientinnen bei 100–180 mg/dl liegen.

15.6 Maßnahmen nach Geburt

Jedes Neugeborene einer Mutter mit Diabetes mellitus in der Schwangerschaft muss postpartal besonders überwacht werden. Häufige Risiken sind

- Hypoglykämie,
- Hypokalziämie,
- Hypomagnesiämie,
- Hyperbilirubinämie,
- Polyglobulie.

Eine intensivmedizinische Betreuung des Neugeborenen ist nicht obligat und nur in besonderen Situationen (z. B. Atemnotsyndrom) erforderlich.

Zur Entdeckung kindlicher Unterzuckerungen sollten Blutzuckermessungen postpartal engmaschig und nach einem festen Schema (nach 1, nach 3, nach 6 und nach 12 h, ggf. weitere Messungen) erfolgen. Zur Prophylaxe von Hypoglykämien empfiehlt sich das frühe und häufige Anlegen des Kindes. Eine parenterale Behandlung mit Glukose erfolgt bei einer symptomatischen Hypoglykämie oder bei Blutzuckerwerten unter 35 mg/dl.

Neben den Blutzuckermessungen sollten folgende Laborparameter postpartal bestimmt werden:

- Hämoglobin, Hämatokrit und Serumkalzium (am 2. und 3. Tag)
- Serumbilirubin (zwischen dem 3. und 5. Tag)
- Serummagnesium (bei Hypoglykämie)

15.7 Stillen

Die Ernährung der ersten Wahl bei neugeborenen Kindern diabetischer Mütter ist die Muttermilch. Das Stillen sollte für mindestens 6 Monate empfohlen werden. Ein schützender Effekt des Stillens hinsichtlich des Risikos, einen Diabetes mellitus Typ 2 zu entwickeln, ist nicht bewiesen. Die Diabeteseinstellung postpartal ist nicht erschwert.

Stillende Mütter haben einen erhöhten Energiebedarf von etwa 500 kcal täglich.

15.8 Nachsorge

15.8.1 Kind

Kinder von Müttern mit einem Gestationsdiabetes haben ein erhöhtes Risiko im Kindes- und Jugendalter einen Diabetes mellitus und eine Adipositas zu entwickeln.

Durch einen entsprechenden Eintrag ins Kinderheft nach der Geburt kann der weiter betreuende Pädiater informiert werden.

15.8.2 Mutter

Meist bildet sich der Gestationsdiabetes nach der Geburt wieder zurück. Trotzdem sind Kontrolluntersuchungen notwendig, denn bei 1–8% der Frauen liegt postpartal ein manifester Diabetes mellitus vor, in etwa 15% kann eine gestörte Glukosetoleranz nachgewiesen werden. Das kumulative Risiko, innerhalb der folgenden 8 Jahre einen Diabetes mellitus zu entwickeln, liegt bei 53%, innerhalb von 16 Jahren bei bis zu 80%.

Bei Frauen mit Autoantikörpernachweis (Anti-GAD, Anti-IA2) manifestiert sich innerhalb dieses Zeitraums ein Diabetes in 96% der Fälle, bei 28% persistiert die diabetogene Stoffwechselsituation nach der Geburt.

Weitere Risikofaktoren für die Manifestation eines Diabetes mellitus sind
- Diagnose in der Frühschwangerschaft,
- Insulinabhängigkeit in der Schwangerschaft,
- ausgeprägte Nüchternhyperglykämie und starker Blutzuckeranstieg im 75-g-OGTT,
- Übergewicht (BMI >30 kg/m^2),
- Multiparität (mehr als 2 Geburten),
- ethnische Risikogruppen (v. a. Asien und Lateinamerika).

! Bei Wöchnerinnen mit einem Gestationsdiabetes sollten Blutzuckerbestimmungen am 2. Tag post partum erfolgen.
Bei Nüchternwerten ≥110 mg/dl und postprandialen Werten ≥200 mg/dl muss eine diabetologische Weiterbetreuung unmittelbar eingeleitet werden. Sind die Blutzuckerwerte postpartal unterhalb der Normgrenze, ist 6–12 Wochen nach der Entbindung ein 75-g-OGTT obligat durchzuführen (Grenzwerte ▫ Tab. 15.2). Bei Normalbefund ist eine Wiederholung mindestens alle 2 Jahre zu empfehlen.

Eine Lebensstiländerung sollte den Patientinnen empfohlen und eine entsprechende Beratung durchgeführt werden. Dass durch eine Lebensstiländerung die Entwicklung eines Typ-2-Diabetes verhindert oder zumindest verzögert werden kann, zeigt u. a. das Diabetes Prevention Program (DPP). Es umfasst
- ausgewogene Ernährung,
- Gewichtsreduktion bei Übergewicht,
- regelmäßige körperliche Aktivität,
- Nikotinverzicht.

Der Hausarzt sollte in die Umsetzung dieser Maßnahmen mit einbezogen werden

Literatur

AG Diabetes und Schwangerschaft der Deutschen Diabetes-Gesellschaft, AG für materno-fetale Medizin (AGMFM) der DGGG, und Deutsche Gesellschaft für Perinatale Medizin (2001) Empfehlungen zur Diagnostik und Therapie des Gestationsdiabetes (GDM). Frauenarzt 42: 691–699

American Diabetes Association (2000) Gestational diabetes mellitus. Diabetes Care 23 (Suppl 1): S77–S79

Bänder A (1971) Zur Pharmakologie und Toxikologie der blutzuckersenkenden Sulfonamide. In: Maske H (Hrsg) Oral wirksame Antidiabetika, Springer, Berlin, Heidelberg, New York, Tokio, S 369

Beck P, Daughaday W (1967) Human placental lactogen: studies of its acute metabolic effects and disposition in normal man. J Clin Invest 46: 103

Best R, Chakravarthy U (1997) Diabetic retinopathy in pregnancy. Br J Opthalmol 81: 249–251

Biesenbach G, Grafinger P, Zazgornik J Stoger H (2000) Perinatal complications and three-year follow up of infants of diabetic mothers with diabetic nephropathy stage IV. Ren Fail 22: 573–580

▫ **Tab. 15.2.** Normwerte für den 75-g-OGTT und Bewertung pathologischer Messergebnisse. (Nach den Praxis-Leitlinien der Deutschen Diabetes-Gesellschaft 2006a)

Messzeitpunkte	Werte im kapillären Vollblut		Werte im venösen Plasma		Bewertung
	[mg/dl]	[mmol/l]	[mg/dl]	[mmol/l]	
Nüchtern	<90	<5,0	<100	<5,6	Normalbefund
	90–109	5,0–6,0	100–125	5,6–6,9	Gestörte Nüchternglukose
Nach 2 h	≥110	≥6,1	≥126	≥7,0	Diabetes mellitus
	<140	<7,8	<140	<7,8	Normalbefund
	140–199	7,8–11,0	140–199	7,8–11,0	Gestörte Glukosetoleranz
	≥200	≥11,1	≥200	≥11,1	Diabetes mellitus

BQS (2006) BQS-Bundesauswertung 2005 Geburtshilfe. Bundesgeschäftsstelle Qualitätssicherung gGmbH, Düsseldorf, http://www.bqs-outcome.de. Gesehen 20 Nov 2006

Carr D, Koontz G, Gardelia C, Holing E, Brateng D, Brown Z, Easterling T (2006) Diabetic nephropathy in pregnancy: suboptimal hypertensive control associated with preterm delivery. Am J Hypertens 19: 513–519

Confidential enquiry into maternal and child health (2005) Pregnancy in women with type 1 and type 2 diabetes in 2002–03, England, Wales, and Northern Ireland. CEMACH, London

Crowther C, Hiller J, Moss J, McPhee A, Jeffries W, Robinson J (2005) Effect of treatment of gestational diabetes mellitus on pregnancies. N Engl J Med 352: 2477–2486

Diabetes Prevention Program Research Group (2002) Reduction in the incidence of type 2 diabetes with life-style intervention or Metformin. N Engl J Med 346: 393–403

Ekbom P, Damm P, Feldt-Rasmussen B, Feldt-Rasmussen U, Molvig J, Mathiesen E (2001) Pregnancy outcome in type 1 diabetic women with microalbuminuria. Diabetes Care 24: 1739–1744

Ellard S, Beards F, Alen L, Shepherd M, Ballantyne E, Harvey R, Hattersley A (2000) A high prevalence of glucokinase mutations in gestational diabetic subjects selected by clinical criteria. Diabetologie 43: 250–253

Füchtenbusch M, Ferber K, Standl , Ziegler A (1997) Prediction of type 1 diabetes postpartum in patients with gestational diabetes mellitus by combined islet cell autoantibody screening: a prospective multicenter study. Diabetes 46: 1459–1467

Füchtenbusch M, Ziegler A, Hummel M (2006) Differentialdiagnostik des Gestationsdiabetes: Welches Risiko besteht für einen Typ-1- oder Typ-2-Diabetes nach der Schwangerschaft? Geburtsh Frauenheilk 66: 947–951

Hammes H (2005) Diabetische Retinopathie. In: Nauck M, Brabant G, Hauner H (Hrsg) Kursbuch Diabetologie. Kirchheim, Mainz, S 58–64

Jovanovic L, Knopp R, Brown Z et al. (2001) Declining insuline requirement in the late first trimester of diabetic pregnancy. Diabetes Care 24: 1130–1136

Jovanovic L, Knopp R,, Kim H, Cefalu W, Zhu X, Lee Y, Simpson J, Mills J for the Diabetes in Early Pregnancy Study Group (2005) Elevated pregnancy losses at high and low extremes of maternal glucose in early normal and diabetic pregnancy. Evidence for a protective adaption in diabetes. Diabetes Care 28: 1113–1117

Khoury J, Miodovnik M, LeMasters G, Sibai B (2002) Pregnancy outcome and progression of diabetic nephropathy. What´s next? J Matern Fetal Neonatal Med 11: 238–244

Kirwan J, Hauguel-De Mouzon S, Lepercq J et al. (2002) TNF-α is a predictor of insulin resistance in human pregnancy. Diabetes 51: 2207–2213

Klein B, Moss S Klein R (1990) Effect of pregnancy on progression of diabetic retinopathy. Diabet Care 13: 34–40

Kleinwächter H, Schäfer-Graf U (2006) Diabetes und Schwangerschaft. Diabetologe 2: 351–366

Körner U, Rösch R (2004) Physiologische und metabolische Veränderungen in Schwangerschaft und Stillzeit. In: Körner U, Rösch R (Hrsg) Ernährungsberatung in Schwangerschaft und Stillzeit. Hippokrates, Stuttgart, S 19–26

Ladner H, Danielsen B, Gilbert W (2005) Acute myocadial infarction in pregnancy and the puerperium: a population-based study. Obstet Gynecol 105: 480–484

Langer O, Levy J, Brustman L, Anyaegbunam A, Merkatz R, Divon M (1989) Glycemic control in gestational diabetes mellitus – how tight is tight enough: small for gestational age versus large for gestational age? Am J Obstet Gynecol 161: 646–653

Langer O, Conway D, Berkus M, Xenakis E, Gonzales O (2000) A comparison of glyburide and insulin in women with gestational diabetes mellitus. N Engl J Med 343: 1134–1138

Langer O, Yogev Y, Xenakis E, Brustman L (2005) Overweight and obese in gestational diabetes: the impact on pregnancy outcome. Am J Obstet Gynecol 192: 1768–1776

Löbner K, Knopff A, Baumgarten A et al. (2006) Predictors of postpartum diabetes in women with gestational diabetes mellitus. Diabetes 55: 792–797

Major C, de Veciana M, Weeks J, Morhan M (1998) Recurrence of gestational diabetes: who is at risk? Am J Obstet Gynecol 179: 1038–1042

Martinez-Frias M, Frias JP, Bernejo E, Rodriguez-Pinilla E, Prieto L, Frias JL (2005) Pre-gestational maternal body mass index predicts an increased risk of congenital malformations in infants of mothers with gestational diabetes. Diabet Med 22: 775–781

Praxis-Leitlinien der Deutschen Diabetes-Gesellschaft (2006a) Diabetologie und Stoffwechsel 1 (Suppl 2): S177–S180

Praxis-Leitlinien der Deutschen Diabetes-Gesellschaft (2006b) Diabetologie und Stoffwechsel 1 (Suppl 2): S206–S209

Reece E, Leguizamon G, Homko C (1998) Pregnancy performance and outcome associated with diabetic nephropathy. Am J Perinatol 15: 413–421

Rossing K, Jacobsen P, Hommel E (2002) Pregnancy and progression of diabetic nephropathy. Diabetologia 54: 36

Schaefer-Graf U, Kjos S, Fauzan O et al. (2004) A randomized trial evaluating a predominately fetal growth-based strategy to guide management of gestational diabetes in caucasian women. Diabetes Care 27: 297–302

Stotland N, Cheng Y, Hopkins L, Caughey A (2006) Gestational weight gain and adversew neonatal outcome among term infants. Obstet Gynecol 108: 635–643

Stuebe A, Rich-Edwards J, Willett W (2005) Duration of lactation and incidence of type 2 diabetes. JAMA 294: 2601–2610

Wyatt J, Frias L, Hoyme H et al. (2005) Congenital anomaly rate in offspring of mothers with diabetes treated with insulin lispro during pregnancy. Diab Med 22: 803–807

Indikation zur Episiotomie

Michael Stark

16.1 Einführung

Definition

Unter Episiotomie versteht man einen beabsichtigten Dammschnitt zur Erweiterung des Beckenausgangs, um Dammrisse zu vermeiden oder eine Geburt zu beschleunigen.

Episiotomie ist eine der häufigsten geburtshilflichen Interventionen. In den USA wurden im Jahr 2002 über 1 Mio Episiotomien im Vergleich zu 1.049.032 Kaiserschnitten durchgeführt. In den 1970er Jahren war in vielen Ländern die Durchführung der Episiotomie bei Erstgebärenden ein Routineeingriff. In den letzten Jahren ist für diesen Eingriff eine rückläufige Tendenz zu beobachten. In einer Studie fiel die Rate von 69,6% im Jahr 1983 auf 19,4% im Jahr 2000 und in operativen Geburten von 78% auf 70,8% [1]. Die Zahl der Episiotomien in den USA ist von 2.015.000 im Jahr 1981 auf 1.128.000 im Jahr 1997 gesunken [6]. Die Ursache hierfür liegt in dem verstärkten Bewusstsein von Gebärenden und Ärzten, dass die Anatomie der Frau eine Geburt ohne Episiotomie erlaubt.

16.1.1 Bedeutung

Die Beteiligten betrachten die Episiotomie aus unterschiedlichen Blickwinkeln.

Episiotomie nach Ansicht der Geburtshelfer

Manche Geburtshelfer halten die Episiotomie für eine recht minimale Intervention, die zur Schonung des Beckenbodens beiträgt und gut geeignet ist, junge Ärzte im Nähen zu schulen. Der Grund, warum relativ wenige Publikationen die Technik und Durchführung von Episiotomien abhandeln und warum Lehrbücher der geburtshilflichen Chirurgie der Episiotomie relativ wenig Aufmerksamkeit widmen, liegt vermutlich in der Tatsache, dass die Episiotomie ein relativ einfacher Eingriff ist und nicht unbedingt von Ärzten, sondern auch oft von Hebammen durchgeführt wird.

16

Episiotomie nach Ansicht der Gebärenden

Die Episiotomie kann für eine Frau und ihre Partnerschaft von großer Bedeutung sein. Wird die Naht nicht fachgerecht ausgeführt und erfolgt die Rekonstruktion nicht entsprechend der ursprünglichen Anatomie, kann dies zu Dyspareunie führen und der Partnerschaft schaden.

Nicht immer sind die an die Episiotomie gestellten Erwartungen evidenzbasiert. Eine Episiotomie erhöht den Blutverlust und das Risiko für Dammrisse. Auch die Behauptung, dass sie Vorteile für das Neugeborene durch Verkürzung der 2. Geburtsphase bringt – wie höhere Apgar-Scores und die Vermeidung von Neugeborenenasphyxie –, ist nicht erwiesen [3].

16.2 Durchführung

Hat man sich – wegen mütterlicher oder kindlicher Indikation – doch zu einer Episiotomie entschlossen, sollte diese wo möglich zu dem Zeitpunkt erfolgen, zu dem die Maximaldehnung des Perineums erreicht wird und der Kopf des Kindes daraufdrückt. Wenn es die Zeit erlaubt, sollte man das Perineum vorher bereits durch eine Lokalanästhesie infiltrieren.

Es haben sich 2 Typen von Episiotomien durchgesetzt: die mediane und die mediolaterale.

16.2.1 Mediane Episiotomie

Definition

Durchführung mittels einer Knopfschere von der Mitte des Introitus in Richtung des Rektums.

Vorteile der medianen Episiotomie

Bei Normalgeburten stellt diese Schnittrichtung ohnehin die Richtung der Risse dar, d. h. dass eine mediane Episiotomie dem physiologischen Verlauf eventueller Risse entspricht und eine Kontrolle des Rissverlaufs ermöglicht. Dadurch sind die anatomischen Schichten beim Nähen klar definiert, die ursprüngliche Anatomie kann wieder hergestellt werden, was zu weniger negativen Ergebnissen (wie Inklusionszysten oder Dyspareunie) führt.

Weitere Vorteile der medianen Episiotomie sind:

- weniger Blutungen,
- relativ schnelle Heilung,
- weniger Schmerzen.

Nachteil der medianen Episiotomie

Erhöhte Gefahr einer Ausdehnung des Risses auf den Sphincter ani, weil der Druck des kindlichen Kopfes auf das Perineum während des 2. Geburtsstadiums manchmal schwer zu kontrollieren ist.

16.2.2 Mediolaterale Episiotomie

> **Definition**
>
> Durchführung mittels einer Knopfschere vom Introitus in laterokaudaler Richtung.

Vorteile der mediolateralen Episiotomie

- Sphincterschonend, falls es zu unkontrollierten Rissen kommt
- Potenzial der Erweiterung des Geburtskanals, wenn indiziert, ist größer. Schneidet man in Richtung Sphincter ani, ist die maximale Öffnung durch die Höhe des Perineums limitiert.

Nachteile der mediolateralen Episiotomie

- Unphysiologisch
- Schmerzhafter
- Mehr Blutungen
- Asymmetrisch
- Langsamerer Heilungsprozess

16.3 Indikationen

Für Episiotomien gibt es 2 gerechtfertigte Indikationen:

- Mütterliche Indikation (Vermeidung eines Dammrisses)
- Kindliche Indikation (Notwendigkeit einer schnellen oder instrumentellen Entbindung)

16.3.1 Mütterliche Indikation (Dammrissvermeidung)

Ein wesentliches Qualitätsmerkmal für jeden geburtshilflichen Service ist das Beurteilungsvermögen, also die Fähigkeit, die Gefahr von Rissbildungen gut einschätzen zu können. Die Fachgruppe Geburtshilfe und Gynäkologie der privatunternehmerischen HELIOS Kliniken GmbH hat die obere Toleranzgrenze für Dammrisse 3. Grades auf 0,8% und 4. Grades auf 0,4% festgelegt. (In Sachsen lag im Jahr 2004 die Rate für Dammrisse 3. und 4. Grades bei 2,6% aller Geburten.) Es wird einerseits behauptet, dass es eine unmittelbare Korrelation zwischen der Durchführung von Episiotomien und der Rate von Dammrissen 3. und 4. Grades gibt [1], andererseits aber auch, dass eine Episiotomie keinen eigenständigen Faktor für Perinealrisse darstellt [5].

Die Dammrissrate ist sowohl ein Qualitätsmerkmal für die Überwachung der Geburt selbst durch die Geburtshelfer als auch ein Urteil über den gesamten Behandlungsprozess. Dazu gehört beispielsweise die Beurteilung der Gebärenden vor dem Beginn der Geburt, wenn Entscheidungen, wie eine eventuelle primäre Sektio (z. B. wegen Makrosomie oder Beckenendlage), getroffen werden. Manche Ärzte, Hebammen und Mütter ziehen einen Dammriss 1. Grades einer Episiotomie vor, mit der Argumentation, dass der Riss physiologisch sei und der Heilungsprozess schneller vonstatten gehe und mit weniger Schmerzen verbunden sei.

16.3.2 Kindliche Indikation (Notwendigkeit einer schnellen Entbindung)

Eine Episiotomie ist indiziert, wenn die Situation eine schnelle Entbindung erfordert, wie z. B. bei pathologischen Dezellerationen, Abruptio placentae oder indizierten operativen Geburten aller Art.

16.4 Möglichkeiten der Vermeidung von Episiotomien

Episiotomie sollte auf keinen Fall ein Routineeingriff sein. So wie für jeden operativen Eingriff muss auch für jede Episiotomie eine genaue Indikation bestehen. Es ist nicht akzeptabel, dass 7-mal mehr Episiotomien bei privatversicherten Gebärenden durchgeführt wurden als bei anderen Gebärenden [2].

Alternative Geburtswege zur vaginalen Geburt – eine Lösung zur Dammrissproblematik?

Die Befürworter der Wunschsectio berufen sich darauf, dass eine normale Geburt zu anatomischen Beckenbodenstörungen führen und evtl. alle Varianten von Inkontinenz verursachen könnte. Dieses Thema wird sehr kontrovers diskutiert, ist aber nicht die Grundlage der weiteren Erörterungen.

! Die richtige Versorgung vor der Geburt, wie beispielsweise eine sorgfältige Gewichtsschätzung, klinische Untersuchungen und eine vollständige Überwachung während der Geburt, sowie ein vollständiges Verständnis der Physiologie reduzieren die Notwendigkeit einer Episiotomie.

Wie bei jeder medizinischen Entscheidung sollte man auch hier stets das kalkulierbare Risiko abwägen. Damit wird nicht behauptet, dass die sekundäre Sektio immer einer Episiotomie vorzuziehen ist, aber eine gute vorherige Einschätzung kann Problemen und pathologischen Situationen vorbeugen (Schulterdystokie, Risse etc.).

Bei Verständnis für den physiologischen Ablauf, Zeit, Geduld und ausreichender Perinealschonung kann eine Geburt meistens ohne die Notwendigkeit einer Episiotomie ablaufen.

16.5 Begleiterscheinungen und Komplikationen

Wenn man eine Episiotomie vor der vollen Dehnung des Perineums durchführt, bedeutet dies immer unnötigen Blutverlust und mehr Schmerzen. Auch das spätere Nähen ist trotz Lokalanästhesie oftmals mit schlechten Erfahrungen und Erinnerungen verbunden [4]. Die häufigsten kurzfristigen Komplikationen sind Blutungen, Hämatome, Infektionen und Schmerzen. Spätere Komplikationen sind oftmals Strikturen, Vaginalzysten und Dyspareunie.

Literatur

1. Goldberg J, Holtz T, Hyslop T, Tolosa JE (2002) Has the use of routine episiotomy decreased? Examination of episiotomy rates from 1983 to 2000. Obstet Gynaecol 99(3): 395–400
2. Howden NL, Weber AM, Meyn LA (2004) Episiotomy use among residents and faculty compared with private practitioners. Obstet Gynaecol 103(1): 114–118
3. Myers-Helfgott MG, Helfgott AW (1999) Routine use of episiotomy in modern obstetrics. Should it be performed? Obstet Gynaecol Clin North Am 26(2): 305–325
4. Sanders J, Campbell R, Peters TJ (2002) Effectiveness of pain relief during perineal suturing. BJOG 109(9): 1066–1068
5. Sheiner E, Levy A, Walfish A, Hallak M, Mazor M (2005) Third degree perineal tears in a university medical center where midline episiotomies are not performed. Arch Gynecol Obstet 271(4): 307–310
6. Weber AM, Meyn L (2002) Episiotomy use in the United States, 1979–1997. Obstet Gynecol 100(6): 1177–1182

Diagnostik, Management und Prävention der Schulterdystokie

Marietta Siegele

17.1 Einführung

17.1.1 Definition

Definition

Als Schulterdystokie wird der Geburtsstillstand nach der Geburt des kindlichen Köpfchens infolge ungenügender Drehung der kindlichen Schulter bezeichnet.

Es wird zwischen hoher und tiefer Schulterdystokie unterschieden. Bei der hohen Schulterdystokie handelt es sich um einen Geradstand der Schulter, wobei die vordere kindliche Schulter über der Symphyse arretiert ist. Bei der tiefen Schulterdystokie steht die kindliche Schulter im Querdurchmesser auf dem Beckenboden.

Mögliche kindliche Komplikationen der Schulterdystokie reichen vom Plexusschaden mit Möglichkeit der Rückbildung und gesundem Überleben bis zur schwersten neurologischen Schädigung und Tod.

17.1.2 Epidemiologie

Die Schulterdystokie ist ein seltenes und meistens unvorhersehbares Ereignis mit einer Inzidenz von 0,15–2,1% (Ouzounian 2005).

Das bedeutet für den Geburtshelfer, dass er/sie wahrscheinlich im Rahmen der Facharztausbildung mit diesem Ereignis noch nicht konfrontiert wurde und deshalb im unerwarteten Eintrittsfall eine für das Kind lebensbedrohliche Situation managen muss, mit der er bisher keine praktischen Erfahrungen gemacht hat. Umso bedeutender ist die Kenntnis der Risikofaktoren für eine Schulterdystokie und die theoretische Kenntnis der notwendigen Maßnahmen.

17.2 Diagnostik

17.2.1 Präpartuale Diagnostik

Die präpartuale Diagnostik steht auf 2 Säulen: Erstens müssen die Risikofaktoren der werdenden Mutter eruiert werden anhand ihrer geburtshilflichen und allgemeinen Anamnese und der Risikofaktoren in der bestehenden Schwangerschaft.

Zweitens finden die Ergebnisse der Ultraschalluntersuchungen (Fetometrie) Eingang in die Beurteilung des Risikos für das Auftreten einer Schulterdystokie.

Risikofaktoren

- Mütterliche Adipositas und schnelle/übermäßige Gewichtszunahme während der Schwangerschaft
- Gestationsdiabetes, Diabetes mellitus
- Multiparität
- Geschwisterkinder über 4000 g bei Geburt
- Zustand nach vaginal-operativer Geburt
- Zustand nach Schulterdystokie
- Utraschalldiagnostik/Diagnoseparameter: geschätztes fetales Gewicht >4000 g

17.2.2 Intrapartuale Diagnostik

Die Schulterdystokie ist meistens ein unvorhersehbares Ereignis. Eine intrapartual sich entwickelnde Risikokonstellation muss deshalb Beachtung finden.

Risikofaktoren

- Austreibungsphase >2 h (Benedetti u. Gabbe 1978)
- Vaginal-operative Geburt aus Beckenmitte
- Rasche Beckenpassage
- Frühes Kristellern

17.3 Prävention

Die Prävention der Schulterdystokie geht mit erheblichen Schwierigkeiten einher, da schon die Gewichtsschätzung des Feten mit den bekannten hohen Abweichungen kein sicheres Diagnosekriterium liefert. Die Wahrscheinlichkeit, dass ein sonographisch geschätztes Geburtsgewicht von

4000 g zutreffend ist, variiert untersucherabhängig zwischen 15 und 79% (Chauhan et al. 2005). Außerdem sind viele Geburtsverläufe mit makrosomen Kindern unauffällig. Die Prävalenz makrosomer Neugeborener in Deutschland betrug in einem Beobachtungszeitraum von 1990 bis 1997 9% (Wollschlägernet al. 1999). Die vermutete Makrosomie allein ist keine Indikation zur Schnittentbindung oder zur Geburtseinleitung vor dem errechneten Geburtstermin (Sanchez-Ramos et al. 2002, Gonen et al. 1997, Irion u. Boulvain 2006).

Außerdem treten viele Fälle von Schulterdystokie ohne Risikofaktoren auf und mehr als die Hälfte aller Fälle bei einem Geburtsgewicht unter 4000 g (Geary et al. 1995).

Die Datenlage spricht allerdings für eine elektive Sectio caesarea, wenn ein Zustand nach Schulterdystokie und Plexusparese vorliegt (Chauhan et al. 2005).

17.4 Therapie

> **!** Da das Ereignis oftmals unerwartet eintritt und sofortiges, planvolles und effektives Handeln erfordert, sollte in jeder geburtshilflichen Abteilung ein Managementplan zu den Abläufen, Maßnahmen und auch der Dokumentation erarbeitet werden. Die notwendigen Maßnahmen sollten regelmäßig am Phantom geübt werden.

Hilfe	Hinzurufen des erfahrensten Geburtshelfers, der erfahrensten Hebamme
Episiotomie	
McRoberts-Manöver	Zunächst maximale Extension der Hüftgelenke der Gebärenden (Abb. 17.1a), gefolgt von einer raschen Flexion der Hüftgelenke (Abb. 17.1b). Für dieses Manöver werden 2 Helfer benötigt
Wehenhemmung	Abstellen einer laufenden Oxytozininfusion Bolustokolyse
McRoberts-Manöver	Kann wiederholt werden
Suprapubischer Druck	Kontinuierlich (Abb. 17.2a) oder intermittierend rüttelnd (Abb. 17.2b)

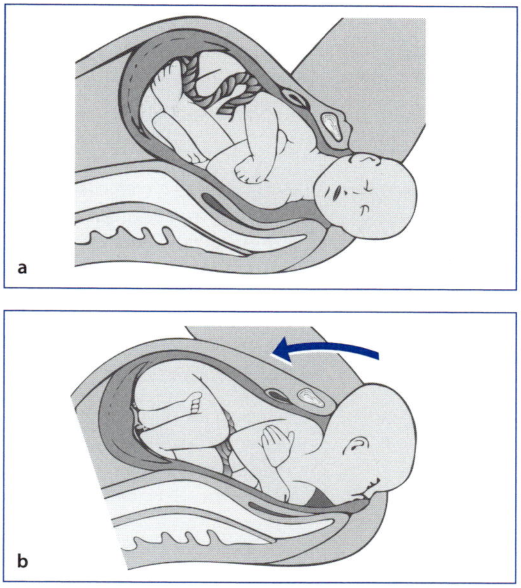

Abb. 17.1a,b. McRoberts-Manöver; **a** Extension, **b** Flexion der Hüftgelenke der Gebärenden. (Aus Schneider et al., Springer-Verlag 2004)

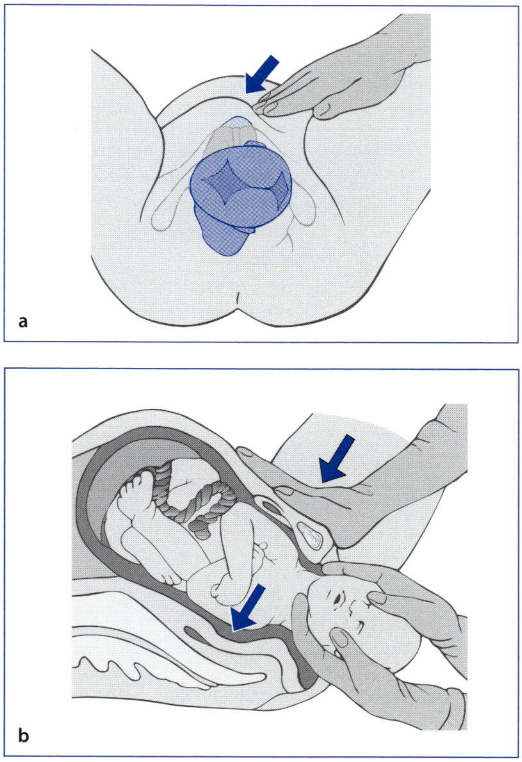

Abb. 17.2a,b. Suprapubischer Druck; **a** kontinuierlich, **b** intermittierend rüttelnd. (Aus Schneider et al., Springer-Verlag 2004)

Mit diesen Manövern sind etwa 53% aller Schulterdystokien lösbar (McFarland et al. 1995); die weiteren Manöver erfordern die Anwesenheit eines Anästhesisten und eine Narkose.

Woods-Manöver	Aufsuchen der hinteren fetalen Schulter von ventral. Ist das Kind in II-Stellung, erfolgt der Druck im Uhrzeigersinn, ist das Kind in I-Stellung, so erfolgt der Druck entgegengesetzt. Die hintere Schulter kommt nach vorn und kann entwickelt werden
Manöver nach Rubin	Eingehen der Hand auf der Seite des kindlichen Rückens, Aufsuchen der Scapula und Rotation der vorderen Schulter. Dieses Manöver kann auch an der hinteren Schulter durchgeführt werden (umgekehrtes Manöver nach Woods)
Entwicklung des hinteren Arms	Eingehen mit der Hand in die Sakralhöhle auf der Bauchseite des Kindes und Extraktion des hinteren Arms. Es besteht Frakturgefahr
Frakturierung der Clavicula	Mit einer Gefäßklemme, Wirkung bzgl. Erweiterung gering
Zavanelli-Manöver	Reposition des kindlichen Köpfchens in maximaler Flexionshaltung und Sectio. Bedingung: maximale Tokolyse, Narkose. Die Erfolgsrate wird mit 90% angegeben, wobei die Fallzahl jedoch gering ist (O´Leary 1993)
Abdominaler Rettungsversuch	Notfallmäßige tiefe quere Uterotomie. Die Schulter wird in den queren Durchmesser und unter die Symphyse gedrückt, dann kann das Kind vaginal entwickelt werden

17

17.5 Forensische Aspekte

Die Schulterdystokie ist eine seltene Komplikation, aber ein häufiger Haftungsfall (von Harder u. Dittmann 2004).

Deshalb sind folgende Punkte von größter Bedeutung:

1. Suche nach Hinweisen auf eine drohende Schulterdystokie vor und während der Geburt:
   - Hinweise im Mutterpass auf ein makrosomes Kind und die oben schon beschriebenen Risikofaktoren.
2. Bei Hinweisen auf eine Risikokonstellation ist der werdenden Mutter ein Entbindungsort mit ärztlicher Geburtshilfe anzuraten.
3. Ultraschalluntersuchung ist bei Eintritt in den Kreissaal nicht immer erforderlich, bei Verdacht auf Makrosomie, auffälligen Untersuchungsbefunden oder auffälligem Geburtsverlauf muss sie jedoch durchgeführt werden.
4. Rechtzeitige Aufklärung über eine Schnittentbindung:
   - Ein geschätztes Gewicht von 4000 g allein erfordert noch keine Aufklärung für eine Schnittentbindung.
   - Besteht jedoch eine Risikokonstellation oder entwickelt sich diese unter der Geburt, so ist die Aufklärung notwendig.
5. Aktionsplan über das Vorgehen bei Eintritt der Komplikation:
   - In jedem Kreissaal sollte ein schriftlich festgelegter Plan zum Vorgehen bei Eintreten dieser Komplikation erarbeitet werden.
   - Die notwendigen Manöver sollten regelmäßig am Phantom geübt werden, die Teilnahme an den Übungen muss schriftlich dokumentiert werden.
6. Dokumentation:
   - Die Dokumentation muss in chronologisch korrekter Abfolge unter Benennung aller Beteiligten und deren Aktionen erfolgen.
   - Alle Behandelnden sollten ein gemeinsames abschließendes Protokoll erstellen und unterschreiben.

Literatur

Benedetti TJ, Gabbe SG (1978) Shoulder dystocia: a complication of fetal macrosomia and prolonged second stage of labor with midpelvic delivery. Obstet Gynecol 52: 526–529

Chauhan PSP, Grobman WA et al. (2005) Suspicion and treatment of the macrosomic fetus: A review. Am J Obstet Gynecol 193 (2): 332–346

Geary M, McParland P, Johnson H, Stronge J (1995) Shoulder dystocia – is it predictable? Eur J Obstet Gynecol Reprod Biol 62: 15–18

Gonen O, Rosen DJ, Dolfin Z, Tepper R, Markov S, Fejgin MD (1997) Induction of labor versus expectant management in makrosomia: a randomised study. Obstet Gynecol 89: 913–917

Harder Y von, Dittman J (2004) Schulterdystokie: seltene Komplikation – häufiger Haftungsfall. Frauenarzt 45: 650–655

Irion O, Boulvain M (2006) Induction of labour for suspected fetal macrosomia (Cochrane Review) The Cochrane Library, Issue 1, Oxford

McFarland MB, Langer O, Piper JM, Berkus MD (1995) Perinatal outcome and the type and number of maneuvers in shoulder dystocia. Int J Gyn Obstet 3: 219–224

O´Leary JA (1993) Cephalic replacement for shoulder dystocia: present status and future role of the Zavanelli maneuver. Obstet Gynecol 82: 847–850

Ouzounian JG, Gherman RB (2005) Shoulder dystocia: Are historic risk factors reliable predictors? Am J Obstet Gynecol 192: 1933–1935

Sanchez-Ramos L, Bernstein S, Kaunitz AM (2002) Expectant management versus labor induction for suspected fetal macrosomia: a systemic review. Obstet Gynecol 100: 997–1002

Schneider H, Husslein P Schneider KTM (2004) Die Geburtshilfe. Springer, Berlin Heidelberg New York Tokio

Wollschläger K, Nieder J, Koppe I, Hartlein K (1999) A study of fetal makrosomia Arch Gynecol Obstet 263: 51–55

Beckenendlage

Ute Felten

18.1 Einführung

Definition

Bei der Beckenendlage handelt es sich um eine Poleinstellungsanomalie. Es ist die Längslage, bei der das Beckenende vorangeht.

18.1.1 Epidemiologie und Ätiologie

In ca. 5% aller Schwangerschaften liegt der Fetus in Beckenendlage. Über die Hälfte davon betrifft Erstgebärende. Bei Frühgeburten liegt die Rate an Beckenendlagengeburten abhängig vom Schwangerschaftsalter deutlich höher (zwischen der 30. und 33. SSW bei 14%). Somit ist als eine der Ursachen die Frühgeburt anzusehen.

Weitere Ursachen können fetale Fehlbildungen, uterine Fehlbildungen (Uterus bicornis oder subseptus), Polyhydramnion, Mehrlingsgravidität oder Tumoren/Myome sein.

18.1.2 Varianten

Man unterscheidet verschiedene Formen der Beckenendlage, abhängig von den verschiedenen Haltungen der unteren Extremitäten:
- Reine Steißlage (»extended legs«; 60%): Beide Beine sind vor dem Körper hochgeschlagen, der Steiß führt.
- Vollkommene Steiß-Fuß-Lage (4%): Neben dem Steiß liegen beide Füße.
- Unvollkommene Steiß-Fuß-Lage (10%): Ein Bein ist vor dem Körper hochgeschlagen, der andere Fuß liegt neben dem Steiß.
- Vollkommene Fußlage (15%): Beide Beine sind ausgestreckt, die Füße führen.
- Unvollkommene Fußlage (10%): Ein Bein ist vor dem Körper hochgeschlagen, ein Bein ist ausgestreckt und der Fuß führt.
- Knielage (1%): Ein oder beide Beine sind im Kniegelenk gebeugt und das oder die Knie führen.

18.2 Diagnostik

18.2.1 Äußere Untersuchung

Beurteilt wird mit dem 3. und 4. Leopold-Handgriff. Dabei tastet sich der Kopf im Fundusbereich als runde, harte, bewegliche Resistenz. Der Steiß ist im oder über dem Beckeneingang tastbar.

Die kindlichen Herztöne sind meist am Nabel oder darüber nachweisbar.

18.2.2 Sonographie

Sicherheit über die fetale Lage bringt die Abdominalsonographie. Dabei wird neben der Diagnose auch die Form der vorliegenden Beckenendlage beschrieben. Besonderes Augenmerk ist auf die Biometrie zu legen. Neben einer Gewichtsschätzung sollte auch auf das Verhältnis zwischen Schädel und Abdomenmaßen geachtet werden.

18.2.3 Vaginale Untersuchung

Bei der vaginalen Tastuntersuchung ergibt sich als wichtigster Befund die fehlende Härte des Kopfes, die fehlenden Schädelnähte und die fehlenden Fontanellen. Man tastet einen weichen, unregelmäßig geformten Kindsteil. Weiter ist es möglich, ggf. einen oder beide Füße zu tasten.

Cave

Vorsicht vor Verwechslungen mit einer Gesichtslage oder mit einer Hand. Beweisend ist die Ultraschalluntersuchung.

18.3 Therapie

18.3.1 Geburtsmechanismus

Man unterscheidet wie bei der Schädellagengeburt unterschiedliche Abschnitte im Ablauf. Es lassen sich 5 Abschnitte definieren:
1. Eintritt des Steißes in das Becken bis zum Beckenboden

2. Geburt des Steißes
3. Geburt des Rumpfes
4. Geburt der Schulter
5. Geburt des Kopfes

Als Komplikationen können auftreten:
- Vorzeitiger Blasensprung
- Nabelschnurvorfall
- Sauerstoffmangel durch Nabelschnurkompression, sobald der Steiß geboren ist
- Verzögerte Kopfgeburt, da der Steiß mit dem geringeren Umfang zu wenig vorgedehnt hat
- Intrakranielle Blutung
- Weichteilverletzungen
- Plexusläsionen

18.3.2 Äußere Wendung

Bei der äußeren Wendung wird versucht, das Kind durch Druck mit den flachen Händen von außen in Schädellage zu bringen. Sinnvoll ist ein Wendungsversuch nach abgeschlossener 37. SSW. Nach Lage- und CTG-Kontrolle und Ausschluss von Kontraindikationen wird eine Tokolyse parenteral gegeben (Fenoterol 5 µg/min).

Lagerung: Becken hoch, Beine angewinkelt, wenn möglich Kopftieflage.

Durchführung: Eine Person versucht, den Steiß mit den flachen Händen aus dem Becken herauszuschieben, die andere Person versucht, mit den flachen Händen den Kopf im Sinne einer Rückwärts- oder Vorwärtsrolle zu wenden.

Es sollten nicht mehr als 2 Versuche durchgeführt werden. Zwischen den Versuchen ist eine CTG-Ableitung nötig. Bei gelungener Wendung sollten engmaschige CTG-Kontollen sowie Lagekontrollen erfolgen.

Bei Rh-negativen Patientinnen sollte eine Rhesusprophylaxe durchgeführt werden.

Kontraindikationen sind:
- Placenta praevia
- Pathologisches CTG, pathologischer Doppler
- Vorzeitiger Blasensprung
- Relatives Missverhältnis
- Vorderwandplazenta
- Oligohydramnion
- Steiß tief im Beckeneingang

Die Erfolgsraten liegen bei 50%. In 25% sind vorübergehende CTG-Veränderungen zu registrieren. In 2% muss deswegen ein Kaiserschnitt durchgeführt werden.

> Wendungsversuche können die Anzahl der Schädellagengeburten erhöhen und die Rate der Kaiserschnitte senken. Es gibt allerdings nicht genug Evidenz durch randomisierte Studien, was die Rate der Komplikationen angeht. Weiter ist noch unklar, ob eine Wendung vor oder nach der 37. SSW stattfinden soll.

18.3.3 Selbstwendetechniken

- Indische Brücke: Beckenhochlagerung ab der 32. SSW. Empfohlen 2-mal täglich ca. 15–20 min
- Moxibustion: Stimulation des seitlichen Nagelwinkels der kleinen Zehe mit einer Moxazigarre ab der 34. SSW
- Akupunktur: Ansetzen der Akupunkturnadel am kleinen Zeh (Blase 67)

> Es gibt ungenügend Evidenz für die Selbstwendetechniken. Moxa kann ein Benefit haben, allerdings fehlen kontrollierte Studien.

18.3.4 Indikation zur primären Sectio caesarea

Die Wahl des Geburtsmodus bei Beckenendlagen ist Gegenstand vieler Diskussionen. Insgesamt sollten die individuellen Risiken gut geprüft werden, um die werdenen Eltern ausführlich über die verschiedenen Möglichkeiten beraten zu können. Bei der Entscheidung sollte nach der Aufklärung auch der Wunsch der Eltern berücksichtigt werden. Es wird auch die eigene Erfahrung des Geburtshelfers eine Rolle spielen.

Indikationen zur primären Sectio

- Indikationen nach allgemeinem Konsens:
  - Deutliches Missverhältnis zwischen Kopf und Thorax (Kopf > Thorax)
  - Beckenanomalie
  - Placenta praevia
  - Nabelschnurvorfall
  - Fehlbildungen, die den geburtsrelevanten Umfang vergrößern (Teratom, Hydrozephalus, Omphalozele, Gastroschisis etc.)
- Indikationen, die z. T. als relativ angesehen werden:
  - Schätzgewicht >3500 g oder deutlich höher als Geburtsgewicht schon geborener Kinder
  - Frühgeburten <34. (36.) SSW oder Schätzgewicht <1800 g (ab <1500 g wird die Empfehlung schwierig, da Frühmorbidität und Mortalität mehr von der Frühgeburtlichkeit als vom Geburtsmodus abhängen)
  - Hyperextension des kindlichen Kopfes
  - Unreifer Muttermund bei vorzeitigem Blasensprung
  - Nabelschnurkomplikationen
  - Plazentainsuffizienz oder pathologisches CTG
  - Vollkomme Fuß- oder Knielage, unvollkommene Fuß- oder Knie- oder Steißlagen
  - Diabetes mellitus
  - Erstgebärende

Die Indikaton zur sekundären Sectio sollte sehr großzügig gestellt werden. Neben den üblichen Indikationen zur sekundären Sectio sollte v. a. bei protrahiertem Verlauf und bei pathologischem CTG frühzeitig reagiert werden.

In der Literaturübersicht wird der Kaiserschnitt als die sicherere Methode für das Kind angesehen, jedoch mit einer etwas höheren mütterlichen Morbidität. Insgesamt wird dies allerdings sehr kontrovers diskutiert und hängt von der Erfahrung der einzelnen Zentren ab. Namentlich erwähnt werden muss in diesem Zusammenhang die international angelegte, prospektiv randomisierte Multicenterstudie von Hannah et al. (2000), in der die vaginale gegen die Kaiserschnittentbindung bei Beckenendlage verglichen wurde. Zur Auswertung kamen 2083 Geburten. Die Autoren fanden eine signifikante Erhöhung der perinatalen und neonatalen Mortalität sowie der schweren neonatalen Morbidität in der Gruppe der geplanten vaginalen Entbindungen. Auch wenn von Kritikern dieser Studie methodische Mängel ausgewiesen werden, sollten diese Ergebnisse gerade auch abhängig von der Erfahrung bei vaginalen Beckenendlagegeburten der einzelnen Zentren beachtet werden

18.3.5 Geburtsleitung bei vaginaler Entbindung

Bei der Beckenendlagengeburt handelt es sich um eine Lageanomalie und somit um eine pathologische Situation. Somit obliegt die Geburtsleitung dem Arzt. Es sollten eine ausführliche Aufklärung über die Möglichkeiten (Wendung, vaginale Geburt, Sectio) und ein sorgfältiger Ultraschall zum Ausschluss von Kontraindikationen für eine vaginale Entbindung durchgeführt werden. Vor der vaginalen Entbindung sollte eine sorfältige Auswahl der Frauen mit einer Beckenendlagenschwangerschaft erfolgen. Bei assoziierten schwerwiegenden Fehlbildungen sollte der vaginale Entbindungsweg gewählt werden.

Für die Geburtsleitung wird empfohlen:

- Venöser Zugang
- Ständige Anästhesie- und Sectiobereitschaft
- Kontinuierliche CTG-Ableitung
- Ab eindeutigem Geburtsbeginn PDA
- Querbettlagerung
- Fruchtblase so lange wie möglich stehen lassen
- Episiotomie
- Möglichst langes Zurückhalten des Steißes
- In der Austreibungsperiode großzügige Oxytozininfusion

- Vor der Durchführung der Manualhilfen Einmalkatheter der Harnblase
- Aktives Management erst nach Sichtbarwerden des vorderen Schulterblattes
- Suprasymphysärer Druck, um dem Kopf den Eintritt ins Becken zu erleichtern
- Manualhilfe zur Entwicklung des Kindes
- Großzügige Sectioindikation bei protrahiertem Verlauf oder pathologischem CTG oder sonstigen geburtshilflichen Komplikationen

Cave

Zu frühes aktives Management oder gar Ziehen am führenden Teil (Steiß, Fuß, Bein) führt zu gefährlicher Pathologie. Durch das Hochschlagen der Arme wird der geburtsrelevante Umfang des Kopfes vergrößert. Weiter kann es zum Drehen des Rückens nach hinten kommen, was die gesamte Geburt erschwert.Geduld ist die wichtigste Voraussetzung für die vaginale Beckenendlagengeburt.

18.3.6 Manualhilfe

Die Manualhilfe wird zur zügigeren Entwicklung des Kindes durchgeführt. Unterstützt werden die Maßnahmen durch eine Oxytozininfusion und kontinuierlichen Druck von oben, zunächst vom Fundus aus und dann zur Geburt des Kopfes suprasymphysär durch eine weitere Person.

Die Manualhilfe beginnt mit der Episiotomie und für die meisten Handgriffe nach dem Sichtbarwerden des unteren Randes des vorderen Schulterblattes. Einzig der Bracht-Handgriff setzt zu einem früheren Zeitpunkt (nach Geburt des Nabels) an. Die Bezeichnungen »Manualhilfe« und »aktives Management« sollten nicht dazu führen, dass an dem Kind gezogen wird.

Bracht-Handgriff zur Armlösung und zur Kopfentwicklung

Die Hände des Geburthelfers umfassen den Steiß. Die Daumen liegen auf den Oberschenkeln, die restliche Hand liegt im Kreuzbein-Rücken-Bereich. Das Kind wird, ohne zu ziehen, um die Symphyse der Mutter herumgeleitet. Dabei lassen sich Arme und Kopf ohne weitere Maßnahmen entwickeln. Unterstützt wird der Handgriff durch suprasymphysären Druck (◘ Abb. 18.1a).

Die meisten Beckenendlagengeburten lassen sich durch den Bracht-Handgriff entwickeln. Bleiben allerdings Arme oder Schultern hängen, muss die Armlösung erfolgen.

Armlösung nach Müller

Sind die Arme hochgeschlagen, muss eine Armlösung erfolgen, um den geburtsrelevanten Umfang am nachfolgenden Kopf zu reduzieren. Bei dieser Armlösung wird das Becken um Gesäß und Oberschenkel gefasst und steil nach unten gezogen, bis Schulter und Arm erscheinen. Danach wird das Kind steil nach oben zur Leiste der Mutter geführt, bis die hintere Schulter und der hintere Arm geboren werden (◘ Abb. 18.1b).

Klassische Armlösung

Die klassische Armlösung wird nötig, wenn die Armlösung nach Müller nicht erfolgreich ist. Dabei wird das Kind an den Füßen gefasst und zunächst steil nach unten gezogen, damit Schulter und Arm tiefer treten. Danach wird das Kind steil aufwärts zur Leistenbeuge der Mutter geführt (bei der 1. Beckenendlage zur rechten Seite, bei der 2. Beckenendlage zur linken Seite). Gelöst wird zunächst der hintere Arm. Der Geburtshelfer geht mit mindestens 2 Fingern der rechten Hand bei 1. Beckenendlage in die Scheide ein und streift den Arm über Brust und Gesicht heraus. Wichtig ist, dass mit den 2 Fingern der Arm geschient wird. Danach wird die vordere Schulter nach hinten gedrängt und das Kind um 180° gedreht und der 2. Arm mit den entgegengesetzten Handgriffen entwickelt.

Entwicklung des Kopfes nach Veit-Smellie

Dieser Handgriff wird nach der erfolgreichen Armlösung notwendig. Der Geburtshelfer geht mit der dem kindlichen Bauch zugewandten Hand zwischen Beine und Arme hindurch. Das Kind liegt danach auf dem Unterarm des Ge-

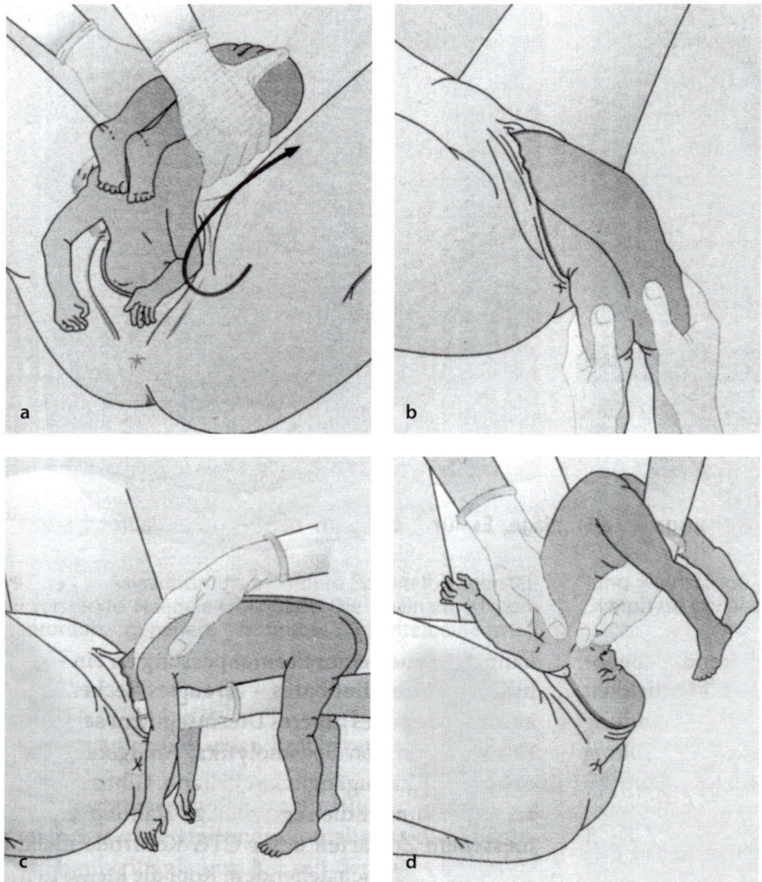

■ **Abb. 18.1a–d.** Manualhilfe bei Beckenendlage. **a** Entwicklung nach Bracht; **b** Armlösung nach Müller; **c,d** Entwicklung des Kopfes nach Veit-Smellie. (Aus Diedrich, Springer-Verlag 2000)

burtshelfers. Der Zeigefinger wird im Mund des Kindes platziert. Die zweite Hand wird von oben um die Schultern gelegt um den Kopf zu führen. Nun wird der Kopf in den geraden Durchmesser gedreht und durch den im Mund befindlichen Finger zur Brust hin gebeugt. Zunächst erfolgt ein moderater Zug abwärts bis die Nacken-Haar-Grenze sichtbar wird (■ Abb. 18.1c). Danach wird das Kind langsam noch oben symphysenwärts angehoben (■ Abb. 18.1d). Bei Schwierigkeiten kann hinten ein großer geburtshilflicher Spiegel eingesetzt werden.

Falls dieser Handgriff nicht erfolgreich war, muss der Kopf mit der Zange entwickelt werden. Eine zweite Person hält das Kind, und der Geburtshelfer legt die Zange wie üblich biparietal an.

Manuelle Extraktion

Im Gegensatz zur Manualhilfe, die erst beginnt, wenn der Steiß des Kindes geboren ist, wird die Extraktion noch zuvor begonnen. Notwendig wird sie z. B. bei der Geburt des 2. Zwillings.

18.4 Abschließende Beurteilung

Insgesamt wird in Deutschland die zunehmende Tendenz zur primären Sectio bei Beckenendlage bemerkt. Dem versuchen einzelne Zentren entgegenzuwirken. Zusammenfassend sollte festgehalten werden, dass eine sorgfältige Risikoselektion, eine genaue Diagnostik, eine ausführliche Aufklärung und die Wünsche der werdenden Eltern und nicht zuletzt die Erfahrung des Zentrums bei der Entscheidung berücksichtigt werden müssen. Die vaginale Geburt ist nach Abklärung aller genannten Faktoren als Entbindungsverfahren bei reifen Kindern möglich. Eine obligate Sectioindikation besteht nicht, dem stimmt auch die deutsche Gesellschaft für Perinatale Medizin zu.

Literatur

Berg (1989) Beckenendlage (Empfehlung der Deutschen Gesellschaft für Perinatale Medizin) Perinatalmedizin 34–37

Coyle ME, Smith CA, Peat B (2005) Cephalic version by moxibustion for breech presentation. Cochrane Database of Syst Rev 2: CD003928. DOI 10.1002/14651858

Diedrich K (2000) Gynäkologie und Geburtshilfe. Springer Berlin Heidelberg New York

Dudenhausen JW, Pschyrembel W (2001) Praktische Geburtshilfe, 19. Aufl. De Gruyter, Berlin

Feige A, Krause M, Lenz A (1997) Entscheidungskriterien zur vaginalen Beckenendlagengeburt – Einfluss auf die kindliche Früh- und Spätmorbidität. Z Geburtsh Neonatal 201 (Suppl 1): 35–42

Flock F, Stoz F, Paulus W, Scheuerle B, Kreienberg R (1998) Äußere Wendung aus Beckenendlage in Schädellage: Einflussfaktoren, Nutzen und Risiken. Zentralbl Gynäkol 120: 60–65

Gravenhorst JB, Schreuder AM, Veen S et al. (1993) Breech delivery in very preterm an very low birth weight infants in the Netherlands. Br J Obstet Gynecol 100: 411–415

Habek D, Cerkkrz Habek J, Jaust M (2003) Acupuncture conversion of fetal breech presentation. Fetal Diagn Ther 18: 418–421

Hannah ME, Hannah WJ, Hewson SA, Hodnett ED, Saigal S, Willian AR (2000). Planned cesarean section versus planned vaginal birth for breech presentation at term: a randomised multicentre trial. Lancet 356: 1375–1383

Hofmeyr GJ, Hannah ME (2003) Planned caesarean section for term breech delivery. Cochrane Database Syst Rev 2: CD000166. DOI 10.1002/14651858

Hofmeyr GJ, Kulier R (1996) External cephalic version for breech presentation at term Cochrane Database Syst Rev 1: CD000083. DOI 10.1002/14651858

Hofmeyr GJ, Kulier R (2005) Cephalic version by postural management for breech presentation Cochrane Database Syst Rev 3: CD000051. DOI 10.1002/14651858

Hutton EK, Hofmeyr GJ (2006) External cephalic version for breech presentation before term Cochrane Database Syst Rev 1: CD000084. DOI 10.1002/14651858

Kirschbaum M, Hermsteiner M Künzel W (1998) Vaginale und abdominale Entbindung de Beckenendlage. Gynäkologe 31: 761–771

Krause M, Gerede A, Fischer T, Feige A (1994) Vaginale Geburt aus Beckenendlage erhöht nicht die kindliche Frühmorbidität – Ergebnisse von 423 aus Beckenendlage geborenen Kindern aus den Jahren 1988–1992. Z Geburtsh Perinatol 198(3): 88–95

Kubli F (1975) Geburtsleitung bei Beckenendlage. Gynäkologe 8: 48–57

Laros RK, Flanagan TA, Kilpatrick SJ (1995) Management of term breech presentation: A protocol of external cephalic version and selective trial of labor. Am J Obstet Gynecol 172: 1916–1925

Mattern D, Straube B, Hagen H (1998) Der Einfluss des Entbindungsmodus auf Frühmorbidität und Mortalität von Frühgeborenen (34. SSW). Z Geburth Neonatol 202: 19–24

Saling E, Müller-Holve W (1975) Äußere Wendung des Feten aus Beckenendlage in Schädellage unter Tokolyse. Geburtsh Frauenheilkd 35: 149–154

Schulz H, Jorde A, Morack G (1999) Entbindungsmodus und Neonatalzustand in Abhängigkeit vom Gestationsalter bei Geburten aus Beckenendlage. Zentralbl Gynäkol 121: 290–295

Young PF, Johanson RB (2001) The management of breech presentation at term. Curr Opin Obstet Gynekol 13: 589–593

Misgav-Ladach-Sektio (»Der sanfte Kaiserschnitt«)

Michael Stark

19.1 Einführung

Jedes operative Verfahren setzt sich aus Hunderten von Bewegungen zusammen. Jede hat eine Herkunft und eine Geschichte, jede dient einem bestimmten Zweck und sollte einen bestimmten Ausführungsweg haben.

Traditionelle Verfahrensweisen haben in vielen Bereichen nach wie vor ihre Berechtigung, aber nicht unbedingt in der heutigen Chirurgie der evidenzbasierten Ära. In dieser Ära werden Daten gesammelt und verglichen, die anhand von Prospektivstudien eine objektive Auswertung des Einflusses von Ausführungsschritten ermöglichen. Oft zeigt die Analyse der bisher angewandten Methoden und der dabei verwendeten chirurgischen Instrumente, dass sie weniger vorteilhaft sind als angenommen, manchmal sogar sehr nachteilig für den Patienten. Unbedingt notwendig ist es daher, jedes Operationsverfahren zu re-evaluieren, d. h. jeden Schritt zu rationalisieren, zu rechtfertigen und – wenn durch Vergleichsstudien belegt und für berechtigt befunden – die den neuen Erkenntnissen gemäßen Durchführungswege festzulegen.

Unter diesem gedanklichen Aspekt haben wir begonnen, jedes gynäkologische und geburtshilfliche Operationsverfahren kritisch zu re-evaluieren. Kein einziger Operationsschritt darf dabei einem Tabu unterliegen, denn wir sind überzeugt, dass nur durch persönliche Aufgeschlossenheit und Selbstkritik sowie die Fähigkeit, flexibel zu denken und sich von evidenzbasierten Fakten überzeugen zu lassen, optimierte Operationsverfahren erreicht werden können.

Heute bieten sich für die meisten Operationen die neuen, ständig weiterentwickelten, minimalinvasiven Methoden an; bald kommt die neue Generation der Operation durch die natürlichen Körperöffnungen hinzu (NOS). Eine der wenigen, auch zukünftig ausgeführten Laparatomien wird der Kaiserschnitt bleiben, der weltweit zunehmend angewandt wird. Demzufolge sollte gerade dieser Eingriff unter Berücksichtigung der heutigen Kenntnisse verbessert und optimiert, d. h. kritisch analysiert und weitestgehend vereinfacht werden.

Unter diesem Gesichtspunkt haben wir im Misgav-Ladach-Krankenhaus in Jerusalem jeden einzelnen Schritt dieser Operation re-evaluiert und je nach Ergebnis der Evaluation neu gestaltet, modifiziert oder – sofern nicht für absolut notwendig befunden – sogar ganz weggelassen, nach dem Motto »Nothing lacking, nothing superfluous«. Das Resultat ist ein optimierter Eingriff – der sog. Misgav-Ladach-Kaiserschnitt. Die Misgav-Ladach-Methode hat sich seither als ein Operationsverfahren erwiesen, das mit wenigen, einfachen, optimierten Schritten viel bessere Ergebnisse erzielt als die bisher jahrzehntelang verwendeten traditionellen Methoden.

19.2 Operationstechnik

Dieses Kapitel beschäftigt sich hauptsächlich mit der Operationstechnik des Kaiserschnitts und nicht mit der Routineverwendung von Antikoagulanzien, Antibiotika etc.

19.2.1 Optimale Positionierung des Operateurs

Die Position des Operateurs ist von großer Bedeutung. Rechtshändige Chirurgen sollten auf der rechten Seite der Patientin stehen, da es so optimal ist, den Kopf des Kindes mit der rechten Hand zu entwickeln. Dadurch kommt es zu weniger Schnittextensionen am Uterus bei der Entwicklung des Kopfes, und dadurch wiederum zu weniger Blutungen. Beim Nähen des Uterus führt die Spitze der Nadel weg von der Blase, um die Gefahr eventueller Blasenanstiche zu reduzieren.

19.2.2 Positionierung der Gebärenden

Die Positionierung der Gebärenden in einer Trendelenburg-Position erleichtert den Zugang zur unteren Bauchhöhle und erübrigt die Verwendung von Bauchtüchern, da die Dünndarmschlingen nach hinten fallen. Der Gebrauch von Bauchtüchern verursacht Verwachsungen [8]. Fruchtwasser, das in der Bauchhöhle verbleibt, wirkt bakteriostatisch [16, 17]. Wenn man Bauchtücher verwendet, wird das Fruchtwasser von diesen aufgesaugt und dessen Schutz geht verloren.

Die Trendelenburg-Position beeinflusst die Verbreitung der Regionalanästhesie [28]. Luftembolie, auch wenn diese klinisch nicht in Erscheinung tritt, ist bei Kaiserschnitten häufiger, als man denkt (über 50%), und eine tiefe Trendelenburg-Position kann deshalb zu Schäden führen [21]. Diese Faktoren muss man einkalkulieren, wenn man die Patientin positioniert, und sollte ein Embolieverdacht entstehen, so ist eine sofortige umgekehrte Trendelenburg-Positionierung herzustellen und die Bauchhöhle mit physiologischer Kochsalzlösung zu füllen. Da die meisten Kaiserschnitte unter Regionalanästhesie durchgeführt werden, sollte man auch die Bequemlichkeit der Patientin und die Einschätzung des Anästhesisten bezüglich der Steile der Lagerung abwägen.

Die Beine der Gebärenden sollten parallel liegen. Werden diese abduziert, entsteht eine Spannung auf der Faszie, was den Verschluss erschwert. Es ist immer wichtig, dass das Nähen in einem spannungslosen Zustand erfolgt.

19.2.3 Art des Bauchschnitts

Seit dem ersten beschriebenen Kaiserschnitt durch Ferdinand Kehrer am 25.09.1881 in Meckesheim, bei dem Mutter und Kind am Leben geblieben waren, hat man Bauchschnitte bei Kaiserschnitten traditionell mit Längsschnitt durchgeführt. Da in diesen Jahren die Uterotomie mittels Längsschnitt durchgeführt wurde, war dies eine logische und optimale Vorgehensweise.

1897 beschrieb Johannes Pfannenstiel einen Querschnitt als eine Alternative zu dem damalig üblichen Längsschnitt, die ästhetische Vorteile mit sich bringt [26]. Hieran wird nun die Macht der Tradition offensichtlich. Viele Jahre hat man den Pfannenstiel-Schnitt angewandt, ohne jemals Vergleichsstudien durchzuführen. Erst 75 Jahre später haben Mowat u. Bonnar Längsschnitte mit Pfannenstiel-Querschnitten bei Kaiserschnitten miteinander verglichen. Dabei wurden manche erwartete Vorteile des Querschnitts tatsächlich bestätigt [24].

1972 hat Joel-Cohen einen alternativen Querschnitt beschrieben, bei dem die Eröffnung der Faszie über der Linea arcuata erfolgt. Da sich auf dieser Höhe die Faszie frei über den Mm. abdomini recti bewegt, ist deren Trennung voneinander ohne die stumpfe traumatische Trennung beim Pfannenstiel-Schnitt möglich. Der Vergleich des dem Kaiserschnitt angepassten Joel-Cohen-Schnitts mit dem Pfannenstiel-Schnitt ergab, dass die febrile Morbidität und der Verbrauch an Schmerzmitteln geringer ist [32]. Seit der Umstellung der Uterotomie von Längs- auf Querschnitte durch John Martin Munro-Kerr im Jahre 1924 [13] werden Uterotomien weltweit in dieser Form durchgeführt. Die Kombination der Munro-Kerr- und der modifizierten Joel-Cohen-Schnitte bietet einen optimalen Zugangsweg zum niedrigen Uterinsegment.

19.2.4 Durchführung des Bauchschnitts

Ein oberflächlicher Schnitt ausschließlich durch die Cutis wird innerhalb einer physiologischen Querlinie der Haut durchgeführt in einer Höhe von etwa 3 cm unterhalb einer imaginären Linie, die die beiden Spinae iliacae anteriores superiores verbindet. Um einen genauen Querschnitt innerhalb einer Hautlinie zu erreichen, sollte man den Schnitt von vornherein genau planen und die Haut entsprechend markieren. Die Markierung ermöglicht dem (rechtshändigen) Operateur, den vorgesehenen Anfangspunkt nach links zu spannen, um in der Hautlinie zu bleiben und den Schnitt in Richtung der rechten Markierung zu führen, ohne einen asymmetrischen Schnitt zu verursachen.

In der Mitte des Schnitts, wo keine bedeutenden Blutgefäße verlaufen, vertieft man die Öffnung durch einen Querschnitt bis zur Faszie. In der Faszie wird eine Öffnung von 4–5 mm geschaffen, durch die man die Fasern der Mm. abdomini recti sehen kann.

Eine gerade Schere mit abgerundeten Kanten wird an beiden Seiten der Faszie mit einer Öffnung von 2–3 mm angelegt, wobei eines der Scherenblätter über und eines unterhalb der Faszie angesetzt wird. Die Schere wird lateral nach links so weit geschoben, bis die Länge der geplanten Öffnung erreicht ist, anschließend in ähnlicher Weise nach rechts geschoben entlang des Verlaufs der Faszie mit einer kleinen Neigung von den Muskeln weg, um diese nicht zu verletzen. So wird die Faszie unter den Blutgefäßen und dem Fettgewebe geöffnet. Ein gerades Instrument ist wichtig, da eine gekrümmte Schere von der Querlinie wegführen kann. Während des Schiebens dürfen auf keinen Fall Schnittbewegungen ausgeführt werden, da ansonsten Blutgefäße getroffen werden könnten. Die Öffnung der Scherenspitze von 2–3 mm muss während der gesamten Eröffnung konstant beibehalten werden.

Die Öffnung in der Faszie wird in der Mitte des Schnitts mittels der 2 Zeigefinger nach oben und unten gezogen, was ermöglicht, dass der Operateur und sein Assistent jeweils ihre beiden Zeige- und Mittelfinger (der rechten Hand) unterhalb der Mm. recti platzieren können. Gemeinsam ziehen sie die Muskeln langsam zu sich heran und damit auch das Fettgewebe und die Blutgefäße, die eine laterale Elastizität aufweisen, beliebig weit, bis die gewünschte Breite der Öffnung erreicht ist. Eine Hemostasis ist selten notwendig. Mit dieser Methode können mehrere Operationen ohne eine einzige Blutstillung durchgeführt werden. Falls die Zugkraft nicht reicht, wie es bei übergewichtigen Frauen oder einer Folgeoperation der Fall sein könnte, kann jeder Operateur 4 Finger für das Ziehen einsetzen. In einem solchen Fall sollten aber der Zeigefinger und der Mittelfinger der linken Hand unmittelbar auf dem Zeigefinger und dem Mittelfinger der rechten Hand aufgelegt werden und ein gemeinsamer Zug erfolgen. Der Grund dafür ist, dass Blutgefäße – ähnlich einer Saite auf einem Musikinstrument – zwar eine laterale Elastizität aufweisen, aber wenig Längselastizität. Ziehen mit 4 Fingern nebeneinander bringt die Tendenz mit sich, dass sich die Finger der beiden Hände voneinander entfernen und so ein Spannen und Reißen der Blutgefäße eintreten kann. Das Ziehen sollte fest und langsam erfolgen, um dem Gewebe die Gelegenheit zu geben, dem Zug nachzugeben.

19.2.5 Eröffnung des Peritoneums

Das Peritoneum hat keine eigenen Blutgefäße. Da es die intraabdominalen Strukturen umhüllt, könnte eine blinde Eröffnung mit scharfen Instrumenten wie Schere oder Skalpell evtl. zu Verletzungen der Dünndarmschlingen führen.

Durch wiederholte Dehnung des Peritoneums mittels zweier Zeigefinger entsteht eine kleine Öffnung. Wird diese nach oben und unten gezogen, wird das Peritoneum quer eröffnet. Es ist wichtig, diesen Schritt weit oberhalb der Blase durchzuführen, um der Blase nicht zu schaden.

19.2.6 Uterotomie

Der schottische Arzt John Martin Munro-Kerr (1868–1960) hat 1924 die Vorteile des Querschnitts im unteren Uterinsegment gegenüber dem damals traditionellen Längsschnitt nachgewiesen.

Ein Vorteil dieser Umstellung ist der geringere Blutverlust. Außerdem treten in den Folgeschwangerschaften weniger Rupturen auf, da während der Entwicklung des niedrigen Segments die Struktur der Fasern quer angelegt wird. Diese Queröffnung verläuft also relativ physiologisch entlang der Fasern und ist daher weniger traumatisch. Der Längsschnitt wird heute wegen der Risiken für Rupturen in Folgeschwangerschaften kaum verwendet [3]. Dennoch gibt es Situationen, in denen manche Geburtshelfer einen Längsschnitt im unteren Segment bevorzugen, wie z. B. bei Prämaturität oder Mehrlingen [25]. Die Frage, ob die Blase heruntergeschoben werden soll, ist noch offen. Auch wenn kurzfristige Vorteile bestehen, wenn man den Uterus über der Blase öffnet [14], bedarf der langfristige Vergleich noch weiterer prospektiver Studien. Ich bevorzuge, den Uterus so tief wie möglich zu öffnen, da sich im tieferen Segment weniger Muskelfasern und mehr Bindegwebe befinden. Das verursacht weniger Schaden am Myometrium.

Sowohl die Länge des Bauchschnitts als auch die Breite der Öffnung des unteren Segments müssen entsprechend der Gewichtsschätzung und der Position des Kindes geplant werden. Bei Beckenendlagen z. B. sollte man großzügig planen, um die Geburt untraumatisch durchführen zu können.

19.2.7 Plazentaablösung

Nach der Entwicklung des Kindes kann die Plazenta manuell oder mittels leichter Traktion der Nabelschnur mit Druck von oben abgelöst werden.

Gemäß der Cochrane Database Review verursacht eine manuelle Ablösung der Plazenta mehr Blutungen sowie häufigeres Auftreten von Endometritis [35]. Das stimmt sicherlich in den Fällen, in denen bereits ein frühzeitiger Blasensprung erfolgte [18].

19.2.8 Nähen des Uterus

Lagerung des Uterus während der Naht

Der Uterus kann mit Vorlagerung (Exteriosation) des Uterus oder innerhalb des Körpers genäht werden. Beide Methoden haben ihre Anhänger.

Die Vorteile der Vorlagerung während des Nähens bestehen zum einen in der Möglichkeit, schneller nähen zu können [7, 12, 34], und zum anderen darin, den Uterus manuell zu kontrahieren und dadurch den Blutverlust zu reduzieren. Weitere Vorteile sind ein besseres Sichtfeld und eine leichtere Inspektion der Ovarien.

Nahttechnik

Für das Nähen des Uterus gibt es mehrere Varianten: eine zweischichtige Naht, bei der die eine Schicht kontinuierlich und die andere mit Einzelknopfnähten genäht wird, oder solche, bei denen vorher die Ecken separat genäht und dann zweischichtig kontinuierliche oder Einzelknopfnähte verwendet werden.

Bereits in den 1970er Jahren konnte Csucs nachweisen, dass einschichtiges Nähen des Uterus anatomisch bessere Narben bildet [6]. Befürworter des einschichtigen Nähens waren auch Jelsema [15] und Hauth [11]. Auch wenn es Behauptungen gibt, dass einschichtiges Nähen mehr Rupturen in den Folgeschwangerschaften verursachen kann [4], gibt es zahlreiche Fallbeispiele dafür, dass einschichtiges Nähen keine Nachteile aufweist und weitere Geburten ermöglicht [5, 33].

Die Bevorzugung des einschichtigen Nähens beruht auf der physiologischen Tatsache, dass sich sofort nach der Geburt eine rigorose Involution des Uterus vollzieht. Das Nahtmaterial dient nur der Hemostasis in den ersten Stunden. Später verliert das Myometrium an Volumen, und das Nahtmaterial liegt frei um das kontrahierte Gewebe. Je mehr Nahtmaterial verwendet wird, desto mehr Fremdkörperreaktionen treten auf, was wiederum zu einem erhöhten Schmerzmittelbedarf führt.

Auch wenn diesbezüglich mehrere Prospektivstudien durchgeführt werden müssen, ist für mich der optimale Weg des Nähens eine einschichtige, kontinuierliche und überwendige Naht. Einzelne Nähte verursachen wegen der größeren Zahl von Knoten mehr Reaktionen des Gewebes, durch die die Narbe geschwächt wird. Je größer die Nadel ist, desto weniger Schritte braucht man, um Hemostasis zu erreichen. Ich verwende eine 80 mm runde Nadel mit einem 90 cm langen Faden.

Nach dem Nähen befinden sich Blut und Fruchtwasser in der Peritonealhöhle. Koagel kann man manuell entfernen, da keine Bauchtücher eingesetzt werden sollen. Flüssiges Blut wird durch das Peritoneum bzw. durch die Lymphwege resorbiert. Das Fruchtwasser wirkt bakteriostatisch bei höheren Temperaturen [16]. Dennoch sollte bei Verdacht auf Amnionitis die Bauchhöhle mit einer physiologischen Salzlösung gespült werden.

19.2.9 Verschließen des Peritoneums (oder besser: Offenlassen des Peritoneums)

Die Chirurgen aller Disziplinen haben als selbstverständlich angenommen, dass jede anatomische Schicht in ihre Ausgangslage zurückverlegt werden soll. Diese Aufgabe wurde durch die Einführung der Anästhesie 1846 durch Morton erleichtert, wodurch die Chirurgen ohne den durch den Schmerz hervorgerufenen Leidensdruck ihrer Patientinnen operieren konnten.

Das Peritoneum kann nicht durch Aneinanderfügen seiner Ränder genäht werden. Näht man das Peritoneum, so entstehen über dessen Rändern Brücken von Blutgefäßen, die zu Herden für Verwachsungen werden.

Wie Ellis 1980 nachgewiesen hat, bilden die Coelumzellen schon innerhalb weniger Tage ein neues Peritoneum [9].

1983 habe ich begonnen, das parietale Peritoneum und seit 1984 das viszerale Peritoneum offen zu lassen. 1991 konnten wir nachweisen, dass bei wiederholten Kaiserschnitten weniger Verwachsungen in den Fällen gefunden werden, in denen man in der vorherigen Operation das Peritoneum offen lässt [29].

Der Verschluss des Peritoneums verlängert die Operationsdauer, verursacht mehr Fremdkörperreaktionen und dadurch auch mehr Schmerzen und Verwachsungen und sollte deshalb vermieden werden. Dies betrifft sowohl das parietale als auch das viszerale Peritoneum [27].

19.2.10 Verschluss der Faszie

Oberhalb der Linea arcuata ist die Faszie auf der lateralen Seite zweischichtig. Es ist ratsam, beide Schichten in die Naht einzubinden. Ich fasse auf beiden Seiten die beiden Schichten der Faszie mit jeweils einer Pean-Klemme, und auf drei Vierteln des Weges zum Assistent wird der kraniale und kaudale Teil der Faszie mit jeweils einer weiteren Pean-Klemme versehen. Die 1. Naht wird unterhalb der Faszie so durchgeführt, dass die beiden Schichten von innen nach außen und dann von außen nach innen genäht werden, so dass der Knoten unterhalb der Faszie liegt. So reduziert man Fremdkörperreaktionen und die lokale postoperative Empfindlichkeit unter der Haut.

Nach dem Knoten näht man weiter, zunächst von innen nach außen und anschließend kontinuierlich in Richtung des Assistenten, der die beiden auf dem vorher genannten Ansatzpunkt befindlichen Pean-Klemmen hält. Dadurch ist gesichert, dass sich die Hände des Assistenten nicht mit den Händen des Operateurs kreuzen. Der Assistent sollte die Instrumente weder zu weit auseinander halten, damit keine Spannung auf der Faszie entsteht, noch zu nahe aneinander halten, um dem Operateur die Möglichkeit der Einsicht in den Bauchraum zu geben und um sicherzustellen, dass keine Schlingen oder ein Omentum in die Naht eingefasst werden. Sobald die Naht beide Klemmen erreicht, nimmt der Assistent diese weg und hält die letzte Pean-Klemme, die die beiden Schichten auf seiner Seite zusammenhält. Es ist wichtig, auch an seinem Ende beide Schichten mit der Nadel zu fassen. Die Klemme wird entfernt, nachdem der Knoten gesetzt wurde.

Ein weiterer Vorteil, von der Seite des Operateurs in Richtung des Assistenten zu nähen, besteht darin, dass der Operateur mit seiner linken Hand ständig die Spannung des Nahtmaterials bestimmen kann. Auch wird die Dynamik seines Vorgehens nicht unterbrochen.

19.2.11 Verschluss der Haut

Es gibt Studien, die die kosmetischen Ergebnisse verschiedener Nahtmethoden im traditionellen Kaiserschnitt vergleichen. Beim Verschluss eines Pfannenstiel-Schnitts hat die intrakutane Hautnaht die besten kosmetischen Ergebnisse gezeitigt [20]. Es existieren aber keine Studien, die verschiedene Nahtmethoden bei dem modifizierten Joel-Cohen-Schnitt miteinander vergleichen. Ich glaube, dass die Drainage desto besser ist, je weniger Nähte man ansetzt, weil dadurch weniger Hämatome und Serome auftreten. Meine eigene Version ist, den Hautschnitt mit 3 Nähten zu verschließen, 2 lateralen und einer medianen, die mit einer sehr großen schneidenden Nadel und nichtresorbierbarem Nahtmaterial tief, fast bis zur Faszie angesetzt werden. Zwischen den Nähten werden für einige Minuten Allis-Klemmen auf den Schnittenden angebracht, um eine bessere Applikation zu erreichen. Die lateralen Nähte werden nach 48 h entfernt. Nach der Operation entsteht eine Hautschwellung. Die unelastischen Nähte können nicht nachgeben, dadurch kommt es zu Druck und lokalem Schmerz und auch zu bleibenden Hautstreifen. All dies kann vermieden werden, wenn man die lateralen Nähte entfernt; und tatsächlich haben wir beobachtet, dass die Schmerzen an den lateralen Nahtstellen sofort nach der Nahtentfernung nachlassen. Die verbliebene Einzelnaht in der Mitte wird nach 5 Tagen entfernt.

19.3 Ergebnisse der Misgav-Ladach-Methode

Die ersten Präsentationen und Publikationen des Misgav-Ladach-Kaiserschnitts [30, 31] stießen auf große Resonanz, und seitdem hat diese Methode aufgrund ihrer Vorteile schnell weltweite Verbreitung gefunden. Es wurde bewiesen, dass die Mobilisation der Patientin schneller erfolgt (sowohl in

Operationen ohne als auch mit Komplikationen) [2], die Operationsdauer [10, 19] und die Krankenhausverweildauer [10] kürzer sind, die Operation mit kurzfristiger Anästhesie durchgeführt werden kann (beispielsweise mit 2 hyperbaric Mepivacaine) [22], generell weniger Schmerzmittel gebraucht werden und die Gesamtkosteneffizienz günstiger ist als bei anderen Methoden [23]. Auch wenn die Misgav-Ladach-Methode in einigen Ländern derzeit die meistverwendete Kaiserschnittmethode, müssen wir weiterhin jeden Arbeitsschritt kritisch prüfen und offen für neue Ideen sein, denn Beharren auf Traditionen und Stagnation ist eine große Gefahr für die Entwicklung der Chirurgie.

Literatur

1. Ansaloni L, Brundisini R, Morino G, Kiura A (2001) Prospective, randomized, comparative study of Misgav Ladach versus traditional cesarean section at Nazareth Hospital, Kenya. World J Surg 25(9): 1164–1172
2. Björklund K, Kimaro M, Urassa E, Lindmark G (2000) Introduction of the Misgav Ladach caesarean section at an African tertiary centre: a randomised controlled trial. British Journal Obstet Gynecol 107(2): 209–216
3. Borso A (1957) Dehiscence of hysterotomy wounds after cesarean section performed with longitudinal incision of the lower segment. Minerva Ginecol 15;9(17): 742–747
4. Bujold E, Bujold C, Hamilton EF, Harel F, Gauthier RJ (2002) The impact of a single-layer or double-layer closure on uterine rupture. Am J Obstet Gynecol 186(6): 1326–1330
5. Chapman SJ, Owen J, Hauth JC (1997) One- versus two-layer closure of a low transverse cesarean: the next pregnancy. Obstet Gynecol 89(1): 16–18
6. Csucs L, Kott I, Solt I (1972) Mono-layer sutures of uterine incision in cesarean section based on clinical experience and animal experiments. Zentralbl Gynäkol 26;94(34): 1121–1126
7. Darj E, Nordström ML (1999) The Misgav Ladach method for cesarean section compared to the Pfannenstiel method. Acta Obstet Gynecol Scand 78: 37–41
8. Down RH, Whitehead R, Watts JM (1980) Why do surgical packs cause peritoneal adhesions ? Aust N Z J Surg 50(1): 83–85
9. Ellis H (1980) Internal overhealing: the problem of intraperitoneal adhesions. World J Surg 4: 303–306
10. Federici D, Lacelli B, Muggiasca L, Agarossi A, Cipolla L, Conti M (1997) Cesarean section using the Misgav Ladach method. Int J Gynecol Obstet 57(3): 273–279
11. Hauth JC, Owen J, Davis RO (1992) Transverse uterine incision closure: one versus two layers. Am J Obstet Gynecol 167: 1108–1111
12. Hershey DW, Quilligan EJ (1978) Extraabdominal uterine exteriorization at cesarean section. Obstet Gynecol 52(2): 189–192
13. Hewitt J (1961) J.M. Munro Kerr. J Obstet Gynaecol Br Emp 68: 510–514
14. Hohlagschwandtner M, Ruecklinger E, Husslein P, Joura EA (2001) Is the formation of a bladder flap at caesarean necessary ? A randomized trial. Obstet Gynecol 98(6): 1089–1092
15. Jelsema RD, Wittingen JA, Vander Kolk KJ (1993) Continuous, nonlocking, single-layer repair of the low transverse uterine incision. J Reprod Med 38(5): 393–396
16. Larsen B, Davis B (1984) Enhancement of the antibacterial property of amniotic fluid by hyperthermia. Obstet Gynecol 63(3): 425–429
17. Larsen B, Galask RP (1975) Host resistance to intraamniotic infection. Obstet Gynecol Surv 30(10): 675–691
18. Lasley DS, Eblen A, Yancey MK, Duff P (1997) The effect of placental removal method on the incidence of postcesarean infections. Am J Obstet Gynecol 176(6): 1250–1254
19. Li, M, Zou L, Zhu J (2001) Study on modification of the Misgav Ladach method for cesarean section. J Tongji Med Univ 21(1): 75–77
20. Lindholt JS, Moller-Christensen T, Steele RE (1994) The cosmetic outcome of the scar formation after cesarean section: percutaneous or intracutaneous suture? Acta Obstet Gynecol Scand 73(10): 832–835
21. Lowenwirt IP, Chi DS, Handwerker SM (1994) Nonfatal venous air embolism during cesarean section: a case report and review of the literature. Obstet Gynecol Surv 49(1): 72–76
22. Meininger D, Byhahn C, Kessler P et al. (2003) Intrathecal fentanyl, sufentanil, or placebo combined with hyperbaric mepivacaine 2% for parturients undergoing elective cesarean delivery. Anesth Analg 96(3): 852–858
23. Moreira P, Moreau JC, Faye ME et al. (2002) Comparison of two cesarean techniques: classic versus Misgav Ladach cesarean. J Gynecol Obstet Reprod 31 (6): 572–576
24. Mowat J, Bonnar J (1971) Abdominal wound dehiscence after caesarean section. Br Med J 2(756): 256–257
25. Neeser E, Niehues U, Hirsch HA (1988) Maternal morbidity following cesarean section. Comparison of isthmo-corpus longitudinal section and isthmian transverse section in premature labor. Geburtshilfe Frauenheilkd 48(1): 8–12
26. Pfannenstiel J (1897) Über die Vorteile des suprasymphysären Faszienquerschnitts für die gynäkologischen Koliotomien, zugleich ein Beitrag zu der Indikationsstellung der Operationswege. Samml Klein Vortr Gynäkol 68–98 (Klin Vortr NF Gynäk 1900; 97: 268)
27. Royal College of Obstetrics and Gynaecology (2002) Peritoneal Closure Guideline no. 15, July
28. Setayesh AR, Kholdebarin AR, Moghadam MS, Setayesh HR (2001) The Trendelenburg position increases the spread and accelerates the onset of epidural anesthesia for Cesarean section. Can J Anaesth 48(9): 890–893

29. Stark M (1993) Clinical evidence that suturing the peritoneum after laparotomy is unnecessary for healing World J Surg 17(3): 419
30. Stark M (1994) Technique of caesarean section: Misgav Ladach method. In: Popkin DR, Peddle LJ (eds) Women`s Health Today. Perspectives on current research and clinical practice. Proceedings of the XIV. World Congress of Gynaecology and Obstetrics, Montreal. Parthenon, New York, pp 81–85
31. Stark M, Chavkin Y, Kupfersztain C, Guedj P, Finkel AR (1995) Evaluation of combinations of procedures in cesarean section. Int J Gynaecol Obstet 48(3): 273–276
32. Stark M, Finkel AR (1994) Comparison between the Joel-Cohen and Pfannestiel incision in caesarean sections. Eur J Obstet Gynaecol Reprod Biol 53: 121–122
33. Tucker JM, Hauth JC, Hodgkins P, Owen J, Winkler CL (1993) Trial of labor after a one- or two-layer closure of a low transverse uterine incision. Am J Obstet Gynecol. 168(2): 545–546
34. Wahab MA, Karantzis P, Eccersley PS, Russell IF, Thompson JW (1999) A randomised, controlled study of uterine exteriorisation and repair at caesarean section. Br J Obstet Gynaecol106(9): 913–916
35. Wilkinson C, Enkin MW (2000) Manual removal of placenta at caesarean section. Cochrane Database Syst Rev 2: CD000130

Vaginal-operative Eingriffe

Jürgen Wacker

20.1 Einführung

Die Häufigkeit vaginal-operativer Eingriffe wie Forzeps- oder Vakuumextraktion ist unbekannt. Nach Martin et al. liegt die Anzahl vaginal-operativer Eingriffe in den USA bei 8% (Martin et al. 2003).

Unter bestimmten Umständen kann die Geburt durch eine vaginale Operation wie Forzeps- oder Vakuumextraktion an Stelle einer Sectio caesarea beendet werden. Im anglophonen Bereich werden operative Entbindungen bevorzugt, während in Skandinavien und den übrigen europäischen Ländern die Entbindung per Vakuumextraktion vorgezogen wird. Die Häufigkeit der Entscheidung für eine vaginal-operative Beendigung der Geburt variiert stark regional und auch zwischen den einzelnen Geburtshelfern, da es nur wenige absolute Indikationen für diesen Eingriff gibt.

Die folgenden Voraussetzungen zur Durchführung einer vaginal-operativen Entbindung müssen eingehalten werden:

1. Der kindliche Kopf muss zangengerecht stehen.
2. Der Muttermund muss vollständig eröffnet sein.
3. Die Fruchtblase muss gesprungen sein.
4. Es darf kein Schädel-Becken-Missverhältnis bestehen.
5. Das Kind muss leben.

Der kindliche Schädel steht zangengerecht, wenn er sich zumindest in Beckenmitte befindet (Höhenstand +2 bis +3), d. h. die Spinae nicht mehr zu palpieren sind (◘ Abb. 20.1).

Bei Vorliegen einer Kopfgeschwulst wird häufig der Höhenstand des Schädels tiefer eingeschätzt.

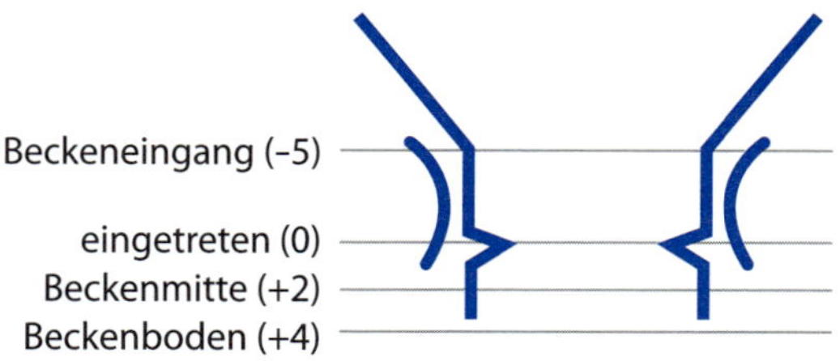

◘ **Abb. 20.1.** Höhenstandsdiagnose des vorangehenden Kindesteiles. Referenzlinie ist die Interspinalebene; die Höhenangabe erfolgt in cm. (Aus Wacker et al., Springer-Verlag 1994)

20.2 Forzepsextraktion

20.2.1 Indikationen

- Drohende kindliche Asphyxie
- Frühgeburt (hier ist eine Vakuumextraktion kontraindiziert)
- Sekundäre Wehenschwäche trotz Oxytozininfusion
- Protrahierter Geburtsverlauf in der Austreibungsperiode
- Unmöglichkeit der Mutter, aktiv mitzupressen, bei Präeklampsie, Herzvitium und Status nach Netzhautablösung

20.2.2 Zangenmodelle

Es stehen mehrere Zangenmodelle zur Verfügung, um die Effizienz und Sicherheit der vaginal-operativen Entbindung zu verbessern. Geburtszangen lassen sich funktionell in 2 Gruppen unterscheiden: Die einen sollen primär Zug ausüben, die anderen besonders Fehleinstellungen des vorangehenden kindlichen Teiles korrigieren. Es liegen bisher keine Untersuchungen zum Einsatz verschiedener Zangenmodelle vor. In ◘ Abb. 20.2 sind die zurzeit in Deutschland am meisten benutzten Zangenmodelle dargestellt.

20.2.3 Vorbereitung

Vor der vaginal-operativen Entbindung muss für eine ausreichende Beseitigung der Schmerzen gesorgt werden. Dabei werden bei der Vakuumextraktion weniger Schmerzmittel als bei der Forzepsentbindung benötigt. Bei vaginal-operativen Entbindungen vom Beckenboden reicht in den meisten Fällen eine lokale Infiltration des Perineums oder ein Pudendusblock aus. Bei Forzepsentbindungen bei noch nicht ausrotiertem kindlichem Kopf muss eine wirksamere Analgesie wie Spinalanästhesie oder Periduralanästhesie gewählt werden.

Die Gebärende wird im Querbett gelagert, das äußere Genitale desinfiziert und die Harnblase entleert. Dann erfolgt die Lokalanästhesie, eine Allgemeinnarkose steht in Bereitschaft.

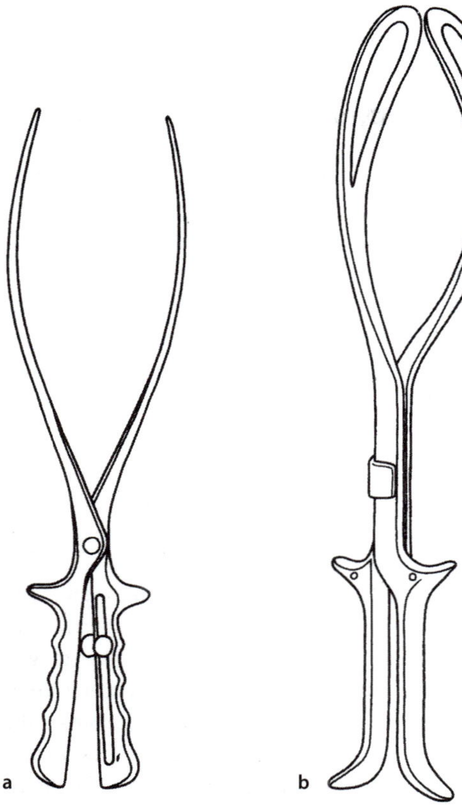

■ **Abb. 20.2a,b.** Zangenmodelle. **a** Nägele-Zange, **b** Kjelland-Zange. (Aus Wacker et al., Springer-Verlag 1994)

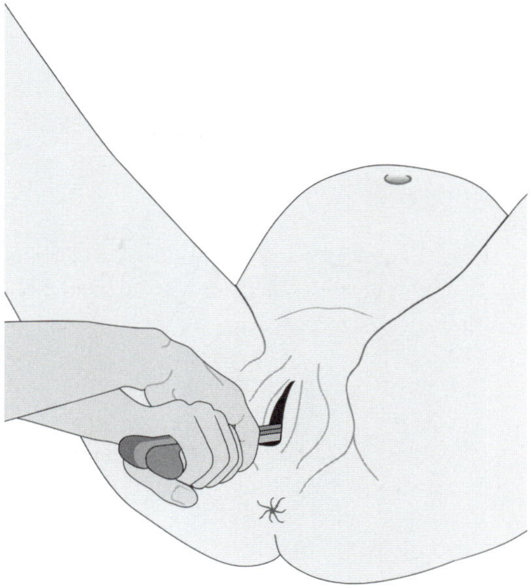

■ **Abb. 20.3.** Technik der Zangenentbindung: Einführen des linken Löffels unter dem Schutz der rechten Hand. (Aus Schneider et al., Springer-Verlag 2006)

20.2.4 Durchführung

Im Folgenden wird die Durchführung der Forzepsentbindung am Beispiel der vorderen, ausrotierten Hinterhauptslage beschrieben. Der Untersuchungsbefund ergab, dass die Leitstelle des Schädels (kleine Fontanelle) auf Beckenboden steht, die Pfeilnaht im geraden Durchmesser zu tasten ist und die kleine Fontanelle median unter der Symphyse steht.

- Die geschlossene Zange wird so vor die Vulva gehalten, wie sie am kindlichen Kopf zu liegen kommt. Dabei steht die Zangenebene senkrecht zur Pfeilnaht.
- Das linke Blatt der Zange wird mit der linken Hand federkielartig geführt und von der gegenüberliegenden Leistenbeuge kommend mit Hilfe der rechten Hand zum Schutz der Vaginalwand und der kindlichen Weichteile unter Führung des rechten Daumens in die linke Mutterseite eingeführt (■ Abb. 20.3).
- Das rechte Blatt wird federkielartig von der rechten Hand geführt und von der gegenüberliegenden Leistenbeuge kommend mit Hilfe der linken Hand zum Weichteilschutz in die rechte Mutterseite eingeführt.
- Die beiden Zangenblätter werden unter »brotbrechenden Bewegungen« geschlossen.
- Normalerweise klafft bei normaler Kopfgröße und richtig angelegter Zange zwischen den Griffen ein Spalt, der beim Ziehen durch einen Finger offen gehalten werden muss.
- Man kontrolliert, ob Scheidenwand oder Muttermund eingeklemmt sind.
- Eine mediolaterale Episiotomie wird angelegt.
- Die Oxytozininfusion wird erhöht; wehensynchroner Fundusdruck durch Hebamme und Mitpressen der Gebärenden (■ Abb. 20.4).
- Bei der nächsten Wehe wird horizontal in Richtung der Zangengriffe gezogen, bis das Hinterhaupt geboren ist.

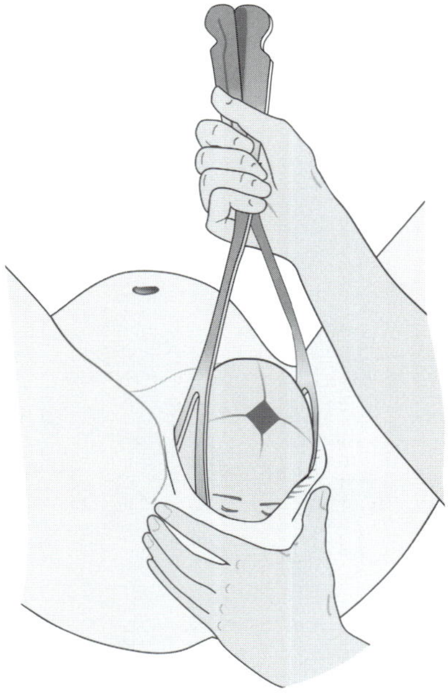

Abb. 20.4. Fassen der Zange: Die linke Hand umfasst von oben her die Griffe, die rechte Hand legt sich darüber und greift mit dem 2. und 3. Finger über die Zughaken nach Busch. (Aus Schneider et al., Springer-Verlag 2006)

20.2.5 Komplikationen und Gefahren

Die häufigsten Verletzungen durch die Zange beim Kind sind Abschürfungen der Haut, Quetschungen, Hämatome, Nervenlähmungen (N. facialis), Schädelfrakturen und Tentoriumrisse.

Die häufigsten mütterlichen Verletzungen sind Dammrisse, Vaginalrisse, Risse und Verletzungen der Klitoris und der Zervix.

! Nach jeder Forzepsentbindung muss die Scheide mit großen Spiegeln eingestellt werden, um Einrisse an Vagina und Zervix zu erkennen

20.3 Vakuumextraktion

20.3.1 Indikationen

Für die Anwendung und Durchführung der Vakuumextraktion bestehen die gleichen Indikationen und Voraussetzungen wie für die Forzepsentbindung.

20.3.2 Vakuummodelle

Alle Vakuummodelle sind zur operativen vaginalen Entbindung aus Beckenmitte und vom Beckenboden mehr oder weniger geeignet. Bei dem Vergleich verschiedener harter Saugglocken untereinander konnten keine deutlichen Unterschiede im Outcome festgestellt werden. Im Gegensatz dazu konnte bei dem Vergleich harter zu weicher Saugglocke eine höhere Anzahl vaginaler Entbindungen bei Anwendung harter Saugglocken festgestellt werden. Allerdings führte die Anwendung weicher Saugglocken zu weniger Verletzungen am kindlichen Kopf.

Bei hinterer Hinterhauptslage sind die harten Saugglocken den weichen Saugglocken überlegen. Dieser Vorteil der Anwendung harter Saugglocken gegenüber derjenigen der weichen Saugglocken gilt auch bei großem Kind, hochstehendem vorangehenden Kindsteil oder bei Vorliegen einer Geburtsgeschwulst. Die Anwendung der weichen Saugglocke sollte deshalb auf einfache Extraktionen beschränkt bleiben, zumal das Verletzungsrisiko des Neugeborenen mit der Anzahl der Traktionen zunimmt.

Ein plötzliches Abreißen der Saugglocke kann zu Verletzungen der kindlichen Kopfhaut und zu intrazerebralen Blutungen führen.

20.3.3 Vorbereitung

Die Gebärende wird im Querbett gelagert, das äußere Genitale desinfiziert und die Harnblase entleert. Dann folgt die Pudendusanästhesie bzw. Lokalanästhesie des Dammes.

20.3.4 Durchführung

Im Folgenden wird die Vakuumextraktion bei tiefem Geradstand beschrieben.

Der Untersuchungsbefund ergab eine gerade Pfeilnaht, eine kleine Fontanelle bei 12 Uhr und die Leitstelle auf Beckenbodenhöhe.

- Der Introitus vaginae wird durch Spreizen der Labien mit der linken Hand geöffnet.
- Die Saugglocke wird gekippt und mit der rechten Hand in die Scheide eingeführt (Abb. 20.5)

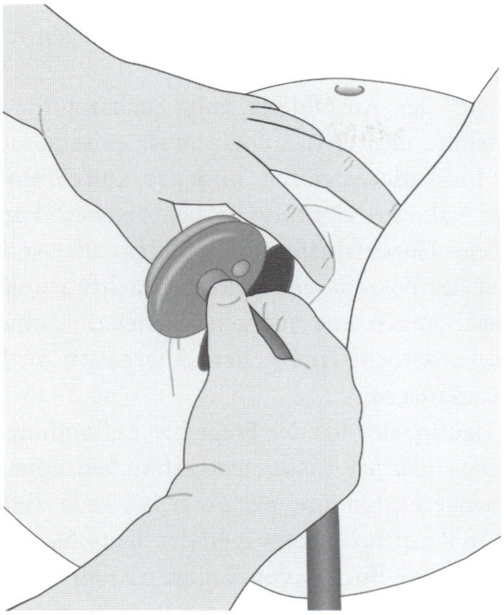

Abb. 20.5. Einführen der Vakuumglocke. Nach Spreizen der Labien wird die Glocke »über die Kante« in die Vagina eingeführt. (Aus Schneider et al., Springer-Verlag 2006)

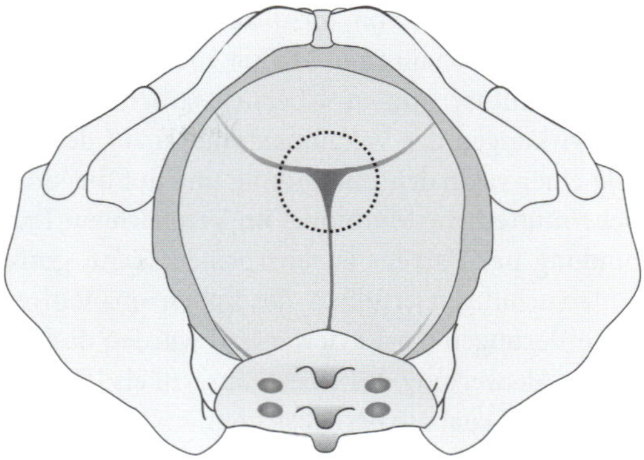

Abb. 20.6. Vakuumextraktion bei tiefem Geradstand. Ansatzpunkt für die Glocke in Führungslinie über der kleinen Fontanelle

- Die Saugglocke wird gewendet und auf den vorangehenden Teil mit Hilfe von Daumen, Zeige- und Mittelfinger der rechten Hand aufgesetzt.
- Die Lokalisation des Ansatzpunktes der Saugglocke ist Abb. 20.6 zu entnehmen.
- Die Glocke wird durch Schaffen eines Vakuums von zunächst 0,2 kg/cm^2 angesaugt.
- Der korrekte Sitz der Glocke wird kontrolliert, um auszuschließen, dass Weichteile eingeklemmt sind.
- Der angezeigte Druck wird langsam um 0,2 kg/cm^2/min auf maximal 0,8 kg/cm^2 erhöht.
- Es folgt ein Probezug mit der rechten Hand an dem dafür vorgesehenen Griff, und gleichzeitig wird mit der linken Hand kontrolliert, ob der Kopf der Traktion folgt.
- Bei einer Wehe wird in Richtung der Führungslinie gezogen.
- Wenn die Unterkante der Symphyse erreicht ist, wird die Zugrichtung nach oben geführt.
- Nach Anlegen einer mediolateralen Episiotomie tritt der Geburtshelfer im Moment des Durchschneidens des Kopfes auf die linke Seite der Gebärenden.
- Die linke Hand dient nun als Dammschutz, während die rechte Hand weiterhin in Traktionsrichtung den vorangehenden Teil führt.
- Nach Entwickeln des Kopfes wird die Saugglocke bei langsamem Druckausgleich abgenommen und das Kind entwickelt.

20.3.5 Komplikationen und Gefahren

Durch die Vakuumextraktion entsteht beim Kind ein artifizielles Caput succedaneum, das sich nach wenigen Stunden zurückbildet.

Wichtig: Bei der Vakuumextraktion ist ein Abreißen der Saugglocke zu vermeiden!

Mögliche Verletzungen der Vakuumextraktion beim Kind sind eine subdurale Blutung, zerebrale Schädigung, Schädelfraktur oder ein Zephalhämatom.

Seltene Verletzungen bei der Mutter sind Damm-, Scheiden oder Zervixrisse.

20.4 Vergleich zwischen Vakuumextraktion und Forzepsentbindung

Eine ausführliche Übersicht über den Vergleich zwischen vaginal-operativer Entbindung per Forzeps und per Vakuumextraktion ist dem aktuellen Systematic Review der Cochrane Database (2005), zusammengestellt von Johanson und Menon, zu entnehmen (Johanson u. Menon 2006).

Ziel dieser großen Übersichtsarbeit war, die Auswirkungen der Vakuumextraktion auf den Erfolg einer vaginalen Entbindung und auf die kindliche/mütterliche Morbidität im Vergleich zur Entbindung per Forzeps zu überprüfen. Zehn große Untersuchungen erfüllten die hohen qualitativen Anforderungen der Reviewer und wurden deshalb in der Auswertung des Übersichtsartikels (SR) der Cochrane Database berücksichtigt.

Die Anwendung des Vakuumextraktors für assistierte vaginale Entbindungen war mit signifikant niedrigerer mütterlicher Morbidität (Vaginal- und Zervixrisse) verbunden als die Anwendung des Forzeps (odds ratio 0,41, 95% Konfidenzintervall 0,33 zu 0,50). Außerdem musste in den vorliegenden Studien in der Vakuumextraktionsgruppe weniger Regional- und Vollnarkose angewendet werden. In den Studien wurden mehr Entbindungen per Vakuumextraktion durchgeführt. In der Vakuumextraktionsgruppe wurden insgesamt weniger Entbindungen per Sectio caesarea durchgeführt. Auf der anderen Seite traten in der Forzepsgruppe weniger Zephalhämatome und weniger Netzhautblutungen auf. Schwere Verletzungen der Neugeborenen waren in beiden Entbindungsarten selten. Außerdem waren die Apgar-Werte und die pH-Werte der Blutgasanalyse der Nabelschnurgefäße in beiden Gruppen vergleichbar. Auch gab es keine signifikanten Unterschiede hinsichtlich des Bedarfes für eine Phototherapie bei den Neugeborenen beider Gruppen. Festzuhalten bleibt, dass lediglich in einer Originalarbeit ein Follow-up der Kinder bis 5 Jahren erfolgte. Dabei zeigten sich jedoch keine Auffälligkeiten zwischen den beiden Gruppen der vaginal-operativ entbundenen Kinder (Johanson et al. 1993).

In einer der untersuchten Originalarbeiten (Bofill et al. 1996) wurde mit Hilfe einer weichen Plastiksaugglocke die höchste Vakuumextraktionserfolgsrate erzielt. Eine systematische Übersichtsarbeit (SR) zur Klärung der Effizienz der Metallglocke im Vergleich zur Plastiksaugglocke ist in Vorbereitung.

Zusammenfassend treten in der Anwendung der Vakuumextraktionen weniger mütterliche Verletzungen auf, die durch die größere Anzahl von Zephalhämatomen und Netzhautblutungen relativiert werden.

Ziel der Ausbildung zum Facharzt für Geburtshilfe und Gynäkologie muss es sein, sicher die Indikationsstellung und die Durchführung einer Vakuumextraktion zu beherrschen. Für erfahrene Geburtshelfer sollte zudem die Anwendung des Forzeps und dessen Durchführung bei Neugeborenen vor abgeschlossener 35. Schwangerschaftswoche eine sichere Alternative zur Sectio caesarea sein.

Häufig wird bei der Frage der Entbindung per Forzeps oder per Vakuumextraktion behauptet, die operative Entbindung per Forzeps würde weniger Zeit in Anspruch nehmen. In der deutschen Übersetzung des Buches von Enkin u. Keirse (1995) stellen Groß u. Dudenhausen (1998) klar, dass die Vorbereitung zum Forzeps zeitaufwendiger ist, da die Vorbereitung und das Erreichen einer ausreichenden Analgesie vor der Forzepsentbindung mehr Zeit bedarf. Die Zeit zwischen Entscheidung zur vaginal-operativen Entbindung und der Entbindung ist bei Durchführung einer Vakuumextraktion kürzer als bei der Forzepsentbindung.

Literatur

Bofill JA, Rust OA, Schorr SJ (1996) A randomized prospective trial of the obstetrics forzeps versus the M-cup vacuum extractor. Am J Obstet Gynecol 175(5): 1325–1330

Chalmers JA, Chalmers I (1989) The obstetric extractor is the instrument of first choice for operative vaginal delivery. Br J Obstet Gynecol 96: 505–509

Ehlers N, Krarup Jensen IB, Brogard Hansen K (1974) Retinal haemorrhage in the newborn. Comparison of delivery by forceps and by vacuum extractor. Acta Ophthalmologica 52: 73–82

Enkin MW, Keirse M, Renfrew M, Neilson J (1995) A guide to effective care in pregnancy and childbirth, 2nd edn. Oxford University Press, Oxford

Groß MM, Dudenhausen JW (1998) Effektive Betreuung während Schwangerschaft und Geburt. Ullstein Medical, Wiesbaden

Johanson RB, Menon V (2006) Vacuum extraction versus forceps delivery for assisted vaginal delivery. Cochrane Database 2, pp 1–26

Johanson RB, Wilkinson P, Bastible A et al. (1993) Health after assisted vaginal delivery; follow-up of a random controlled study. J Obstet Gynecol 13: 242–246

Johanson RB, Rice C, Doyle M et al. (1993) A randomised prospective study comparing the new vacuum extractor policy with forceps delivery. Br J Obstet Gynecol 100: 524–530

Martin JA, Hamilton BE, Sutton PD et al. (2003) Births: Final data for 2002. National Vital Statistics Report 52: 1

Schneider H, Husslein P, Schneider KTM (2006) Die Geburtshilfe. Springer, Heidelberg, S. 751–754

Vacca A, Grant AM (1983) Portmouth operative delivery trial. A randomised controlled trial to compare vacuum extraction with forceps delivery. Eur J Obstet Gynecol Reprod Biol 15: 305–309

Wacker J, Engel K, Ritter H (1994) Geburtshilfliche Operationen. In: Wacker J, Baldé MD, Bastert G (Hrsg) Geburtshilfe unter einfachen Bedingungen. Springer, Berlin Heidelberg New York Tokio, S 173–197

Williams MC, Knuppel RA, O'Brien WF, Weiss A, Kanarek KS (1991) A randomised comparison of assisted vaginal delivbery by obstetrics forceps and polyethylene vacuum cup. Obstet Gynecol 78: 789–794

Atonische Nachblutung

Claudia Reister

21.1 Einführung

Definition

Die Uterusatonie wird definiert als postpartales Versagen der uterinen myometrialen Kontraktionsfähigkeit (mit vermehrtem Blutverlust >500 ml) nach (un)vollständig ausgestoßener Plazenta.

Weitere Kennzeichen sind Nichtansprechen endogener Uterotonika und vermindertes Ansprechen maternaler Gefäße auf Vasokonstriktoren.

Eine Uterusatonie ist die häufigste Ursache für postpartale Blutungen (75–90%) und stellt eine Indikation zur geburtshilflichen Hysterektomie und zur Transfusion dar.

Atonieschweregrade nach Blutverlust

Grad I	500 bis <1000 ml
Grad II	1000 bis <1500 ml
Grad III	>1500 ml (mit Verbrauchskoagulopathie)

21.2 Basisdiagnostik

21.2.1 Leitsymptome

- Schubweise Blutung ex utero im Schwall unterschiedlicher Stärke mit sich wiederholendem Vollbluten des Uterus.
  Die Blutung aus der Scheide setzt erst einige Minuten nach der Geburt des Kindes ein (Gefahr der Unterschätzung des gesamten Blutverlustes!)
- Plazenta vollständig (keine Gefäßabrisse am Plazentarand oder in den Eihäuten, kein zurückgebliebener Plazentarest von mindestens Bohnengröße)
- Großer, schlaffer Uterus mit Fundus über Nabelhöhe (»Hochsteigen« des Fundus)
- Fehlendes Hartwerden des Uterus auf Uterusmassage etc.
- Gegebenenfalls Schockzeichen der Mutter je nach Blutverlust

21.2.2 Risikofaktoren

- Zustand nach atoner Blutung (Wiederholungsrisiko liegt bei 20–25%)
- Funktionell bedingt:
  - Zu rasche »Entleerung« nach traumatisierender operativer Geburtsbeendigung
  - Überdehnung des Uterus bei Mehrlingen, Makrosomie, Polyhydramnion, Multiparität, rascher Schwangerschaftsfolge, Übertragung
  - Ermüdung des Uterus bei hyperfrequenten Wehen, prolongierter Geburt, Oxytozindauertropf, Energiestoff- und Elektrolytmangel
  - Erschlaffung des Uterus bei primärer Wehenschwäche (gestörte Muskelphysiologie) oder sekundärer Wehenschwäche (Anästhetika, v. a. Allgemeinanästhesie, Halothan, Spasmolytika, Tokolytika), Chorionamnionitis
- Lokal anatomisch bedingt:
  - Unvollständige Plazenta (retinierte Plazentateile), atypische Plazentahaftstelle (Placenta praevia, Tubeneckenplazenta)
  - Uterusanomalien (incl. Myome)
  - Uterustrauma (Ruptur, Narben oder Inversion; massives Kristellern; forcierter Credé-Handgriff zur Gewinnung der Plazenta; vorausgegangene Sectio)
  - Habituelle Aborte in der Anamnese
- Blutungen in der Schwangerschaft, Rothaarigkeit

Zum Erkennen von Risikofaktoren und zum aktiven Management in der Nachgeburtsperiode siehe Erstmaßnahmen (► 21.3.3) und medikamentöse Prophylaxe (► 21.3.4).

21.3 Therapie

21.3.1 Indikationsstellung

Eine Therapie ist indiziert bei einer akuten massiven Blutung >500 ml post partum, die auch als intermittierende oder prolongierte Blutung >500 ml in den ersten 2–4 h nach der Geburt auftreten kann. Allerdings muss eine andere Blutungsquelle per **Differenzialdiagnose** (Spiegeleinstellung) ausgeschlossen werden, z. B.

- Verletzungen des Geburtskanals (Episiotomien, Dammrisse, Scheiden-/Labienrisse, Zervixrisse, Hämatombildung u. a.),
- Plazentaretention,
- Gerinnungsstörungen,
- selten auch Uterusruptur oder Inversio uteri.

21.3.2 Therapieziele

Ziel einer Therapie ist es, den Blutverlust der jungen Mutter möglichst gering zu halten (Gefahr des hämorrhagischen Schocks und der Verbrauchskoagulopathie; evtl. liegt auch eine bislang unbekannte präexistente hämorrhagische Diathese bzw. Hyperfibrinolyse/Hypofibrinogenämie vor).

21.3.3 Allgemeine/nichtmedikamentöse Maßnahmen

Erstmaßnahmen

- Lagerung im Kreißbett, Beinhalter
- Aufheben der gewechselten Unterlagen und möglichst seltenes Wechseln derselben zur Abschätzung des Blutverlustes
- Rasches Abnabeln, »cord traction«
- Kontrolle des Kontraktionszustandes und der Größe des Uterus nach der Geburt (schlaff und weich oder kontrahiert und fest, Fundusstand?)
- Entfernung von vaginalen Koagula durch Ausdrücken des Uterus
- Nachwehen antreiben durch Uterusmassage, Eisblase/Sandsack auf Uterus
- Regelmäßige RR- und Pulskontrolle sowie Kontrolle der vaginalen Blutung
- Entleerung der Harnblase (Einmalkatheter): Eine volle Blase hemmt reflektorisch die Wehentätigkeit
- Akupunktur N 16 (beidseits neben dem Bauchnabel – ggf. Buscopan bei noch liegender Plazenta im Zervixkanal)
- Anlegen des Kindes
- Auf Ungerinnbarkeit des abfließenden Blutes achten (Hämostasestörung?)

Bei stärkerer Nachblutung

- Sichern mindestens eines möglichst großlumigen i.v.-Zugangs, ggf. weitere venöse Zugänge oder Zentralvenenkatheter durch Anästhesie
- Laborkontrollen: Blutbild, Gerinnung (Quick, PTZ, Thrombozyten, Fibrinogen, AT III)
- Bereitstellen von Blutkonserven, ggf. FFP
- Richten des Blutungsbestecks, gesonderter Mülleimer für spätere Bilanz des Blutverlustes, nur armierte Tupfer und Kompressen verwenden
- Gegebenenfalls Sauerstoffzufuhr: Maske, Nasensonde
- Ausschluss anderer Blutungsquellen durch Spiegeleinstellung (► 21.3.1)

Im Notfall

Im Notfall sind folgende Handgriffe zur **Uteruskompression** durchzuführen:

1. Ausdrücken von Blutkoageln und Halten des Uterus mit einer Hand (ähnlich Credé-Handgriff, nur ohne Plazenta; ◘ Abb. 21.1)
2. Bimanuelle Kompression (Hamilton-Handgriff): Die zur Faust geballte »innere« Hand drückt von der Scheide aus auf die Cervix uteri; dem schlaffen Uterus wirkt die »äußere« Hand entgegen (◘ Abb. 21.2). Die Folge ist eine Abklemmung der A. uterina
3. Vorübergehende manuelle Kompression der Aorta von abdominal (schlanke Patientinnen) bis zur Operationsbereitschaft: Mit der Faust wird über die Bauchdecke hinter dem Uterus die Aorta gegen die Wirbelsäule gedrückt (◘ Abb. 21.3)

Nachbehandlung

Die Vitalparameter sind auch nach Sistieren der Blutung über mindestens 4 h im Kreißsaal bzw. auf der Intensivstation zu überwachen, und die Laborparameter (Blutbild, Gerinnung) werden kontrolliert.

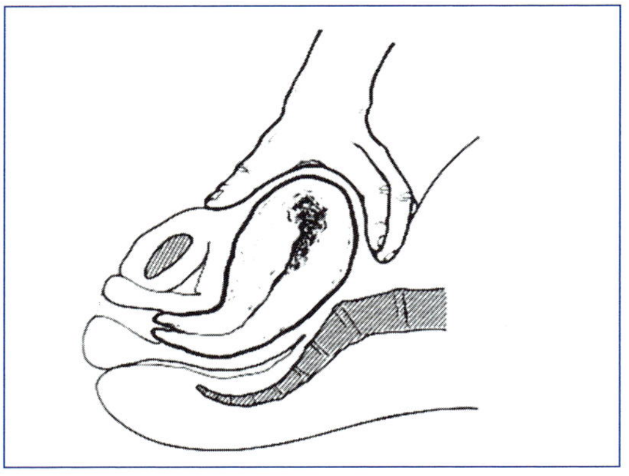

Abb. 21.1. Ausdrücken und Halten des Uterus. (Aus Pschyrembl u. Dudenhausen 1994)

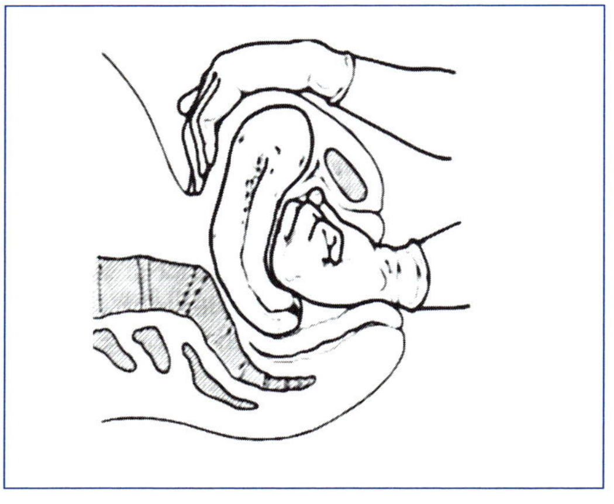

Abb. 21.2. Hamilton-Handgriff. (Aus Pschyrembl u. Dudenhausen 1994)

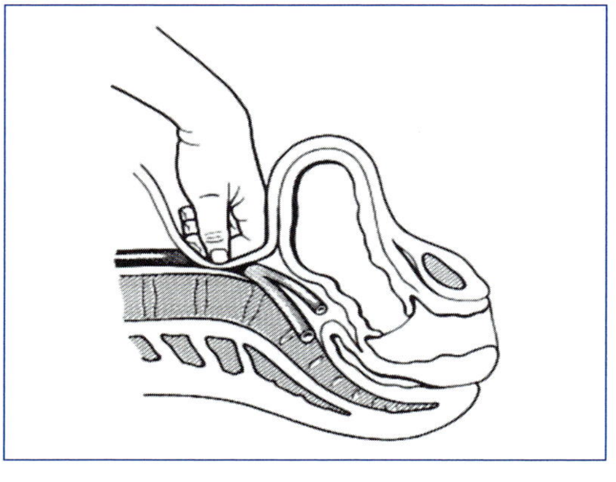

Abb. 21.3. Manuelle Aortenkompression. (Aus Pschyrembl u. Dudenhausen 1994)

21.3.4 Pharmakotherapie (Abb. 21.4)

Prophylaxe

Eine generelle bzw. gezielte (bei Vorliegen von Risikofaktoren) Prophylaxe kann erreicht werden durch:

- Gabe von 3 IE Syntocinon i.v. als Bolus direkt post partum oder
- unter der Geburt bereits gelaufene Oxytozindauertropfinfusion mit etwa 1000 ml/h so lange weiterlaufen lassen, bis die Nachgeburtsperiode abgeschlossen ist oder
- 20 IE Syntocinon in 500 ml Vollelektrolytlösung (z. B. Jonosteril) bei Risikopatientinnen
- 1 Ampulle Syntometrin i.m. (rascher Wirkungseintritt innerhalb von 2,5 min mit Wirkung über mehrere Stunden)

Diese Maßnahmen bewirken einen geringeren Blutverlust und einen schnelleren Ablauf der Nachgeburtsperiode.

Einfache Maßnahmen

- Infusionstherapie mit Elektrolytlösung und/oder HAES (Volumenersatz/Plasmaexpander)
- 2. Syntocinongabe (1 Ampulle à 3 IE)

Bei stärkerer Blutung und/oder Misserfolg der oben genannten Maßnahmen

- 20 IE **Syntocinon** i.v. in 500 ml Vollelektrolytlösung (z. B. Jonosteril) in vollem Strahl für 10 min, dann Dosierung je nach Wirkung schrittweise reduzieren
  Cave: Übelkeit und Erbrechen, Tachykardie, Angina-pectoris-Anfälle, Hypertension, selten Hypotension
- 1 Ampulle **Methergin** i.m. oder i.v. (nur bei sicher vollständiger Plazenta)
  Cave: siehe Oxytozin, aber ausgeprägter (v.a. bezüglich Hypertension) – daher kontraindiziert bei Präeklampsie; periphere Zirkulationsstörungen, Reduktion der Milchbildung
- **E_1-Prostaglandine** (Misoprostol Kapseln oder Tabletten; kostengünstiger als Minprostin), orale/sublinguale (Wirkungseintritt nach ca. 6 min) oder rektale Gabe (längere Halbwertszeit) von

einmalig 400 bis max. 1000 µg Misoprostol (nicht bei Zustand nach Sectio oder Uterus-OP!)
Cave: siehe PG $F_{2\alpha}$; Polysystolie, Überstimulationssyndrom, Uterusruptur, aber keine Wirkung auf Bronchial- und Gefäßsystem!

- **Prostaglandine** i.v. (PG $F_{2\alpha}$-Minprostin; teuer, Notfallmedikament!), 1 Ampulle Minprostin (5 mg Dinoprost PG $F_{2\alpha}$ in 500 ml NaCl), bei ausgeprägter Atonie im Schuss, ansonsten initial max. 600 ml/h, anschließend schrittweise Reduktion auf 300>150>75>40>20 ml/h
  Cave: Vasokonstriktion, Bronchokonstriktion bis hin zum Asthma bronchiale, Infektion, Lungenödem, Tachykardien, Thyreotoxikose, Colitis ulcerosa, Spasmen in Ober- und Mittelbauch, Glaukom, Prostaglandinallergie, pulmonale Hypotonie, Übelkeit, Krampfleiden, Koronarspasmen oder Nierenerkrankungen, Kopfschmerzen
  - Nicht mehr als 3 Ampullen in 24 h (Höchstmenge)!
  - Bei lebensbedrohlichen postpartalen Blutungen relativieren sich die Kontraindikationen
  - Prostaglandine immer i.v., niemals intraarteriell geben (hohe Nekrosegefahr)
  - Glukose inaktiviert PG $F_{2\alpha}$ (Prostaglandine nicht in Glukose auflösen)
  - Prostaglandine und Oxytozin nicht zusammen verabreichen (erst Oxytozin stoppen und dann Prostaglandine infundieren)!
- **PG-F_{2a}-Tamponade** intrakavitär (Wiederholung bis zu 2- bis 3-mal möglich): Minprostin 5 mg (1 Ampulle) mit 19 ml 0,9%-NaCl verdünnen (1 ml Lösung ≅ 250 µg PG $F_{2\alpha}$/ml) und die damit getränkte Tamponade in das Uteruscavum einbringen (max. 10 mg PG $F_{2\alpha}$)
- **Maximale Schocktherapie,** Hinzuziehen der Anästhesie, Intensivüberwachung, ggf. Behebung von Gerinnungsstörungen (FFP, Fibrinogen), evtl. Gabe von Blutkonserven

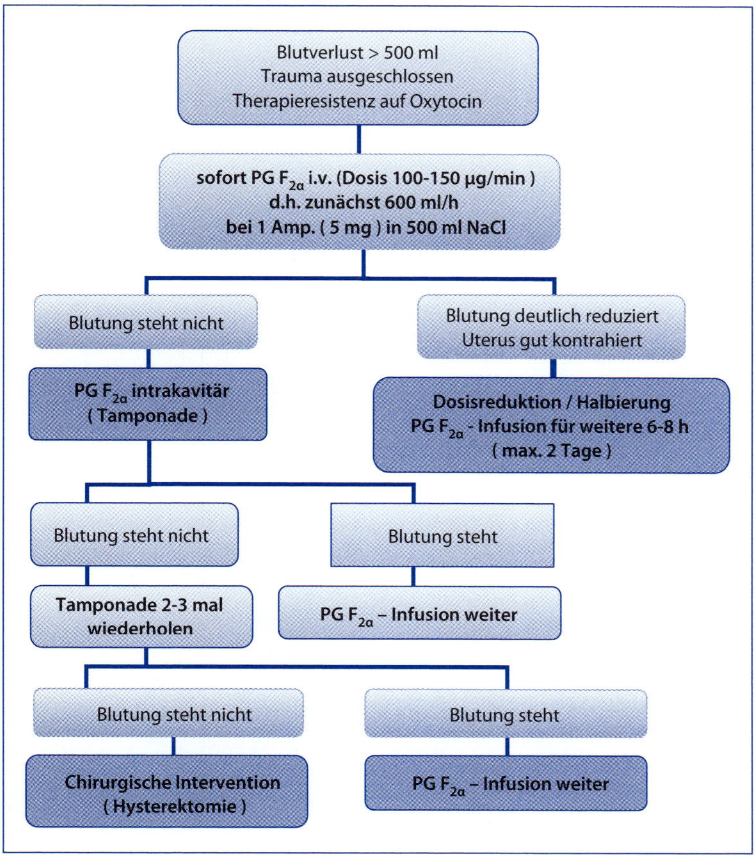

Abb. 21.4. Pharmakotherapeutisches Vorgehen bei atoner Nachblutung

Nach abgeschlossener Nachgeburtsperiode

Bei deutlich erhöhtem Thromboserisiko ist eine Thromboseprophylaxe im Wochenbett erforderlich.

21.3.5 Chirurgisches Vorgehen

- Rechtzeitige Indikation zur manuellen Plazentalösung bei Verdacht auf Plazentaretention in Intubationsnarkose
- Instrumentelle Nachtastung bei unvollständiger Plazenta in Intubationsnarkose; ggf. auch bei sicher vollständiger Plazenta zum Ausräumen von Blutkoagula und zur Erkennung einer eventuellen Ruptur; außerdem regt die Nachtastung den Uterus zur Kompression an!
- Versorgung von blutenden Geburtsverletzungen
- Als Ultima ratio bei Versagen aller genannten Maßnahmen rechtzeitiger(!) Entschluss zur abdominalen Hysterektomie, anschließend Intensivüberwachung

Cave

Allgemeine, pharmakotherapeutische und chirurgische Maßnahmen »können« zeitlich vernetzt ineinandergreifen!

Literatur

Böhi P (2001) Hebammenschule am KSSG. http://www.boehi.ch/docs/Merkblatt_Atonie.pdf. Gesehen 4 Okt 2006

Distler W, Riehn A (2001) Notfälle in Gynäkologie und Geburtshilfe. Springer, Berlin Heidelberg New York Tokio

Driessen F (1991) Obstetric problems. A practical manual. African Medical Research Foundation (AMREF), Nairobi

Dudenhausen JW, Schneider HPG (2002) Frauenheilkunde und Geburtshilfe. De Gruyter, Berlin

Goerke K, Steller J, Valet A (2000) Klinikleitfaden Gynäkologie und Geburtshilfe. Urban & Fischer, München

Kiefer R-T (2004) Perinatologische Notfälle – anästhesiologische Aspekte. http://kinderanae.uniklinikum-dresden.de/Stuttgart Kinder/Stuttgart 2004/Kiefer - Perinatologische Notfälle.pdf. Gesehen 4 Okt 2006

Kirschbaum M et al. (2001) Checkliste Gynäkologie und Geburtshilfe. Thieme, Suttgart

Lukoschus H, Vetter K (2006) Misoprostol im Kommen. Deutsche Hebammen Zeitschrift 1: 25

Psychrembel W, Dudenhausen JW (1994) Praktische Geburtshilfe. De Gruyter, Berlin

Schmidt-Matthiesen H (1992) Gynäkologie und Geburtshilfe. Schattauer, Stuttgart

Uhl B (2001) Gynäkologie und Geburtshilfe compact. Thieme, Stuttgart

Wacker J, Baldé MD, Bastert G (2005) Obstetrics unplugged. Urban & Fischer, München

Teil IV Therapie in der Gynäkologie

Uterus myomatosus

Martin Sillem

22

22.1 Definition und Epidemiologie

Definition

Myome (im klinischen englischen Sprachgebrauch »fibroids«) sind gutartige mesenchymale Tumoren des Myometriums. Je nach Lokalisation unterscheidet man subseröse (unter dem Peritoneum gelegene), intramurale und submuköse (unter dem Endometrium gelegene) Tumoren. Subseröse und sumuköse Myome wachsen gelegentlich unter Ausbildung eines Stiels.

Die Tumoren gelten als die häufigste gutartige Erkrankung des weiblichen Genitales. Die genaue Inzidenz der uterinen Myome ist unklar. Während sie allgemein auf bis zu 40% bei über 40-jährigen Frauen geschätzt wird, fand eine schwedische Arbeitsgruppe in einer zufälligen Stichprobe von Sonographien bei 335 beschwerdefreien Frauen nur eine Prävalenz von 5,4% (7,8% bei 33- bis 40-Jährigen). Die Inzidenz an selbstberichteten gutartigen Tumoren des Uterus in Deutschland betrug 27 pro 100.000 Frauenjahre gegenüber 34 pro 1000(!) Frauenjahre in einer amerikanischen Studie bei schwarzen Frauen. Das Erkrankungsrisiko steigt mit fortschreitendem Lebensalter und steigendem Body-Mass-Index (signifikant erhöht ab einem BMI von >25). Die Kosten der Erkrankung für das Gesundheitssystem dürften erheblich sein, genaue Zahlen für Deutschland werden derzeit erst ermittelt.

22.2 Anamnese und Diagnostik

Wichtigstes Symptom des Uterus myomatosus sind Blutungsstörungen (Hypermenorrhö, Menorrhagie, Dysmenorrhö), gelegentlich auch Druckgefühl auf Blase oder Mastdarm. Wahrscheinlich ist die überwiegende Zahl der Frauen mit kleinen oder subserösen Myomen asymptomatisch, was bedeutet, dass die Kausalität zwischen Beschwerden und Befund sorgfältig geprüft werden muss.

Bei der klinischen Untersuchung wird man auf Größe und Mobilität des Uterus achten. Die transvaginale Sonographie ist die entscheidende Methode zur Bestimmung der Uterusgröße und zur Klärung der Lagebeziehung der Myome zum Cavum uteri. Bei sehr großen Myomen kann die ergänzende abdominale Sonographie erforderlich sein; weitere bildgebende Verfahren sind in der Regel entbehrlich.

Im Fall von neu aufgetretenen Blutungsstörungen, die sich hormonell nicht regulieren lassen, sollte die Hysteroskopie und fraktionierte Abrasio als wenig belastende diagnostische Maßnahme großzügig indiziert werden. Zur genauen Abgrenzung eines gestielten Myoms von einem soliden Adnextumor muss gelegentlich laparoskopiert werden.

22.3 Medikamentöse Therapie

Orale Antikonzeptiva werden sehr häufig zur Therapie dysfunktioneller Blutungen eingesetzt. Die Verbreitung und Akzeptanz dieser Praxis steht in auffälligem Kontrast zu der verfügbaren Evidenz ihrer Wirksamkeit. Es wurden immer wieder Bedenken formuliert, dass orale Kontrazeptiva das Wachstum von Myomen anregen; hierfür gibt es in der Literatur aber keine Belege. Monophasische Präparate können im Langzyklus eingesetzt werden, wodurch sich eine Reihe menstruationsbedingter Beschwerden günstig beeinflussen lassen. Gestagene allein können zyklisch oder kontinuierlich verabreicht werden und führen im letzteren Falle oft zu einer Amenorrhö. Die zyklische Gabe ist weniger effektiv.

Bei den nichthormonellen Therapien spielen die nichtsteroidalen Entzündungshemmer eine wichtige Rolle; Mefenaminsäure scheint besonders wirksam zu sein. Eine weitere effektive, aber kostspielige Therapie besteht in der Gabe von Tranexamsäure (Cyclokapron). Als seltene Nebenwirkungen sind thromboembolische Ereignisse und Störungen des Farbensehens anzuführen.

Einige wenige Untersuchungen haben medikamentöse mit operativen Therapien verglichen. Orale hormonelle Therapien waren weniger effektiv als die hysteroskopische Endometriumresektion, während sich die Einlage eines levonorgestrelhaltigen intrauterinen Systems bezüglich der Erfolgsrate nicht von der Endometriumablation unterschied.

22.4 Operative Therapie

22.4.1 Hysteroskopische Techniken

Submuköse Myome sind einer hysteroskopischen Resektion zugänglich. Man unterscheidet unter technischen und prognostischen Gesichtspunkten Myome vom Typ 0 (gestielt), Typ 1 (breitbasig aufsitzend) und Typ 2 (größter Durchmesser intramural) nach Wamsteker. Die Rate sowohl an symptomatischen Rezidiven als auch an erneuten Myomen liegt bei 20–30% nach 3 Jahren. Ob die Entfernung von submukösen Myomen bei Patientinnen mit Fertilitätsproblemen die Wahrscheinlichkeit für das Austragen einer Schwangerschaft erhöht, ist umstritten. Eine generelle Vorbehandlung mit einem GnRH-Analogon bringt keine Vorteile.

Stellt die Hypermenorrhö das Hauptsymptom der Patientin dar und ist das Cavum uteri nicht durch das Myom deformiert, so kann auch eine Endometriumablation erwogen werden. Die Ergebnisse für die Rollerballablation und die elektrische Schlinge sind vergleichbar. Es existiert darüber hinaus eine Anzahl »blinder« Verfahren zur physikalischen Endometriumdestruktion, die ebenfalls vergleichbare Erfolgsraten aufweisen. Die Handhabung ist hier einfacher, es handelt sich aber um kostspielige Einmalsysteme. Etwa 15% der so behandelten Patientinnen unterziehen sich in den 5 Jahren nach dem Eingriff dennoch einer Hysterektomie. Die Vorteile einer Vorbehandlung mit einem GnRH-Analogon sind gering; andere Medikamente haben keinen Vorteil gegenüber Plazebo, wenn der Eingriff in der 1. Zyklushälfte durchgeführt wird. Insgesamt kann mit hysteroskopischen Techniken bei einem Teil der Patientinnen mit kleinem Uterus myomatosus die Hysterektomie vermieden werden.

22.4.2 Myomenukleation

Isolierte Myome des Uterus können organerhaltend operiert werden. Die Operation kann mit gleich guten Ergebnissen entweder per (Mini-)Laparotomie oder per Laparoskopie durchgeführt werden. Die Rezidivrate nach 2 Jahren beträgt etwa 20%. Eine Vorbehandlung mit einem GnRH-Analogon bringt operationstechnisch kaum Vorteile; falls eine Eisenmangelanämie besteht, wird diese allerdings günstig beeinflusst.

Die isolierte laparoskopische Unterbindung der A. uterina ist derzeit noch ein experimentelles Verfahren.

22.4.3 Hysterektomie

Etwa 40% aller Frauen über 60 sind hysterektomiert; in den USA beträgt die jährliche Hysterektomierate 5,5 pro 1000 Frauen. Während dort 1997 63% der Frauen abdominal, 10% laparoskopisch und der Rest vaginal operiert wurden, existieren vergleichbare Zahlen für Europa nicht; der Anteil an vaginalen Hysterektomien dürfte hier jedoch deutlich höher, etwa bei 2/3 liegen.

Im Vergleich zwischen abdominalem und vaginalem Zugangsweg schneidet die vaginale Hysterektomie in allen Studien bezüglich Operationsdauer, Morbidität, Analgetikaverbrauch und Rekonvaleszenz besser ab. Limitiert wird die Methode (neben der operativen Schule, s. vorheriger Absatz) durch sehr große Uteri, Nulliparität und vorangegangene Operationen im kleinen Becken. Bezüglich der langfristigen Patientinnenzufriedenheit scheint die vaginale Hysterektomie auch gegenüber der Endometriumablation überlegen zu sein. Eine Verbesserung der konventionellen Methode stellt möglicherweise die elektrochirurgische Unterbindung der Gefäße dar.

Bei den laparoskopischen Operationsverfahren unterscheidet man zwischen der laparoskopisch assistierten vaginalen, der totalen laparoskopischen und der laparoskopischen suprazervikalen Hysterektomie. Auch diese Verfahren sind der abdominalen Hysterektomie überlegen. Die berichtete Komplikationsrate (Ureter) und der logistische Aufwand liegen über denen bei anderen Verfahren; der Analgetikaverbrauch ist etwas niedriger als bei der vaginalen Hysterektomie. Für die Annahme, das Belassen der Zervix sei günstig für die Beckenbodenfunktion, fehlen Beweise. Überwiegend wird die Meinung geäußert, die laparoskopischen Methoden eigneten sich v. a. zur Reduktion der Rate an abdominalen Hysterektomien.

Verglichen mit nichtoperativen Therapien weist die Hysterektomie bessere Ergebnisse bezüglich der Lebensqualität auf; neu auftretende Probleme, insbesondere bei der Sexualität, sind selten.

22.5 Neue Therapieverfahren

Seit einigen Jahren wird als Alternative zu operativen Verfahren die selektive Katheterembolisation der Aa. uterinae angeboten. Dieses Verfahren beruht auf der Beobachtung, dass Myomgewebe anfälliger für eine Hypoxie ist als gesundes Myometrium und nach einer solchen Intervention degeneriert. Die häufigste unerwünschte Nebenwirkung des Verfahrens stellt der ischämische Schmerz dar, eine Hospitalisation für 1–2 Tage ist erforderlich. Die größte bisher publizierte mittelfristige Beobachtungsstudie über 555 Frauen berichtet über eine Reduktion des uterinen Volumens um etwa 40%, eine signifikante Reduktion von Dysmenorrhö, Menorrhagie und Harndrang sowie der Blutungsdauer. In den 3 Monaten nach dem Eingriff mussten 1,5% der Frauen hysterektomiert werden. Bei älteren Frauen stellt sich häufig eine Amenorrhö ein.

Eine weitere nichtinvasive Methode stellt die MRT-gestützte fokussierte Ultraschallbehandlung von Myomen dar. Das Verfahren ist derzeit noch experimentell.

22.6 Myome und Fertilität

Ob Myome einen (vom Alter unabhängigen) Sterilitäts- oder Infertilitätsfaktor darstellen, ist unklar. Die Ergebnisse bei der In-vitro-Fertilisation scheinen besser zu sein, wenn Myome vor der Stimulationsbehandlung entfernt werden. In der Schwangerschaft führen Myome jedoch häufiger zu vorzeitigen Wehen, Lageanomalien und vorzeitiger Plazentalösung. Obwohl diesbezüglich Daten fehlen, sollte die Indikation zur primären Sectio nach Myomenukleation großzügig gestellt werden, um der Gefahr einer Uterusruptur vorzubeugen.

Literatur

Agostini A, Bretelle F, Cravello L, Maisonneuve AS, Roger V, Blanc B (2003) Vaginal hysterectomy in nulliparous women without prolapse: a prospective comparative study. BJOG 110(5): 515–518

Borgfeldt C, Andolf E (2000) Transvaginal ultrasonographic findings in the uterus and the endometrium: low prevalence of leiomyoma in a random sample of women age 25–40 years. Acta Obstet Gynecol Scand 79(3): 202–207

Boujida VH, Philipsen T, Pelle J, Joergensen JC (2002) Five-year follow-up of endometrial ablation: endometrial coagulation versus endometrial resection. Obstet Gynecol 99(6): 988–992

Bulletti C, Ziegler D, Levi Setti P, Cicinelli E, Polli V, Stefanetti M (2004) Myomas, pregnancy outcome, and in vitro fertilization. Ann NY Acad Sci 1034: 84–92

Campo S, Campo V, Gambadauro P (2005) Short-term and long-term results of resectoscopic myomectomy with and without pretreatment with GnRH analogs in premenopausal women. Acta Obstet Gynecol Scand 84(8): 756–760

Carlson KJ, Miller BA, Fowler FJ jr (1994) The Maine Women's Health Study: I. Outcomes of hysterectomy. Obstet Gynecol 83(4): 556–565

Carlson KJ, Miller BA, Fowler FJ jr (1994) The Maine Women's Health Study: II. Outcomes of nonsurgical management of leiomyomas, abnormal bleeding, and chronic pelvic pain. Obstet Gynecol 83(4): 566–572

Cooper KG, Parkin DE, Garratt AM, Grant AM (1999) Two-year follow up of women randomised to medical management or transcervical resection of the endometrium for heavy menstrual loss: clinical and quality of life outcomes. Br J Obstet Gynaecol 106(3): 258–265

Coronado GD, Marshall LM, Schwartz SM (2000) Complications in pregnancy, labor, and delivery with uterine leiomyomas: a population-based study. Obstet Gynecol 95

Crosignani PG, Vercellini P, Apolone G, De Giorgi O, Cortesi I, Meschia M (1997) Endometrial resection versus vaginal hysterectomy for menorrhagia: long-term clinical and quality-of-life outcomes. Am J Obstet Gynecol 177(1): 95–101

Deval B, Rafii A, Soriano D, Samain E, Levardon M, Darai E (2003) Morbidity of vaginal hysterectomy for benign tumors as a function of uterine weight. J Reprod Med 48(6): 435–440

Emanuel MH, Wamsteker K, Hart AA, Metz G, Lammes FB (1999) Long-term results of hysteroscopic myomectomy for abnormal uterine bleeding. Obstet Gynecol 93(5 Pt 1): 743–748

Farquhar CM, Steiner CA (2002) Hysterectomy rates in the United States 1990–1997. Obstet Gynecol 99(2): 229–234

Fernandez H, Sefrioui O, Virelizier C, Gervaise A, Gomel V, Frydman R (2001) Hysteroscopic resection of submucosal myomas in patients with infertility. Hum Reprod 16(7): 1489–1492

Heinemann K, Thiel C, Mohner S et al. (2003) Benign gynecological tumors: estimated incidence. Results of the German Cohort Study on Women's Health. Eur J Obstet Gynecol Reprod Biol 107(1): 78–80

Hindley J, Gedroyc WM, Regan L et al. (2004) MRI guidance of focused ultrasound therapy of uterine fibroids: early results. AJR Am J Roentgenol 183(6): 1713–1719. Erratum in: (2005) AJR Am J Roentgenol 184(1): 348

Hurst BS, Matthews ML, Marshburn PB (2005) Laparoscopic myomectomy for symptomatic uterine myomas. Fertil Steril 83(1): 1–23

Iyer V, Farquhar C, Jepson R (2000) Oral contraceptive pills for heavy menstrual bleeding. Cochrane Database Syst Rev 2: CD000154

Johnson N, Barlow D, Lethaby A, Tavender E, Curr E, Garry R (2005) Surgical approach to hysterectomy for benign gynaecological disease. Cochrane Database Syst Rev 1: CD003677

Lethaby A, Hickey M (2002) Endometrial destruction techniques for heavy menstrual bleeding. Cochrane Database Syst Rev 2: CD001501

Lethaby A, Shepperd S, Cooke I, Farquhar C (2000) Endometrial resection and ablation versus hysterectomy for heavy menstrual bleeding.Cochrane Database Syst Rev 2: CD000329

Lethaby A, Irvine G, Cameron I (2000) Cyclical progestogens for heavy menstrual bleeding. Cochrane Database Syst Rev 2: CD001016

Lethaby AE, Cooke I, Rees M (2000) Progesterone/progestogen releasing intrauterine systems versus either placebo or any other medication for heavy menstrual bleeding. Cochrane Database Syst Rev 2: CD002126

Lethaby A, Farquhar C, Cooke I (2000) Antifibrinolytics for heavy menstrual bleeding. Cochrane Database Syst Rev 4: CD000249

Lethaby A, Augood C, Duckitt K (2002) Nonsteroidal anti-inflammatory drugs for heavy menstrual bleeding. Cochrane Database Syst Rev 1: CD000400

Marchionni M, Fambrini M, Zambelli V, Scarselli G, Susini T (2004) Reproductive performance before and after abdominal myomectomy: a retrospective analysis. Fertil Steril 82(1): 154–159

Marjoribanks J, Lethaby A, Farquhar C (2003) Surgery versus medical therapy for heavy menstrual bleeding. Cochrane Database Syst Rev 2: CD003855

Marshall LM, Spiegelman D, Goldman MB et al. (1998) A prospective study of reproductive factors and oral contraceptive use in relation to the risk of uterine leiomyomata. Fertil Steril 70(3): 432–439

Marshall LM, Spiegelman D, Manson JE et al. (1998) Risk of uterine leiomyomata among premenopausal women in relation to body size and cigarette smoking. Epidemiology 9(5): 511–517

Marziani R, Mossa B, Ebano V, Perniola G, Melluso J, Napolitano C (2005) Transcervical hysteroscopic myomectomy: long-term effects on abnormal uterine bleeding. Clin Exp Obstet Gynecol 32(1): 23–26

Melis A, Buisson S, Lutz JM, Salvat J (2005) Factors considered to choose type of a hysterectomy for benign uterus lesions (excluding prolapsus and obstetrical indications). J Gynecol Obstet Biol Reprod (Paris) 34: 241–251

Nascimento MC, Kelley A, Martitsch C, Weidner I, Obermair A (2005) Postoperative analgesic requirements – total laparoscopic hysterectomy versus vaginal hysterectomy. Aust N Z J Obstet Gynaecol 45(2): 140–143

O'Connor H, Broadbent JA, Magos AL, McPherson K (1997) Medical Research Council randomised trial of endometrial resection versus hysterectomy in management of menorrhagia. Lancet 349(9056): 897–901

Paparella P, Sizzi O, Rossetti A, De Benedittis F, Paparella R (2004) Vaginal hysterectomy in generally considered contraindications to vaginal surgery. Arch Gynecol Obstet 270(2): 104–109

Pron G, Mocarski E, Bennett J et al. (2003) Tolerance, hospital stay, and recovery after uterine artery embolization for fibroids: the Ontario Uterine Fibroid Embolization Trial. J Vasc Interv Radiol 14(10): 1243–1250

Pron G, Bennett J, Common A et al. (2003) The Ontario Uterine Fibroid Embolization Trial. Part 2. Uterine fibroid reduction and symptom relief after uterine artery embolization for fibroids. Fertil Steril 79(1): 120–127

Pron G, Mocarski E, Cohen M et al. (2003) Hysterectomy for complications after uterine artery embolization for leiomyoma: results of a Canadian multicenter clinical trial. J Am Assoc Gynecol Laparosc 10(1): 99–106

Rauramo I, Elo I, Istre O (2004) Long-term treatment of menorrhagia with levonorgestrel intrauterine system versus endometrial resection. Obstet Gynecol 104(6): 1314–1321

Ribeiro SC, Ribeiro RM, Santos NC, Pinotti JA (2003) A randomized study of total abdominal, vaginal and laparoscopic hysterectomy. Int J Gynaecol Obstet 83(1): 37–43

Rossetti A, Sizzi O, Soranna L, Cucinelli F, Mancuso S, Lanzone A (2001) Long-term results of laparoscopic myomectomy: recurrence rate in comparison with abdominal myomectomy. Hum Reprod 16(4): 770–774

Sheiner E, Bashiri A, Levy A, Hershkovitz R, Katz M, Mazor M (2004) Obstetric characteristics and perinatal outcome of pregnancies with uterine leiomyomas. J Reprod Med 49(3): 182–186

Sowter MC, Lethaby A, Singla AA (2002) Pre-operative endometrial thinning agents before endometrial destruction for heavy menstrual bleeding. Cochrane Database Syst Rev 3: CD001124

Vercellini P, Zaina B, Yaylayan L, Pisacreta A, De Giorgi O, Crosignani PG (1999) Hysteroscopic myomectomy: long-term effects on menstrual pattern and fertility. Obstet Gynecol 94(3): 341–347

Wise LA, Palmer JR, Stewart EA, Rosenberg L (2005) Age-specific incidence rates for self-reported uterine leiomyomata in the Black Women's Health Study. Obstet Gynecol 105(3): 563–568

Endometriose

Martin Sillem

23

23.1 Einführung

Endometriose ist eine gutartige Erkrankung, definiert als das Auftreten von Gebärmutterschleimhaut außerhalb der Gebärmutterhöhle. Da die Erkrankung nur invasiv definitiv diagnostiziert werden kann, ist die genaue Prävalenz unklar; man schätzt, dass 5–10% der Frauen im gebärfähigen Alter eine behandlungsbedürftige Endometriose aufweisen. Die genaue Ursache ist ebenfalls unklar, wahrscheinlich spielt die Verschleppung von uterinem Endometrium eine wichtige Rolle. Das Leitsymptom ist die Dysmenorrhö, die Krankheit ist aber auch mit Sterilität assoziiert.

Einteilung der Endometriose

- Endometriosis genitalis externa
- Endometriosis genitalis interna (Adenomyosis uteri interna)
- Endometriosis extragenitalis
  Oder:
- Peritoneale Endometriose
- Ovarielle Endometriose
- Tief infiltrierende Endometriose

Unter Endometriosis genitalis externa versteht man das Vorkommen von Endometrioseherden auf dem Peritoneum des kleinen Beckens einschließlich der Serosa von Uterus und Tuben sowie im Ovar. Die Endometriosis genitalis interna/Adenomyosis beschreibt das Vorwuchern von Endometrium in das uterine Myometrium und stellt möglicherweise eine gesonderte Entität dar. Extragenitale Endometriose kann an allen Stellen des Körpers vorkommen, am häufigsten in der Appendix. Endometrioseimplantate, insbesondere in Sectio- oder Episiotomienarben, sind nur selten mit der spontanen Endometriose vergesellschaftet.

23.2 Basisdiagnostik

23.2.1 Anamnese und klinische Untersuchung

Verdacht auf Endometriose besteht bei schwerer Dysmenorrhö, ggf. in Verbindung mit Schmerzen und/oder Blutungen bei der Blasen- und Darmentleerung oder bei der Kohabitation. Diese Symptome sind häufig assoziiert mit weiteren zyklischen Schmerzsymptomen sowie Sterilität (▫ Abb. 23.1).

Bei der klinischen Untersuchung können ein Douglas-Dehnungsschmerz und retrouterin höckrige dolente Resistenzen sowie ein Adnextumor auf die Erkrankung hinweisen. Obligat sind in diesen Fällen die Einstellung des hinteren Scheidengewölbes mit geteilten Spekula sowie die kombinierte rektovaginale Tastuntersuchung.

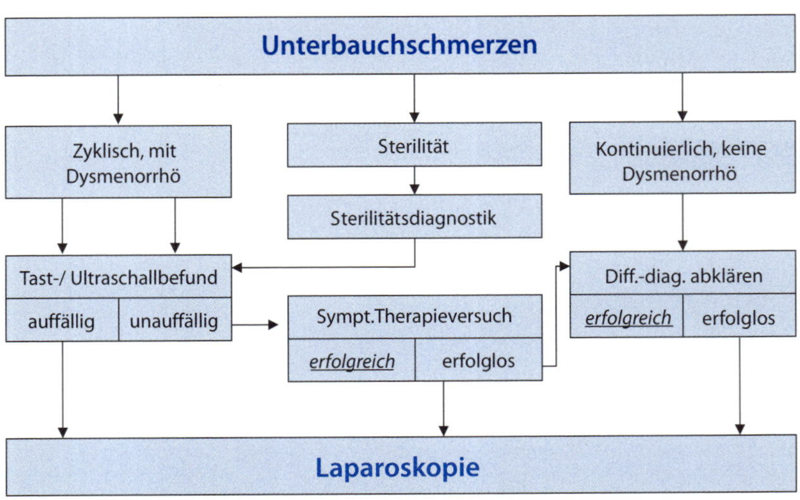

▫ **Abb. 23.1.** Algorithmus zum klinischen Vorgehen bei Endometriose

23.2.2 Laboruntersuchungen

Blutuntersuchungen bei Endometriose helfen bei der klinischen Entscheidung nicht weiter und sind daher obsolet.

23.2.3 Apparative Diagnostik

Wichtigste Maßnahme ist der transvaginale Ultraschall. Während die peritoneale und die tief infiltrierende Endometriose nicht dargestellt werden können, ist das Erscheinungsbild eines Ovarialendometrioms als einkammrig glattwandige Zyste mit homogenen Binnenechos charakteristisch. Es finden sich aber auch komplexe Zysten, insbesondere bei voroperierten Ovarien oder wenn die schwere Endometriose mit Hydrosalpingen assoziiert ist.

Bei einer Raumforderung retrouterin, insbesondere mit peranalem Blutabgang, ist die flexible Rektosigmoidoskopie erforderlich, weniger zur positiven Diagnose der Endometriose als zum Ausschluss einer Darmerkrankung.

Die MRT kann die die infiltrierende Endometriose gut darstellen; sie ist aber nur in ausgewählten Fällen erforderlich.

23.2.4 Invasive Diagnostik

In allen einschlägigen Empfehlungen wird die Laparoskopie mit histologischer Sicherung als »Goldstandard« angegeben. Sie ist indiziert, wenn einfache Maßnahmen (► 23.3) die Beschwerden der Patientin nicht beheben oder ein sonographisch auffälliger Adnexbefund persistiert.

Cave

Integraler Bestandteil der Laparoskopie ist die Tastuntersuchung in Narkose, da die infiltrierende Endometriose gelegentlich von intraabdominal her übersehen oder unterschätzt werden kann!

Besteht eine Sterilität, so ist der Eingriff sinnvollerweise mit einer Hysteroskopie und einer Chromopertubation zu kombinieren. Der Operationsbericht soll Ausdehnung und Aussehen der Befunde detailliert beschreiben; demgegenüber ist eine Stadieneinteilung nur zu wissenschaftlichen Zwecken hilfreich.

23.2.5 Differenzialdiagnose

Bei Unterbauchschmerzen sind differenzialdiagnostisch zunächst der Uterus myomatosus und das »frozen pelvis« nach schwerer Adnexitis zu nennen. Einfache Adhäsionen, z. B. nach Sectio oder Appendektomie, werden dagegen wahrscheinlich in ihrer Bedeutung überschätzt. Diese beiden Entitäten verursachen auch eine Dysmenorrhö.

Sonographisch sind Endometriome gelegentlich von Dermoidzysten oder eingebluteten funktionellen Zysten schwer abgrenzbar.

Das prämenstruelle Syndrom verursacht Schmerzen in der 2. Zyklushälfte, assoziiert mit Blähungen, Mastodynie und psychischen Symptomen; es sistiert typischerweise mit oder kurz nach Einsetzen der Menstruation.

Da die Therapie der Endometriose die Fertilität nicht verbessert, ist bei Kinderwunsch eine umfassende Sterilitätsdiagnostik erforderlich (► Kap. 26).

! Häufig finden sich Verspannungen der Beckenbodenmuskulatur, die typischerweise bei der Palpation des M. levator ani angegeben werden und nicht zyklus- sondern belastungsabhängig auftreten. Diese Schmerzen sind einer Physiotherapie gut zugänglich.

23.3 Medikamentöse Therapie

Eine kurative medikamentöse Therapie der Endometriose ist nicht bekannt, Effekte nach dem Absetzen sind daher auch nicht zu erwarten. Das gemeinsame Prinzip aller endokrinen Therapien ist die Suppression der zyklischen Ovarialfunktion. Die alleinige medikamentöse Therapie der Endometriose zur Verbesserung der Fertilität ist erwiesenermaßen unwirksam und daher obsolet. Die medikamentöse Therapie in Verbindung mit einer Operation ist nicht ausreichend untersucht, um sie generell zu empfehlen.

23.3.1 Orale Kontrazeptiva

Monophasische orale Kontrazeptiva werden bei der Therapie der Endometriose häufig mit sehr gutem Erfolg eingesetzt, obwohl nur eine einzige Studie diesen Einsatz untersucht hat. Hier zeigte sich allerdings, dass das orale Kontrazeptivum einem GnRH-Analogon bis auf eine schwächere Wirksamkeit bezüglich der Dysmenorrhö im Wesentlichen ebenbürtig war, bei besserer Verträglichkeit. Eine gute Möglichkeit stellt die Anwendung im Langzyklus dar, hierzu liegen allerdings keine Studien vor.

23.3.2 Gestagene und Danazol

Gestagene und Danazol, ein synthetisches Steroid mit androgenen, progestagenen und glukokortikoiden Eigenschaften, stellen gut untersuchte und wirksame Medikamente zur symptomatischen Therapie der Endometriose dar. Zu den Nebenwirkungen gehören Gewichtszunahme, Blutungsstörungen und akneartige Hautveränderungen; für Danazol ist die Anwendungsdauer daher auf 6 Monate beschränkt.

23.3.3 GnRH-Analoga

GnRH-Analoga gelten als Mittel der Wahl zur medikamentösen Therapie der Endometriose, sind allerdings nicht wirksamer als Gestagene (vgl. orale Kontrazeptiva, ▶ 23.3.1). Bei Schmerzen sollte die Therapie über 6 Monate durchgeführt und mit einem »add back« kombiniert werden. Darunter versteht man die simultane Gabe eines Gestagens, eines kontinuierlich kombinierten Estradiol-Gestagen-Präparats oder von Tibolon. Hierdurch werden die Nebenwirkungen (Östrogenmangelsymptome, Knochendichteminderung) signifikant reduziert, ohne dass die Wirksamkeit der Therapie beeinträchtigt wird.

23.3.4 Intrauterines Levonorgestrel

Im Jahr 2005 erschienen eine Reihe von Arbeiten, die über eine hervorragende Wirksamkeit des levonorgestrelfreisetzenden intrauterinen Systems Mirena berichten; eine prospektiv randomisierte Studie zeigte sogar eine gleich gute symptomatische Wirkung wie eine 6-monatige GnRH-Analoga-Behandlung.

23.3.5 Analgetika

Nichtsteroidale antiinflammatorische Substanzen können bei Dysmenorrhö gut eingesetzt werden, bei einem regelmäßigen Zyklus empfiehlt sich der Beginn der Einnahme 2 Tage vor der erwarteten Periodenblutung. Zyklooxygenasehemmer wurden in einigen Pilotstudien ebenfalls mit Erfolg eingesetzt.

23.4 Operative Therapie

23.4.1 Peritoneale Endometriose

Die (laparoskopische) Therapie der Peritonealendometriose, d. h. die Exzision oder Destruktion (Hitze, Strom, Laser) aller erreichbarer Herde, ist bezüglich Schmerzfreiheit erwiesenermaßen wirksam; die Wirkung hält bis zu 5 Jahren an. Der Effekt einer operativen Laparoskopie auf die Verbesserung der Fertilität ist nachweisbar, aber gering.

23.4.2 Ovarialendometriome

Ovarialendometriome stellen die häufigste Indikation für eine operative Therapie dar. Bei nicht abgeschlossener Familienplanung sollte auf jeden Fall organerhaltend operiert werden. Die vollständige Exzision des Zystenbalgs ist obligatorisch; eine Fensterung und Spülung ist mit inakzeptabel hohen Rezidivraten verbunden.

23.4.3 Infiltrierende Endometriose

Der Endometriosebefall des Beckenbindegewebes, des Septum rectovaginale und des Urogenitalsystems stellt i. Allg. eine Indikation zur Operation dar. Sie ist selbst bei geringer Symptomatik zwingend, wenn eine Ureterstenose besteht. Eine radikale Exzision in einer Sitzung sollte angestrebt werden. Bei Kinderwunsch können Uterus und Ovarien erhalten werden, allerdings um den Preis einer sehr viel höheren Rezidivrate. Diese Eingriffe stellen höchste Anforderungen an den Operateur und müssen oft interdisziplinär geplant werden.

23.4.4 Adenomyosis uteri

Bei abgeschlossener Familienplanung stellt die Hysterektomie die Therapie der Wahl dar. Oft stellt die Adenomyosis uteri einen isolierten Befund dar, dann können die Ovarien belassen werden.

23.5 Endometriose und Sterilität

Da der kausale Zusammenhang zwischen Endometriose und Sterilität abgesehen von der Tubendestruktion bei ausgedehnten Befunden unklar ist, muss zunächst unbedingt eine umfassende Sterilitätsdiagnostik erfolgen. Zur (In)effektivität isolierter medikamentöser oder operativer Maßnahmen ► 23.3 und 23.4.1.

Intrauterine Inseminationen nach Ovulationsinduktion können bei durchgängigen Tuben versucht werden. Je älter die Patientin und je ausgeprägter der Befund, desto eher sollte eine In-vitro-Fertilisierung angeboten werden. Die Ergebnisse sind besser, wenn eine bis zu 6-monatige Vorbehandlung mit einem GnRH-Analogon erfolgt ist.

23.6 Wichtige Empfehlungen

Diagnostik:	Klinische Untersuchung, Ultraschall, Laparoskopie
Medikamentöse Therapie:	Monophasischer OH, GnRH-Analogon mit »add back«, LNG-haltiges IUS
Operationsindikation:	Therapierefraktäre Schmerzen, Ovarialendometriom, tief infiltrierende Endometriose (Ureterstenose!)
Sterilität:	Ovulationsinduktion, IVF

Literatur

Abbott JA, Hawe J, Clayton RD, Garry R (2003) The effects and effectiveness of laparoscopic excision of endometriosis: a prospective study with 2–5 year follow-up. Hum Reprod 18(9):1922–1927

Alborzi S, Momtahan M, Parsanezhad ME, Dehbashi S, Zolghadri J, Alborzi S (2004) A prospective, randomized study comparing laparoscopic ovarian cystectomy versus fenestration and coagulation in patients with endometriomas. Fertil Steril 82: 1633–1637

Clinical Green Top Guidelines. The Investigation and Management of Endometriosis. http://www.rcog.org.uk. Gesehen 23 Okt 2006

Deaton JL, Gibson M, Blackmer KM, Nakajima ST, Badger GJ, Brumsted JR (1990) A randomized, controlled trial of clomiphene citrate and intrauterine insemination in couples with unexplained infertility or surgically corrected endometriosis. Fertil Steril 54: 1083–1088

Edelman A, Gallo M, Jensen J, Nichols M, Schulz K, Grimes D (2005) Continuous or extended cycle vs. cyclic use of combined oral contraceptives for contraception. Cochrane Database Syst Rev 3: CD004695

Hornstein MD, Yuzpe AA, Burry KA, Heinrichs LR, Buttram VL Jr, Orwoll ES (1995) Prospective randomized double-blind trial of 3 versus 6 months of nafarelin therapy for endometriosis-associated pelvic pain. Fertil Steril 63: 955–962

Hughes E, Fedorkow D, Collins J, Vandekerckhove P (2003) Ovulation suppression for endometriosis. Cochrane Database Syst Rev 3: CD000155

Jacobson TZ, Barlow DH, Koninckx PR, Olive D, Farquhar C (2002) Laparoscopic surgery for subfertility associated with endometriosis. Cochrane Database Syst Rev 4: CD001398

Moore J, Kennedy S, Prentice A (2000) Modern combined oral contraceptives for pain associated with endometriosis. Cochrane Database Syst Rev 2: CD001019

Moore J, Copley S, Morris J, Lindsell D, Golding S, Kennedy S (2002) A systematic review of the accuracy of ultrasound in the diagnosis of endometriosis. Ultrasound Obstet Gynecol 20: 630–634

Petta CA, Ferriani RA, Abrao MS et al. (2005) Randomized clinical trial of a levonorgestrel-releasing intrauterine system and a depot GnRH analogue for the treatment of chronic pelvic pain in women with endometriosis. Hum Reprod 20(7): 1993–1998

Prentice A, Deary AJ, Goldbeck-Wood S, Farquhar C, Smith SK (2000) Gonadotrophin-releasing hormone analogues for pain associated with endometriosis (Cochrane review). In: The Cochrane Library, Issue 2: CD000346

Sillem M, Teichmann AT (2003) Patientinnenzentrierte Aspekte der Endometriose. Gynäkologe 36: 41–52

Surrey ES (1999) Add-back therapy and gonadotropin-releasing hormone agonists in the treatment of patients with endometriosis: can a consensus be reached? Add-Back Consensus Working Group. Fertil Steril 71(3): 420–424 (Review)

Sutton CJG, Pooley S, Ewen SP, Haines P (1997) Follow-up report on a randomized controlled trial of laser laparoscopy in the treatment of pelvic pain associated with mild to moderate endometriosis. Fertil Steril 68(6): 1070–1074

Witz CA, Burns WN (2002) Endometriosis and infertility: is there a cause and effect relationship? Gynecol Obstet Invest 53(Suppl 1): 2–11

Yap C, Furness S, Farquhar C (2004) Pre and post operative medical therapy for endometriosis surgery. Cochrane Database Syst Rev 3: CD003678

Ovarialzyste

Eva Johanna Kantelhardt, Christian Göpel

24

24.1 Einführung

Ovarielle Raumforderungen sind in den meisten Fällen benigne. Ovarialkarzinome machen nur 15% aller ovariellen Raumforderungen aus. Ovarialzysten sind ein sehr häufiges Krankheitsbild in der gynäkologischen Praxis. Die Inzidenz in einem unselektierten Kollektiv beträgt 7%. Auch bei Neugeborenen und Kindern können Ovarialzysten vorkommen. Besonders treten Ovarialzysten im Zusammenhang mit dem Menstruationszyklus, in der Schwangerschaft oder perimenopausal auf.

Definition

Eine Ovarialzyste ist eine im Ultraschall erkennbare Struktur von mindestens 3 cm im Durchmesser.

24.1.1 Funktionelle Zysten

Funktionelle Zysten entstehen und verändern sich im Laufe des Zyklus. Wichtig sind Follikelzysten, Corpus-luteum-Zysten und Thekaluteinzysten (besonders bei hohem β-HCG wegen ovarieller Überstimulation, Mehrlingsschwangerschaften, Blasenmole und Chorionepitheliom). Auch das PCO-Syndrom sowie postmenopausale Zysten sind funktionell.

! Follikelzysten und Corpus-luteum-Zysten sind dünnwandig und bilden sich meist nach 2–3 Monaten spontan zurück. Sie können oft 4–6 cm groß werden, auch Befunde bis zu 10 cm sind möglich.

Corpus-luteum-Zysten in der Schwangerschaft sollten am Ende des 1. Trimenons nicht mehr vorhanden sein. Eine Prävalenz wird mit 0,5–2/100.000 angegeben. Ab 6 cm Größe besteht ein erhöhtes Risiko, dass eine intrazystische Blutung oder Ruptur erfolgen kann.

24.1.2 Organische Zysten

Diese Zysten unterliegen keinen zyklischen Veränderungen, sie verändern sich langsam und bilden sich nicht spontan zurück. Mögliche Befunde sind Dermoide, Endometriome, seröse Zystadenome, papilläre Zystadenome und muzinöse Kystome.

24.2 Basisdiagnostik

24.2.1 Apparative Diagnostik

! Vor jeder Therapie sollte durch eine genaue und ausführliche Diagnostik eine Einschätzung der Dignität des Befundes erfolgen. Eine endgültige Klärung ist oft nur durch die Operation möglich.

Eine ausführliche Anamnese bezüglich des Zyklus, Vorbehandlungen und Operationen sowie familiärer Belastung (Ovarial- und Mammakarzinom) steht am Anfang. Als entscheidende apparative Diagnostik steht der gynäkologische und vaginale Ultraschall zur Verfügung (◘ Tab. 24.1).

Ein Kontrastmittel-CT oder MRT des Abdomens und Beckens sollte nur in Ausnahmen oder bei Verdacht auf Malignom durchgeführt werden.

24.2.2 Weitere Diagnostik

Bei Hinweisen auf das Vorliegen einer entzündlichen Erkrankung sollen entsprechend Laborpa-

◘ Tab. 24.1. Beurteilungskriterien im Ultraschall für Ovarialzysten

Kriterien der Benignität	Kriterien der Malignität
Kleiner Durchmesser bis 4 cm	Großer Durchmesser über 4 cm
1 Kammer	Mehrkammerigkeit
Nur zystischer Anteil	Solide Anteile
Glatte Wand	Binnenstrukturen
Dünne Wand bis 3 mm	Dicke Wand >3 mm
Klare Flüssigkeit	Visköse Flüssigkeit
Struktur gut abgrenzbar	Infiltration in umgebendes Gewebe
Keine Aszites	Aszites

rameter bestimmt werden. Bei Verdacht auf Ovarialkarzinom wird der Tumormarker CA 12-5 im Serum präoperativ bestimmt (ggf. auch CA 72-4).

24.2.3 Differenzialdiagnosen

Differenzialdiagnostisch sind bei Zysten im Adnexbereich auch Ursachen außerhalb des Ovars zu beachten:
- Hydrosalpinx, Pyosalpinx
- Paraovarialzyste, Peritonealzyste
- Uterusmyom, Uterus bicornis
- Beckenniere, polyzystische Niere
- Extrauterine Schwangerschaft
- Seröse Müller-Zyste, Gartner-Gang-Zyste
- Morgagni-Hydatide
- Divertikulitis
- Aszites
- Douglas-Abszess
- Tuberkulose
- Pseudomyxoma peritonei

24.3 Therapie

24.3.1 Indikationsstellung

Vor einer Operation sollten alle diagnostischen Möglichkeiten zur Unterscheidung von eher benignen gegenüber eher malignen Befunden ausgeschöpft sein. Die Aufklärung der Patientin muss über alle wahrscheinlichen und auch selteneren intraoperativen Diagnosemöglichkeiten mit entsprechender operativer Therapie erfolgen. Auch bei geplanter Laparoskopie muss über eine Laparotomie aufgeklärt werden. Bei Verdacht auf Ovarialkarzinom sollte die Patientin an einem Zentrum operiert werden, wo eine stadiengerechte Behandlung in gleicher Sitzung auch interdisziplinär vorgenommen werden kann.

Cave

Bei großen gutartigen Zysten ist die Stieldrehung des Ovars eine seltene, aber schwerwiegende Komplikation.

In der Schwangerschaft sollten persistierende Zysten (über das 1. Trimenon hinaus) am besten zu Beginn des 2. Trimenon operiert werden.

24.3.2 Medikamentöse Therapieoptionen

Eine medikamentöse Therapie kann therapeutisch oder präventiv zur Anwendung kommen (▣ Tab. 24.2). Bei rezidivierenden Follikelzysten, Corpus-luteum-Zysten, Antikoagulanzientherapie oder unter hormoneller Stimulation können verschiedene Hormone eingesetzt werden. Möglich sind Östrogen-Gestagen-Kombinationen, Gestagene und GnRH-Analoga mit Add-back-Therapie.

Zur Prävention sind Einphasenpräparate, kontinuierliche Gestagene oder GnRH-Analoga im Einsatz. Bei Einnahme von Mehrphasenpräparaten kommt es unter einer Ethinylestradioldosis von >35 µg seltener (1,1 gegenüber 2,2 pro 10.000 Personenmonate) zu funktionellen Ovarialzysten.

▣ Tab. 24.2. Konservative Therapie von Ovarialzysten

Patientin	Situation	Therapie
Prämenopausal; nimmt orale Kontrazeptiva	Funktionelle Zysten	Einphasenpräparate (z. B. Neo-Eunomin) Zweiphasenpräparate (z. B. Oviol)
Prä-/Perimenopausal	Funktionelle Zysten	Kontinuierlich Gestagene (individuelle Dosierung erforderlich!)
Prä-/Perimenopausal	Persistierende Zysten	GnRH-Analoga mit Add-back

Medikamentös wird die Hypothalamus-Hypophysen-Ovar-Achse kontinuierlich supprimiert.

24.3.3 Operative Therapieoptionen

77% aller Ovarialzysten werden laparoskopisch operiert (Tab. 24.3). Bei Verdacht auf Malignität oder einem Durchmesser über 10 cm wird eher per Laparotomie operiert. Zysten mit einem Durchmesser unter 3 cm können punktiert werden. Größere Zysten sollten exstirpiert bzw. gefenstert werden. Bei Vorliegen von Endometrioseherden ist die Koagulation erforderlich. Bei noch unklarer Dignität sollte auch eine Peritonealzytologie entnommen werden.

Cave

Bei operativer Therapie sollte immer eine histologische Sicherung erfolgen!

Literatur

Beyersdorff D, Hamm B (2004) AWMF Leitlinie Nr 039/073 Ovarialraumforderungen. http://www.awmf-online.de. Gesehen 1 Jun 2006

Borgfeld C, Andolf E (1999) Transvaginal sonographic ovarian findings in a random sample of women 25–40 years old. Ultrasound Obstet 13: 345–350

Dobremez E, Moro A, Bondonny JM et al. (2003) Laparoskopic treatment of ovarian cyst in the newborn. Surg Endoscop 17: 328–332

Mettler L, Jacobs V, Brandenburg K et al. (2001) Laparoscopic management of 641 adnexal tumors in Kiel, Germany. J Am Assoc Gynecol Laparoscop 8: 74–82

Neis KJ (2004) AWMF Leitlinie Nr 015/003 Laparoskopische Operation von Ovarialtumoren. www.awmf-online.de.

Schindler A (2005):Ovarialzysten – Diagnostik und Therapie. Frauenarzt 46: 32–34

Zanetta G, Mariani E, Lissoni A (2003) A prospective study of the role of ultrasound in the management of adnexal masses in pregnancy. Brit J Obstet Gynecol 110: 578–583

Tab. 24.3. Operative Therapie von Ovarialzysten

Patientin	Situation	Therapie
Prä-/perimenopausal	Zyste bis 6 cm stabil Eher benigne	2–3 Monate abwarten
Prämenopausal	Eher benigne	Laparoskopie und Organerhaltung, wenn technisch möglich
Prämenopausal	Unklare Dignität	Laparoskopie und Adnexektomie, wenn technisch möglich
Postmenopausal	Unklare Dignität	Laparoskopie und Adnexektomie, wenn technisch möglich

Adnexitis und assoziierte Komplikationen

Udo B. Hoyme

25.1 Definition

Zervizitis-, Endometritis- und Salpingitis-Adnexitis sind häufig weder ätiologisch noch klinisch noch im therapeutischen Vorgehen voneinander zu trennen. Der im internationalen Schrifttum übliche Begriff »pelvic inflammatory disease« drückt aus, dass pathomorphologisch als Begleitentzündungen auch Parametritis, Perimetritis, Peritonitis/Perihepatitis (Fitz-Hugh-Curtis-Syndrom)/Perinephritis/Perisplenitis sowie Tuboovarialabszess, -komplex und der sog. Douglas-Abszess hinzukommen können. Das Erregerspektrum ist polymikrobiell und zwingt in der Praxis bereits vor Erhalt des Kulturergebnisses zu einer Therapie auf empirischer Basis.

Differenzialdiagnosen der Adnexitis

- Akute Appendizitis
- Ektope Gravidität (β-HCG bestimmen!)
- Endometriose
- Ovarialzyste
  - Blutung
- Ovarialtumor
  - Ruptur
  - Torsion
- Peritonitis
  - Perinephritis, Perisplenitis, Perihepatitis
  - Organruptur oder -perforation
  - Intraperitoneale Blutung
  - Generalisierte Sepsis
- Harnwegsinfektion
- Uterus myomatosus
- Chronische Salpingitis
- Akute gastrointestinale Entzündung
- Sonstiges (tiefe Beckenvenenthrombose, Mesenterialvenenthrombose u. a.)

25.2 Laparoskopische Diagnostik

Das Spektrum der Manifestationsformen der Salpingitis ist breit und reicht von der symptomarmen und dabei häufig verkannten Erkrankung bis zum lebensbedrohlichen Zustand. Die klassischen Symptome schmerzhafte Adnexe, Fieber und serologische Entzündungszeichen sind bei der Mehrzahl der Patientinnen selten vergesellschaftet zu finden. Mit Hilfe der von Weström angegebenen Kriterien kann aber im Einzelfall die Diagnose ausreichend sicher gestellt werden, so dass die Laparoskopie verzichtbar wird (◘ Tab. 25.1). Besondere Bedeutung in dieser unkomplizierten Checkliste kommt dabei der Zervizitis zu, die für eine Salpingitis geradezu pathognomonisch ist bzw. im negativen Falle diese nahezu ausschließt.

Der laparoskopische Nachweis der Salpingitis erfolgt aufgrund der Hyperämie der Tubenserosa, des Ödems der Tubenwand und/oder des Exsudats auf der Tubenserosa bzw. aus den Ostien. Für die Laparoskopie sprechen weiterhin die mit ihrer Hilfe mögliche Einstufung des Schweregrades der Erkrankung, der kontaminationsfreie Gewinn der einzig repräsentativen und maximal ergiebigen mikrobiologischen Probe (◘ Abb. 25.1) sowie der differenzialdiagnostische Zugewinn und der unmittelbare Einstieg in die Therapie sowohl bei den Komplikationen der Adnexitis als auch bei den sonstigen in Betracht kommenden Erkrankungen.

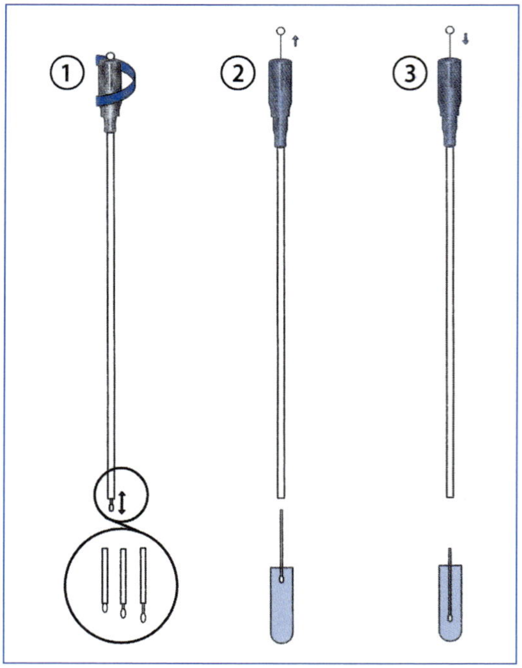

◘ **Abb. 25.1.** Instrument zur laparoskopischen Entnahme von Abstrichproben und zur stumpfen Präparation (EndoSwab, Merete Medical GmbH)

Tab. 25.1. Zuverlässigkeit des klinischen Nachweises einer Salpingitis in Korrelation zum laparoskopischen Befund (Weström u. Wöllner-Hanssen 1993)

Symptome		Bestätigung [%]	Prävalenz [%]
Unterleibsschmerzen + Kolpitis/Zervizitis + druckempfindliche Adnexe		61	16
Oben genannte Symptome und folgende Parameter: Blutsenkungsreaktion >15 mm/h Fieber >38°C rektal Adnexverdickung	1 Symptom zusätzlich	78	28
	2 Symptome zusätzlich	90	39
	Alle 3 Symptome	96	17

25.3 Therapie

25.3.1 Indikationsstellung

Die Therapie richtet sich gegen ein komplexes Erregerspektrum, bei dem grampositive und gramnegative Aerobier/anaerobe Bakterien, selten Actinomyces israeli und Mycobacterium tuberculosis, daneben Mykoplasmen und als sexuell übertragbare Erreger Neisseria gonorrhoeae und Chlamydia trachomatis berücksichtigt werden müssen. Zervizitis, Endometritis und Salpingitis bzw. Adnexitis sind in der Therapie nicht voneinander zu trennen.

Die Therapieindikation wird geprüft aufgrund der Anamnese (z. B. intrauterine Manipulation, Abort, Sexualverhalten), erhärtet durch den klinischen Befund und, wenn dieser noch Zweifel bestehen lässt, begründet durch die Laparoskopie. Diese ist im Zweifelsfalle immer durchzuführen, bleibt aber aufgrund ihrer methodikimmanenten Komplikationen und ihres geringen diagnostischen Zugewinns bei klinisch eindeutiger Salpingitis weiterhin in der Diskussion, auch unter dem Aspekt der Kosten-Nutzen-Abwägung.

25.3.2 Therapieziele

Die adäquate antimikrobielle Therapie muss zum frühestmöglichen Zeitpunkt einsetzen, um die Verwirklichung der Komplikationsrisiken zu verhindern. Insbesondere zielt diese Vorgehensweise auf die früh auftretende Peritonitis und die Abszedierung, ebenso aber auch auf die Folgezustände wie tubare Sterilität, Disposition zur ektopen Gravidität und chronische Unterbauchbeschwerden. Die Antibiose muss konsequent das gesamte in Betracht kommende Spektrum abdecken, was bislang nur mit einer Kombination mehrerer Pharmaka möglich ist. Auch beim differenzialdiagnostisch abzugrenzenden Tuboovarialkomplex mit noch vorhandener Blutversorgung ist die versuchsweise antibiotische Behandlung für 3–4 Tage zulässig, wenn sich das Befinden der Patientin in dieser Zeit nicht verschlechtert. Danach sollte jedoch bei Nichtansprechen der Misserfolg deklariert werden und die chirurgische Intervention erfolgen. Das Ziel besteht im Erhalt der Fertilität, d. h. der Belassung des Uterus und eines Ovars für die Option der In-vitro-Fertilisation.

25.3.3 Allgemeine Maßnahmen, nichtmedikamentöse Therapie

Die Behandlung der Endometritis-Salpingitis beinhaltet die Ausschaltung der prädisponierenden Faktoren. Dies kann bereits durch die Abrasio geschehen sein, wobei die Entleerung der Gebärmutter und die Gewährleistung eines freien transzervikalen Abflusses wesentlich sind. Auch ein IUD in situ sollte entfernt werden, wobei allerdings der Wert dieser Maßnahme sowohl hinsichtlich des therapeutischen Ergebnisses als auch der Prävention des Rezidivs nicht eindeutig gesichert ist.

Die Hospitalisation muss wie bei jeder anderen intraabdominalen Infektion nach Möglichkeit stets und für die gesamte Dauer der Therapie erfolgen, insbesondere aber bei den folgenden Indikationen:

- Diagnose nicht gesichert
- Chirurgischer Notfall (Appendizitis, ektope Gravidität) nicht auszuschließen
- Verdacht auf pelvinen Abszess
- Fieber >38°C
- Oberbauchsymptomatik
- Schwangerschaft (extrem selten)
- Patientin präpubertal bzw. Kind (selten)
- Schwere Verlaufsform der Infektion
- Patientin kann oder wird ambulante Therapie nicht befolgen oder vertragen
- Versagen ambulanter Behandlung
- Verlaufskontrolle während der ersten 3 Tage nicht gewährleistet
- Kinderwunsch

Besondere Bedeutung muss der Hospitalisation von Jugendlichen beigemessen werden, da deren Therapiecompliance häufig ungenügend ist, andererseits die Folgezustände wie Abszedierung, tubare Sterilität, ektope Gravidität und chronische Unterbauchbeschwerden hier für die Lebensplanung besonders schwerwiegend sein können. Ein weiteres Argument für die Hospitalisation ist auch, dass nur mit ihrer Hilfe die derzeit mehrheitlich geforderte initial parenteral zu verabreichende Antibiose möglich ist. Folglich ist die Entscheidung für ambulante Diagnostik und Therapie nur individualisiert zu treffen.

Der Wert einer zusätzlichen Therapie mit Kortiokosteroiden ist bisher nicht ausreichend belegt, jedoch als Adhäsionsprophylaxe aufgrund einiger Publikationen wahrscheinlich. Bezüglich Antiphlogistika oder physikalischer Maßnahmen liegen keine kontrollierten Studien vor. Auf die adäquate antimikrobielle Behandlung sollte in keinem Falle verzichtet werden! Die Partnertherapie ist beim Nachweis von Neisseria gonorrhoeae oder Chlamydia trachomatis obligat.

25.3.4 Pharmakotherapie

Eine antimikrobielle Therapie der Wahl ist nicht festgelegt, da kein einzelnes Pharmakon gegen das gesamte in Betracht kommende Erregerspektrum aktiv ist. Folglich richtet sich die Wahl des Antibiotikums nach den zu erwartenden Keimen, da zu Behandlungsbeginn die mikrobiologische Untersuchung meist noch nicht abgeschlossen ist. Die frühzeitige chirurgische Intervention wird im Schrifttum zunehmend abgelehnt, insbesondere für jüngere Patientinnen. Studien zum Langzeiterfolg der Antibiose und zur Vermeidung von Komplikationen sind rar. Eine zweifelsfreie Wertung parenteraler und oraler Therapieregime sowie Gegenüberstellungen der ambulanten und stationären Behandlung stehen ebenfalls aus, so dass die Entscheidung für eines der Regime je nach Schweregrad, Patientenakzeptanz und regionaler Resistenzlage potenzieller Erreger getroffen werden muss. Eine parenterale Initialtherapie kann nach klinischer Besserung auf eine orale Sequenztherapie mit einem der Kombinationspartner, meist Doxycyclin, Clindamycin oder auch ein Fluorchinolon, umgestellt werden.

In der Therapie liegen umfangreiche Erfahrungen, u. a. mit der Kombination Clindamycin (initial 1200 mg, dann 4-mal 600 mg i.v.) und Tobramycin/Gentamycin (2 mg/kg KG initial, dann Tagesdosis 2–3(–5) mg/kg KG) unter stationären Bedingungen, vor. Bei Kontraindikation von Seiten der Niere kann das Aminoglykosid z. B. durch Ceftriaxon ersetzt werden. Eine Alternative stellt insbesondere in der ambulanten Therapie die Gabe eines Chinolons in Kombination mit Metronidazol (2-mal 500 mg) dar. Eine Expertenrunde aus Deutschland hat sich darüber hinaus auf eine Auswahl weiterer Therapieregime verständigt (▫ Tab. 25.2).

Der Verlauf und damit der Endzustand der Erkrankung sind durch die zu Beginn der adäquaten Therapie bereits eingetretenen irreversiblen Eileiterveränderungen vorgegeben. Die Verlaufskontrolle muss kurzfristig erfolgen, bei ambulanter Behandlung in jedem Fall binnen 72 h. Erfolgt nur eine langsame Besserung, so muss die Antibiotikawahl neu bewertet werden, insbesondere wenn zwischenzeitlich mikrobiologische Befunde zur Verfügung stehen. Das Therapieergebnis bei

Tuboovarialabszess bzw. bei Tuboovarialkomplex ist davon abhängig, ob diese intakt bleiben. Ist dies der Fall, so besteht gewöhnlich eine Peritonitis, die aber nicht das obere Abdomen betrifft. Bei noch ausreichender Durchblutung kann auch eine gute Ansprechbarkeit auf Antibiotika gegeben sein. Bei nur mäßig reduzierter Blutversorgung in diesem Bereich kann so auch hier versuchsweise antibiotisch für 72–96 h behandelt werden, wenn sich das Befinden der Patientin in dieser Zeit nicht verschlechtert.

Die tuberkulöse Adnexitis ist eine hämatogene Infektion. Diagnostik und Therapie müssen dem Primärherd entsprechend angepasst werden. Die Behandlung besteht in der Regel in der täglichen Gabe von 300 mg Isoniazid, 15 mg/kg KG Ethambutol sowie 450 mg Rifampicin bei einem Körpergewicht bis 50 kg, darüber 600 mg. Die Ethambutolmedikation erfolgt für 3 Monate, INH und Rifampicin werden 1 Jahr lang gegeben. Die Hysterektomie mit Salpingektomie ist bei Therapieresistenz indiziert.

Tab. 25.2. Therapieschemata bei entzündlichen Adnexerkrankungen (Arbeitskreis Infektiologie 2001)

Ambulante Therapie	
Amoxicillin/Ampicillin und β-Lactamase-Hemmer	3-mal 1 g oder 1,5 g/Tag, 10 Tage
plus Doxycyclin	200 mg/Tag, >10 Tage
oder	
Chinolone, z. B. Levofloxacin/ Ciprofloxacin	2-mal 500 mg/Tag, 7–10 Tage
plus Metronidazol	4-mal 250 mg/Tag
In der Klinik	
Acylureidopenicilline/Tazobactam + Metronidazol[a] oder	
Cephalosporine der 3. Generation + Metronidazol[a] oder	
Carbapeneme + Metronidazol[a] oder	
Acylureidopenicilline/Tazobactam + Aminoglycoside + Macrolide/Tetrazykline[b] oder	
Cephalosporine + Aminoglycoside + Macrolide/ Tetrazykline[b]	

[a] Eingeschränkte Wirksamkeit bei Anaerobiern.
[b] Eingeschränkte Wirksamkeit bei Chlamydien.

25.3.5 Chirurgische Intervention

Das chirurgische Vorgehen ist unumgänglich bei Nichtansprechen auf die Antibiose, bei Zeichen einer progredienten Abszedierung sowie bei Beschwerdepersistenz nach der akuten Entzündungsphase. Diese Konsequenz muss möglichst frühzeitig gezogen werden, ggf. wiederum unter vorgeschaltetem Einsatz der Laparoskopie. Je nach Befund muss transvaginal oder transabdominal drainiert werden. Das Operationsziel sollte in der Erhaltung des Uterus und wenigstens eines Ovars bestehen (In-vitro-Fertilisation, ausreichende körpereigene Produktion von Sexualhormonen). Ist der Situs laparoskopisch nicht beherrschbar, so ist die unmittelbare Laparotomie mit ausgedehnter, evtl. auch anspruchsvoller Bauchchirurgie erforderlich, was bei der entsprechenden präoperativen Aufklärung unbedingt zu beachten ist.

25.4 Wichtige Empfehlungen

Epidemiologie:	Die Inzidenz der Salpingitis ist rückläufig. Dessen ungeachtet gilt die Komplikation Tuboovarialabszess weiterhin als die häufigste infektiöse Todesursache der jungen Frau.
Klinik:	Nur bei eindeutig hinweisender Anamnese und klinisch zweifelsfreiem Befund kann im Ausnahmefall auf die laparoskopische Diagnostik verzichtet werden. Der Eingriff sollte möglichst umgehend nach stationärer Aufnahme erfolgen. Er dient der Diagnosesicherung, der Differenzialdiagnostik, der Gewinnung der mikrobiologisch relevanten Probe sowie dem Einstieg in die Therapie, insbesondere auch bei Komplikationen.

▼

Diagnose und Therapie:	Entsprechend der polymikrobiellen Ätiologie müssen stets zumindest 2 Antibiotika in Kombination zur Anwendung kommen, z. B. Clindamycin mit einem Aminoglykosid oder mit Ceftriaxon. Die Bewertung des Verlaufs muss sichergestellt sein, um evtl. am 3. oder 4. Tag die Antibiose neu bewerten oder chirurgisch zeitgerecht intervenieren zu können. Der Verzicht auf eine Antibiose unter Einsatz von Antiphlogistika oder alternativen Pharmaka ist unzulässig. Die Kortikosteroidgabe scheint hinsichtlich Adhäsionen einen präventiven Effekt zu besitzen. Bei einem Nachweis von Neisseria gonorrhoeae oder Chlamydia trachomatis ist die Partnertherapie obligat.
Prävention:	Die Prävention der Adnexitis entspricht der bei sexuell übertragbaren Infektionen, d. h. sowohl Barrieremethoden (Kondom, Nonoxinol 9) als auch eine hormonale Antikonzeption, die den Zervixschleim undurchdringbar macht, wirken protektiv.

25.5 Alternativen und zukünftige Entwicklungen

In den letzten 10–15 Jahren besteht in den westlichen Industriestaaten der Eindruck, dass die Inzidenz der Adnexitis rückläufig ist. Dies trifft in geringerem Ausmaß vermutlich auch auf die Abszedierung zu. Exakte größere Statistiken liegen allerdings nicht vor, ebenso nicht zu den möglichen Ursachen dieser Entwicklung. Sie dürften u. a. in verbesserter Diagnostik, potenteren Antibiotika und verändertem Sexualverhalten zu finden sein. Vor diesem Hintergrund hat sich auch das Management bei Abszedierung entwickelt.

Prinzipiell ist die Abszessbildung Ausdruck eines funktionstüchtigen Abwehrmechanismus in der Kontrolle der progredienten Infektion mit 2 evtl. von der Antibiose auch unabhängigen möglichen Resultaten: Entweder bleibt die Umhüllung intakt und die Infektion wird sterilisiert (dieser Prozess kann auch die spontane Drainage in einen Hohlraum nach sich ziehen), oder es kommt zur Ruptur mit einer rapiden Ausbreitung der Infektion. Beim Tuboovarialabszess sind Darm, parietales Peritoneum und Omentum sekundär beteiligt. Die vaskuläre Perfusion der Abszessinnenwand ist meist ausgesprochen gering, so dass das Redoxpotenzial im Inneren stark abfallen kann. Die Infektion ist anaerob polymikrobiell, wobei Kulturergebnisse allerdings häufig negativ sind. Die Betroffenen befinden sich meist in der 3. oder 4. Lebensdekade, berichten über eine vergleichsweise hohe Schmerzintensität sowie Ileussymptomatik mit Übelkeit sowie Erbrechen und Abwehr.

Die wesentliche Differenzialdiagnose neben der Salpingitis ist der »tubo-ovarian complex«, der einer entzündeten Beckenstrukur mit Ödemen und Adhäsionen entspricht. Obgleich in einigen Hohlräumen Pus nachzuweisen sein kann, besteht keine devitalisierte Abszesswand. Der Komplex besteht definitionsgemäß aus perfundiertem lebendem Gewebe, so dass auch bei erheblicher Größenausdehnung das Syndrom in mehr als 95% der Fälle bereits heute einer konservativen Therapie zugänglich ist. Differenzialdiagnostisch ist in der Sonographie der Abfall der Pulsatilität in der A. uterina für den Tuboovarialabszess typisch, was zugleich als ungünstiger Prognosefaktor für das Ansprechen auf eine konservative Therapie gilt. Wie angesprochen, muss nach 72–96 h das Therapieregime überdacht und ggf. verändert werden. Der verbesserten Effizienz der modernen Antibiose steht hier also das Risiko der übersehenen bzw. zu spät bemerkten Komplikation bei nicht indizierter oder zu früher ambulanter Betreuung gegenüber.

Literatur

Arbeitskreis Infektiologie (2001) Empfehlungen zur Diagnostik und Therapie entzündlicher Adnexerkrankungen. medifact publishing, München

Centers for Disease Control and Prevention (2006) Sexually transmitted diseases treatment guidelines. MMWR 55: 1–94

Chaim W, Maymon E (2000) Pelvic tuberculosis. In: Mead PB, Hager WD, Faro S (eds) Protocols for infectious diseases in obstetrics and gynecology, 2nd ed. Blackwell Science, Malden, pp 424–429

Eschenbach DA, Buchanan TM, Pollak HM et al. (1975) Polymicrobial etiology of acute pelvic inflammatory disease. New Engl J Med 293: 166–171

Faro S (2000) Pelvic abscess. In: Mead PB, Hager WD, Faro S (eds) Protocols for infectious diseases in obstetrics and gynecology, 2nd ed. Blackwell Science, Malden, pp 489–496

Gibson M (2000) Chronic sequelae of salpingitis. Mead PB, Hager WD, Faro S (eds) Protocols for infectious diseases in obstetrics and gynecology, 2nd ed. Blackwell Science, Malden, pp 406–411

Hoyme UB (2003) Klinik der entzündlichen Erkrankungen des Uterus und der Adnexe. Gynäkologe 8: 705–717

Hoyme UB, Swacek (1984) Chlamydia trachomatis – laparoskopische Probenentnahme und Diagnose bei der Salpingitis. Geburtsh Frauenheilkd 44: 307–310

Jacobson L, Weström L (1969) Objektivized diagnosis of acute pelvic inflammatory disease. Am J Obstet Gynecol 105: 1088–1090

Livengood CH III (2000) Tubo-ovarian abscess. In: Mead PB, Hager WD, Faro S (eds) Protocols for infectious diseases in obstetrics and gynecology, 2nd ed. Blackwell Science, Malden, pp 412–418

Petersen EE (2003) Infektionen in Gynäkologie und Geburtshilfe. Lehrbuch und Atlas, 4. neubearb. und erweit. Aufl. Thieme, Stuttgart-New York

Petzoldt D, Gross G (Hrsg) (2001) Diagnostik und Therapie sexuell übertragbarer Krankheiten. Leitlinien 2001 der Deutschen STD-Gesellschaft. Springer, Berlin Heidelberg New York

Sweet RL (2000) Pelvic inflammatory disease: treatment. In: Mead PB, Hager WD, Faro S (eds) Protocols for infectious diseases in obstetrics and gynecology, 2nd ed. Blackwell Science, Malden, pp 400–405

Sweet RL, Millss J, Hadley KW et al. (1979) Use of laparoskopy to determine the microbiologic, etiology of acute salpingitis. Am J Obstet Gynecol 134: 68–74

Weström L, Wölner-Hanssen P (1993) Pathogenesis of pelvic inflammatory disease. Genitourin Med 69: 9–17

Weström L, Joesoef R, Reynolds G, Hagdu A, Thompson SE (1992) Pelvic inflammatory disease and fertility. A cohort study of 1844 women with laparoscopically verified disease and 657 control women with normal laparoscopic findings. Sex Transm Dis 19: 185–192

Wölner-Hanssen P (2000) Pelvic inflammatory disease: incidence and diagnosis. In: Mead PB, Hager WD, Faro S (eds) Protocols for infectious diseases in obstetrics and gynecology, 2nd ed. Blackwell Science, Malden, pp 394–399

Behandlung bei Sterilität

Peter Licht

26.1 Einführung

Die Sterilität ist definiert als ungewollte Kinderlosigkeit trotz regelmäßiger Kohabitationen über mehr als 2 Jahre. Eine Diagnostik und Therapie sollte aber nach spätestens einem Jahr erfolgen, insbesondere bei fortgeschrittenem Alter der Frau. Derzeit sind in Deutschland ca. 10–15% aller Paare ungewollt kinderlos.

Wesentliche Ursachen der Sterilität

- Ovarialinsuffizienz
- Schilddrüsendysfunktionen
- Tubenverschluss
- Oligoasthenoteratozoospermie(OAT-)syndrom des Partners
- Endometriose
- Uterus myomatosus

Therapieoptionen bei Sterilität

- Therapie der Ovarialinsuffizienz (Dopaminagonisten, Metformin, Kortikosteroide)
- Ovarielle Stimulationstherapie (Clomifen, Aromatasehemmer, Gonadotropine, GnRH-Pumpen-Therapie)
- Rekonstruktive Operationen
- Intrauterine Insemination
- In-vitro-Fertilisation (IVF)
- Intrazytoplasmatische Spermatozoeninjektion (ICSI)
- Mikrochirurgische epididymale Spermatozoenaspiration (MESA) und testikuläre Spermatozoenextraktion (TESE)
- Eizellspende und Präimplantationsdiagnostik

26.1.1 Definition und Prävalenz

Definition

Eine Partnerschaft gilt als steril, wenn trotz bestehendem Kinderwunsch und regelmäßigen, ungeschützten Kohabitationen innerhalb von 2 Jahren keine Schwangerschaft eintritt.

Da die natürliche Schwangerschaftsrate bei Paaren ohne Probleme etwa 33% pro Zyklus beträgt, sind innerhalb eines Jahres bereits mehr als 95% der Frauen dieser Paare schwanger. Es ist deshalb nicht gerechtfertigt, länger als 1 Jahr mit einer aktiven Diagnostik und Therapie zuzuwarten, will man die Chancen des Paares auf eine Schwangerschaft nicht gefährden. Dies gilt insbesondere bei fortgeschrittenem mütterlichem Alter (≥35 Jahre).

Auch wenn fundierte epidemiologische Daten aus Deutschland fehlen, geht man derzeit davon aus, dass etwa 10–15% aller Paare ungewollt kinderlos sind. Bei Akademikerinnen liegt die Rate der Kinderlosigkeit – gewollt und ungewollt – inzwischen bei ca. 40%. Dies verdeutlicht auch die gesellschaftliche und berufspolitische Bedeutung der Sterilität.

26.2 Ursachen und Abklärung

26.2.1 Ovarialinsuffizienz

Definition

Unter Ovarialinsuffizienz versteht man die generative und endokrine Unterfunktion der Hormondrüse Ovar.

Die Ovarialinsuffizienz manifestiert sich als pathophysiologisches Kontinuum in verschiedenen Schweregraden (Corpus-luteum-Insuffizienz, Anovulation, Amenorrhö) – abhängig vom Schweregrad der zugrunde liegenden Störung. Die häufigsten Ursachen sind Hyperprolaktinämie, Hyperandrogenämie, die primäre- und die hypothalamische Ovarialinsuffizienz. Die Differenzialdiagnose erfolgt endokrinologisch. Die Schweregrade gehen fließend ineinander über. Bereits die Corpus-luteum-Insuffizienz kann mit Sterilität einhergehen, spätestens die Anovulation und die Amenorrhö bedürfen einer aktiven Therapie. Die Fehlfunktion des Ovars führt aber nicht nur zu Zyklusstörungen und Hormonausfallerscheinungen, sondern ist – auch in ihrer leichteren Form – mit einer insuffizienten Reifung der Eizelle und damit immer mit einer schlechteren Embryoqualität verbunden.

Die Diagnostik der Ovarialinsuffizienz basiert auf einer ausführlichen Zyklusanamnese, die in vielen Fällen bereits die Diagnose erlaubt. So erfüllt bereits eine Oligomenorrhö mit Blutungsintervallen von über 35 Tagen die Kriterien der Ovarialinsuffizienz, während Blutungsintervalle von weniger als 23 Tagen nicht mit einem ovulatorischen Zyklus vereinbar sind und ebenfalls der weiteren Abklärung bedürfen.

Im nächsten Schritt muss der Schweregrad einer Ovarialinsuffizienz mit Hilfe eines »diagnostischen Zyklus« abgeklärt werden. Dies kann »zu Hause« mittels Messung der Basaltemperatur oder mit Hilfe von Urintests (Persona, Ovuquick, Clearplan etc.) erfolgen. Eine genaue Abklärung muss dann in der Praxis durch serielle Ultraschalluntersuchungen ab dem 10. Zyklustag mit Messung der Dynamik des Follikelwachstums in Verbindung mit der Bestimmung von LH, Estradiol und Progesteron im Serum erfolgen.

In einem letzten Schritt wird dann die Ursache der festgestellten Ovarialinsuffizenz diagnostiziert. Dies geschieht am sinnvollsten durch eine Blutentnahme am Zyklusbeginn (3.–7. Zyklustag). Bestimmt werden sollten im Rahmen einer rationellen Diagnostik die in ◘ Tab. 26.1 aufgeführten Hormone.

Vor jeder Sterilitätstherapie sollte die Schilddrüsenfunktion durch TSH-Bestimmung abgeklärt werden. Sowohl manifeste als auch latente Hypo- und Hyperthyreosen können Sterilität, Implantationsversager und Aborte verursachen und sollten in jedem Falle weiter abgeklärt und ggf. therapiert werden.

26.2.2 Tubenverschluss

Jede Störung der freien Tubendurchgängigkeit und/oder der Motilität der Tube führt naturgemäß zur Sterilität, da die Tuben sowohl für den gerichteten Spermatozoentransport als auch als Ort der Fertilisierung und für den Transport des Embryos zum Uterus unverzichtbar sind.

Tubenverschlüsse resultieren am häufigsten aus aszendierenden genitalen Infektionen, wobei die Chlamydieninfektionen inzwischen einen besonderen Stellenwert erlangt haben. Darüber hinaus führt die Endometriosis genitalis externa häufig zu Tubenschäden. Die Abklärung der Tubendurchgängigkeit erfolgt im Rahmen einer diagnostischen Laparoskopie mit Chromopertubation (Goldstandard). Gleichzeitig soll eine diagnostische Hysteroskopie zum Ausschluss uteriner Sterilitätsursachen erfolgen. Die alternativen Verfahren der Hysterosalpingographie (HSG) unter Durchleuchtung und der Hysterosalpingoultrasonographie (HyCoSy) unter Ultraschallsicht weisen eine deutlich geringere Sensitivität auf und sollten allenfalls bei blander Anamnese und kurzer Dauer des Kinderwunsches erwogen werden.

◘ **Tab. 26.1.** Hormonbasisdiagnostik (3.–7. Zyklustag)

Laborparameter	Normwerte	Pathologie	Diagnose
FSH	2–10 mlU/ml	>10	Hypergonadotrope Ovarialinsuffizienz
LH	2–10 mlU/ml	>10	Hypergonadotrope Ovarialinsuffizienz
Prolaktin	<25 pg/ml	>25	Hyperprolaktinämie
Testosteron	<0,4 ng/ml	>0,4	Hyperandrogenämie (ovariell)
DHEAS	<430 ìg/dl	>430	Hyperandrogenämie (adrenal)
SHBG	40–100 nmol/l	<40	Verminderte Androgenbindungskapazität
TSH	0,4–3 uIU/ml	<0,4	(Latente) Hyperthyreose
		>3	(Latente) Hypothyreose

Bei Blutentnahmen zu anderen Zykluszeitpunkten muss zusätzlich Estradiol und Progesteron bestimmt werden, um die Zyklusphase einordnen zu können.

26.2.3 Oligoasthenoteratozoospermie (OAT-)syndrom des Mannes

Die Störung der Hodenfunktion des Mannes manifestiert sich meist in einer Reduktion der Spermatozoendichte auf <20 Mio./ml (Oligozoospermie), einer Herabsetzung der Spermatozoenmotilität auf <50% (Asthenozoospermie) und damit verbunden häufig auch in einer Verschlechterung der Morphologie (Teratozoospermie). Die 3 Komponenten sind meist vergesellschaftet, können aber auch isoliert auftreten. Für die Sterilität kommt der Spermatozoenmotilität die größte Bedeutung zu.

Die Abklärung der Partnerseite durch einen erfahrenen Andrologen steht ganz am Beginn der Sterilitätsdiagnostik und sollte bereits beim Erstkontakt veranlasst werden. Es sollten neben einer andrologischen Untersuchung 2 nach den Kriterien der WHO ausgewertete Spermiogramme im Abstand von 3 Monaten erfolgen. Für reproduktionsmedizinische Fragestellungen ist neben einer Spermatozoenkonzentration von >20 Mio./ml vor allem die Progressivmotilität entscheidend. Die Gruppe der rasch vorwärts beweglichen Spermatozoen (WHO-A) sollte >25% betragen, ebenso die Gruppe der langsam vorwärts beweglichen Spermatozoen (WHO-B). Mindestens 15% der Spermatozoen sollten morphologisch normal sein. Ist eines dieser Kriterien nicht erfüllt, besteht eine andrologische Komponente der Sterilität. Gegebenenfalls muss der Androloge weiterführende Untersuchungen wie die Diagnostik der Akrosomenreaktion oder genetische Untersuchungen veranlassen. Bei Azoospermie muss die Hodenbiopsie erfolgen, wobei darauf zu achten ist, dass beim Vorhandensein von Spermatozoen in der Biopsie möglichst gleich eine Kryokonservierung durchgeführt wird.

26.2.4 Uterine Ursachen

Alle morphologischen Befunde, die das Cavum uteri einengen (Myome, Polypen, Septen, Adhäsionen) müssen als Implantationshindernisse betrachtet werden. Ebenso alle Hindernisse, die den regelrechten Spermatozoentransport behindern (z. B. Zervixstenosen). Diese Hindernisse sollten vor einer Therapie ggf. operativ beseitigt werden, da prospektiv-randomisierte Studien zeigen, dass die Schwangerschaftsraten dann deutlich höher liegen.

Bei jeder Patientin mit Sterilitätsproblematik sollte deshalb neben einer Vaginalsonographie auch eine diagnostische Hysteroskopie zum Ausschluss einer intrauterinen Pathologie durchgeführt werden.

26.2.5 Endometriose

Definition

Die Endometriose ist als eine Absiedlung von endometroidem Gewebe außerhalb des Cavum uteri definiert (► Kap. 23).

Schwere Endometriosestadien können zu Verwachsungen und Tubenverschluss führen, aber auch die minimale Endometriose kann die Fertilität beeinträchtigen. Insbesondere scheint die Störung des peritonealen und intraovariellen Milieus die Eizellreifung zu hemmen.

Patientinnen mit Endometriose bedürfen häufig der assistierten Reproduktion. Allerdings reduziert die Endometriose auch im IVF-Programm die Schwangerschaftsrate auf etwa die Hälfte, wobei sich eine schwere Endometriose (ASRM III–IV) schwerer auswirkt als eine Minimalendometriose (ASRM I–II). Den Metaanalysen zufolge scheinen sowohl die laparoskopische Therapie der Endometriose als auch eine medikamentöse Vorbehandlung mit GnRH-Analoga vor assistierter Reproduktion die Schwangerschaftsraten zu verbessern. Die alleinige Behandlung mit GnRH-Analoga führt hingegen nicht zu einer Verbesserung der Schwangerschaftsraten.

26.3 Therapie

26.3.1 Spezifische Therapie der Ovarialinsuffizienz

Dopaminagonisten bei Hyperprolaktinämie

Die Prolaktinsekretion im Hypophysenvorderlappen steht unter einem tonisch hemmenden Einfluss durch das dopaminerge System. Die Verabreichung von Dopaminagonisten ist deshalb die pharmakologische Methode der Wahl, um erhöhte Prolaktinspiegel zu senken.

Bei ausgeprägter Hyperprolaktinämie sollte im Vorfeld zunächst ein Hypophysenadenom oder ein anderer den Hypophysenstiel tangierender ZNS-Tumor mittels NMR ausgeschlossen und ggf. eine (latente) Hypothyreose mit L-Thyroxin eingestellt werden. Außerdem muss eine ausführliche Medikamentenanamnese erfolgen.

Die Therapie wird heute – auch beim Vorhandensein von Prolaktinomen – in der Regel medikamentös durchgeführt. Eine konsilliarische neurochirurgische Vorstellung muss aber bei Makroprolaktinomen (>1 cm), Größenprogredienz, Gesichtsfeldausfällen, neurologischen Symptomen oder einer Unverträglichkeit gegenüber den modernen Dopaminagonisten erfolgen.

Als Medikamente der Wahl kommen heute v. a. die Dopaminagonisten der 2. Generation (Cabergolin, Quinagolid) in Frage, da sie im Vergleich zu den älteren Präparaten eine deutlich bessere Verträglichkeit aufweisen (◘ Tab. 26.2). Cabergolin (Dostinex) muss als Depotpräparat nur 1- bis 2-mal pro Woche gegeben werden. Da Quinagolid (Norprolac) aus einer anderen Substanzgruppe entstammt, kann es auch noch bei Bromocriptin- und Cabergolinresistenz eingesetzt weden. Es muss einschleichend dosiert werden (Norprolac Starterpackung).

Der konsekutive Abfall der Prolaktinspiegel im Serum in den Normalbereich führt in der Regel zur Wiederherstellung normaler Zyklen und nicht selten ohne weitere Maßnahmen zum Eintritt einer Schwangerschaft. Im Rahmen einer ovariellen Stimulationstherapie mit Clomifen oder Gonadotropinen scheint eine zusätzliche Gabe von Dopaminagonisten allerdings keinen Nutzen zu bringen.

Metformin

Metformin ist ein Insulinsensitizer, der das Ansprechen der Zellen auf Insulin verbessert und in der Folge zu einer Reduktion der pathologisch erhöhten Insulinspiegel führt. Aus diesem Grund wird Metformin als orales Antidiabetikum seit vielen Jahren erfolgreich beim Diabetes-mellitus-Typ II eingesetzt. Eine Insulinresistenz scheint auch bei der hyperandrogenämischen Ovarialinsuffizienz (PCOS) eine pathophysiologisch wichtige Rolle zu spielen. Eine Korrektur kann den Zyklus regulieren und das Ansprechen auf die ovarielle Stimulation verbessern.

Der Einsatz beim PCOS mit Insulinresistenz ist derzeit ein »Off label use«, obgleich die aktuellen Metaanalysen die Sinnhaftigkeit einer solchen Basismedikation nahe legen.

Die Hyperandrogenämie ist in 20–40% der Fälle mit einer Insulinresistenz vergesellschaftet. Das gilt sowohl für übergewichtige als auch für normalgewichtige PCOS-Patientinnen. Die Diagnose der Insulinresistenz erfolgt im Rahmen eines oralen Glukosetoleranztests (OGTT 75 g) mit Insulinbestimmung. Wegweisend sind erhöhte Nüchterninsulinspiegel oder ein vermehrter Anstieg unter Glukosebelastung. Alternativ können für praktische Belange auch verschiedene Indizes (HOMA-Index) angewandt werden, die den Nüchternglukosespiegel und das Nüchterninsulin in Relation setzen. Diese Indizes korrelieren gut mit den Ergebnissen der aufwendigeren Tests.

◘ **Tab. 26.2.** Dopaminagonisten auf dem deutschen Markt

Substanz	Handelsname	Hersteller	Dosierung
Bromocriptin	Pravidel, Kirim etc.	Novartis, Taurus	3-mal 2,5 mg/Tag
Metergolin	Liserdol	Teofarma	3-mal 1 Tbl./Tag (einschleichen)
Cabergolin	Dostinex	Ferring	0,5–2 Tbl./Woche
Quinagolid	Norprolac	Novartis	75–150 µg/Tag

Bei PCOS mit Insulinresistenz ist die Verabreichung von Metformin inzwischen die Basistherapie der Wahl, obwohl nach wie vor keine Zulassung für diese Indikation vorliegt (Off label use). Metformin sollte einschleichend bis zu einer Dosis von 2-mal 500 mg/Tag für Frauen <60 kg und 2- bis 3-mal 850 mg für Frauen >60 kg Körpergewicht dosiert werden.

Den aktuellen Metaanalysen zufolge erhöht die Verabreichung von Metformin sowohl die Ovulationsraten (OR 3,88; 95% CI 2,25–6,69) als auch die klinischen Schwangerschaftsraten signifikant (Lord et al. 2003). Darüber hinaus wird das Ansprechen auf eine Stimulationstherapie mit Clomifen deutlich erhöht (OR 4,40; 95% CI 1,96–9,85). In der Schwangerschaft eingesetzt, scheint Metformin die Abortrate ebenso zu verringern wie die Häufigkeit eines Gestationsdiabetes.

Cave

Die häufigsten Nebenwirkungen sind gastrointestinaler Natur und können durch einschleichende Dosierung vermieden werden. Über die sehr seltene, aber lebensbedrohliche Laktatazidose muss aufgeklärt werden. Metformin sollte einige Tage vor einer geplanten Narkose abgesetzt werden. In der Schwangerschaft ist Metformin in Deutschland derzeit noch als »kontraindiziert« gelistet.

Kortikosteroide

Im Wesentlichen finden Prednisolon und Dexamethason in niedrigen Dosen Verwendung. Sowohl Prednisolon (2,5–5 mg/Tag) als auch Dexamethason (0,25–0,5 mg/Tag) hemmen die Androgensekretion der Nebennierenrinde.

Bei der PCOS erhöht die Vorbehandlung mit Kortikosteroiden signifikant das Ansprechen auf eine ovarielle Stimulationstherapie und die resultierenden Schwangerschaftsraten.

GnRH-Pumpen-Therapie

Mit Hilfe der GnRH-Pumpe (Zyklomat Ferring) kann bei bestehender hypothalamischer Ovarialinsuffizienz die aufgehobene pulsatile GnRH-Sekretion von exogen korrigiert werden.

Da die pulsatile Verabreichung von GnRH direkt den ausgefallenen GnRH-Puls-Generator des Hypothalamus ersetzen kann, stellt die GnRH-Pumpen-Therapie den Therapieansatz der Wahl bei hypothalamischer Ovarialinsuffizienz dar. Mit Hilfe einer Mikropumpe werden kleinste Mengen des Decapeptids GnRH über eine Nadel pulsatil unter die Haut appliziert. Die früher übliche aufwendige i.v.-Applikation ist nur noch in extremen Ausnahmefällen indiziert. Die Anfangsdosis liegt bei Pulsen von 20 µg GnRH alle 90 min. Da der aufgehobenen GnRH-Pulsatilität meist ein erhöhter Tonus endogener Opiate zugrunde liegt, kann alternativ auch eine Therapie mit dem Opiatantagonisten Naloxon versucht werden (Off label use).

GnRH-Analoga und GnRH-Antagonisten

GnRH-Analoga sind lang wirkende Agonisten am GnRH-Rezeptor, die nach einer initialen Stimulation (»flare-up«) zu einer »Downregulation« der Rezeptoren und zu einer konsekutiven Hypoöstrogenämie führen. Im Gegensatz dazu wirken GnRH-Antagonisten als kompetitive Hemmer am GnRH-Rezeptor und verdrängen dort das körpereigene GnRH. Beide Medikamentengruppen finden ihren Einsatz überall dort, wo eine therapeutische Hypoöstrogenämie erforderlich wird (Mammakarzinom, Endometriose, Uterus myomatosus etc.) oder wo die Vermeidung endogener LH-Peaks erwünscht ist (IVF, ICSI).

GnRH-Analoga werden routinemäßig als Vorbehandlung vor einer geplanten IVF-/ICSI-Therapie eingesetzt (■ Tab. 26.3). Durch die Suppression des endogenen Systems verhindern sie effizient die sonst in einem Drittel der Fälle auftetenden deletären vorzeitigen LH-Peaks. Da der Wirkmechanismus eine »Downregulation« der GnRH-Rezeptoren voraussetzt, muss für 10–14 Tage vorbehandelt werden, bevor der therapeutische Effekt einsetzt.

GnRH-Analoga werden auch zur medikamentösen Behandlung der Endometriose eingesetzt. Während die Metaanalysen hier einen deutlichen Benefit im Bezug auf die Schmerzreduktion belegen, ist die alleinige medikamentöse Therapie nicht effizient im Hinblick auf den unerfüllten Kinder-

Tab. 26.3. GnRH-Analoga in der Reproduktionsmedizin

Substanz	Handelsname	Hersteller	Dosierung
Triptorelinacetat	Decapeptyl Depot	Ferring	1-Monats-Depot
	Decapeptyl 0,1	Ferring	1 Fertigspritze/Tag
Leuprorelinacetat	Enantone Gyn Depot	Takeda	1-Monats-Depot
	Trenantone Gyn	Takeda	3-Monats-Depot
Goserelinacetat	Zoladex Gyn	AstraZeneca	1-Monats-Depot
Nafarelin	Synerela	Pharmacia	2–4 Hübe Nasenspray/Tag

Tab. 26.4. GnRH-Antagonisten in der Reproduktionsmedizin

Substanz	Handelsname	Hersteller	Dosierung
Cetrorelix	Cetrotide 0,25	Serono	Tägliche Injektionen
	Cetrotide 3,0	Serono	Einmalige Applikation
Ganirelix	Orgalutran	Organon	Tägliche Injektionen

wunsch. Prospektive Studien deuten jedoch darauf hin, dass eine 3- bis 6-monatige Vorbehandlung vor einer assistierten Reproduktion die Schwangerschaftsraten erhöht. Dabei scheint es keine Rolle zu spielen welches der Medikamente eingesetzt wird und ob ein Depotpräparat oder eine tägliche Wirkstoffapplikation bevorzugt wird.

Alternativ können GnRH-Antagonisten (Cetrotide, Orgalutran) eingesetzt werden (Tab. 26.4). Da hier ein direkter Antagonismus am GnRH-Rezeptor der Wirkung zugrunde liegt, ist keine Vorbehandlung erforderlich und die Wirkung tritt binnen weniger Stunden ein.

26.3.2 Zykluskontrolle und Konzeptionsoptimierung

Eine Zykluskontrolle beinhaltet serielle Ultraschalluntersuchungen und Hormonbestimmungen zur prospektiven Bestimmung der Ovulation. Ab dem 10. Zyklustag werden in 2-tägigen Abständen Follikulometrien und die Bestimmung von Estradiol und LH durchgeführt. Bei Vorhandensein eines Follikels von 18–20 mm und Serumestradiolwerten von 200–300 pg/ml wird entweder der spontane LH-Peak abgewartet oder die Ovulation mit hCG (5000–10.000 IU) ausgelöst. Die Ovulation ist 36–40 h nach der Ovulationsinduktion zu erwarten. Vorher sollte das Kinderwunschpaar Verkehr haben.

26.3.3 Ovarielle Stimuationstherapie

Ist die spezifische Therapie einer Ovarialinsuffizienz nicht ausreichend wirksam oder nicht möglich, muss eine ovarielle Stimulationstherapie durchgeführt werden. Jede ovarielle Stimulationstherapie setzt zwingend eine Zykluskontrolle mittels Ultraschall voraus, um den Zeitpunkt der Ovulationsinduktion festzulegen und ein Mehrlingsrisiko auszuschließen.

Clomifen

Clomifen gehört zur Gruppe der selektiven Estradiolrezeptormodulatoren (SERM). An der Hypophyse wirkt es als Antiöstrogen und schaltet so das negative Feedback aus. Die Hypophyse reagiert mit einer verstärkten Freisetzung von FSH und LH und einer konsekutiven Stimulation der Follikulogenese im Ovar. Clomifen wird mit gleichem Erfolg vom 3. bis 7. oder vom 5. bis 9. Zyklustag in einer Dosis von 50–150 mg/Tag oral verabreicht.

Aufgrund der oralen Verfügbarkeit, des geringen Preises und der guten Ergebnisse wird Clomifen als Mittel der ersten Wahl zur ovariellen Stimulationstherapie bei anovulatorischer und idiopathischer Sterilität eingesetzt. Die Metaanalysen der Cochrane Database zeigen unter Clomifen signifikant bessere Schangerschaftsraten als unter Placebo (OR 5,8; 95% CI 1,6–21,5), die bei Frauen mit PCOS durch Vorbehandlung mit Kortikosteroiden (OR 11,3; 95% CI 5,3–24,0), einer Pille (OR 27,2; 95% CI 3,1–235,0) oder Metformin noch signifikant gesteigert werden können.

Cave

Die Mehrlingsrate ist unter Clomifen erhöht. Deshalb muss immer eine Zykluskontrolle durchgeführt werden. Da die meisten Schwangerschaften in den ersten 6 Zyklen eintreten und Clomifen im Körper akkumuliert, sollte nach maximal 6 Zyklen auf ein anderes Präparat übergegangen werden. Als »Antiöstrogen« kann Clomifen sowohl den Zervixschleim als auch den Endometriumaufbau negativ beeinflussen. Diese Punkte müssen im Rahmen einer Clomifentherapie beachtet und kontrolliert werden.

Aromatasehemmer

Alternativ zu Clomifen können in der Stimulationsbehandlung Aromatasehemmer eingesetzt werden, die den Umbau von Testosteron zu Estradiol hemmen. Für diese Indikation besteht jedoch derzeit keine Zulassung (Off label use).

Die temporäre Hemmung der Aromatase führt bei Frauen mit aktiven Eierstöcken zu einem Absinken der Estradiolspiegel und zu einer konsekutiven Stimulation der hypophysären Gonadotropinsynthese. Zur endgültigen Etablierung der Methode fehlen derzeit noch die großen randomisierten Studien. Wie bei Clomifen genügt eine Gabe der Aromatasehemmer am Zyklusbeginn.

Gonadotropine (HMG, r-FSH, r-LH)

Die Gonadotropine FSH und LH werden physiologischerweise im Hypophysenvorderlappen gebildet und stimulieren die Follikulogenese im Ovar. Für die erste Phase der ovariellen Stimulation ist vor allem das FSH von Bedeutung, während das LH wesentlichen Einfluss auf die späte Follikulogenese hat. Ein gewisses Minimum an LH scheint für eine regelrechte Follikelreifung erforderlich zu sein. So gelingt eine ovarielle Stimulationstherapie bei hypothalamischer Ovarialinsuffizienz nur mit HMG oder Zusatz von r-LH zu r-FSH.

HMG wird aus dem Urin postmenopausaler Frauen gewonnen und besteht zu gleichen Teilen aus FSH und LH. In Deutschland ist derzeit nur ein hochgereinigtes Präparat (Menogon HP) auf dem Markt. Alternativ stehen rekombinante Gonadotropine (r-FSH, r-LH) zur Verfügung.

Im Rahmen der Stimulation zur IVF/ICSI scheint es den aktuellen Metaanalysen zufolge weitgehend gleichgültig zu sein, welches der auf dem Markt befindlichen Gonadotropine eingesetzt wird (Tab. 26.5). Sowohl die Effizienz der Stimulation als auch die erreichbaren Schwangerschaftsraten

Tab. 26.5. Gonadotopine auf dem deutschen Markt

Substanz	Handelsname	Hersteller	Dosierung (normal)
HMG (FSH+LH)	Menogon HP	Ferring	3–4 Ampullen/Tag
r-FSH	Puregon	Organon	150–225 IE/Tag
	Gonal F	Serono	150–225 IE/Tag
r-LH	Luveris	Serono	Zusätzlich 75–150 IE/Tag

unterschieden sich nicht signifikant. Bei der niedrig dosierten Stimulationstherapie werden Konzentrationen von 50–100 IU/Tag eingesetzt, während im Rahmen der IVF-/ICSI-Therapie 150–450 IU appliziert werden müssen.

hCG

Das Choriogonadotropin des Menschen (hCG) wird von den Trophoblasten der Plazenta gebildet. Im Rahmen der Stimulationstherapie wird es als »Ersatz« für das über die gleichen Rezeptoren wirkende LH zur Ovulationsinduktion und zur Unterstützung der Lutealphase eingesetzt. Es steht als aus dem Urin Schwangerer gewonnenes urinäres Präparat (Choragon, Predalon) oder als rekombinante Variante (Ovidrel) zur Verfügung.

Die Ovulationsinduktion erfolgt beim Vorhandensein eines Follikels von 18–20 mm durch die Injektion von 5000 oder 10.000 IU hCG (Predalon, Choragon) bzw. einer Ampulle Ovidrel. Nach der Injektion ist die Ovulation in 36–40 h zu erwarten. Die Lutealphasensubstitution mit hCG (500–1500 IU) erhöht in downregulierten Zyklen die Schwangerschaftsraten signifikant (OR 2,34; 95% CI 1,32–4,29) und verringert die Abortraten (OR 0,12; 95% CI 0,03–0,50). Neuere experimentelle und klinische Untersuchungen zeigen, dass hCG darüber hinaus eine direkte, implantationsfördernde Wirkung am Endometrium zu haben scheint.

Progesteron

Die sekretorische Transformation durch die sequenzielle Wirkung von Estradiol und Progesteron am Endometrium ist unerlässlich für den Eintritt einer Schwangerschaft. In mit GnRH-Analoga downregulierten Zyklen besteht zudem ein iatrogener Lutealphasendefekt, der zwingend eine Substitutionstherapie erforderlich macht. Die Substitution von Progesteron kann entweder intramuskulär, oral oder intravaginal erfolgen.

Die effektivste Substitutionstherapie erfolgt mit intramuskulärer Progesterongabe, die die klinischen Schwangerschaftsraten signifikant erhöht (OR 2,34; 95% CI 1,32–4,92). Verabreicht werden sollten 2-mal 250 mg Progesteron Depot i.m. pro Woche. Die vaginale Applikation (Crinone Gel, Utrogest) war dagegen weniger effektiv und führte nicht zu einer signifikanten Verbesserung der Schwangerschaftsraten. Lediglich die Implantationsraten waren erhöht. Eine Fortführung der Substitutionstherapie in der Frühschwangerschaft führte in aktuellen prospektiven Studien nicht zu einer Verminderung der Abortraten. Bisher ist es üblich, die Progesteronsubstitution bis zur 12. SSW fortzuführen.

26.3.4 Operative Therapie

Uterus myomatosus

Definition

Leiomyome des Uterus sind monoklonale, benigne Tumoren des Myometriums. Je nach Lage innerhalb des Uterus werden sie als intramural, submukös oder subserös klassifiziert. Für die Sterilität relevant sind ausschließlich die Myome, die das Endometrium tangieren.

Alle submukösen und intrakavitären Myome sowie alle intramuralen Myome von mehr als 4 cm Durchmesser sollten vor einer Sterilitätstherapie hysteroskopisch oder per laparotomiam entfernt werden. Durch diese Maßnahmen kann die Schwangerschaftsrate signifikant erhöht werden. Dagegen zeigen die Metaanalysen keinen Vorteil der Myomenukleation bei kleineren intramuralen und subserösen Myomen. Die Indikation zur Myomenukleation muss also individuell gestellt werden.

Uterus subseptus

Uterussepten entstehen im Rahmen der Ontogenese als Rudimente in der Entwicklung des Müller-Gang-Systems. Septen, die länger als 1 cm sind, können ursächlich eine Sterilität begründen oder zu wiederholten Aborten führen.

Die Resektoskopie von uterinen Septen führt zu einer signifikanten Erhöhung der klinischen Schwangerschaftsraten und zu einer Reduktion der Abortraten und sollte deshalb immer vor einer Sterilitätsbehandlung empfohlen werden.

Tubare Sterilität

Der postentzündliche Tubenverschluss ist heute nahezu immer eine Indikation zur In-vitro-Fertilisation (IVF). Die Datenlage belegt eindeutig, dass die Tubenchirurgie heute nur noch bei distalen Tubenverschüssen, bei denen der Versuch einer Adhäsiolyse oder einer Neosalpingostomie durchgeführt werden kann, oder aber bei Zustand nach kurzstreckiger Tubensterilisation empfohlen werden kann. Hier macht eine mikrochirurgische Anastomose dann Sinn, wenn die Resttubenlänge über 4 cm liegt. In allen anderen Fällen ist die IVF mit weitaus besseren Erfolgsraten vergesellschaftet.

Vor einer Sterilitätstherapie sollte eine Saktosalpinx entfernt werden. Durch diese Maßnahme kann die Lebendgeburtenrate um den Faktor 2,13 (95% CI 1,24–3,65) signifikant erhöht werden.

Endometriose

Die operative Therapie einer Minimalendometriose scheint nach der EBM-Datenlage zu einer Verbesserung der Schwangerschaftsraten zu führen. Die operative Sanierung der Endometrioseherde sollte immer im Rahmen des diagnostischen Ersteingriffs erfolgen.

Allerdings liegen diesen Metaanalysen lediglich 2 große Studien zugrunde, so dass weitere Untersuchungen zur endgültigen Abschätzung des Problems benötigt werden. Der Effekt ist wahrscheinlich gering (NNT=8), so dass eine operative Sanierung nur Teil eines Gesamtkonzepts sein kann.

»Laparoscopic ovarian drilling« (LOD) bei PCOS

Die Keilresektion des Ovars war die erste etablierte Therapie des PCOS. Das LOD, bei dem im Rahmen einer Laparoskopie 10–15 bipolare Koagulationen der Ovarialoberfläche erfolgen, ist mit einer wesentlich geringeren postoperativen Adhäsionsrate verbunden. Das LOD führt zumindest temporär häufig zu spontanen Ovulationen.

Das ovarielle Drilling war in den Metaanalysen gleich effektiv wie eine Gonadotropinstimulation (OR 1,04; 95% CI 0,74–1,99) im Bezug auf die Lebendgeburtenrate, führte aber signifikant seltener zu Mehrlingen (OR 0,13; 95% CI 0,03–0,59). Es stellt somit eine valide Alternative zur ovariellen Stimulationstherapie dar und sollte insbesondere dann mit der Patientin besprochen werden, wenn ohnehin eine laparoskopische Abklärung der Tubenfunktion erforderlich ist.

26.3.5 Assistierte Reproduktion

In-vitro-Fertilisation (IVF)

Definition

Unter In-vitro-Fertilisation versteht man die extrakorporale Befruchtung einer Eizelle durch Inkubation der Oozyte mit aufgereinigten Spermatozoen des Partners.

Klassische Indikation ist die tubare Sterilität. Daneben kann eine »diagnostische IVF« auch bei der idiopathischen Sterilität indiziert sein, wenn weniger invasive Maßnahmen nicht zum Erfolg geführt haben. Die klinischen Schwangerschaftsraten, die derzeit in Deutschland erreicht werden, liegen im Mittel bei 28,5% pro Embryotransfer. Während die IVF grundsätzlich auch im natürlichen Zyklus durchgeführt werden kann, führen heute die weitaus meisten Zentren aufgrund der besseren Schwangerschaftsraten eine höher dosierte ovarielle Stimulationstherapie durch, um ein polyfollikuläres Wachstum zu erreichen. Dabei scheint es gleichgültig zu sein, ob HMG (Menogon HP, 3 Ampullen/Tag) oder r-FSH (Puregon, Gonal F, 150–225 IU/Tag) eingesetzt wird. Die aktuellen Metaanalysen legen sogar eine »Borderlinesignifikanz« zugunsten des HMG nahe.

Um die deletären vorzeitigen LH-Peaks zu vermeiden, ist es sinnvoll, das körpereigene GnRH-System zu hemmen. Dies kann entweder durch eine Vorbehandlung mit GnRH-Analoga (▶ 26.3.1, GnRH-Analoga) oder durch GnRH-Antagonisten erfolgen. Den Metaanalysen zufolge ist dabei das sog. lange Protokoll, bei dem die Behandlung mit GnRH-Analoga in der Lutealphase des Vorzyklus (Tag 21–23) beginnt, mit den höchsten Schwangerschaftsraten assoziiert. Ob die GnRH-Analoga dabei als Nasenspray (Synerela), als tägliche Injektion (Decapeptyl 0,1) oder als Depotpräparat

(Enantone Gyn, Decapeptyl Depot, Zoladex Gyn) verabreicht werden, ist gleichgültig.

Bei nachgewiesener Endometriose hat es sich als vorteilhaft erwiesen, eine längere Vorbehandlung über 3–6 Monate im Sinne eines »ultralangen Protokolls« durchzuführen (z. B. Trenantone Gyn). Das »kurze Protokoll«, bei dem die GnRH-Analoga gemeinsam mit den Gonadotropinen begonnen werden, kann bei »Lowrespondern« eingesetzt werden. Alternativ stehen die GnRH-Antagonisten (Orgalutran, Cetrotide) zur Verfügung, die als kompetitive Rezeptorantagonsiten sofort wirken und deshalb keiner Vorbehandlung bedürfen. Sie werden typischerweise ab dem 6. Stimulationstag oder beim Vorhandensein eines dominanten Follikels begonnen und bis zur Ovulationsinduktion fortgesetzt.

Nach Ovulationsinduktion mit 5000–10.000 IU hCG werden die Oozyten 36 h später im Rahmen einer transvaginalen Follikelpunktion gewonnen. Die im Labor fertilisierten Oozyten werden zunächst für ca. 18 h im Brutschrank inkubiert. Am nächsten Morgen findet man in fertilisierten Oozyten 2 Vorkerne (Pronukleusstadium, PN), die später zur Zygote verschmelzen. Im PN-Stadium können überzählige befruchtete Eizellen verworfen oder kryokonserviert werden. Der Embryotransfer erfolgt typischerweise am 2.–3. Tag im 4- bis 8-Zell-Stadium. Alternativ kann ein Blastozystentransfer am 5.–6. Entwicklungstag durchgeführt werden. Hierdurch scheinen den aktuellen Metaanalysen zufolge die Schwangerschafts- und Geburtenraten im Gesamtkollektiv aber nicht signifikant verbessert zu werden.

Ein weiterer Ansatz zur Verbesserung der Implantationsraten im Endometrium ist, mittels Laser oder anderer Methoden eine Sollbruchstelle an der Zona pellucida hervorzurufen und so den Embryonen beim »Schlüpfen« zu helfen. Dieses »assisted hatching« scheint zumindest zu höheren klinischen Schwangerschaftsraten zu führen (OR 1,63; 95% CI 1,27–2,09; Edi-Osagie et al. 2003).

Bei jeder Form der hypophysären Downregulation entsteht ein iatrogener Lutealphasendefekt, so dass in stimulierten Zyklen zwingend substituiert werden muss. Alternativ kann hierzu hCG (OR 2,38; 95% CI 1,32–4,29) oder Progesteron (OR 1,34; 95% CI 1,01–1,79) eingesetzt werden.

Der Einsatz der IVF bei idiopathischer Subfertilität bleibt umstritten. Wenn bei beiden Partnern keine Sterilitätsursachen gefunden werden können, zeigen die aktuellen Metaanalysen keinen signifikanten Unterschied zwischen IVF und intrauteriner Insemination (OR 1,96; 95% CI 0,88–4,4). Bei fortgeschrittenem reproduktivem Alter der Frau (>35 Jahre) und abhängig von der Dauer des Kinderwunsches sollte jedoch nach 3–6 Stimulationsversuchen mit intrauteriner Insemination eine »diagnostische IVF« durchgeführt werden.

Intrauterine Insemination (IUI)

Bei der leichten andrologischen Sterilität ist die Insemination die Methode der Wahl. Voraussetzung dafür, diese Methode sinnvoll einsetzen zu können, ist das Vorhandensein von mindestens 1 Mio. progressiv beweglicher Spermatozoen (WHO A+B) im Ejakulat. Die Insemination darf nur mit aufbereitetem Sperma (z. B. Swim-up) erfolgen. Die erreichbaren Schwangerschaftsraten liegen zwischen 10 und 15% pro Zyklus.

Bei gegebenen Voraussetzungen erhöht die intrauterine Insemination die klinischen Schwangerschaftsraten um den Faktor 2,43 (95% CI 1,54–3,83) gegenüber dem Verkehr zum Optimum. Eine zusätzliche ovarielle Stimulationstherapie führt sogar zu einer Versechsfachung der Schwangerschaftsraten (OR 6,23; 95% CI 2,35–16,52). Dagegen führt eine intrazervikale Insemination nicht zu besseren Ergebnissen als der Verkehr zum Optimum und sollte deshalb nicht mehr durchgeführt werden.

Intrazytoplasmatische Spermatozoeninjektion (ICSI)

Bei ausgeprägter andrologischer Sterilität mit weniger als 1 Mio. motiler Spermatozoen im Ejakulat oder wenn vorangegangene Inseminationen nicht zu einer Schwangerschaft geführt haben, ist die intrazytoplasmatischen Spermatozoeninjektion (ICSI) indiziert. Bei der ICSI wird ein einzelnes Spermatozoon in die aktivierte reife Eizelle injiziert. Die klinischen Schwangerschaftsraten, die derzeit in Deutschland erreicht werden, liegen im Mittel bei 30,0% pro Embryotransfer.

Die Vorbehandlung erfolgt analog der In-vitro-Fertilisation (IVF). Bei normalem Spermiogramm erhöht die wesentlich aufwendigere und teurere ICSI die Schwangerschaftsraten nicht gegenüber der IVF.

Sowohl IVF als auch ICSI scheinen mit erhöhten Risiken für Geburtsdefekte im Vergleich zur spontanen Konzeption verbunden zu sein. Daneben ist sowohl bei IVF als auch bei ICSI die Frühgeburtsrate auch bei Einlingen signifikant erhöht (OR 1,98; 95% CI 1,77–2,22).

Mikrochirurgische epididymale Spermatozoenaspiration (MESA) und testikuläre Spermatozoenextraktion (TESE)

Beim Vorliegen einer kompletten Azoospermie im Ejakulat ist je nach der zugrunde liegenden Ätiologie die Durchführung einer Nebenhodenaspiration (MESA) oder einer Hodenbiopsie (TESE) indiziert. In vielen Fällen können durch diese Verfahren Spermatozoen gewonnen werden, die mit Hilfe einer ICSI-Therapie zur Fertilisierung und Schwangerschaft führen können. Es ist darauf zu achten, dass möglichst keine rein diagnostischen Eingriffe durchgeführt werden. Im positiven Falle sollte bereits beim Ersteingriff eine Kryokonservierung der Biopsate erfolgen.

Grundsätzlich ist eine ICSI auch mit haploiden Vorstufen der Spermatogenese durchführbar. Allerdings sind die dabei erzielbaren Schwangerschaftsraten deutlich niedriger als mit ejakulierten Spermatozoen.

Eizellspende (Oozytendonation)

Bei der Eizellspende wird die Eizelle einer anderen Frau mit den Spermatozoen des Mannes befruchtet. Der resultierende Embryo wird der Patientin in den Uterus appliziert. Das Endometrium der Patientin wird vorher durch die sequenzielle Gabe von Estradiol und Progesteron im Sinne eines »artifiziellen Zyklus« auf eine Implantation vorbereitet.

Im Eizellspendeprogramm sind im Ausland Schwangerschaftsraten bis zu 60% pro Zyklus zu erzielen. Die Eizellspende stellt eine für viele Paare akzeptabele Alternative zur Adoption dar und kommt vor allem für Patientinnen mit hypergonadotroper Ovarialinsuffizienz in Frage, deren Ovarien keine eigenen Eizellen mehr beinhalten.

Cave

Bei einer Konzeption nach artifiziellem Zyklus darf die Substitutionstherapie mit Östradiol und Progesteron in der Frühschwangerschaft nicht abgesetzt werden, da diese Frauen kein eigenes Corpus luteum aufweisen. Sowohl Estradiol (z. B. Progynova 3-mal 1) als auch Progesteron (z. B. Utrogest 3-mal 2) müssen bis zur 12. SSW weiter verabreicht werden.
In Deutschland ist die Eizellspende durch das Embryonenschutzgestz verboten und ihre Durchführung unter Strafe gestellt.

Präimplantationsdiagnositk (»preimplantation genetic diagnosis«, PGD)

Definition

Unter Präimplantationsdiagnostik versteht man die Diagnostik einer bekannten Erbkrankheit oder einer Aneuploidie in einer Embryobiopsie vor der Rückgabe des betreffenden Embryos in das Cavum uteri. Nur gesunde Embryonen werden transferiert.

Die Präimplantationsdiagnostik ist weltweit inzwischen zur präkonzeptionellen Diagnostik bei verschiedenen monogenen Erbkrankheiten fest etabliert (z. B. Muskeldystrophie Duchenne, zystische Fibrose etc.). Hierzu werden dem Embryo im 8-Zell-Stadium eine oder 2 Zellen mit einer speziellen Biopsiepipette entnommen und in der Regel mittels PCR auf die entsprechende Mutation untersucht. Nur die gesunden Embryonen werden der Frau zurückgegeben. Auf diese Weise kann eine Pränataldiagnostik mit der Konsequenz eines Schwangerschaftsabbruchs vermieden werden. Darüber hinaus kann die PGD auch zur Verbesserung der Schwangerschaftsraten bei Frauen mit fortgeschrittenem reproduktivem Alter eingesetzt werden, um mittels FISH die euploiden Embryonen zu selektieren.

Cave

Obgleich das deutsche Embryonenschutzgesetz die Präimplantationsdiagnostik nicht ausdrücklich regelt, wird diese Form der Diagnostik in Deutschland derzeit nicht durchgeführt. Dies liegt zum einen an der unklaren Rechtslage. Zum anderen aber macht die die Präimplantationsdiagnostik nur Sinn, wenn eine Embryoselektion durchgeführt werden kann. Um eine solche Selektion in Verbindung mit einer akzeptablen Schwangerschaftsrate durchführen zu können, sind nach den Erfahrungen der großen internationalen Zentren mindestens 10 Embryonen nötig.

26.4 Wichtige Empfehlungen

Epidemiologie:	Derzeit leiden in Deutschland ca. 10–15% aller Paare unter Sterilität. Etwa 40% aller Akademikerinnen sind kinderlos. Mit ähnlichen Prävalenzen wie Diabetes, Schilddrüsenerkrankungen und koronare Herzkrankheit hat die Sterilität den Status einer »Volkskrankheit«.
Ursachen:	Die häufigsten Ursachen der Sterilität sind die Ovarialinsuffizienz, der Tubenverschluss und das eingeschränkte Spermiogramm (OAT-Syndrom). Darüber hinaus können die Endometriose sowie alle das Cavum uteri einengenden pathologischen Entitäten (Myome, Septen, Polypen, Adhäsionen) für die Kinderlosigkeit verantwortlich sein.
Diagnose:	Die Ovarialinsuffizienz wird durch eine Zyklusanamnese, einen diagnostischen Zyklus und durch eine Blutentnahme am Zyklusbeginn (3.–7. Zyklustag) abgeklärt. Bestimmt werden sollten im Sinne einer rationellen Diagnostik die folgenden Faktoren: FSH, LH, Prolaktin, Testosteron, DHEAS, SHBG und TSH. Möglichst gleich beim Erstkontakt sollte ein Spermiogramm des Partners veranlasst werden, das nach den Kriterien der WHO ausgewertet sein muss. Eine Tubendiagnostik sollte im Rahmen einer diagnostischen Laparoskopie mit Chromopertubation und Hysteroskopie durchgeführt werden.
Therapie:	Zunächst sollte eine möglichst spezifische Therapie der Ovarialinsuffizienz versucht werden. Sollte dies nicht ausreichen, ist zunächst eine unspezifische Stimulationstherapie mit Clomifen (50–100 mg/Tag) vom 3. bis 7. Zyklustag indiziert. Alternativ stehen Gonadotropine zur Verfügung. Anatomische Sterilitätshindernisse (Saktosalpinx, submuköse Myome, Septen) sollten vor einer Therapie entfernt werden. Bei pathologischem Tubenfaktor ist in der Regel die IVF die Methode der Wahl (SS-Raten/ET 28,3%). Bei mäßiggradig eingeschränktem Spermiogramm (>1 Mio. progressiv motile Spermatozoen) ist die intrauterine Insemination mit aufbereitetem Sperma die Methode der Wahl. Sie sollte bevorzugt im stimulierten Zyklus durchgeführt werden (SS-Raten ca. 15% pro Zyklus). Bei hochgradig eingeschränktem Spermiogramm (<1 Mio. progressiv motile Spermatozoen) ist primär die ICSI indiziert (SS-Raten/ET 30,0%). Bei Azoospermie kann die ICSI mit Spermatozoen aus Hodenbiopsien (TESE) oder vom Nebenhoden (MESA) erfolgen.

26

Literatur

Albuquerque LE, Saconato H, Maciel MC (2005) Depot versus daily administration of gonadotropin releasing hormone agonist protocols for pituitary desensitization in assisted reproduction cycles. Cochrane Database Syst Rev 3: CD002808

Barnhart K, Dunsmoor SuR, Coutifaris C (2002) Effect of endometriosis on in vitro fertilization. Fertil Steril 77: 1148–1155

Beck JI, Boothroyd C, Proctor M, Farquhar C, Hughes E (2005) Oral anti-oestrogens and medical adjuncts for subfertility associated with anovulation. Cochrane Database Syst Rev 1: CD002249

Blake D, Proctor M, Johnson NP (2004) The merits of blastocyst versus cleavage stage embryo transfer: a cochrane review. Hum Reprod 19: 795–807

Cohlen BJ, Vandekerckhove P, te Velde ER, Habbema JDF (2000) Timed intercourse versus intra-uterine insemination with or without ovarian hyperstimulation for subfertility in men. Cochrane Database Syst Rev 2: CD000360

Daya S, Gunby J (2004) Luteal phase support in assisted reproduction cycles. Cochrane Database Syst Rev 3: CD004830

Edi Osagie ECO, Hooper L, Seif MW (2003) The impact of assisted hatching on live birth rates and outcomes of assisted conception: a systematic review. Hum Reprod 18: 1828–1835

Faryuhar C, Lilford RJ, Majoribanks J, Vandekerckhove P (2005) Laparoscopic »drilling« by diathermy or laser for ovulation induction in anovulatory polycystic ovary syndrome. Cochrane Database Syst Rev 3: CD001122

Filicori M, Fazleabas AT, Huhtaniemi I, Licht P, Rao ChV, Tesarik J, Zygmunt M (2005) Novel concepts of human chorionic gonadotropin: reproductive system interactions and potential in the management of infertility. Fertil Steril 84: 275–284

Hansen M, Bower C, Milne E, Klerk N de, Kurinczuk JJ (2005) Assisted reproduction technologies and the risk of birth defects – a systematic reviews. Hum Reprod 20: 328–338

Jacobson TZ, Barlow DH, Koninckx PR, Olive D, Farquhar C (2002) Laparoscopic surgery for subfertility associated with endometriosis. Cochrane Database Syst Rev 4: CD001398

Johnson NP, Mak W, Sowter MC (2004) Surgical treatment for tubal disease in women due to undergo in vitro fertilisation. Cochrane Database Syst Rev 4: CD002125

Lord JM, Flight IHK, Norman RJ (2003) Insulin-sensitising drugs (metformin, trogliazone, rosiglitazone, pioglitazone, D-chiro inositol) for polycystic ovary syndrome. Cochrane Database Syst Rev 3: CD003053

McGovern PG, Llorens AJ, Skurnick JH, Weiss G, Goldsmith LT (2004) Increased risk of preterm birth in sigleton pregnancies resulting from in vitro fertilization-embryo transfer or gamete itrafallopian transfer: a meta-analysis. Fertil Steril 82: 1514–1520

Pandian Z, Bhattacharya S, Vale L, Templeton A (2005) In vitro fertilisation for unexplained subfertility. Cochrane Database Syst Rev 2: CD003357

Pritts EA (2001) Fibroids and infertility: a systematic review of evidence. Obstet Gynecol Surv 56: 294–300

Pritts EA, Atwood AK (2002) Luteal phase suppor in infertility treatment: a meta-analysis of the randomized trials. Hum Reprod 17: 2287–2299

Pritts EA, Taylor RN (2003) An evidence-based evaluation of endometriosis-associated infertility. Endocrinol Metab Clin North Am 32: 653–667

Rickes D, Nickel I, Kropf S, Kleinstein J (2002) Increases pregnancy rates after ultralong postoperative therapy with gonadotropin-releasing hormone analogs in patients with endometriosis. Fertil Steril 78: 757–762

Schmidt KL, Ziebe S, Popovic B, Loft A, Andersen AN (2001) Progesterone supplementation during early gestation after in vitro fertilisation has no effect on delivery rate. Fertil Steril 75: 337–341

Surrey ES, Silverberg KM, Surrey MW, Schoolcraft WB (2002) Effect of prolonged GnRH agonist therapy on the outcome of in vitro fertilization-embryo transfer in patients with endometriosis. Fertil Steril 78: 699–704

Van Rumste MME, Evers JLH, Farquhar CM (2005) Intra-cytoplasmatic sperm injection versus conventional oocyte insemination during in vito fertilasation in patients with non-male subfertility: a cochrane review. Hum Reprod 19: 223–227

Van Wely M, Westergard LG, Bossuyt PMM, Van der Veen F (2003) Human menopausal gonadotropin versus recombinant follicle stimulating hormone for ovarian stimulation in assisted reproductive cycles. Cochrane Database Syst Rev 1: CD003973

Harninkontinenz – Diagnostik und Therapie

Angelika Barth

27.1 Einführung

Etwa 4 Mio. Frauen leiden in Deutschland an einer Inkontinenz. Dieser Zustand bedeutet für die Betroffenen eine erhebliche Einschränkung ihrer Lebensqualität (Goepel et al 2002).

Belastungs-inkontinenz	Unfreiwilliger Harnabgang bei körperlicher Tätigkeit (z. B. Husten)	50%
Dranginkontinenz (»überaktive Blase«)	Nicht unterdrückbarer Harndrang mit Flüssigkeitsverlust	30%
Mischinkontinenz	Kombination von o.g. Symptomen	20%

Extraurethrale Harninkontinenz (z. B. ektope Urethereinmündung oder ähnliche Fehlbildungen), Überlaufblase und Reflexblase (Folge einer radikalen Operation, Radiatio im kleinen Becken oder von neurologischen Störungen) sind im Vergleich wesentlich seltener.

27.2 Diagnostik

27.2.1 Anamnese

Bereits durch eine genaue Erfragung der Symptome lässt sich eine Verdachtsdiagnose stellen und eine konservative Therapie einleiten. Es wurden verschieden Fragebögen entwickelt (z. B. Fischer 1995, Gaudenz 2000, ICIQ-SF; ◘ Tab. 27.1). Urinverlust beim Husten, Lachen etc. spricht für eine Belastungsinkontinez, während häufiger Harndrang und eine erhöhte Miktionsfrequenz auch in der Nacht auf eine Dranginkontinenz hinweisen.

Bei unklaren Symptomen oder zur Überprüfung einer Therapie ist die Führung eines Miktionstagebuches (Trinkmenge, Miktionsfrequenz, Urinverlust) sinnvoll.

27.2.2 Gynäkologische Untersuchung

Neben der Erhebung des Beckenbodenstatus zum Nachweis eines Deszensus können die Schleimhautverhältnisse auf Zeichen des Hormonmangels untersucht werden. Hierbei reichen in der Regel die Inspektion und ein Nativpräparat aus. Bei gefüllter Blase kann in Steinschnittlage durch einen positiven Hustentest die Beckenbodeninsuffizienz nachgewiesen werden. Die Messung der Beckenbodenkraft kann entweder mit einem Pelvimeter oder semiquantitativ digital durch seitengetrennte Palpation nach dem Oxford-Schema durchgeführt werden (◘ Tab. 27.2).

◘ **Tab. 27.1.** ICIQ-SF Fragebogen zur Erfassung von Harninkontinenzbeschwerden

Wie häufig verlieren Sie Urin?	Nie
	1-mal/Woche
	2- bis 3-mal/Woche
	1-mal/Tag
	Mehrmals täglich
	Ständig
Wie viel Urin verlieren Sie?	Kein Urinverlust
	Kleine Mengen
	Mittlere Mengen
	Große Mengen
Wie sehr beeinträchtigt Sie der Urinverlust in Ihrem Alltag?	Nicht 0 1 2 3 4 5 6 7 8 9 10 Extrem
Wann verlieren Sie Urin?	Niemals
	Vor Erreichen der Toilette
	Beim Husten/Niesen
	Während des Schlafes
	Bei körperlicher Aktivität
	Urinverlust nach dem Wasserlassen
	Urinverlust ohne erkennbare Ursache
	Ständiger Urinverlust

◘ **Tab. 27.2.** Oxford-Schema zur digitalen transvaginalen Beurteilung der Beckenbodenkontraktilität

Grad	Kraft
0	Keine
1	Angedeutet
2	Schwach
3	Mäßig
4	Gut
5	Sehr gut

27.2.3 Sonographie (perinaler oder Introitusschall)

Neben der Beurteilung der muskulären Funktion des Beckenbodens kann die Lageveränderung der Harnröhre und des Blasenhalses beurteilt werden (Abb. 27.1). Eine Trichterbildung im Bereich der proximalen Urethra und eine hypermobile Urethra weisen auf eine Belastungsinkontinez hin. Eine verdickte Blasenwand von >5 mm macht eine Detrusorhyperaktivität wahrscheinlich. Bis auf wenige Ausnahmen fehlen aber Standardisierung und Validisierung.

27.2.4 Urodynamik

Im Rahmen der Abklärung einer Harninkontinenz muss ein Harnwegsinfekt ausgeschlossen werden (Streifentest); bei auffälligem Befund muss eine bakteriologische Untersuchung mit anschließender Therapie durchgeführt werden.

Als invasive Untersuchung ist das folgende Vorgehen nicht in jedem Fall bei einer Erstvorstellung und bei einem konservativen Therapieversuch notwendig, sollte jedoch vor einer geplanten Harninkontinenzoperation erwogen werden.

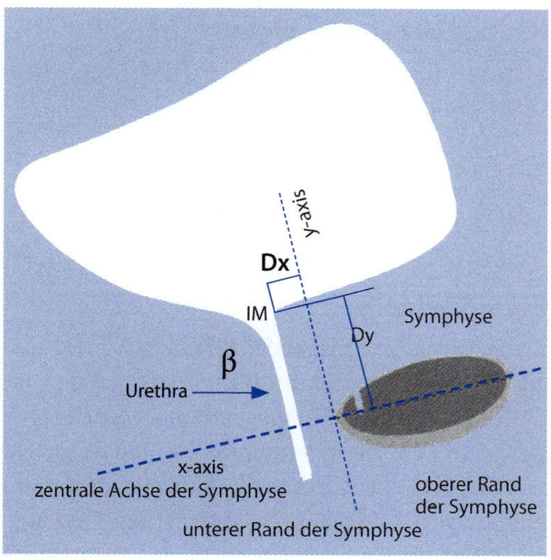

Abb. 27.1. Quantitative Parameter für die Ultraschalluntersuchung der Frau (Blase, Harnröhre); ICI (1998) Monaco. (Nach Palmtag et al., Springer-Verlag 2004)

Es wird die Blasenfüllung [Nachweis von ungehemmten Detrusorwellen und einer verminderten Blasenkapazität bei einer überaktiven Harnblase (»Urgeinkontinenz«)] und die Blasenentleerung durch eine Harnflussmessung (Uroflow) zum Ausschluss einer signifikanten Entleerungsstörung getestet (Abb. 27.2). Ruhe- und Stressprofil in der

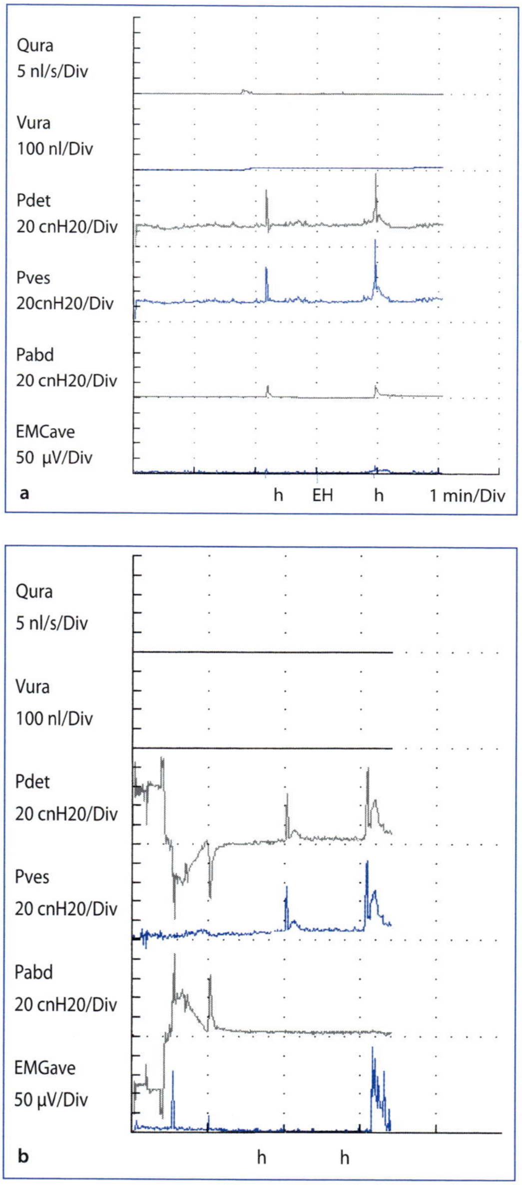

Abb. 27.2a,b. Zystotonometrie. **a** Unauffällige Blasenfüllung; **b** Detrusorkontraktionen nach Hustenstoß

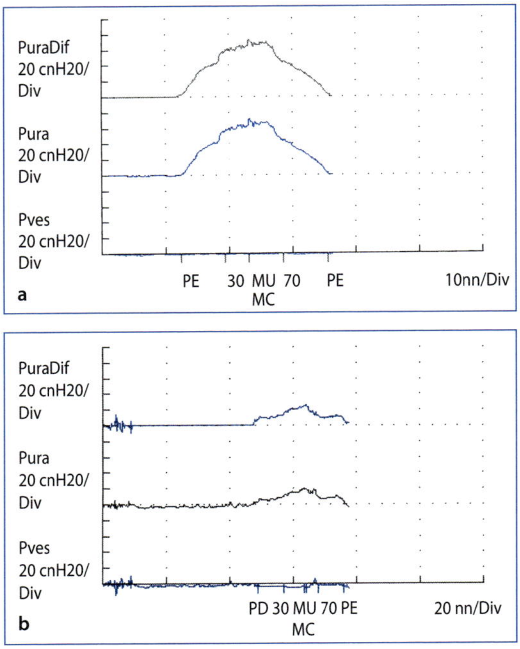

Abb. 27.3a,b. Urethraruheprofil. **a** Unaufffälliges Ruheprofil; **b** hypotone Urethra

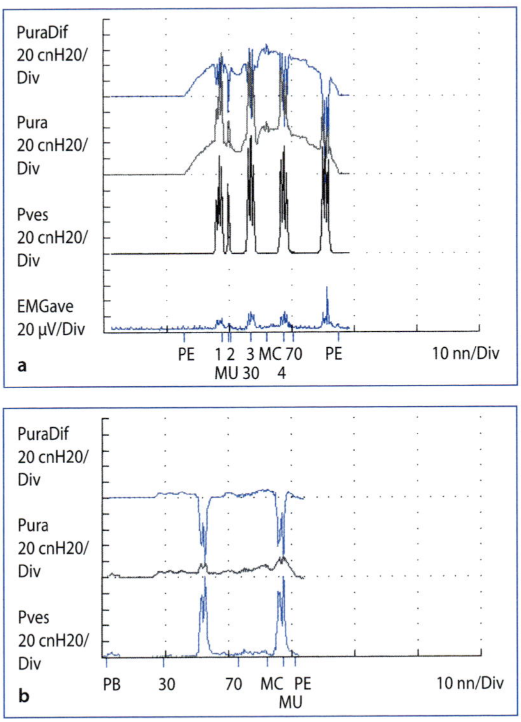

Abb. 27.4a,b. Urethrastressprofil. **a** Positiver Verschlussdruck; **b** negativer Verschlussdruck

Harnröhre ermitteln die Druckverhältnisse in der Harnröhre und bestätigen so eine Belastungsinkontinenz (Abb. 27.3 und 27.4). Der Ruheverschlussdruck verändert sich im Laufe des Lebens (Normwert: 100 minus Lebensalter). Unabhängig davon liegt bei einem Druck von <20 cmH20 eine hypotone Urethra vor, die als negativer Prognosefaktor für den Erfolg einer Inkontinenzoperation gilt.

Bei unklaren Befunden kann im Anschluss an die Untersuchung eine Zystoskopie zur weiteren Abklärung v. a. bei der Dranginkontinenz durchgeführt werden.

27.3 Therapieoptionen

27.3.1 Überaktive Blase

Medikamentöse Therapie

Nach Ausschluss einer organischen Ursache (Harnwegsinfekt, interstitielle Zystitis, Tumore) und Ausgleich eines Hormondefizites durch eine lokale Östrogenisierung werden Anticholinergika eingesetzt.

Dabei sollen Präparate mit einer Retardwirkung bevorzugt werden, um über eine einmalige Einnahme oder die transdermale Gabe (Kentera) die Nebenwirkungsrate und Schwere der Symptome zu verringern.

Häufige Nebenwirkungen

Mundtrockenheit, verminderte Tränenflüssigkeit, Obstipation, Restharnbildung

Kontraindikationen

Engwinkelglaukom, kardiale Arrhythmien

Pessartherapie

Bei gleichzeitig vorliegendem Deszensus oder ausgeprägter Narbenbildung nach vorausgegangener Operation/Strahlentherapie können durch eine geeignete Pessaranwendung die Symptome gebessert werden, die durch eine Aktivierung der im Blasenhals befindlichen Dehnungsrezeptoren ausgelöst werden – verursacht durch den vermehrten Zug auf den Blasenhals. Eine derartige Behandlung macht eine erneute Operation durch Verbesserung der Gewebeverhältnisse erst möglich.

Elektrotherapie

Durch die elektrische Reizung der Sakralnerven (überwiegend im Bereich von S3) kann die Harnblase motorisch ruhiggestellt werden (inhibitorischer Pudendus-Pelvikus-Reflex). Bei Besserung der Symptome kann die Implantation eines permanenten Neurostimulators erwogen werden.

Denervierung der Harnblase

In therapierefraktären Fällen mit hohem Leidensdruck kann als Ultima Ratio eine zunächst passagere, bei nachgewiesenem Erfolg auch permanente Denervierung des Detrusors durchgeführt werden. Dabei werden Neurotomien entweder peripher oder zentral durchgeführt. Die Erfolgsraten liegen für die einzelnen Verfahren um die 50% (Petri 2000).

27.3.2 Belastungsinkontinenz

Konservative Therapie

Beckenbodenschulung

Zu diesem Komplex gehört einmal das eigentliche Beckenbodentraining, welches zumindest am Anfang unter fachkundiger Anleitung durchgeführt werden sollte, um falsche Bewegungsabläufe zu verhindern. Voraussetzung dafür ist zunächst die Bereitschaft der Patientin, diese Maßnahme auch danach eigenverantwortlich weiterzuführen. Außerdem muss die Muskulatur bewusst betätigt werden können.

Ist bei der klinischen Untersuchung keine oder nur eine sehr geringe Aktivität festgestellt worden, sollte zunächst eine Elektrostimulationstherapie oder ein Biofeedbackverfahren angewendet werden:

Keine Muskelaktivität nachweisbar (0[a])	Mäßige Muskelaktivität (Zuckung) feststellbar (1–2[a])
Elektrostimulationsbehandlung	Biofeedback

[a]Grad nach Oxford-Schema (Tab. 27.2).

Eine weitere Behandlungsoption ist z. B. die Konustherapie (Femcon Set), bei der die Patientin intravaginal eingeführte konusartig geformte Gewichte mit steigendem Gewicht halten muss.

Pessare

Durch die Einführung neuer Materialien hat diese Behandlung einen erneuten Aufschwung genommen. Sie ermöglichen der Patientin die Selbstbehandlung. Das Hilfsmittel kann immer dann, wenn es benötigt wird, eingesetzt und spätestens nach 24 h entfernt und gesäubert werden. Dadurch werden die früher häufigen Komplikationen wie ständiger Fluor und Druckstellen sicher vermieden. Bei Frauen, die diese Art der Behandlung nicht wollen, ist weiterhin das kontinuierliche Tragen für 6–8 Wochen machbar (dies gilt aufgrund der größeren Auflagefläche nicht für das Würfelpessar; Tab. 27.3).

Medikamentöse Therapie

Es steht ein Medikament zur Verfügung, dass über eine selektive Hemmung der Noradrenalin-, Dopamin- und Serotoninaufnahme am Onuf-Kern im Sakralmark über eine Steigerung der Aktivität des M. sphincter externus zu einer Abnahme des unwillkürlichen Urinverlustes führt. Yentreve ist für die Therapie der 2.- bis 3.-gradigen Belastungsinkontinenz zugelassen.

Kontraindikation

Einnahme von MAO-Hemmern

Nebenwirkung

Die wichtigste Nebenwirkung dieser Stoffgruppe ist die Übelkeit, die in bis zu 20% auftreten kann. Daher ist eine einschleichende Einnahme unbedingt erforderlich (Beginn mit 20 mg abends, die Standarddosierung beträgt 2-mal 40 mg).

Tab. 27.3. Umrechnungstabelle Ring- zu Würfelpessar

Ringpessar	Würfelpessar
50 mm	0
55–60 mm	1
60–70 mm	2
70–75 mm	3
80–85 mm[a]	4
ab 90 mm[a]	5

Es sollte immer das kleinste, das sitzt, genommen werden.
[a]Nur in Ausnahmefällen notwendig.

Operative Therapie

Indikation

- Vorhandener Leidensdruck der Patientin
- Konservative Therapie erfolglos oder nicht durchführbar
- Keine nachgewiesene Blasenentleerungsstörung
- Es besteht keine Kontraindikation gegen einen operativen Eingriff

Techniken (Tab. 27.4)

Die abdominale Kolposuspension modifiziert nach Burch und die spannungsfreie Bandeinlage nach Ulmsten haben sich als Standardoperationen mit vergleichbarem Erfolg herauskristallisiert (Petri 2001; Petri et al. 2001).

Seit 2000 wird bei der spannungsfreien Bandeinlage vermehrt der transobturatorielle Zugangsweg bevorzugt, bei dem das Risiko eines retrosymphysären Hämatoms und der Verletzung der Harnblase geringer ist.

Periurethrale Injektionen können bei starrer Urethra (Zustand nach mehrfachen Operationen oder nach Bestrahlung) und bei stark eingeschränkter Operabilität zum Einsatz kommen. Die Erfolgsaussichten sind aber deutlich reduziert (Pichard et al. 2003, Grdal et al. 2002). Langzeitergebnisse liegen noch nicht vor.

In besonders ausgewählten Fällen ist beim Fehlen einer weiteren Therapieoption die Einlage eines artefiziellen Sphinkters möglich. Hohe Kosten und eine nicht unerhebliche Komplikationsrate beschränken diesen Eingriff (Roupret et al. 2005).

27.4 Deszensus und Prolaps

Bei diesen Störungen handelt es sich eigentlich um eine Form eines Bruches wie z. B. beim Leistenbruch. In zunehmendem Maße wird versucht, auf die Erfahrungen der Chirurgen in diesem Gebiet zurückzugreifen.

Die Risikofaktoren für die Entwicklung eines Prolapses sind dieselben wie bei einer Harninkontinenz:

- Schwangerschaft und Geburt,
- positive Familienanamnese,
- schwere körperliche Tätigkeit,
- Adipositas,
- höheres Lebensalter/Hormonmangel,
- vorausgegangene Operationen im kleinen Becken,
- Störungen im Bindegewebsaufbau.

27.4.1 Anatomie des kleines Beckens und der Leitstrukturen

Die im klinischen Alltag gebräuchliche Einteilung in Zystozele, Rektozele und Uterusprolaps oder Enterozele bildet die Veränderungen nur qualitativ

Tab. 27.4. Methodenauswahl nach klinischen Gesichtspunkten

Kolposuspension	Lateraler Defekt v. a. bei gleichzeitiger Restharnbildung, Miktionsstörung und Drangsymptomen
	Rezidivsituation nach spannungsfreier Bandeinlage
	Zusätzlich geplante abdominale Engriffe: z. B. Deszensuschirurgie, Hysterektomie
Bandeinlage	Belastungsinkontinenz ohne wesentlichen Deszensus
	Rezidivsituation nach Kolposuspension
	Geplante weitere vaginale Eingriffe
Transobturatorieller Zugang	Zustand nach abdominalen Eingriffen im kleinen Becken (Narbenbildung)
	Adipositas permagna
Suburethrale Injektion	Starre Urethra (nach mehrfachen Operationen, Strahlentherapie)
	Multimorbidität

ab. Die ICS (International Incontinence Society) hat ein System zur quantitativen Erfassung und Beschreibung eines Prolapses entwickelt (◘ Abb. 27.5). Dabei werden 6 Punkte im Bereich der Vagina (2 anterior, 2 dorsal und 2 apikal) und deren Lage zum Hymenalsaum definiert.

Im klinischen Alltag ist die Beurteilung des Ausmaßes einer Zystozele, Urethrozele, Enterozele, Rektozele oder eines Prolaps uteri ausreichend.

Bei der Rekonstruktion des Beckenbodens sollte eine annähernd physiologische Beziehung der Organe zueinander erhalten bzw. wieder hergestellt werden, ohne dass es durch Narbenzug zur Abnahme der Elastizität des Gewebes kommt.

Anatomische Leitstrukturen für die Rekonstruktion im kleinen Becken

- Ligg. pubourethralia
- Arcus tendineus (Cooper-Ligament)
- Spina ischiadica
- Os sacrum

27.4.2 Operationstechniken

Grundsätzlich unterscheiden sich die Eingriffe zunächst durch den Zugangsweg (vaginal oder abdominal) und in der Verwendung bzw. dem Verzicht auf das Einbringen alloplastischen Materials.

Operationsverfahren

- Zystozele
  - Vordere Plastik
  - Netzeinlage
- Enterozele
  - Sakrospinale Fixation nach Amreich-Richter
  - Vaginale Einlage eines Netzes
  - Abdominale Kolphosuspension
- Rektozele
  - Hintere Plastik
  - Introitusplastik
  - Hinteres Netz

Die Entfernung des Uterus ist für sich genommen weder eine Inkontinenz- noch eine Descensusoperation. Sie bedarf einer eigenen Indikation. Bei den Operationstechniken geht es um die Wiederherstellung der Lagebeziehung der Organe (wobei in Rezidivfällen häufig der Uterus bereits entfernt ist). Zunehmend wird versucht, die bindegewebigen Strukturen des Halteapparates durch Netzmaterial (aus nichtresorbierbarem Nahtmaterial geflochten) oder verändertes organisches Material (Teil des Schweinedarms und damit resorbierbar)

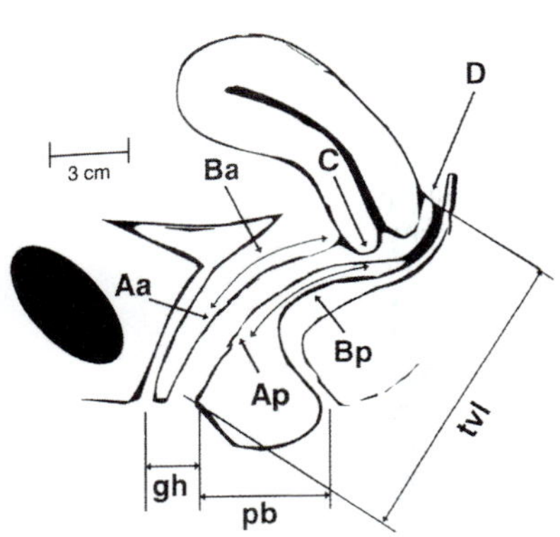

Aa (a = anterior): Aa liegt an der vorderen Vaginalwand 3 cm oberhalb des Hymenalsaums (Region des urethrovesikalen Übergangs), beim kompletten Vorfall kann er maximal +3 betragen.

Ba: tiefster Punkt des oberen Anteils der vorderen Vaginalwand: bei fehlendem Deszensus ist er –3 und damit identisch mit Punkt Aa.

C (= Cervix): Position der Cervixspitze in Bezug zum Hymenalsaum

D (= Douglas): Position des hinteren Scheidengewölbes bzw. des Douglas in Bezug zum Hymenalsaum

Ap (p = posterior): Ap liegt an der hinteren Vaginalwand 3 cm oberhalb des Hymenalsaums, beim kompletten Vorfall kann er maximal +3 betragen

Bp: tiefster Punkt des oberen Anteils der hinteren Vaginalwand: bei fehlendem Deszensus ist er –3 und damit identisch mit Punkt Ap.

TVL (total vaginal length): Länge der Vagina in cm

pb (perineal body): Höhe des Perinealkörpers in cm (gemessen vom Anus zur hinteren Kommissur des Scheideneinganges)

◘ **Abb. 27.5.** ICS-Klassifikation des Prolapses im kleinen Becken (Pelvic Organ Prolaps Quantification, POPQ 2002). (Aus Palmtag et al., Springer-Verlag 2004)

zu rekonstruieren und dieses als Leitschiene für die Durchbauung mit körpereigenem Bindegewebe zur Erzielung einer festen Verbindung zu nutzen.

Anforderung an das heute angewendete Netzmaterial

- Innertes Material
- Monofiler Faden
- Grobporige Maschen, um das Umbauen von Bindegewebe zu ermöglichen

Spezifische Risiken

- Infektion
- Arrosion des Materials

Insgesamt gibt es eine Vielzahl von Operationstechniken und Modifikationen; ein Zeichen dafür, dass die Ergebnisse insgesamt noch nicht befriedigend sind.

Literatur

Goepel M, Hoffmann JA, Piro M et al. (2002) Prevalence and physician awareness of symptoms of urinary bladder dysfunction. Eur Urol 41(3): 234–239

Grdal M, Tekin A, Erdogan K et al. (2002) Endoascopic silicane injection for female stressincontinence. Urology 60(6): 1016–1019

Lahodny L (Hrsg) (1991) Vaginale Inkontinenz- und Deszensuschirurgie. Enke, Stuttgart

Palmtag H, Goepel M, Heidler H (2004) Urodynamik. Springer, Berlin Heidelberg New York Tokio

Petri E (2000) Gynäkologische Urologie, 3. Aufl. Thieme, Stuttgart

Petri E (2001) Colsosuspension in treatment of female stress incontinence. Urologe 40(4): 292–929

Petri E, Kölbl H, Eberhard J (2001) Surgical concepts in female urinary stress incontinence. Zentralbl Gynäkol Dexc 123(12): 689–698

Pichard R, Reaper J, Wyners L et al. (2003) Periurethral injection therapy for urinary incontinence in women. Cochrane Database Syst Rev 2: CD003881

Roupret M, Chartier-Kastler E, Richard F (2005) Atrificial urinary sphincters in women: indications, techniques, results. Prog Urol 15(3): 489–493

Perioperative Infektionsprophylaxe

Udo B. Hoyme

28

28.1 Einführung

Nosokomiale Infektionen kommen sowohl endogen durch die patienteneigene Flora als auch exogen durch Erreger aus der Umgebung zustande. Es darf davon ausgegangen werden, dass mindestens 80% aller Indikationen für die Anwendung von Antibiotika in der Klinik mit nosokomialen Infektionen begründet oder zumindest mitbegründet sind, wobei der Hauptanteil auf die Harnwegsinfektionen entfällt. Im Zusammenhang mit invasiven Eingriffen kommt vor diesem Hintergrund der Infektionsprävention entscheidende Bedeutung zu, und dabei – neben allen baulichen, organisatorischen, chirurgischen und sonstigen hygienischen Maßnahmen – insbesondere der Prophylaxe durch Reduzierung von Zahl und Virulenz der Infektionserreger. Hierfür stehen prinzipiell systemisch anzuwendende antimikrobielle Pharmaka und lokal zu applizierende Antiseptika zur Verfügung.

Definition

Die perioperative Antibiotikaprophylaxe ist definiert als kurzzeitige, meist einmalige Gabe eines Antibiotikums, kurz vor, bei Beginn oder spätestens während des operativen Eingriffs mit dem Ziel, die Rate postoperativer Wundinfektionen zu reduzieren.

Eine Antibiotikaprophylaxe darf evidenzbasierte Hygienerichtlinien zur Prävention postoperativer Wundinfektionen nicht ersetzen. Hinsichtlich der Vermeidung anderer, nicht im Eingriffsgebiet lokalisierter, infektiöser Komplikationen lassen die bislang vorliegenden Studien keine eindeutigen Empfehlungen ableiten. Dies betrifft z. B. Sepsis, Pneumonie und Thrombophlebitis.

Während die Liste der Publikationen zur Antibiotikaprophylaxe nahezu unüberschaubar geworden ist, wurde die Anwendung von Antiseptika wissenschaftlich bislang unzureichend untersucht. Die Einsatzmöglichkeit in Gynäkologie und Geburtshilfe muss einerseits daran gemessen werden, inwieweit diese Stoffe den Anforderungen an eine antiseptisch wirksame Substanz entsprechen (► Übersicht »Anforderungen«), andererseits wird ihr Einsatz durch die Optionen und Grenzen der parenteralen perioperativen Nutzung von Antibiotika limitiert bzw. vorgegeben (► Übersicht »Voraussetzungen«).

Anforderungen an ein antiseptisches Pharmakon

- Mikrobiostatische, besser mikrobiozide Wirkung
- Therapeutische Breite (selektive Toxizität)
- Lokale Verträglichkeit
- Keine Toxizität (Mutagenität, Teratogenität, Karzinogenität)
- Wirksamkeit trotz Anwesenheit von Eiweiß, Blut etc.
- Penetrationsvermögen, Netzfähigkeit
- pH-Stabilität, angepasster pH-Wert
- Keine Resistenzinduktion
- Gute Compliance (Farbe etc.)
- Stabilität der galenischen Zubereitung
- Materialverträglichkeit

Voraussetzungen für den Einsatz von Antiseptika

- Wirksamkeit ≥ lokales Antibiotikum
- Verträglichkeit lokal/systemisch gut
- Bedenken gegen die auf den systemischen Einsatz optimierten Antibiotika, z. B.
  - Resistenzselektierung, Erregerwandel
  - Unzureichende Wirkspiegel
  - Allergisierung
  - Beeinträchtigung der Wirtsreaktion

28.2 Grundlagen

Die Pathophysiologie der Infektion nach gynäkologischen und geburtshilflichen Operationen ist wissenschaftlich gut untersucht und wohlbekannt. Im Prinzip handelt es sich um ein Eindringen der vielfältigen artenreichen Genitalflora in dafür empfängliches Gewebe, das z. B. durch traumatisierende Operationstechnik, Nahtmaterial oder Fremdkörpereinlage beeinträchtigt wurde.

Aus Tierexperimenten ebenso wie aus klinischer Beobachtung ist bekannt, dass die Frühphase der Infektion mit einer Bakteriämie einhergeht, z. B. bei der Endomyometritis nach Schnittentbindung, wobei hier überwiegend gramnegative Enterobakterien dominieren. In der später auftretenden Abszedierungsphase sind hauptsächlich anaerobe Bakterien zu finden, so z. B. beim Tuboovarialabszess nach vaginaler Hysterektomie.

Das Problem der Infektionsprävention besteht in der Identifikation der Patientinnen, die von prophylaktischen Maßnahmen profitieren. Diese Stratifizierung wird einerseits durch Einschätzung des eingriffimmanenten Infektionsrisikos in der konkreten Kliniksituation bewirkt, andererseits ist die individualisierte Bewertung der konkreten Patientin der wesentliche Aspekt. Bei allen Patientinnen mit der Wundklassifikation »verschmutzt« und »kontaminiert« wird die perioperative Antibiotikaprophylaxe unabhängig von weiteren Faktoren durchgeführt. Gleiches gilt bei aseptischen Eingriffen mit Fremdkörperimplantation. Bei »sauberen« oder »sauber-kontaminierten« Eingriffen oder Wunden ist die Indikation wie folgt zu prüfen:

- Patientinneneigene Risikofaktoren
- Präoperative Risikofaktoren
- Intraoperative Risikofaktoren
- Postoperative Risikofaktoren

Diese wundunabhängigen Risiken sind statistisch gesicherte Faktoren, deren Auswirkung ebenfalls durch eine adäquate Strategie zurückgedrängt werden kann. In der Praxis besteht heute Konsens dahingehend, alle patienteneigenen und perioperativen Risikofaktoren, unabhängig vom Kontaminationsgrad des Operationsfeldes, in die Indikationsstellung einzubeziehen, so dass bei Vorliegen von mehr als 2 der genannten Faktoren die Prophylaxe ebenfalls angezeigt ist (Tab. 28.1).

Zur Kagegorie der patienteneigenen Risiken zählen natürliche, nicht veränderbare Gegebenheiten wie Alter oder Geschlecht, aber auch unabhängige, nicht unmittelbar beeinflussbare Voraussetzungen, die insbesondere bei dringlichen

Tab. 28.1. Wundinfektionsrisiken. (Nach Wacha 1998)

Patientendaten	Präoperativ	Intraoperativ	Postoperativ

- Alter >70 Jahre
- Dialysepatient
- Diabetes mellitus
- Immunkompetenz reduziert
- reduzierter Allgemeinzustand
- Übergewicht
- Mangelernährung
- ASA>III
- MRSA-Träger
- Fieber/Schüttelfrost innerhalb 1 Woche vor OP
- weibliches Geschlecht, z. B. bei Eingriffen am Kolon
- Drogenabusus
- Gelbsucht
- Infektion anderer Lokalisationen
- arterielle Mangeldurchblutung
- periphere Ödeme
- Lymphangitis
- Neuropathie
	- Notfalloperationen
	- 22 Tage präoperativer Krankenhausaufenthalt
	- ungünstige Wahl des Antibiotikums
	- Zeitpunkt der Antibiotikagabe zu spät/zu früh
	- klassische Wundklassifikation kontaminiert-schmutzig
	- Hochrisiko-OP
	- Fremdkörperimplantation
	- Rasur nicht unmittelbar vor OP
	- OP innerhalb 4 Wochen nach akuter Aufnahme
	- Zweitoperation
	- Staphylokokkeninfektion
	- Mangeldurchblutung
	- Ödem
	- Zustand nach Radiatio
	- Hauterkrankungen
	- wiederholter Eingriff an den Gallenwegen
	- Steine im Gallengang bei Eingriff an den Gallenwegen
		- Unerfahrenes OP-Team
		- OP-Dauer >2 h
		- Infizierter OP-Bereich
		- Kontaminierter OP-Bereich
		- Blutungen
		- Bluttransfusion
		- unvorhersehbare Komplikationen
		- Anästhesiedauer
		- mehr als 1 operativer Eingriff
		- Diathermie
		- Sauerstoffspannung
		- Unterkühlung
			- Drainagedauer >3 Tage
			- Respiratorische Sepsis
			- Unterkühlung
			- Urinkatheter
			- ZVK
			  – Nachweis von
			  – Enterokokken
			  – Enterobakterien
			  – Bacteroides fragilis in der Wunde

Eingriffen vorab nicht behoben werden können, wie z. B. schlecht eingestellter Diabetes mellitus, Immunabwehrschwäche, reduzierter Allgemeinzustand, Übergewicht und Mangelernährung. Zu den relevanten präoperativen Risiken zählen die Notfallsituation, eine übermäßige präoperative Verweildauer sowie Wahl und Anwendungsmodus des Antibiotikums, daneben die lokalen Gegebenheiten im eigentlichen Operationsgebiet. In der Bewertung der intraoperativen Risiken stehen Erfahrungsstand des Teams sowie Operationsdauer an erster Stelle. Postoperativ besteht eine Assoziation mit invasiven Techniken, aber auch mit der in dieser Situation bestehenden patienteneigenen Flora.

Während die fachspezifischen geburtshilflich-gynäkologischen Aspekte im Vorfeld einer Operation durch die in der jeweiligen Klinik individuell bewerteten Voraussetzungen und die aktuellen Empfehlungen in ein definiertes, für jeden verbindliches Regime münden, kann die konkrete Bewertung der individuellen Patientenrisiken zu fachfremden Konsilen führen. Die Risikobewertung in diesem Bereich ist in jedem Fall schwerwiegend, verantwortungsvoll, kostenträchtig und potenziell forensisch relevant.

28.3 Prinzipien

Nach Ledger (2000) gelten für die prophylaktische Antibiose die folgenden Prinzipien, aus denen heraus die Indikation abgeleitet werden kann.

- Mögliche Infektionen im Operationsgebiet führen sowohl zu unmittelbaren als auch zu später auftretenden Komplikationen. Konkret betrifft dies u. a. die Scheidenstumpfinfektion, die diffuse pelvine Infektion, den Tuboovarialabszess, die abdominale Wundinfektion oder die Endomyometritis nach Schnittentbindung. Sehr viel seltener sind Infektionen nach Abruptio bzw. nach Abortkürettage oder Operation an den Eileitern. Die potenzielle Gefährdung des Kinderwunsches macht diese Komplikation aber gleichermaßen bedeutsam. Noch seltener sind Infektionen bei Inkontinenzeingriffen oder kosmetisch indizierten Eingriffen, vor dem Hintergrund des angestrebten Operationszieles aber gleichermaßen für eine Antibiotikaprophylaxe begründend.
- Tritt die postoperative Infektion fern des eigentlichen Operationsgebietes auf, so muss davon ausgegangen werden, dass dieses Ereignis einer Prophylaxe nicht oder allenfalls bedingt zugänglich war. Zweifellos ist allerdings die Endokarditisprophylaxe mit einem Beta-Laktam-Antibiotikum heute Standard.
- Die Mehrzahl der gynäkologisch-geburtshilflichen Operationen ist zwangsläufig mit endogener bakterieller Kontamination assoziiert. Das von Vagina und Endozervix ausgehende Infektionsrisiko kann durch sorgfältige präoperative Antisepsis reduziert werden; andere Ansätze wurden z. B. durch Konisation unter Hitzeeinsatz unmittelbar vor der Hysterektomie oder Antibiotikalavage der Uterotomie versucht. Der Autor wendet routinemäßig PVP-Jod nach Faszienverschluss vor der Hautnaht an.
- Das prophylaktisch verwendete Antibiotikum sollte verbürgt gegen einen möglichst großen Anteil der in Betracht kommenden Mikroorganismen wirksam sein. Zweifellos können praktisch alle Antibiotika, unabhängig davon, ob Penizilline, Tetrazykline, Cephalosporine oder Metronidazol, zum Einsatz kommen. Unterschiede sind in Studien praktisch nicht darstellbar, was im Wesentlichen mit dem Studiendesign und den für eine signifikante Aussage extrem großen, nicht erreichbaren Fallzahlen begründet ist. Fallberichte sprechen dafür, dass z. B. der Tuboovarialabszess trotz Antibiotikaprophylaxe dann auftritt, wenn Antibiotika mit geringer Aktivität im gramnegativen anaeroben Spektrum eingesetzt wurden, gleiches gilt für Infektionen nach Schnittentbindung. Für Abruptio, Abortkürettage und rekonstruktive Tubenchirurgie werden wegen der möglichen Beteiligung von Chlamydien Tetrazykline bzw. Makrolide empfohlen.
- Die Wirksamkeit der Prophylaxe sollte klinisch evident sein. Es macht nur dann Sinn, Antibiotika in der Prophylaxe zu verwenden, wenn ihr Einsatz einen messbaren Benefit impliziert. So ist bei einigen Indikationen ihre Sinnhaftigkeit nur bedingt belegt (► Übersicht »Indikationen«). Andererseits hat bislang keine Studie einen An-

stieg der Infektionsrate nach prophylaktischer Antibiose gezeigt.

- Das prophylaktische Antibiotikum sollte während der Operation wirksame Gewebespiegel im Operationsbereich aufweisen. Dies wird durch Applikation unmittelbar vor Schnitt erreicht. Bei mehr als 3 h dauernden Eingriffen und Antibiotika mit kurzer Halbwertszeit ist eine Nachinjektion angezeigt. Bei der Schnittentbindung folgt die Applikation einmalig nach Abklemmen der Nabelschnur.
- Die Antibiotikaprophylaxe ist eine Kurzzeitanwendung. Sowohl bei der vaginalen Hysterektomie als auch bei der Schnittentbindung hat sich zeigen lassen, dass eine verlängerte Gabe keine höhere Effektivität aufweist. Wird nur kurz therapiert, so reduziert sich das Risiko der Patientin hinsichtlich einer adversen Reaktion und der Kolonisation mit resistenten Bakterien. Tritt dennoch Fieber auf, so ist die Indikation für eine Behandlung mit einem nun anderen Antibiotikum gegeben.
- Hinsichtlich der Verhinderung der Chlamydieninfektion ist die Einmalprophylaxe unzureichend. Diesem Problem muss mit einem entsprechenden Screening vor Schwangerschaftsabbruch bzw. bei Feststellung der Schwangerschaft, wie dies seit 1995 in Deutschland Standard ist, begegnet werden. Eine Alternative wäre aufgrund der langen Halbwertszeit die Anwendung von Azithromyzin. Entsprechende Studien liegen jedoch nicht vor. Ein weiterer Aspekt der restriktiven Kurzzeitantibiose ist im Übrigen die Verhinderung des Auftretens resistenter Organismen!
- In der Prophylaxe sollten auf den Eingriff abgestellte Antibiotika gewählt werden. In Betracht kommen also in erster Linie heute in der Therapie nicht mehr genutzte Cephalosporine sowie Tetrazykline.
- Der Benefit einer Antibiotikaprophylaxe muss die potenziellen Risiken überwiegen. Neben der klaren Indikationsstellung (▶ Übersicht »Indikationen«) müssen also auch die Nebenwirkungen und Anwendungsbeschränkungen des Antibiotikums in Betracht gezogen werden, ebenso die individuellen Risiken der Patientin u. a. hinsichtlich Allergien.

Indikationen zur perioperativen Antibiotikaprophylaxe

- Radikale Eingriffe
- Abdominale Hysterektomie: bedingt, z. B. nach Konisation/Abrasio
- Abdominale Hysterektomie mit Zusatzeingriffen
- Vaginale Hysterektomie
- Vaginale Hysterektomie mit Zusatzeingriffen
- Laparoskopische Eingriffe: bedingt, z. B. bei Kombination mit Hysteroskopie, Chromopertubation
- Inkontinenzchirurgie
- Mammachirurgie: bei Sekundäreingriff, auch nach Stanze
- Kosmetische Chirurgie
- Schnittentbindung: relativ bei primärer Sektio und prästationärer Liegezeit < 24 h
- Vaginale Entbindung: bedingt, z. B. nach Nachtastung, Nachblutung in die Episiotomie u. a.
- IUD-Einlage
- Medizinische Indikation (Herzinsuffizienz, Diabetes etc.)

28.4 Therapieziele

Prophylaktische Maßnahmen haben zweifellos die Häufigkeit und Schwere postoperativer Infektionen reduziert. Für die Mehrzahl der geburtshilflich-gynäkologischen Eingriffe ist die einmalige Gabe eines Antibiotikums mit begrenztem und zugleich gezieltem Wirkspektrum optimal. Eine Antibiotikagabe nach Wundverschluss kann den Infektionsverlauf kaum oder nicht mehr beeinflussen und erhöht lediglich die Rate der Nebenwirkungen. Die über die beschriebene Modalität hinausgehende präventive Therapie ist dann indiziert, wenn ein identifizierter Infektionsherd chirurgisch nicht vollständig beseitigt werden konnte (z. B. suppurative Peritonitis, Abszedierung), wobei die Interventionstherapie hier in der Regel prä- oder intraoperativ beginnt.

Das prophylaktisch eingesetzte Antibiotikum muss evidenzbasiert in der Lage sein, die Rate der lokalen Infektion zu reduzieren. Die Verhinderung distaler Infektionsmanifestationen ist primär kein Prophylaxeziel, von Ausnahmen abgesehen. Bei der Anwendung von Ceftriaxon, das eine vergleichsweise lange Halbwertszeit hat, wurde im Übrigen eine Reduktion auch der postoperativen Harnwegsinfektionen beobachtet. Die eingesetzten Pharmaka müssen preisgünstig und in der Therapie heute weitgehend entbehrlich sein.

28.5 Pharmakotherapie

Ein prophylaktisch eingesetztes Antibiotikum soll den Zeitraum bis zum Wundverschluss abdecken, also in der Regel bis zu 2–3 h. Die intravenöse Verabreichung etwa 30–60 min vor dem geplanten Operationsbeginn bei Narkoseeinleitung ist optimal. Stellt sich unter der Operation eine bislang nicht bestehende Indikation, so ist eine Antibiotikaprophylaxe zu diesem Zeitpunkt noch sinnvoll. Die Wundinfektionsrate nimmt mit jeder Stunde Operationszeit signifikant zu, so dass der zeitlichen Planung der Applikation große Bedeutung zukommt. Die Antibiotikagabe nach Wundverschluss ist ohne Einfluss auf die Infektionsrate.

Für eine Operationsdauer von maximal 2–3 h ist die einmalige Gabe in Normdosis absolut ausreichend. Bei kurzer Halbwertszeit und langer Operationsdauer muss evtl. nachdosiert werden. Eine längere Anwendung erfüllt definitionsgemäß nicht mehr die Kriterien der Prophylaxe, sondern gilt als Therapie, die dann auch konsequent und evtl. mit Kombination zweier Antibiotika durchgeführt werden muss.

Die Wahl des Antibiotikums erfolgt gemäß dem erwarteten Erregerspektrum, das aus der normalen bzw. pathologischen Besiedlung des Operationsgebietes resultiert. Weitere Gesichtspunkte sind die verbürgte Wirksamkeit in klinischen Studien, Nebenwirkungsarmut und geringe Kosten. Für den perioperativen Einsatz von Antibiotika in der Gynäkologie liegen zahlreiche Metaanalysen vor.

Die Indikation zur perioperativen Prophylaxe besteht generell bei gynäkologischen Karzinomoperationen, bei vaginaler Hysterektomie und bedingt in Abhängigkeit von vorliegenden Risikofaktoren auch bei abdominaler Hysterektomie. Der Nutzen einer Prophylaxe bei Sterilitätseingriffen und Schwangerschaftsabbrüchen ist nicht eindeutig geklärt. In Anbetracht der fatalen Auswirkungen einer Infektion mit möglicher späterer tubarer Sterilität wird auch beim Schwangerschaftsabbruch eine Prophylaxe allgemein empfohlen.

Das Erregerspektrum umfasst bei gynäkologischen Eingriffen Enterobakterien, Staphylococcus aureus, Streptokokken und Anaerobier sowie STD-Erreger (◘ Tab. 28.2). Zur Prophylaxe werden Cephalosporine der Gruppe 2, evtl. in Kombination mit Metronidazol, oder Cephalosporine der Gruppe 5 empfohlen. Alternativ kann bei Penizillinallergie Clindamycin, ggf. in Kombination mit Aminoglykosiden, eingesetzt werden.

Uneingeschränkt, allerdings ebenfalls ohne wissenschaftlichen Beleg durch entsprechende klinische Studien, gilt die Empfehlung zur Prophylaxe mit Tetrazyklinen oder Doxycyclin bei der Hysterosalpingographie oder IUD-Einlage, da mögliche Infektionskomplikationen im Einzelfall schwerwiegende Folgen haben können. Ein Screening auf Chlamydia trachomatis ist angezeigt, bei Nachweis Langzeittherapie bzw. Sanierung vor dem Eingriff.

In der Geburtshilfe gilt die Sectio caesarea als akzeptierte Indikation für eine perioperative Antibiotikaprophylaxe, die mit Cephalosporinen der

◘ Tab. 28.2. Normale Vaginalflora

Erreger	Häufigkeit [%]
Döderlein-Bakterien	50–70
Laktobazillen	26–72
Korynebakterien	44–72
Staphylococcus epidermidis	34–78
Staphylococcus aureus	5–15
Streptokokken	10–21
Enterokokken	Häufig
Anaerobe Kokken	12–60
Escherichia coli	Häufig
Bacteroides spp./Prevotella spp.	häufig
Mykoplasmata	25–90
Clostridium perfringens	0–9
Candida spp.	?

Gruppe 2 oder 5 oder einem Aminopenizillin/BLI durchgeführt werden kann. Die Gabe erfolgt nach Abklemmen der Nabelschnur.

Bei diagnostischen oder therapeutischen Eingriffen an der Brust profitieren Patientinnen mit Adipositas, Diabetes mellitus, Manipulationen im bestrahlten Areal, Hauterkrankungen oder weniger als 6 Wochen zurückliegenden Voroperationen von einer Prophylaxe. Gleiches gilt bei Eingriffen zur kosmetischen Rekonstruktion oder bei Einlage von Implantaten. Bei diesen Eingriffen kommen als mögliche Erreger insbesondere Staphylokokken in Frage. Antibiotika der Wahl sind daher Cephalosporine der Gruppe 1 oder 2, alternativ kann Clindamycin verwendet werden.

Die einfache Appendektomie gehört zu den aseptischen bis bedingt kontaminierten Eingriffen und bedarf keiner routinemäßigen Antibiotikaprophylaxe. Bei akutem Befund oder 2 oder mehr Risikofaktoren sollte sie jedoch durchgeführt werden, da sich die postoperative Infektionsrate durch diese Maßnahme signifikant senken lässt, ungeachtet der Art des Eingriffs, laparoskopisch oder durch Laparotomie.

Der Einsatz von Antiseptika wird durch die Optionen und Grenzen der parenteralen perioperativen Gabe von Antibiotika limitiert bzw. vorgegeben. Er erstreckt sich von der Vorbereitung des Operationsfeldes bzw. der Behandlung von Vulva, Vagina und Cervix uteri bis hin zur geburtshilflichen Antiseptik. Die mit Antiseptika zu erzielende Keimzahlreduzierung in der Scheide ist allerdings nur vorübergehend und nach 2 h bereits weitgehend kompensiert (◘ Tab. 28.3 und 28.4). Dies muss bei der zeitlichen Planung von Antiseptik und Eingriff berücksichtigt werden.

Polyvinylpyrrolidonjod (PVP-Jod) hat seit rund 30 Jahren eine gute Akzeptanz in der Frauenheilkunde gefunden. Die komplexe Bindung des Halogens gewährleistet eine bedarfsgerechte Freisetzung ohne Verlust der mikrobiziden Wirksamkeit. Damit sind die unerwünschten aggressiven Eigenschaften der alkoholischen Jodverbindung weitgehend ausgemerzt.

PVP-Jod wird bei zahlreichen Indikationen als vollwertiger oder gar überlegener Ersatz und – aufgrund fehlender bakterieller Resistenz, deutlich geringerem Allergisierungspotenzial und praktisch lückenloser mikrobizider Effizienz – als überlegene Alternative zu topisch noch angewendeten Antibiotika angesehen. Folgerichtig wird es auch in ergänzender Konkurrenz mit systemischen perioperativ angewendeten Antibiotika kostensenkend in der Klinik eingesetzt. Die Beeinträchtigung der Wundheilung ist klinisch unerheblich, das Allergisierungspotenzial gering. Bei schilddrüsengesunden Patientinnen kommt es nicht zu einer klinisch relevanten Änderung des Hormonstatus. Die Resorption kann bei Schwangeren, Neugeborenen und Säuglingen allerdings von Relevanz sein. Eventuell erhöhte TSH-Werte normalisieren sich nach den vorliegenden Beobachtungen jedoch meist in 10 Tagen. Eine Alternative ist mit Chlorhexidin gegeben.

Im Fazit gilt: Jede Durchtrennung des Integumentes macht eine prophylaktische Antiseptik erforderlich. Die signifikante Keimreduktion ist allerdings nur kurzzeitig. Am effizientesten ist deshalb die Anwendung der Zubereitung unmittelbar vor der Operation, wobei die wässrige Zubereitung von Antiseptika eindeutig pharmakon- und nicht verdünnungsbedingt wirksam ist.

◘ **Tab. 28.3.** Keimzahlreduktion in der Scheide nach Anwendung von Chlorhexidin oder PVP-Jod-Lösung. (Nach Vorherr et al. 1984)

Antiseptikum	n	Vorher	Nach 5 min
		[$\log_{10}$]	[$\log_{10}$]
Chlorhexidin 4%	72	4,11	0,41
PVP-Jod-Lösung 10%	73	4,62	0,74

◘ **Tab. 28.4.** Keimzahlreduktion in der Scheide nach Anwendung von 10%-PVP-Lösung. (Nach Monif et al. 1980)

Zeitpunkt	n	Aerobier	Anaerobier
		[log10]	[log10]
Vorher	12	5,08	8,17
Nach 10 min		1,95	2,16
Vorher	5	6,37	8,12
Nach 30 min		4,29	6,23
Vorher	4	4,30	8,23
Nach 120 min		5,10	6,01

28.6 Wichtige Empfehlungen

Epidemiologie:	Prophylaktische Maßnahmen haben zweifellos die Häufigkeit und Schwere postoperativer Infektionen reduziert. Folglich ist die präoperative Gabe eines Antibiotikums heute »standard of care«.
Klinik:	Für die Mehrzahl der Operationen hat sich die Einmalgabe eines Antibiotikums mit begrenztem und möglichst gezieltem Wirkspektrum als effizient erwiesen, wobei der zwangsläufig und eingriffsabhängig auftretenden bakteriellen Kontamination entgegengewirkt wird. Die Prophylaxeindikation kann sich auch aufgrund eines unmittelbar vorangegangenen diagnostischen Eingriffes stellen, z. B. nach Mammabiopsie. Während sich die primär indizierte Prophylaxe gegen die Keime der Vaginal- oder Darmflora richtet, steht bei dieser sekundären Indikation stärker die Zielrichtung Standortflora plus traumabedingte Infektionsdisposition im Vordergrund.
Diagnose und Therapie:	Die Indikationsstellung für die perioperative Antibiotikaprophylaxe orientiert sich an der Wundklassifikation »verschmutzt« und »kontaminiert«; darüber hinaus ist bei »sauberen« oder »sauber-kontaminierten« Eingriffen die Indikation abhängig vom Vorliegen patienteneigener präoperativer, intraoperativer und postoperativer Risikofaktoren. Konkret bewährt hat sich sowohl in Gynäkologie und Geburtshilfe wie auch in der Mammachirurgie die Gabe von 1,5 g Cefuroxim i.v. bei Narkoseeinleitung, daneben 2 g Cefotiam und, insbesondere wegen der langen Halbwertszeit in der Prävention von Harnwegsinfektionen, 1 g Ceftriaxon. Bei einem Risikopotenzial hinsichtlich Chlamydieninfektion (Schwangerschaftsabbruch, Abortkürettage, Tubenoperation) sind neben dem entsprechenden Screening Tetrazykline oder Doxycyclin zu empfehlen. Die vaginale Antisepsis mit PVP-Jod oder Chlorhexidin in wässriger Lösung muss unmittelbar präoperativ erfolgen, da bereits nach 2 h die initiale Konzentration der Scheidenkeime wieder erreicht ist.
Prävention:	Nosokomiale Wundinfektionen sind häufig und können die durchschnittliche Liegezeit beträchtlich verlängern. Eine adäquate Antibiotikaprophylaxe stellt einen bedeutetenden kostensenkenden Faktor dar: Bereits bei einer Risikoreduktion um 0,25% wird Kostendeckung erzielt.

28.7 Zukünftige Entwicklungen

Nosokomiale Infektionen sind häufig und teuer, Kostenneutralität ist bei adäquater Indikationsstellung rasch erzielt. Ein adäquates Risikomanagement gilt heute als »standard of care«. Nebenwirkungen und Risiken der Pharmaka bedürfen dabei in jedem Einzelfall der Beachtung. Die nachfolgend gelisteten Aspekte werden in Zukunft weiter auf ihre Wertigkeit geprüft werden müssen:

- Wie hohe Wirkspiegel im Serum und Gewebe müssen erreicht werden, um ein Wachsen von Erregern zu vermeiden?
- Können die wissenschaftlichen Untersuchungen mit älteren Antibiotika uneingeschränkt auf neue Pharmaka übertragen werden?
- Wie effektiv ist die intraoperative Applikation?
- Welche weiteren Parameter gestatten es, das individuelle Infektionsrisiko schärfer zu definieren?
- Ergeben sich neue hygienische Aspekte aus der Mehrfachbelegung eines Operationssaales/Eingriffsraumes durch unterschiedliche medizinische Disziplinen?

Eine weitere Verbesserung ist mit Einführung des liposomalen PVP-Jod-Komplexes zu erwarten, der u. a. durch spezifische Interaktionen mit biologischen Oberflächen, verzögerte Abgabe des Wirkstoffes, Penetrationsverstärkung auf der Oberfläche und einen molekularen Feuchtigkeitsfilm infolge der hohen H2O-Bindungskapazität gekennzeichnet ist.

Literatur

Burke JF (1961) The effective period of preventive antibiotic action in experimental incisions and dermal lesions. Surgery 50: 161–168

Daschner F, Frank U (2006) Antibiotika am Krankenbett, 13. Aufl. Springer, Berlin Heidelberg New York Tokio

Duff P (2000) Prophylactic antibiotics for hysterectomy. In: Mead PB, Hager WD, Faro S (eds) Protocols for infectious diseases in obstetrics and gynecologie, 2nd ed. Blackwell Science, Malden, pp 476–475

Hirsch HA (1993) Perioperative Antibiotikaprophylaxe. Gynäkologe 26: 1–7

Hoyme UB (Berichterstatter) (1999) Standortbestimmung zur Antibiotikaprophylaxe in der Gynäkologie und Geburtshilfe. Seminar des Frauenarztes. Frauenarzt 40(3): 371–376

Hoyme UB (2000) PVP-Jod bei der Infektionsvermeidung und -behandlung nach gynäkologischen Eingriffen. Seminar des Frauenarztes. Frauenarzt 41(6): 743–746

Hoyme UB (Berichterstatter) (2005) Empfehlungen zur kalkulierten parenteralen Initialtherapie bakterieller Erkrankungen bei Erwachsenen. Frauenarzt 46(1): 23–30

Hoyme UB, Bühler K, Walz KA, Winkler UH, Schindler AE (1993) Perioperative Antibiotikaprophylaxe in der Mammachirurgie: Clindamycin vs. Cefuroxim. Zentralbl Gynäkol 115: 77–79

Hoyme UB, Bühler K, Schindler AE (1993) Cefuroxim und Cefoxitin in der perioperativen Antibiotikaprophylaxe. Eine randomisierte Studie. Zentralbl Gynäkol 115: 80–82

Larsen JW, Hager WD, Livengood CH, Hoyme UB (2003) Guidelines for the diagnosis, treatment and prevention of postoperative infections. Infect Dis Obstet Gynecol 11: 65–70

Ledger WL (2000) Prophylacitic antibiotics. In: Mead PB, Hager WD, Faro S (eds) Protocols for infectious diseases in obstetrics and gynecologie, 2nd ed. Blackwell Science, Malden, pp 469–475

Monif RG, Thompson JL, Stephens HD, Baer H (1980) Quantitative and qualitative effects of povidoneiodine liquid and gel on the aerobic and anaerobic flora of the female genital tract. Am J Obstet Gynecol 137: 432–438

Schönheit K, Hoyme UB (2000) Die perioperative Antibiotikaprophylaxe erscheint in Bezug auf Harnweginfektionen optimierbar. Ergebnisse des randomisierten Vergleichs eines Aminopenicillins mit einem Cephalosporin der zweiten und einem der dritten Generation. Seminar des Frauenarztes. Frauenarzt 41(4): 471–478

Stille C (2004) Antibiotika-Therapie, 11. Aufl. Schattauer, Stuttgart

Vorherr H, Vorherrr UF, Mehta P, Ulrich JA, Messer RH (1984) Antimicrobial effect of chlorhexidine and povidone-iodine on vaginal bacteria. J Infect 8: 195–199

Wacha H (1998) Standortbestimmung zur Antibiotikaprophylaxe bei chirurgischen Eingriffen. Zentralbl Chir 123: 1188–1190

Wewelka G, Dorninger G, Enzelsberger H, Riel T, Rotter M (1991) Antimikrobielle Wirkung von Verfahren zur präoperativen Vaginalantiseptik. Hyg Med 16: 335–345

Infektionen der Vagina und der Cervix uteri

Udo B. Hoyme

29.1 Pathophysiologie des Fluor genitalis

Fluor genitalis stellt neben Blutung und Schmerz ein Leitsymptom und somit keine Erkrankung dar. Pathophysiologisch liegen Hypersekretion, Hypertranssudation, Exsudation und Hyperexfoliation aus den Bereichen Vulva, Vagina und/oder Cervix uteri zugrunde. Die Ätiologie ist überwiegend infektiös, das Erscheinungsbild wird stark von prädisponierenden Faktoren beeinflusst. Die Abgrenzung zu physiologischem Ausfluss ist in der Praxis häufig schwierig, aber essentiell, da neben den objektiven Kriterien auch die subjektive Einschätzung durch die Patientin eine Rolle spielt.

Trotz aller wissenschaftlichen Bemühungen ist die Scheidenflora bislang nur unzureichend analysiert und verstanden. Im Prinzip gilt, dass jeder im Mund, im Darm oder auf der Haut vorkommende Mikroorganismus durchaus auch Bestandteil des Scheideninhaltes bei der gesunden Frau sein kann. Ob es zu Krankheitssymptomen beim empfänglichen Wirt kommt, hängt dabei einerseits von den Pathogenitätsmerkmalen eines Mikroorganismus ab, also von der Qualität, daneben aber ganz wesentlich von der konkreten Konzentration, also der Quantität. Das komplexe Verteilungsmuster der unzähligen in der Scheide nachweisbaren Mikroorganismen ist auch mit den aufwendigsten mikrobiologischen Methoden nur annähernd darstellbar und entzieht sich damit von Ausnahmen abgesehen der praktischen Diagnostik.

29.2 Rationale und rationelle Diagnostik

In der gynäkologischen Sprechstunde ist die Primärdiagnostik (▣ Tab. 29.1) beim Fluor genitalis meist darauf gerichtet, ein Syndrom zu erkennen und aus der entsprechenden Diagnose unmittelbar die adäquate Therapie ableiten zu können. Die antibiotische oder antimykotische Therapie führt in der Regel auch dann zum Erfolg, wenn es nicht gelingt, die einzelnen jeweils konkret vorherrschenden Erreger genau der Art nach zu analysieren, bzw. wenn bewusst darauf verzichtet wird. Letztlich ist der Therapieerfolg das entscheidende Qualitätskriterium. Liegt allerdings eine Zervizitis vor, so ist die gezielte Untersuchung auf die

▣ Tab. 29.1. Diagnostische Parameter des Fluor genitalis

Anamnese	Inspektion der Vulva	Spekulumeinstellung	Palpation	Sonstiges
– Symptome (Fluor weißlich, geruchlos, <5 ml pro Tag physiologisch) – Dauer der Beschwerden – Vorausgegangene Therapie – Partnersituation	– Erythem, Effloreszenzen, Beläge – Kratzeffekte – Parasiten	– Zervikaler/vaginaler Fluor? – Scheiden-pH (<4,5 physiologisch) – Nativpräparat mit 0,9% NaCl – Nativpräparat mit 10% KOH – Geruchstest mit 10% NOH – Evtl. Zytologie und Kolposkopie, Biopsie – Bei Verdacht auf Neisseria gonorrhoeae, Chlamydia trachomatis oder Herpesvirus Typ 1/2 Abstriche von Urethra und Cervix uteri für Kultur/Zellkultur, Immun-fluoreszenzmikroskopie oder Enzymimmunoassay, DNA-Assay, »polymerase chain reaction« – Bei Verdacht auf Syphylis und HIV: Serologie	– Schmerzhaftigkeit von Uterus und Eileitern u. a. – Peritoneale Abwehr	– Extragenitale Manifestation bei venerischer Infektion – Evtl. Partneruntersuchung veranlassen

sexuell übertragenen Mikroorganismen Neisseria gonorrhoeae (kultureller Nachweis) und Chlamydia trachomatis (Enzymimmunoassay, Polymerasekettenreaktion, nicht Serologie!) unerlässlich. Bei der Kolpitis mit einem pH-Wert ≥4,7 muss im Nativpräparat gezielt auf Trichomonas vaginalis geachtet werden.

In der Praxis wird so vorgegangen, dass nach der Anamnese, die auch den Partner einschließt (urethraler Ausfluss, Schmerz, Pruritus, Effloreszenzen, Partnerwechsel), bei der gynäkologischen Untersuchung mittels Spekulumeinstellung entschieden wird, ob eine Kolpitis und/oder eine Zervizitis besteht. Bei ausschließlich vaginalem Fluor kommen bakterielle Vaginose (Kolpitis fakultativ), Trichomoniasis und Pilzinfektion in Betracht, bei Entzündung der Zervix die Gonorrhö, eine Chlamydieninfektion und evtl. auch hier Herpes genitalis. Das diagnostische Vorgehen ist im Algorithmus (◘ Abb. 29.1) dargestellt. Sogenannte Suchkulturen sind verzichtbar, da sie letztlich meist nur den Nachweis der Keime erbringen, die am anspruchslosesten und schnellsten wachsen und dabei der physiologischen Scheidenflora entsprechen. Hier besteht ein erhebliches Einsparpotenzial.

29.3 Therapie

29.3.1 Indikationsstellung

Die Indikation zur antimikrobiellen Therapie ist bei Nachweis eines Syndroms, also bei bakterieller Vaginose oder vulvovaginaler Kandidose, gegeben, ebenso bei spezifischem Erregernachweis, also bei Gonorrhö, Chlamydieninfektion, Trichomoniasis und Herpes genitalis. Bei den letztgenannten sind auch Partnerabklärung und abgesehen vom Herpes routinemäßige Partnertherapie obligat. Der Nachweis ubiquitär vorkommender Mikroorganismen, z. B. von Staphylokokken, Streptokokken, Enterobakterien, stellt unter dem Aspekt Fluor genitalis keine Therapiebegründung dar. Gleiches gilt für andere Ausflussformen, z. B. die infolge Disposition auftretende Hyperexfoliation, die Hypertranssudation in der Gravidität oder Fluor bei inadäquater Intimhygiene.

29.3.2 Therapieziel

Fluor genitalis ist primär physiologisch. Ein weißlicher Ausfluss, der 5 ml pro Tag nicht übersteigt, nicht riecht und dessen pH <4,5 – gemessen im unteren Drittel der Scheide – beträgt, gilt als normal. Pathologischer Ausfluss ist zum einen aufgrund der begleitenden Symptome meist lästig, so dass von der Patientin selbst Besserung gesucht wird. Andererseits stellt eine Scheideninfektion auch ein erhebliches Risikopotenzial außerhalb und noch viel mehr während einer Schwangerschaft dar. Allein das Risiko der aufsteigenden uterinen oder tubaren Infektion zwingt in der Mehrzahl der Fälle zur unmittelbaren antimikrobiellen Therapie. Ziel ist also neben der Wiederherstellung der Lebensqualität die Ausschaltung des Risikofaktors. Damit stellen Ausflussdiagnostik und Therapie, im Gegensatz zu früher weit verbreiteter Auffassung, sehr viel mehr als die Behebung einer kosmetisch lästigen Störung dar.

29.3.3 Allgemeine Maßnahmen

Fluor genitalis und die damit verbundenen Beschwerden sind häufig Resultat einer Disposition in Verbindung mit Fehlverhalten der Patientin. Zahlreiche Frauen verbinden so insbesondere Pilzinfektionen mit Ansteckung oder falscher Intimhygiene und reagieren u. a. mit Sitzbädern, Sauerkrautdiät und Zuckerentzug oder anderen wissenschaftlich nicht verbürgten Maßnahmen. Die praktische Erfahrung hat dagegen gezeigt, dass Intimhygiene, z. B. mit Babyöltüchern, die deutliche Zurücknahme von Genitalwaschungen mit Wasser, die Anwendung von Estradiol lokal, die kontinuierliche Anwendung von Laktobazillenzubereitungen intravaginal oder Diät mit probiotische Laktobazillen enthaltender Nahrung (z. B. LC1, nicht Joghurt!) im Einzelfall der Disposition und damit der Rezidivneigung entgegenwirken. Es muss aber klargestellt werden, dass diese Maßnahmen lediglich symptomatisch und dispositionsbeeinflussend wirken und damit eine kausale Therapie nicht ersetzen können. So ist eine anhaltende Ausheilung mit den häufig propagierten Laktobazillen, und noch viel mehr mit Ansäuerungsmaßnahmen, wissen-

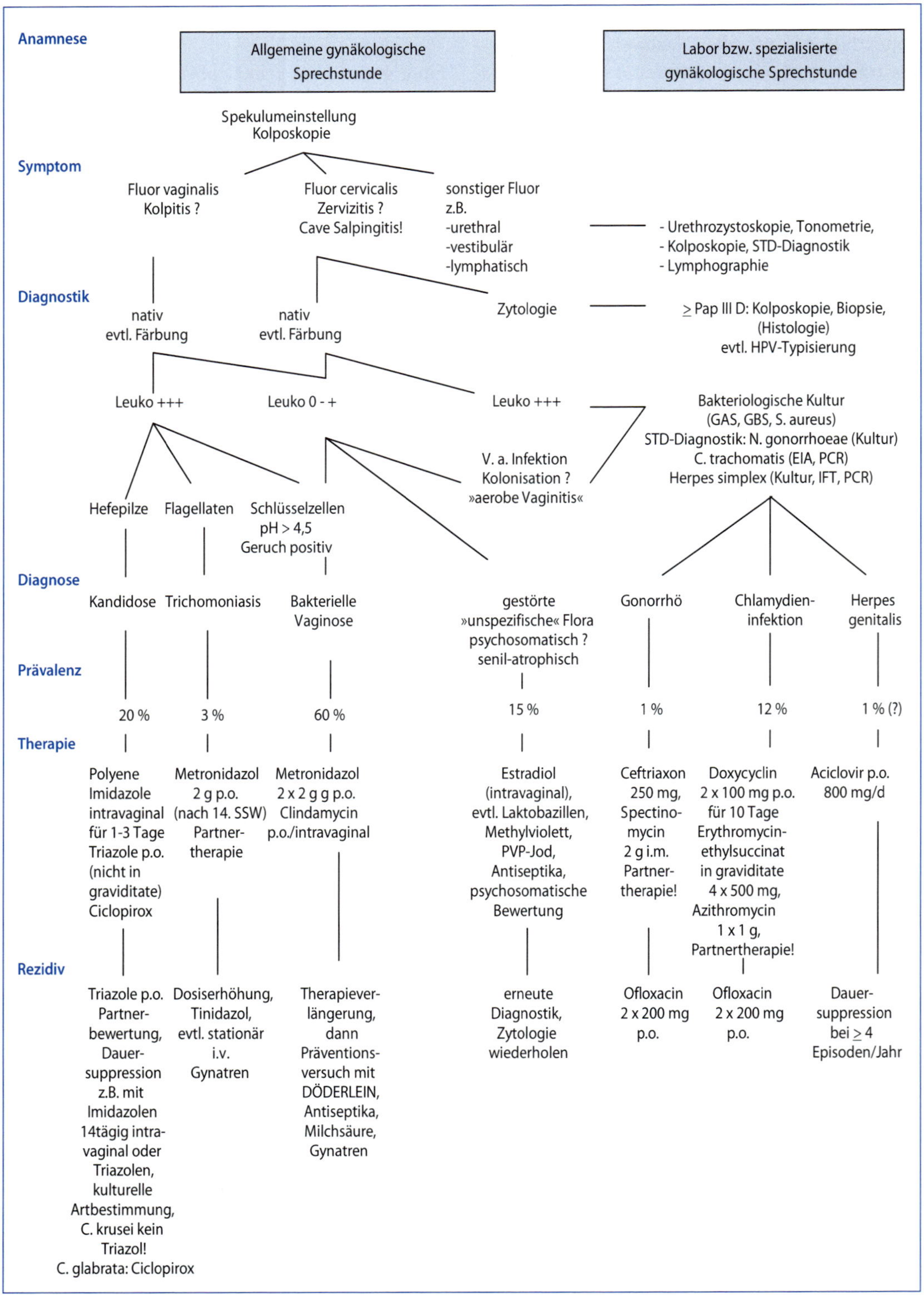

Abb. 29.1. Algorithmus Symptom (!) Fluor genitalis

schaftlich nicht gesichert. Gute Langzeitergebnisse wurden im Übrigen bei bakterieller Vaginose und bedingt auch bei vulvovaginaler Kandidose mittels Impfung mit aberrierenden Laktobazillenarten (Gynatren) erzielt.

29.3.4 Pharmakotherapie

Die **bakterielle Vaginose** wird anhand der Symptome fischig riechender, grau-weißer, homogener Fluor, pH >4,5 sowie Schlüsselzellen im Nativpräparat diagnostiziert. Damit, und nicht mit dem kulturellen Nachweis von Gardnerella vaginalis, ist die Therapieindikation gegeben. Metronidazol in der Dosierung von 750–1000 mg pro Tag für 7 Tage oder von 1-malig 2 g (evtl. 2-mal im Abstand von 48 h) gilt als Therapeutikum der Wahl. Die Behandlung sollte oral erfolgen, da bei der Darm- und Leberpassage der hydroxilierte und um den Faktor 4 wirksamere Metabolit gebildet wird. Vergleichbar gute Heilungsraten bei überlegener Compliance wurden jüngst allerdings auch in einer eigenen Untersuchung mit 2-mal 1 g intravaginal erzielt. Für die Zeit nach der 12. Schwangerschaftswoche gilt das Pharmakon als nicht bedenklich. Eine Alternative besteht in der intravaginalen Gabe von 2% Clindamycin-Creme. Die routinemäßige Mitbehandlung des Sexualpartners ist wissenschaftlich nicht getragen und somit obsolet.

Bei der **Trichomoniasis** besteht eine Kolpitis mit ausgeprägt dünnflüssigem, oft auch schaumigem Ausfluss bei pH >4,5, Amingeruch und Schlüsselzellen. Der Nachweis der Trichomonaden erfolgt mikroskopisch mit der Phasenkontrast- oder Dunkelfeldtechnik. Die Therapie besteht in 1-mal 2 g Metronidazol oder Tinidazol p.o. Die Mitbehandlung des häufig auch symptomatischen Partners gilt als obligat.

Die **vulvovaginale Kandidose** geht ebenfalls mit Entzündungssymptomen einher. Die Diagnose erfolgt nativmikroskopisch anhand der Pilzelemente in Verbindung mit Entzündungszeichen, gelegentlich auch durch die Kultur. Dies bedeutet, dass die asymptomatische kulturell diagnostizierte Kolonisation keine Therapieindikation darstellt. In der Behandlung haben sich die oral anwendbaren Triazole (u. a. Fluconazol, Itraconazol) bewährt, daneben sind weiterhin die lokal anwendbaren Imidazole (Clotrimazol) sowie Polyene (Nystatin, Amphotericin B) indiziert. Die Behandlung wird dann nicht erfolgreich sein, wenn es nicht gelingt, den belastenden Pruritus zu reduzieren. Auf die hierfür essentiellen Begleitmaßnahmen wurde oben hingewiesen (► 29.3.3).

Mycoplasma hominis, Mycoplasma genitalium, Mycoplasma fermentans und **Ureaplasma urealyticum** kommen sowohl bei gesunden, sexuell aktiven Frauen als auch häufig bei Frauen mit Kolpitis vor. Ein charakteristisches Krankheitsbild bei der Frau gibt es nicht. Dies könnte für einen saprophytären Charakter der Mykoplasmen im Genitale sprechen, schließt aber eine ursächliche Beteiligung am Fluor vaginalis nicht aus. So treten Mykoplasmen bei bakterieller Vaginose und Trichomoniasis in hoher Konzentration auf. Bei adäquater Therapie der Grunderkrankung kommt es jedoch unmittelbar zum Rückgang aller Mykoplasmenarten, da die für ihr Wachstum bestehenden Voraussetzungen in der Scheide dann nicht mehr gegeben sind. Für eine speziell gegen Mykoplasmen gerichtete Therapie gibt es somit derzeit keine Indikation.

Der zweifelsfreie Nachweis von **Neisseria gonorrhoeae** erfolgt mittels Kultur. Alternativ kommen Polymerasekettenreaktion oder mit Einschränkungen der Enzymimmunoassay in Betracht. In der Behandlung gilt heute die Einmalgabe von 250 mg i.m. Cefriaxon als Standard, dahinter steht als Alternative Spectinomycin zurück. Bei disseminierter Gonokokkeninfektion wird die Behandlung über 7 Tage unter klinischen Bedingungen empfohlen. Die Partnertherapie ist in jedem Falle obligat.

Chlamydia trachomatis wird in der Praxis mittels Enzymimmunoassay, DNA-Assay oder Polymerasekettenreaktion aus Abstrichen von Zervix und/oder Urethra nachgewiesen. Die klassische Therapie besteht in der Gabe von Tetrazyclin-HCL oder Doxycyclin über mindestens 10 Tage. Vergleichbar wirksam, von der Compliance her überlegen, aber auch teuer, sind Roxythromycin und das in der Form der Einmaltherapie einsetzbare Azithromyzin, daneben einige Chinolone. Für die Schwangerschaft lautet die Empfehlung Erythromycinethylsuccinat. Auch hier ist die simultane Therapie des Sexualpartners obligat.

Der Nachweis des **Herpes-simplex-Virus Typ 1 oder 2** ist mittels Zellkultur möglich, daneben über DNA-Identifizierung. Das klinische Bild ist oft nicht spezifisch. Die Serologie kann die Erkrankung bei negativem Ausfall ausschließen. Die Therapie besteht in der Gabe von täglich 800 mg Aciclovir bzw. einem der modernen Derivate. Die Wirkung ist rein symptomatisch. Die Behandlung kann aber bei erheblichen Beschwerden oder bei häufiger Rezidivierung wegen der deutlichen Verbesserung der Lebensqualität auch im Sinne der Dauersuppression angezeigt sein. Beim Partner ist die Abklärung des serologischen Zustandes angezeigt, die Therapie nur bei entsprechender Symptomatik. Der Beratungsbedarf hinsichtlich Umgang mit der chronischen, evtl. extrem belastenden Erkrankung, insbesondere in Bezug auf Rezidivvermeidung, Verhalten in der Schwangerschaft, Prävention bei Partnerwechsel u. a., ist erheblich, die Betreuung deshalb häufig eine Domäne von Spezialsprechstunden und Selbsthilfegruppen.

29.4 Wichtige Empfehlungen

Epidemiologie:	Bei 20% der sich in der gynäkologischen Sprechstunde vorstellenden Frauen ist Fluor genitalis das oder zumindest ein Problem. Das Symptom (!) ist meist durch Infektion begründet, die Differenzialdiagnosen müssen aber bereits bei der Erstkonsultation in Betracht gezogen werden, um z. B. ein Malignom nicht zu verkennen.
Klinik:	Nach Abgrenzung von physiologischem Ausfluss (weiß, nicht riechend, pH <4,5, 5 ml/Tag) erfolgt die Unterscheidung zwischen vaginalem und/oder zervikalem Fluor sowie die Bewertung, ob eine Entzündung vorliegt. Zur Diagnostik gehören sowohl der Ausschluss einer zu Uterus und Adnexen aufgestiegenen Infektion als auch die Partnerbewertung.
Diagnose und Therapie:	Die bakterielle Vaginose ist mit rund 60% Prävalenz bei Fluorpatientinnen die mit Abstand häufigste Erkrankung. Hier, wie bei der seltenen Trichomoniasis, ist die Therapie mit Metronidazol Standard. Unter den entzündlichen Fluorursachen steht die vulvovaginale Kandidose mit 20% an erster Stelle. Die beste Therapiecompliance besteht bei der p.o.-Gabe von Triazolen. Chlamydieninfektion und Gonorrhoe erfordern aufwendige Nachweisverfahren. Bei der Gonorrhoe ist die Einmaltherapie mit 250 mg Ceftriaxon Standard, bei der Chlamydieninfektion kommen Tetrazykline, Doxycyclin, Roxythromycin, Acithromycin, einige Chinolone und in der Schwangerschaft Erythromycinethylsuccinat in Betracht.
Prävention:	Die sexuell übertragbaren Infektionen folgen dem epidemiologischen Verteilungsmuster der venerischen Erkrankungen und sind damit weitgehend durch Barrieremaßnahmen zu verhüten. Bei bakterieller Vaginose und vulvovaginaler Kandidose stellt die Immunisierung mit Gynatren einen neuen Ansatz dar.

29.5 Offene Forschungsfragen

Im Jahr 1892 hat Döderlein in eindrucksvoller Weise den normalen und den pathologischen Scheideninhalt dargestellt. Das von ihm erarbeitete Konzept ist weitgehend akzeptiert worden und Grundlage für das Verständnis des Ökosystems der Scheide, mit der Schlussfolgerung, dass bei Vorhandensein von Laktobazillen von physiologischen Verhältnissen ausgegangen werden darf. Diese Interpretation wird v. a. durch die Untersuchungen der Arbeitsgruppe in Seattle in Frage gestellt und ergänzt: In der Vagina der gesunden, geschlechtsreifen Frau kommen neben Laktobazillen alle Keime der physiologischen Haut-, Mund- und Darmflora vor, wobei die Zervix das Keimspektrum der Scheide widerspiegelt. Die Keimarten befinden sich in einem quantitativen und qualitativen Gleichgewicht, dass durch exogene und endogene Faktoren beeinflusst wird. Parameter der Situation sind pH-Wert, Glykogen- bzw. Glukosegehalt und insbesondere das Redoxpotenzial in der Scheide. Eine hohe Sauerstoffspannung verhindert so das Überwiegen von Anaerobiern mit den insbesondere für die bakterielle Vaginose typischen Komplikationsrisiken.

Ein folglich häufig diskutiertes Regime ist die Applikation von Laktobazillen. Hier besteht in zweierlei Hinsicht ein Dilemma. Einerseits gelingt ihre nachhaltige Ansiedlung und damit die Verdrängung anderer Bakterien nur im Ausnahmefall, andererseits ist noch nicht einmal bekannt, welche die für den menschlichen Organismus optimale Laktobazillenart ist. Lactobacillus acidophilus darf ausgeschlossen werden, evtl. kommen Lactobacillus crispatus oder Lactobacillus jensenii in Betracht. Hier ist erheblicher Forschungsbedarf gegeben, um die mit alternativen Ansätzen in der Praxis gemachten Erfahrungen wissenschaftlich zu untermauern. Es sei hervorgehoben, dass die gelegentlich empfohlene Ansäuerung des Scheideninhaltes wissenschaftlich zweifelhaft ist: Der niedrige pH-Wert ist zwar ein Indikator für eine gesunde Scheidenflora, Wirkmechanismus in diesem Sinne ist aber zweifellos die hohe Sauerstoffspannung. Bislang ist es allerdings nicht gelungen, mittels wenig belastender und ungefährlicher Maßnahmen das Redoxpotenzial in der Scheide nachhaltig zu erhöhen. Der Versuch einer Ansäuerung in einer ohnehin als Puffer wirkenden Lösung an den Ursachen der vaginalen Infektion vorbei ist vor diesem Hintergrund wenig erfolgversprechende, potenziell riskante pH-Kosmetik.

Literatur

Elsner P, Martius J (1993) Vulvovaginitis. Dekker, New York Basel Hongkong

Faro S (2000) Pelvic abscess. In: Mead PB, Hager WD, Faro S (eds) Protocols for infectious diseases in obstetrics and gynecologie, 2nd edn. Blackwell Science, Malden, pp 489–496

Hager DW (2000) Pelvic actinomycosis. In: In: Mead PB, Hager WD, Faro S (eds) Protocols for infectious diseases in obstetrics and gynecologie, 2nd edn. Blackwell Science, Malden, pp 438–442

Hof H (2003) Mykologie für Mediziner. Grundlagen – Pathogenese – Manifestation – Diagnostik – Therapie. Thieme, Stuttgart-New York

Hoyme UB (2002) Rationelle Diagnostik genitaler Infektionen – Teil 1. Geburtsh Frauenheilk 62: R181–R200

Hoyme UB (2004) Antimikrobielle Therapie in Gynäkologie und Geburtshilfe. In: Schmidt-Matthiesen H, Wallwiener D (Hrsg) Gynäkologie und Geburtshilfe. Lehrbuch für Studium und Praxis, 10. vollst. überarb. u. aktual. Aufl. Schattauer, Stuttgart New York, S 497–506

Hoyme UB (2004) Fragen aus der Praxis: Gibt es Studien, die belegen, dass vaginale Infektionen mit alternativen Behandlungsmethoden heilbar sind? Hebamme 17: 251–253

Landers DV (2000) Uncomplicated anogenital gonorrhea. In: Mead PB, Hager WD, Faro S (eds) Protocols for infectious diseases in obstetrics and gynecologie, 2nd edn. Blackwell Science, Malden, pp 314–320

McCormack WM (2000) Genital mycoplasmas. In: Mead PB, Hager WD, Faro S (eds) Protocols for infectious diseases in obstetrics and gynecologie, 2nd edn. Blackwell Science, Malden, pp 390–393

Osborne NG (2000) Mucopurulent cervicitis. In: Mead PB, Hager WD, Faro S (eds) Protocols for infectious diseases in obstetrics and gynecologie, 2nd edn. Blackwell Science, Malden, pp 308–313

Petersen EE (2003) Infektionen in Gynäkologie und Geburtshilfe. Lehrbuch und Atlas, 4. neubearb. und erw. Aufl. Thieme, Stuttgart New York

Petzoldt D, Gross G (Hrsg) (2001) Diagnostik und Therapie sexuell übertragbarer Krankheiten. Leitlinien 2001 der Deutschen STD-Gesellschaft. Springer, Berlin Heidelberg New York

Spence RM (2000) Candida vaginal infections. In: Mead PB, Hager WD, Faro S (eds) Protocols for infectious diseases in obstetrics and gynecologie, 2nd edn. Blackwell Science, Malden, pp 249–255

Thomason JL, Scaglione NJ (2000) Bacterial vaginosis. In: Mead PB, Hager WD, Faro S (eds) Protocols for infectious diseases in obstetrics and gynecologie, 2nd edn. Blackwell Science, Malden, pp 270–277

Walker CK (2000) Trichomoniasis. In: Mead PB, Hager WD, Faro S (eds) Protocols for infectious diseases in obstetrics and gynecologie, 2nd edn. Blackwell Science, Malden, pp 264–269

Chronisch-rezidivierende vulvovaginale Kandidose

Udo B. Hoyme

30.1 Einführung

Berichte in der Laienpresse haben in erheblichem Maße dazu beigetragen, dass die wissenschaftlich unbewiesene Hypothese, wonach insbesondere Candida spp. für eine Vielzahl von Symptomen in praktisch allen Körperregionen ursächlich verantwortlich seien, heute in der Bevölkerung weit verbreitet ist. Folglich werden Symptome der Kolpitis mit Pilzinfektionen assoziiert, auch wenn diese nur in etwa 30% der Fälle belegbar sind.

Wegen der unterschiedlichen diagnostischen und therapeutischen Ansätze ist zwischen chronischem und rezidivierendem Ereignis zu differenzieren. Die chronische Infektion stellt einen aktiven persistierenden Prozess über einen längeren Zeitraum dar, während die rezidivierende Form durch wiederholt auftretende akute kurzzeitige Episoden gekennzeichnet ist. Somit ist eine rezidivierende Kandidose nicht als chronifizierte Form anzusehen.

Darüber hinaus muss klar zwischen Infektion und Kolonisation unterschieden werden, da viele asyptomatische Frauen durchaus und langfristig mit Candida albicans intravaginal besiedelt sein können. Der alleinige Nachweis des Mikroorganismus bedeutet primär weder akute noch chronische noch latente Infektion, noch stellt er eine Therapieindikation dar. Das Wachstum von Candida spp. ist von einer Reihe von prädisponierenden Faktoren abhängig, die unter dem therapeutischen Aspekt erkannt und möglichst abgestellt werden müssen. Für die vulvovaginale Kandidose ist in mehr als 90% Candida albicans ursächlich, daneben sind es Candida glabrata und Candida tropicalis.

30.2 Diagnostik

Bei der rezidivierenden vulvovaginalen Kandidose finden sich häufig die klassischen Symptome Juckreiz, Entzündung und sämig-krümeliger Ausfluss. Gelegentlich ist allerdings Pruritus das einzige Symptom, abgesehen davon, dass durch medizinische, diätetische und sonstige Maßnahmen das klinische Bild nach meist längerem Leidensweg der Patientin häufig modifiziert ist. So ist der Nachweis von Pseudohyphen im Nativpräparat auch unter Zuhilfenahme von 10% KOH häufig negativ, obwohl der Nachweis von Candida spp. auf Sabouraud-Agar mit guter Sensitivität und Spezifität gelingt. Eine Alternative ist auch die Polymerasekettenreaktion. Es besteht im Übrigen keine Korrelation zwischen der jeweiligen Konzentration der Mikroorganismen und den klinischen Symptomen.

Herpes genitalis ist neben den anderen mit Fluor genitalis einhergehenden Erkrankungen die wesentliche Differenzialdiagnose. Wird statt Juckreiz eher Schmerz angegeben, so ist unbedingt nach einem durch Pilzbefall maskierten Herpes zu fahnden bzw. dieser mittels einer negativen HSV-Serologie auszuschließen. Zugleich sollen auch bakterielle Vaginose sowie Chlamydien- und HPV-Infektion in Betracht gezogen werden.

Die vulvovaginale Kandidose ist keine sexuell übertragbare Infektion, es besteht jedoch häufig eine Beziehung zwischen sexueller Aktivität und vaginalen Symptomen, wobei diese sich auch partnerabhängig darstellen können. Typischerweise ist jedoch die Mehrzahl aller Patientinnen absolut unauffällig hinsichtlich eines der bekannten Risikofaktoren (▶ Übersicht).

Risikofaktoren der vulvovaginalen Kandidose/Kolpitis

- Antibiotika-, Steroidhormonmedikation
- Inadäquate perianale und Intimhygiene
- Enganliegende Kunststoff- und Seidenunterwäsche
- Genitale/orale/digitale symptomatische Infektion des Partners
- Überempfindlichkeit (Medikation, Drogen, Kontrazeption)
- Allergische Disposition (IgE gegen Candida spp, Sperma)
- Schwangerschaft
- Diabetes mellitus, sonstige Endokrinopathien
- Immunsuppression

30.3 Therapie

30.3.1 Indikationsstellung

Die Therapie ist in der konkreten Situation mit der zweifelsfreien Diagnosestellung indiziert. Zweifelsfreiheit bedeutet letztlich, dass bei negativem Nativpräparat in der symptomatischen Situation, also bei Vorliegen einer Kolpitis, die sonst nicht notwendige Kultur (oder PCR) den Ausschlag gibt.

30.3.2 Therapieziel

Mit der Behandlung muss sowohl die symptomatische akute Infektion ausgemerzt als auch die Rezidivierung verhindert werden. Dabei scheint es auch nach wiederholter Behandlung nicht zur Entwicklung von Resistenzen gegen die jeweils eingesetzten Antimykotika zu kommen. Andererseits ist kein Pharmakon mit kompletter Fungizität verfügbar, so dass mit lokaler oder auch systemischer Behandlung intravaginal wohl eine deutliche Reduktion des Pilzbefalls, aber keine absolute Erregerfreiheit erzielt werden kann. Folglich muss die akute Behandlung durch eine nachgehende Therapie komplettiert werden, um die Rezidivrate unter die sonst zu beobachtenden 25–40% zu reduzieren.

30.3.3 Allgemeine Maßnahmen

Therapie und Prävention der Pilzinfektion sind in der Vergangenheit in hohem Maße durch sog. Expertenmeinungen geprägt worden. Es gibt dessen ungeachtet keine wissenschaftlich einwandfreie Evidenz dafür, dass bei der immunkompetenten Patientin diätetische Maßnahmen (z. B. Zuckerreduktion, Sauerkraut), moderne hormonale Kontrazeption oder intravaginale Laktobazillenanwendung/Ansäuerungsmaßnahmen einen nachhaltigen Einfluss in die eine oder andere Richtung ausüben. Zweifellos müssen die bekannten Risikofaktoren (► Übersicht) in Betracht gezogen und ggf. abgestellt werden. Tritt die Kolpitis im Zusammenhang mit der Kohabitation mit einem bestimmten Partner auf, so besteht die Möglichkeit der allergischen Reaktion, evtl. auch auf dessen Medikation, da Sperma z. B. Penizilline oder Thioridazin aufnehmen kann. In dieser Situation bzw. bei IgE-Antikörpern gegen Sperma kommt Kondomverkehr in Betracht, ebenso bei Überempfindlichkeit gegen spermatizide Substanzen.

Die allergische Reaktion auf Candida spp. ist eine weitere Option und mittels IgE-Testung zu belegen. Die Therapie besteht in intensiver antimykotischer Therapie in Verbindung mit oralen Antihistaminika. Hyposensibilisierungsverfahren sind derzeit in der Entwicklung.

30.3.4 Pharmakotherapie

Die Bandbreite der Behandlungsempfehlungen für Patientinnen mit chronisch-rezidivierender vulvovaginaler Kandidose ist groß, wobei kein Regime in allen Konstellationen gleichermaßen erfolgreich sein kann (▫ Tab. 30.1). Wesentlich ist die Verknüpfung von Akuttherapie und Prävention des Rezidivs mittels permanenter Medikation für wenigstens 6 Monate.

Tab. 30.1. Therapie der chronisch-rezidivierenden vulvovaginalen Kandidose. (Nach Witkin u. Giraldo 2000)

Pharmakon[a]	Behandlung[b]
Akuttherapie	
Clotrimazol 1%-Creme	5 g intravaginal 1-mal täglich für 10–14 Tage
oder Miconazol 2%-Creme	5 g intravaginal 1-mal täglich für 10–14 Tage
oder Fluconazol	150 mg p.o. als Einmaldosis
Erhaltungstherapie	
Clotrimazol 1%-Creme	5 g intravaginal 1-mal täglich für 3–5 Tage jeweils prämenstruell für 6 Monate
oder Miconazol 2%-Creme	5 g intravaginal 1-mal täglich für 3–5 Tage prämenstruell für 6 Monate
oder Nystatin 100.000 IE	1 Tablette intravaginal jede 4. Nacht für 6 Monate
oder Itraconazol 100 mg	1 Kapsel p.o. täglich für 6 Monate
oder Fluconazol 100 mg	1 Tablette p.o. wöchentlich für 6 Monate

[a] Der Ersatz durch andere Antimykotika ist möglich (z. B. Econazol, Terconazol).

[b] Die Behandlung der akuten Infektion sollte länger als 2–3 Tage erfolgen.

30.4 Wichtige Empfehlungen

Epidemiologie:	Etwa 5% aller Patientinnen mit akuter vulvovaginaler Kandidose entwickeln eine chronisch-rezidivierende Verlaufsform trotz adäquater antimykotischer, primär erfolgreich erscheinender Therapie.
Klinik:	Die klassischen Symptome der Kolpitis sind häufig durch vorangegangene (inadäquate) Therapie und Begleitmaßnahmen maskiert. Ist bei Kandidoseverdacht der Nachweis mittels des Nativpräparates nicht zu führen, so ist die Kultur indiziert. Die gezielte Frage nach dem Beschwerdecharakter ergibt bei der Angabe von Schmerz statt Pruritus den Verdacht auf einen zugrunde liegenden Herpes genitalis.
Diagnose und Therapie:	Die Akuttherapie z. B. mit Clotrimazol 1%-Creme, Miconazol 2%-Creme über 10–14 Tage oder Fluconazol 150 mg p.o. als Einmaldosis muss gefolgt werden von einer Erhaltungsmedikation lokal über 3–5 Tage prämenstruell oder oral wöchentlich 1-mal für mindestens 6 Monate. Daneben stehen die Bewertung und ggf. Ausschaltung der Risikofaktoren, wobei dies in der Praxis häufig keinen konkreten Ansatz ergibt.
Prävention:	Die effizienteste Modalität besteht derzeit in der Dauermedikation, daneben in der Ausschaltung der Risikofaktoren, wenn gegeben. Die aufwendige Wertung der intravaginalen IgE-Antikörper, die Unterdrückung der allergischen Komponente bzw. die Hyposensibilisierung stellen derzeit in der Diskussion befindliche moderne Ansätze dar.

30.5 Zukünftige Entwicklungen

Die zellvermittelte Immunität ist der wesentliche das vaginale Wachstum von Candida spp. limitierende Faktor. So haben Frauen mit T-Lymphozyten oder Makrophagen betreffenden genetischen Defekten eine erhöhte Rate an Infektionen, bzw. es besteht bei Frauen mit normal funktionierendem Immunsystem meist kein therapeutisches Problem.

In etwa 20% der Fälle gilt eine allergische Reaktion der Vaginalhaut auf die diversen in Betracht kommenden Allergene (▶ 30.3.3) als prädisponierender Faktor für die rezidivierende Kandidakolpitis. Im Zusammenhang mit der Histaminausschüttung kommt es schlussendlich zur Produktion von Prostaglandin E2 und damit zu verbesserten Voraussetzungen für die Proliferation von Candida spp. auch bei primär ausgesprochen niedrig konzentriertem Inokulum. Die klinische Infektion kann im Übrigen auch dann induziert werden, wenn die allergische Reaktion mit Bildung von IgE primär im Genitaltrakt des Sexualpartners abläuft!

Rezidive treten insbesondere in der Corpus-luteum-Phase auf, da hier der erhöhte Progesteronspiegel die zelluläre Immunantwort herabreguliert und damit die Hemmung des Pilzwachstums reduziert ist, ähnlich bei einigen Endokrinopathien.

Der exakte Mechanismus der immunologischen Vorgänge bei rezidivierender Kandidose ist derzeit Gegenstand umfangreicher Untersuchungen. Dies hat aber noch nicht Eingang in die konkrete praktische Therapie gefunden. Die Immunisierung mit Gynatren kommt unter dem präventiven Aspekt in Betracht, obwohl Pilzinfektionen vom Laktobazillenmuster in der Scheide unabhängig zu sein scheinen. In der Rezidivsituation, die von der Reinfektion klinisch nicht abzugrenzen ist, kann im Ausnahmefall die Mitbehandlung des Sexualpartners zielführend sein, wenn es gelingt, dessen Keimreservoir zu sanieren.

Literatur

Kalo-Klein A, Witkin SS (1990) Prostaglandin E_2 enhances and gamma interferon inhibits germ tube formaton in Candida albicans. Infect Immun 58: 260–262

Mendling W, Spitzbart H unter Mitarb. von Blaschke-Hellmesse R, Hoyme UB, Martius J et al. (2004) Empfehlungen zur antimykotischen Therapie der vaginalen Hefepilz-Kolonisation von Schwangeren, um Kandidamykosen beim

Neugeborenen zu verhüten. Deutsche Gesellschaft für Gynäkologie und Geburtshilfe e.V. Leitlinien, Empfehlungen, Stellungnahmen, Stand September 2004. 55. Kongress der DGGG

Puccetti P, Romani L, Bistoni FA (1995) TH_1-TH_2-like switch in candidiasis: new perspectives for therapy. Trends Microbiol 3: 237–240

Sobel JD, Faro S, Force RW et al. (1998) Vulvovaginal candidiasis: epidemiologic, diagnostic, and therapeutic considerations. Am J Obstet Gynecol 178: 203–211

Witkin SS, Giraldo PC (2000) Chronic recurrent vaginal candidiasis. In: Mead PB, Hager WD, Faro S (eds) Protocols for infectious diseases in obstetrics and gynecologie, 2nd edn. Blackwell Science, Malden, pp 256–263

Harnwegsinfektionen

Volker Viereck, Wolfgang Heyl

31.1 Einführung

Die Harnwegsinfektion ist die häufigste entzündliche Erkrankung in der Gynäkologie und Geburtshilfe und zugleich eine der häufigsten Komplikationen gynäkologischer Eingriffe. Sie ist durch die unphysiologische Präsenz und Vermehrung von Mikroorganismen im Harntrakt gekennzeichnet, wobei sehr unterschiedliche Krankheitsbilder resultieren können. Das Spektrum reicht von der Urethritis über die nach Aszension resultierende symptomatische akute Zystitis bis zu akuten, chronischen oder rezidivierenden Pyelonephritiden, wobei das Rezidiv durch das Wiederauftreten desselben Erregers wie bei der Erstinfektion charakterisiert ist.

Für die Therapieentscheidung hat sich die Einteilung unter ätiologischem und topographischem Aspekt bewährt:

- Untere/obere Harnwegsinfektion (HWI)
- Spontane/iatrogene HWI
- HWI bei Obstruktion d. ableitenden Harnwege
- HWI in der Schwangerschaft
- Unspezifische/spezifische HWI

31.2 Anamnese und Diagnostik

Eine signifikante Bakteriurie ist beim Nachweis von ≥105 Bakterien desselben Stammes pro ml aus frischem, adäquat gewonnenem Mittelstrahlurin gegeben. Die Wahrscheinlichkeit der Kontamination beträgt allerdings etwa 20%; bei 2 unabhängig voneinander gewonnenen positiven Proben beträgt die Sicherheit bereits 91%, bei 3 Proben 96%. Aus Katheterurin ist Signifikanz beim Nachweis von ≥104, bei Blasenpunktaturin von ≥10 Erregern pro ml gegeben. Bei Keimkonzentrationen im jeweiligen Grenzbereich ist weiter abzuklären bzw. nach Entzündungszeichen zu fahnden, ebenso bei der asymptomatischen signifikanten Bakteriurie.

Die bakterielle Zystitis ist durch Dysurie sowie evtl. Makrohämaturie und/oder Pyurie gekennzeichnet. Bei der akuten Pyelonephritis kommen Fieber, mitunter Schüttelfrost, schmerzhaftes Nierenlager sowie Rücken- und Flankenschmerzen mit Ausstrahlung in die Leiste hinzu. Die Differenzierung zwischen beiden Harnwegsinfektionsformen mittels Laboruntersuchungen ist häufig nicht möglich.

Die chronische interstitielle Nephritis, von der die chronische Pyelonephritis eine Sonderform darstellt, kann schlussendlich zum Nierenversagen führen, wobei im Endstadium die Abgrenzung der primär bakteriellen Form von denen anderer Genese mit sekundärem Erregerbefall kaum noch möglich ist. Auch bei der abakteriellen Zystitis und/oder Urethritis liegt eine häufig komplexe Ätiologie der Entzündung vor, so dass trotz intensiver Suche der Erregernachweis nicht gelingt. Die Abgrenzung gegen das sog. Urethralsyndrom, das nach Aszension z. B. von Escherichia coli oder auch Chlamydia trachomatis in die posteriore Urethra und die dort mündenden periurethralen Drüsen entsteht, ist oft schwierig, ebenso der Erregernachweis in dieser Situation.

Das Erregerspektrum umfasst Bakterienarten der transienten Standortflora, also u. a. Escherichia coli (80–85%), Proteusstämme, Enterokokken oder Staphylokokkenarten. Bei Verdacht auf eine spezifische Infektion ist nach Chlamydien, Gonokokken sowie den als unspezifisch geltenden Ureaplasmen und Mykoplasmen zu fahnden. Auch andere Erreger genitaler Infektionen verursachen gelegentlich urethritische Beschwerden, z. B. Trichomonaden, Herpesviren oder Pilze.

Die erfolgreiche Therapie insbesondere der chronischen oder rezidivierenden Zystitis setzt die Berücksichtigung oder Ausschaltung disponierender Faktoren voraus, u. a. mechanische Irritation durch den Geschlechtsverkehr, iatrogene Epithelläsionen, infravesikale Abflussbehinderungen, Restharnbildung, Blasendivertikel oder Entleerungsstörungen, daneben persistierende Infektionen der paraurethralen Drüsen. Neben diesen überwiegend mechanischen Faktoren spielen biologisch-immunologische Phänomene sowie die bakterielle Adhärenz eine Rolle. Bei Infektionen der oberen Harnwege ist immer abzuklären, ob ein vesikoureterorenaler Reflux besteht.

Nosokomiale Harnwegsinfektionen machen mehr als 2/3 aller während des Aufenthaltes in einem Krankenhaus erworbenen Infektionen aus, wobei davon wiederum etwa 70% durch transurethrale Harndrainage verursacht werden. Dieses Problem verschärft sich aktuell aufgrund multiresistenter Erregerarten.

Bei zahlreichen – insbesondere rekonstruktiven – gynäkologischen Eingriffen ist die vorübergehende Beeinträchtigung der Blasenfunktion eingriffimmanent, ebenso die über 24 h hinausgehende Harnableitung, die nach Möglichkeit suprapubisch vorzunehmen ist. Im Übrigen kann selbst eine kurzzeitige postoperative Harnverhaltung die Entstehung von Harnwegsinfektionen begünstigen, so auch nach Mammaeingriffen! Verdacht und Diagnosestellung bei der nosokomialen unkomplizierten Harnwegsinfektion können sich auf Anamnese, Klinik und einfache Schnelltests (z. B. Nitrit) gründen. Bei Therapieversagen ist auch hier die mikrobiologische Bewertung angezeigt.

Die Schwangerschaft disponiert via Gestageneffekt, Weitstellung des Harntraktes, Glukosurie oder Diabetes mellitus, Harninkontinenz, verminderte Selbstheilungstendenz, Entbindungstrauma u. a. zur Bakteriurie in 5–9%. In bis zu 40% entwickelt sich daraus eine akute Pyelonephritis, namentlich wenn die Bakteriurie unerkannt bleibt bzw. nicht rechtzeitig therapiert wird.

31.3 Therapie

31.3.1 Indikationsstellung

Die Therapie ist gegen das in Betracht kommende Erregerspektrum gerichtet, wenn nicht in der symptomatischen Situation bereits eine Erregerbestimmung mit Resistenztestung vorliegt. Bei entsprechender Anamnese, also insbesondere in der postoperativen Situation, kann primär auf eine mikrobiologische Untersuchung verzichtet und ohne Zeitverzug die Behandlung initiiert werden. Bei der asymptomatischen signifikanten Bakteriurie ist die Indikation weiterhin strittig (Ausnahme: Schwangerschaft), da insbesondere in der postoperativen Situation auch eine erhebliche Selbstheilungstendenz besteht.

31.3.2 Therapieziele

Die adäquate antimikrobielle Behandlung soll die Infektionserreger eliminieren, die Entzündungsbeschwerden beheben und Nierenschäden vorbeugen. Die Maxime, dass eine Harnwegsinfektion bis zu 14 Tage mit Antibiotika, die wirksame Pharmakonspiegel sowohl im Gewebe als auch im Urin herbeiführen, zu behandeln sei, wurde zunehmend durch differenziertere, zu individualisierende Behandlungsprinzipien ersetzt. Dadurch wird eine nebenwirkungsreiche Überbehandlung unkomplizierter Harnwegsinfektionen vermieden, andererseits aber bei komplizierten Infektionen auch eine evtl. länger notwendige Behandlungsdauer sichergestellt.

Wesentliche Voraussetzung der risikoarmen Antibiose ist die Kenntnis der konkreten Nierenfunktion, auf die ggf. über das Dosierungsintervall oder die Reduzierung der Dosis reagiert werden muss. Während Penizilline in mittlerer Dosierung so ohne Reduzierung eingesetzt werden können, muss unter Cephalosporinen bei hochgradiger Niereninsuffizienz die Dosis zurückgenommen werden. Bei β-Laktam-Antibiotika und Fluorchinolonen, die vorwiegend renal ausgeschieden werden, sowie bei Carbapenem und Vancomycin ist eine Dosisreduzierung erforderlich, ebenso bei Cotrimoxazol. Als potenziell nephrotoxisch sind alle Aminoglykoside einzuordnen.

Vor dem Beginn jeglicher Antibiose muss eine Urinprobe asserviert und kühl gelagert werden, um im Bedarfsfall auf Erreger und Resistenz auch noch nachträglich untersuchen zu können. Der Behandlungserfolg wird am Rückgang der Symptome gemessen. Eventuell wird bei persistierender Beschwerdesymptomatik nach vorliegender Erreger- und Resistenzbestimmung die Antibiose neu bewertet bzw. gewählt.

31.3.3 Allgemeine Maßnahmen

Die reichliche Flüssigkeitszufuhr, nicht unter 2 l pro Tag, ist zu empfehlen, wobei für ihre Effizienz die Art des Getränkes ohne Belang ist. Es kann also zu Tee ebenso wie zu Fruchtsaft, Mineralwasser und Ähnlichem geraten werden. Die Bedeutung eines speziellen Blasentees liegt darüber hinaus im psychologischen Bereich.

Bei komplizierten bzw. oberen Harnwegsinfekten ist Bettruhe indiziert. Die lokale Applikation feuchter Wärme schafft Linderung und evtl. über eine reflektorische Steigerung der Durchblutung eine Stärkung der Resistenz. Die früher vielgeübte Ansäuerung des Harns ist nicht effektiv, evtl. sogar die Absiedelung von Bakterien fördernd. Neben der begleitenden systemischen, analgetischen und spasmolytischen Medikation sind gerade bei der akuten Zystitis Präparate mit lokalanästhetischen Eigenschaften angezeigt.

In Bewertung der einzeitigen Therapie akuter unkomplizierter Harnwegsinfektionen stellt sich die Frage, ob nicht alleine durch deren Begleitmaßnahmen via Förderung der Diurese ebenfalls eine Sanierung zu erzielen ist. Entsprechende Untersuchungen belegen jedoch eindeutig, dass die Gabe von Antibiotika anderen Regimen signifikant überlegen ist. Andererseits kann aber in Verbindung mit den beschriebenen Begleitmaßnahmen die Antibiotikadosierung weit unterhalb der sonst üblichen Werte ausreichend sein. Dies ist mit der Interferenz der Antibiotika mit Adhärenzmechanismen einiger Erregerarten begründet.

31.3.4 Pharmakotherapie

Unkomplizierte Harnwegsinfektionen sind mit einer Kurzzeittherapie über 3 Tage oder sogar mit einer Ein-Dosis-Therapie ebenso erfolgreich zu behandeln wie mit der früher üblichen Standardtherapie über bis zu 14 Tage. Die 3-tägige Behandlung wird gelegentlich subjektiv begründet bevorzugt, weil die therapeutische Sicherheit im Vergleich zur Einmaldosis bei einigen Pharmaka höher liegt und weil die in der Regel etwa diese Zeit anhaltenden klinischen Symptome dann gleichzeitig mit dem Absetzen des Pharmakons abklingen. Bei jeder Kurzzeitbehandlung sind die Kontraindikationen zu beachten (▶ Übersicht).

Kontraindikationen zur Durchführung einer Ein-Dosis-Therapie bei Harnwegsinfekten

- Anomalien der ableitenden Harnwege:
  - Zystennieren
  - Hufeisennieren
  - Doppelnieren, -ureteren
- Nierenbecken- und Blasensteine
- Vesikoureteraler Reflux
- Restharnbildung
- Patientinnen mit Dauerkatheter
- Kreatinin >2 mg/dl
- Rezidivharnwegsinfekt
- Klinische Pyelonephritis mit Temperaturerhöhung >38°C
- Schwangerschaft (?)

Die Auswahl des Antibiotikums erfolgt nach den Kriterien
- hohe empirische Wahrscheinlichkeit der Erregerempfindlichkeit,
- möglichst vollständige Resorption im oberen Dünndarm,
- dadurch möglichst geringe Beeinträchtigung der physiologischen Darm- und Vaginalflora (reduziert Diarrhö, Resistenzselektierung und das Risiko einer Reinfektion),
- analog dazu geringe biliäre Ausscheidung,
- hohe Ausscheidung in aktiver Form über die Nieren,
- potenziell bakterizider Wirkungsmechanismus infolge der hohen Konzentration in der Blase,
- preiswürdige orale Darreichungsform (Cotrimoxazol, Amoxicillin, Fosfomycin und einige Chinolone haben sich in der Kurzzeittherapie bewährt – Erfolgsquote >75%).

Die spezifizierten Risikohinweise für den Einsatz bei Schwangeren sind zu beachten, wobei die versehentliche Verordnung von Cotrimoxazol entgegen einer theoretischen Kontraindikation bei Kurzzeittherapie bisher keine erkennbaren negativen Folgen gehabt zu haben scheint. Das zeitliche Vorgehen bei der verkürzten Therapie (▣ Abb. 31.1) ist auch als diagnostische Hilfe zur Differenzierung einer oberen Harnwegsinfektion anzusehen: Liefert die etwa 3 Tage nach Behandlungsende obligat vorzunehmende Erfolgskontrolle Zeichen einer persistierenden Infektion, so ist von einer komplizierten, in der Regel oberen Harnwegserkrankung auszugehen. In diesem Fall ist die umfassende Diagnostik mit nachfolgender Langzeitbehandlung obligat, wobei die Pyelonephritis in der Schwangerschaft ebenso wie die chronifizierte Pyelonephritis durchaus eine Behandlungsdauer von 4–6 Wochen erfordern kann,

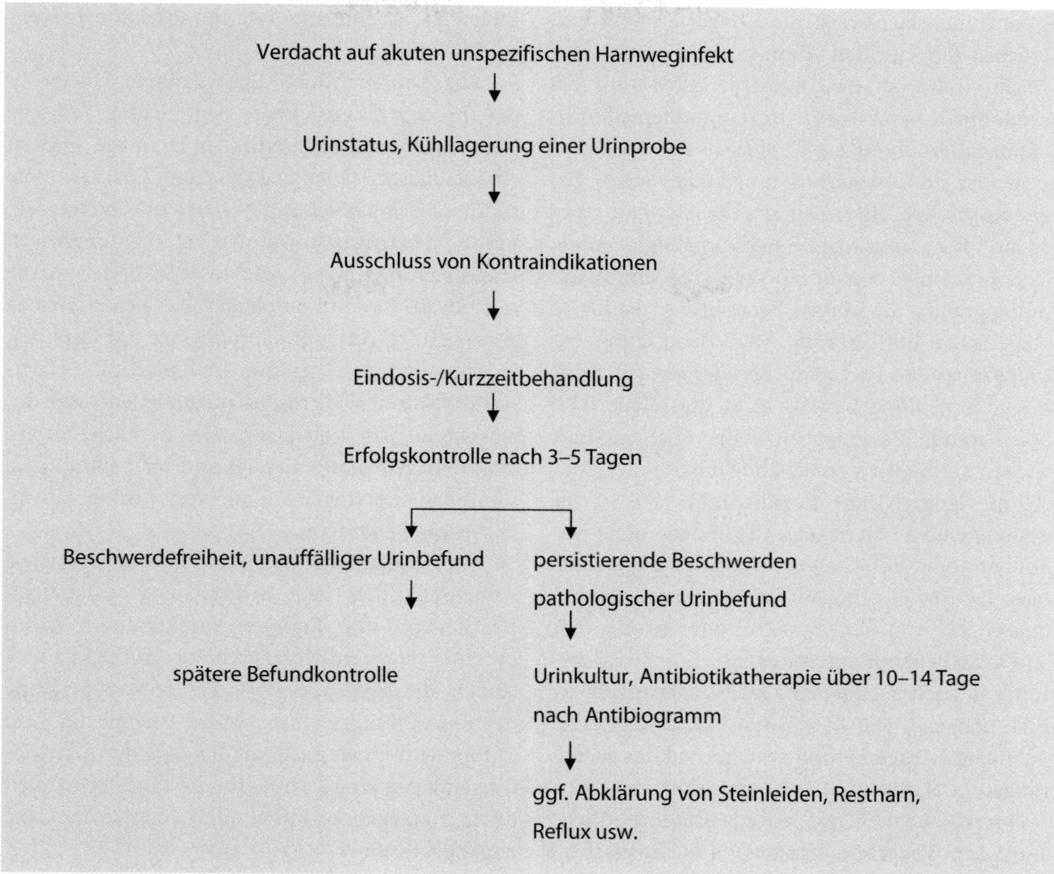

Abb. 31.1. Zeitliches Vorgehen bei Verdacht auf akuten, unkomplizierten Harnwegsinfekt und geplanter Ein-Dosis- oder Kurzzeittherapie

um evtl. schwer errreichbare Erregerreservoirs in Mikroabszessen sicher zu sanieren und damit ein Rezidiv nach Therapieende zu verhindern.

Die initial parenterale Therapie mit einem Cephalosporin, einem Fluorchinolon mit hoher renaler Ausscheidung, einem Aminopenicillin in Kombination mit einem β-Laktamase-Inhibitor oder einem Aminoglykosid ist so bei schwerwiegenden Allgemeinsymptomen mit Übelkeit und Erbrechen indiziert, um das Risiko des Nierenparenchymschadens zu minimieren. Die orale Therapie ist bei komplizierten Harnwegsinfektionen nur bei ungestörter Resorption vertretbar. Aus den gemäß Antibiogramm infrage kommenden Substanzen muss die mit den günstigsten pharmakokinetischen Eigenschaften ausgewählt werden, um die Diffusionshindernisse am Entzündungsort so gut wie möglich zu überwinden. Eine sorgfältige differenzialtherapeutische Erwägung ist wegen der indirekten Auswirkungen auf den Fetus insbesondere in der Gravidität geboten. An Komplikationen in Betracht gezogen werden müssen Bakteriämie, septischer Schock, verminderte glomeruläre Filtration, Hämolyse und relativ selten auch Thrombozytopenie, respiratorische Insuffizienz sowie Hypothermie. Dies kann Anlass zu Intensivmaßnahmen geben. Aktuelle Antibiotika der Wahl in dieser Situation sind Mezlocillin, Piperacillin sowie auch Ampicillin in Kombination mit einem Aminoglykosid.

Eine Antibiotikatherapie kann nur dann kurativ sein, wenn die komplizierenden Faktoren beseitigt und mehrfach resistente Erreger erkannt und berücksichtigt werden können. Nach spätestens 3 Tagen sollte bei Beschwerdepersistenz auf ein pseudomonaswirksames Acylaminopenicillin/β-Laktamase-Inhibitor, ein Cephalosporin der Gruppe 3b oder ein Carbapenem umgestellt werden. Bei der empirischen Therapie muss die regionale Erreger- und Resistenzsituation berücksichtigt werden. Nach der Isolierung des Erregers bestimmt das Antibiogramm die weitere Behandlung, die bis zu 5 Tage nach Entfieberung bzw. Beseitigung des komplizierenden Faktors fortgesetzt werden muss. Diese Empfehlung betrifft nicht die fokale oder abszedierende Pyelonephritis, die über mehrere Wochen antibiotisch zu behandeln ist.

Eine längerfristige Rezidivprophylaxe ist bei rezidivierenden Harnwegsinfektionen ohne erkennbare oder ausschaltbare spezielle Disposition angezeigt. Dabei genügen niedrige Langzeitdosierungen z. B. von Cotrimoxazol oder jeweils eine Ein-Dosis-Behandlung sofort bei Beschwerdebeginn, ggf. auch nach jedem Geschlechtsverkehr als »Pille danach«. Die Medikation sollte wegen der nächtlichen Anreicherung des Pharmakons abends erfolgen (z. B. 80 mg Trimethoprim/400 mg Sulfamethoxazol oder 50 mg makrokristallines Nitrofurantoin). Vor risikobelasteten (diagnostischen) Eingriffen ist eine antibiotische Infektionsprävention zu erwägen.

Der suprapubische Blasenkatheter bietet in der postoperativen Phase signifikante Vorteile gegenüber der transurethralen Drainage und ist ein etabliertes Qualitätskriterium. Oft kann die suprapubische Ableitung bereits entfernt werden, bevor ein Harnwegsinfekt den Verlauf kompliziert. Die Ableitung muss in geschlossene Beutelsysteme mit Rückflussventil erfolgen. Die heute übliche perioperative Antibiotikaprophylaxe mit Cephalosporinen der 2. Generation ist hinsichtlich Harnwegsinfektionen allerdings unzureichend mit der Ausnahme von Ceftriaxon. Die deutlich längere Halbwertszeit dieses Cephalosporins bedingt eine signifikant verringerte Rate von postoperativen Harnwegsinfektionen.

Harnwegsinfektionen nach Bestrahlung sind wissenschaftlich nur unzureichend untersucht. Bei Zervix- und Endometriumkarzinom nahm in einer eigenen Untersuchung von 84 Patientinnen die Rate von 35% auf 66% zum Ende der Bestrahlungsserie zu, wobei sowohl mit dem Tumorstadium als auch mit der Zahl der Afterloadingeinlagen eine Korrelation bestand. Prinzipiell dürften auch diese Infektionen einer Prophylaxe zugänglich sein.

31.4 Wichtige Empfehlungen

Epidemiologie:	Harnwegsinfektionen sind bei Frauen in Korrelation mit ansteigendem Alter gehäuft zu finden. Die Inzidenz beträgt knapp 2% bei Schulmädchen, 3% bei Frauen über 45 und 10% bei Frauen über 64 Jahre. Geschlechtsverkehr und gynäkologische Eingriffe sind die in der Therapieabwägung wesentlichen Risikofaktoren.
Klinik:	Die signifikante Bakteriurie ist als Nachweis von $\geq 10^5$ Bakterien desselben Bakterienstammes pro ml aus Mittelstrahlurin definiert. In Abhängigkeit von der befallenen Region sind Dysurie, Makrohämaturie, Pyurie, Fieber, Schüttelfrost und schmerzhaftes Nierenlager die wesentlichen Symptome.
Diagnose und Therapie:	Das klassische Erregerspektrum umfasst Escherichia coli, Proteus spp., Enterokokken und Staphylokokkenarten, daneben spezifische Erreger. Als Differenzialdiagnose ist die genitale Infektion abzugrenzen. Die unkomplizierte Harnwegsinfektion ist heute eine Domäne der Einmal- oder Kurzzeitbehandlung, z. B. mit Cotrimoxazol, Amoxicillin oder einem Chinolon. Bei ihrem Versagen ist die differenzierte mikrobiologische und apparative Abklärung mit nachfolgender gezielter antimikrobieller Therapie angezeigt.
Prävention:	Am effizientesten erfolgt die Prophylaxe unter Berücksichtigung der Disposition, z. B. als Ein-Dosis-Behandlung bei Beschwerdebeginn oder auch nach jedem Geschlechtsverkehr. Bei der postoperativen Harnableitung ist die suprapubische Drainage bei mehr als 24-stündiger Liegedauer signifikant weniger infektionsträchtig.

31.5 Zukünftige Entwicklungen

Aktuell setzt sich immer mehr die Auffassung durch, dass die Anfälligkeit für rezidivierende unkomplizierte Harnwegsinfektionen weniger aus anatomischen, urodynamischen, mechanischen – also operativ korrigierbaren – Ursachen resultiert, als vielmehr aus speziellen biologisch-immunologischen Interaktionen zwischen Keim und Wirt. So sind bei Frauen mit rezidivierenden Harnwegsinfektionen auch im infektfreien Intervall gramnegative Keime signifikant häufiger in der distalen Harnröhre zu finden, wobei im Vergleich zu nicht infektanfälligen Frauen die festgestellten Keimzahlen deutlich höher liegen.

Als Erregerreservoir einer Harnwegsinfektion kommt der Introitus vaginae in Betracht. Bahnend wirkt dabei die erhöhte Adhärenz bestimmter gramnegativer Bakterienarten an das Vaginalepithel: Uropathogene Escherichia-coli-Stämme verfügen über Pili mit charakteristischer Affinität zu bestimmten Rezeptoren des Uroepithels. Dies ist ein wesentlicher Virulenzfaktor, der bei weniger virulenten Bakterienstämmen mit den körpereigenen Abwehrmechanismen im Gleichgewicht steht, so dass eine asymtomatische Bakteriurie resultieren kann. Andererseits besteht die Neigung mancher Frauen zu häufig wiederkehrenden Harnwegsinfektionen auch ohne erkennbare prädisponierende Grunderkrankung im Zusammenhang mit dem Nachweis besonders effektiver bakterieller Adhäsine. Immunmodulatorische Ansätze sind derzeit in der Erprobung.

Literatur

Brocklehurst JC, Fry J, Griffiths LL, Kalton G (1972) Urinary infection and symptoms of dysuria in women aged 45–64 years: their relevance to similiar findings in the elderly. Age Ageing 1: 41

Brummfitt W, Hamilton-Miller JMT, Bailey RR (1998) Urinary tract infections. Chapman & Hall Medical, London

Clark P (2000) Pyelonephritis in pregnancy. In: Mead PB, Hager WD, Faro S (eds) Protocols for infectious diseases in obstetrics and gynecology, 2nd edn. Blackwell Science, Malden, pp 56–66

Harms E, Christmann U, Klöck F-K (1985) Die suprapubische Harnableitung nach gynäkologischen Operationen. Geburtsh Frauenheilkd 45: 254

Hirsch HA (1972) Die suprapubische Blasendrainage nach gynäkologischen Operationen. Geburtsh Frauenheilkd 32: 104

Hoyme UB (1996) Harnweginfektionen aus der Sicht des Frauenarztes. Frauenarzt 4: 613–617

Martens, MG (2000) Cystitis. In: Mead PB, Hager WD, Faro S (eds) Protocols for infectious diseases in obstetrics and gynecology, 2nd edn. Blackwell Science, Malden, pp 443

McNeeley SG jr, Kmak DC (2000) Lower urinary tract infections in pregnancy. In: Mead PB, Hager WD, Faro S (eds) Protocols for infectious diseases in obstetrics and gynecology, 2nd edn. Blackwell Science, Malden, p 51

Naber KG (1999) Short-term therapy of acute uncomplicated cystitis. Curr Opin Urol 9: 57–64

Naber KG, Fünfstück R, Hofstetter A, Brühl P, Hoyme UB (2000) Empfehlungen zur antimikrobiellen Therapie von Infektionen der Nieren und des Urogenitaltraktes bei Erwachsenen. Chemotherapie Journal 9: 193–199

Stamey TA (1980) Pathogenesis and treatment of urinary tract infections. Williams & Wilkins, Baltimore

Stein G, Fünfstück R (1999) Asymptomatic bacteriuria – what to do? Nephrol Dial Transplant 14: 1618–1621

Svanborg-Edén C, Janson GL, Lindberg U (1979) Adhesiveness to urinary tract epithelial cells of fecal and urinary Escherichia coli isolates from patients with symptomatic urinary tract infections or asymptomatic bacteriuria of varying duration. J Urol 122: 185

Vosti KL (1975) Recurrent urinary tract infections: prevention by prophylactic antibiotics after sexual intercourse. JAMA 231: 934–940

Wenk RE, Dutta D, Rudert J, Kim Y, Steinhagen C (1982) Sediment, microscopy, nitrituria, and leukocyte esterasuria as predictors of significant bacteriuria. J Clin Lab Automation 2: 117–122

Hormonersatztherapie

Alfred O. Mueck

Weitgehend zeitgleich mit dem Sistieren der ovariellen Estradiolproduktion erleben ca. 70% der Frauen mittelschwere bis schwere vasomotorische, psychische und somatische Beschwerden, die sich durch eine Estrogenbehandlung lindern oder häufig völlig beseitigen lassen. Gleichzeitig nehmen nach der Menopause prognostisch wichtige Erkrankungen wie Osteoporose und Herzinfarkte z. T. exponentiell zu. Nach dem Ergebnis von Beobachtungsstudien kann dies durch eine frühzeitige Estrogenbehandlung verhindert werden. In Anlehnung an andere endokrinologische Prinzipien wie etwa die Substitution von Schilddrüsenhormonen hat dies zum Begriff der »Hormonersatztherapie« oder »Hormonsubstitution« (»hormone replacement therapy«), im Weiteren als **HRT** bezeichnet, geführt, die nun schon über 40 Jahre lang angewandt wird. Nutzen und Risiken dieses Therapieprinzipes werden im Folgenden nach der evidenzbasierten Datenlage abgehandelt.

32.1 Krankheitsbilder mit Bedeutung für eine HRT

Für alle in Frage kommenden Indikationen einer HRT sind enge pathophysiologische Zusammenhänge mit einem Estradiolmangel nachgewiesen worden. Dadurch wird eine kausale Behandlung durch Estrogensubstitution sehr wahrscheinlich. Andererseits sind alle Krankheitsbilder multifaktoriell bestimmt und bedürfen vielseitiger medikamentöser und nichtmedikamentöser Interventionen. Dies gilt allerdings auch für andere Substitutionen wie z. B. bei Schilddrüsenerkrankungen. Die spezielle Situation der Estrogenbehandlung liegt darin, dass wir die Estrogenwirkungen immer noch nicht zufriedenstellend verstehen und für nichthysterektomierte Frauen Estrogen mit Gestagen kombinieren müssen, wodurch die bekannt gewordenen Risiken v. a. entstehen. Daher hat der Gesetzgeber festgelegt – und dies erscheint derzeit auch medizinisch sinnvoll –, dass eine HRT nur erfolgen darf, wenn spezielle Symptome oder Risiken vorliegen; d. h. ein festgestellter Estrogenmangel per se ist keine Indikation.

32.1.1 Klimakterische und urogenitale Beschwerden

Die Symptome für das gesicherte Indikationsgebiet einer HRT sind nach verschiedenen Bewertungsskalen erfasst worden, um individuell auch quantitative Bewertungen vorzunehmen. So beinhaltet der »Menopause Rating Scale« (MRS) der Deutschen Menopause Gesellschaft vasomotorische und psychonervöse Symptome sowie vaginale und spezielle urologische Beschwerden (Hauser et al. 1996; ◘ Tab. 32.1). Die zuverlässige und starke Wirksamkeit einer HRT ist hier unbestritten. Der Symptomenkomplex der »klimakterischen Beschwerden« sollte jedoch weiter gefasst werden, obwohl Estrogene nur bedingt einen Benefit zeigen: So wurden in den MRS auch Symptome der **sexuellen Dysfunktion** sowie **Gelenk- und Muskelbeschwerden** einbezogen.

Zu ergänzen sind auch **atrophische Veränderungen an Haut und Schleimhäuten (Auge, Mund, Nase),** die mit einem Estradiolmangel in Verbindung gebracht werden. Die Barrierefunktionen werden verschlechtert, Erkrankungen wie Psoriasis und Ekzeme nehmen zu. Die Haare werden dünner. Atrophische Veränderungen von Kornea und Konjunktiva sowie Unterfunktion der Tränendrüsen führen häufiger zur Keratokonjunktivitis. Aufgrund des Überwiegens der Androgene kann – neben anderen androgenetischen Erscheinungen – die Stimme tiefer werden.

Häufig werden auch **perimenopausale vaginale Blutungsstörungen** zum Symptomkomplex der »klimakterischen Beschwerden« gezählt, die primär aufgrund eines relativen Progesteronmangels, aber auch wegen stark wechselnder Estradiolspiegel entstehen. Sie gelten als wichtige Indikation einer (adäquat dosierten) sequenziellen HRT, lassen sich aber zu Beginn häufiger auch durch nur zyklische Gestagengabe behandeln.

32.1.2 Postmenopausenosteoporose

Die Osteoporose ist eine der 10 bedeutsamsten Erkrankungen nach Bewertung durch die WHO. Sie ist definiert als systemische Skeletterkrankung, die durch eine niedrige Knochenmasse und eine

Störung der Mikroarchitektur des Knochengewebes mit konsekutiv erhöhter Knochenbrüchigkeit und erhöhtem Frakturrisiko charakterisiert ist. Frauen sind bis zu 5-mal häufiger betroffen. Etwa 35% aller postmenopausalen Frauen haben eine Osteoporose und 50% eine Osteopenie. Von den Frauen im Alter von 50 Jahren erleiden 15% in ihrem verbleibenden Leben eine Oberschenkelhalsfraktur, 15% eine Unterarmfraktur und 25–40% eine Wirbelkörperfraktur. Bis 20% versterben nach Hüftfraktur bereits innerhalb eines Jahres, ca. 30% werden für immer pflegebedürftig. Die Gesamtkosten für die medizinische Betreuung und Rehabilitation betragen ca. 3 Mrd. Euro jährlich (Seibel et al. 2001).

Im Rahmen einer multifaktoriellen Pathogenese werden ca. 80% der Osteoporosen mit einem Estradiolmangel in Verbindung gebracht. Der Estradiolmangel begünstigt den Knochenabbau durch eine Reihe unterschiedlicher Mechanismen. So entfällt die estradiolbedingte Hemmung des Peptids Interleukin 6, eines Osteoklastenaktivators, wodurch die Osteoklastenaktivität in der Zusammenwirkung mit den Osteoblasten überwiegt. Relevant wird dies v. a. dann, wenn die zwischen dem 20. und 30. Lebensjahr erreichte maximale Knochenmasse nicht optimal aufgebaut wurde. Letzteres ist abhängig von der genetischen Disposition, der Ernährung und der körperlichen Aktivität. Bei später Menarche wird eine geringere Knochenmasse aufgebaut, was auf die Estrogenabhängigkeit auch des Knochenaufbaues hinweist. Weitere Risikofaktoren, die auf die Bedeutung des Estradiolmangels für die Entwicklung einer postmenopausalen Osteoporose hinweisen, sind frühe Menopause, v. a. bei Climacterium praecox und Hypogonadismus, Anovulation, lang andauernde Amenorrhö (Hochleistungssport, Anorexia nervosa!), Untergewicht (verringerte Estronbildung), Rauchen (verstärkter Estradiolabbau), Nulliparität und besonders bilaterale Ovarektomie.

Neben genetischen Faktoren sind wichtige exogene (beeinflussbare) Risikofaktoren Immobilisation, kalziumarme, phosphatreiche Ernährung, übermäßiger Kaffee- und Alkoholkonsum und bestimmte Medikamente (Glukokortikoide, Thyroxin, Laxanzien, Antikonvulsiva, Benzodiazepine, hohe Heparindosen u. a.). Da das Haupteinsatzgebiet einer HRT in der Primärprävention bei erhöhtem Risiko liegt, sollte alles versucht werden, die bekannten allgemeinen Risikofaktoren zu reduzieren. Selbstredend sollten sekundäre Osteoporoseformen differenzialdiagnostisch ausgeschlossen werden.

Tab. 32.1. Bewertung von 10 klimakterischen Symptomen nach der »Menopause Rating Scale (MRS)« der Deutschen Menopause Gesellschaft (Hauser et al. 1996)

1.	Wallungen, Schwitzen	Aufsteigende Hitze, Schweißausbrüche (Häufigkeit, Stärke)
2.	Herzbeschwerden	Herzklopfen, Herzrasen, Herzstolpern, Herzbeklemmung
3.	Schlafstörungen	Einschlaftstörungen, Durchschlafstörungen, zu frühes Erwachen
4.	Depressive Verstimmungen	Mutlosigkeit, Traurigkeit, Weinerlichkeit, Anstriebslosigkeit
5.	Nervosität, Reizbarkeit	Ängstlichkeit, innere Anspannung, Aggressivität
6.	Leistungs-, Gedächtnisminderung (allgemein)	Körperliche/geistige Erschöpfbarkeit, Konzentrationsschwäche, Vergesslichkeit
7.	Sexuelle Dysfunktion	Libidoveränderungen
8.	Harnwegsbeschwerden	Beschwerden beim Wasserlassen, häufiger Harndrang
9.	Trockenheit der Scheide	Brennen, Trockenheit, Rötung, Beschwerden beim Geschlechtsverkehr
10.	Gelenk- und Muskelbeschwerden	Schmerzen v. a. in den Fingergelenken, rheumaähnliche Beschwerden

Bewertungsscore: 0–1,0 (10-stufig) sowie Beschwerdegrad: keine, leichte, mittlere, starke, sehr starke Beschwerden.

32.1.3 Kardiovaskuläre Erkrankungen

Sie sind nicht nur bei Männern, sondern auch bei Frauen die häufigste Ursache für Morbidität und Mortalität, in der Inzidenz nach der Menopause stark ansteigend. In der Altersgruppe zwischen 45 und 65 Jahren leiden ca. 15%, über 65 Jahre bis 50% an kardiovaskulären Erkrankungen. Die Wahrscheinlichkeit, dass eine 50-jährige Frau in ihrem verbleibenden Leben einen Herzinfarkt erleidet, liegt bei 50%, wobei Herzinfarkte bei Frauen insgesamt häufiger tödlich enden als bei Männern (Grady et al. 1992).

Koronare Herzerkrankungen (KHK) sind bei jungen Frauen selten, außer bei signifikant verringerter Estradiolproduktion, wie wir in einer Fall-Kontroll-Studie nachgewiesen haben (Hanke et al. 1997). Die Bedeutung präventiver Estradiolwirkungen besonders für arteriosklerotische kardiovaskuläre Erkrankungen zeigt sich an dem besonders steilen Risikoanstieg bei Climacterium praecox, speziell nach bilateraler Ovarektomie (Witteman et al. 1989) sowie an der Verschlechterung der metabolischen Stoffwechsellage parallel zum Verlust des endogenen Estradiol (Anstieg Triglyzeride, Abfall LDL-Cholesterin, verminderte Glukosetoleranz usw.). In über 1000 experimentellen Studien wurde nachgewiesen, dass eine Vielzahl estrogener Wirkmechanismen Prozesse verhindern, die die Entwicklung kardiovaskulärer Erkrankungen fördern können (Mueck 2002).

Neben der Verhinderung negativer metabolischer Entwicklungen betrifft dies vorrangig direkte Vorgänge in den Arterien. Die vaskulären Estradiolwirkungen verhindern im Endothel eine Schädigung durch exogene Noxen (z. B. Rauchen) und die Entwicklung einer Dysfunktion. Die Bildung von Adhäsionsmolekülen in der Endothelzellmembran wird gehemmt, eine Einwanderung von Monozyten verhindert. Verhindert werden die Oxidation von LDL und die Aufnahme von Remnants in die Intima. Auch die Aufnahme oxidierter Lipoproteine durch Makrophagen wird gehemmt, wodurch die Bildung von Schaumzellen gebremst wird. Estradiol hemmt die Freisetzung von Zytokinen und Wachstumsfaktoren, die Proliferation und Migration glatter Muskelzellen und verhindert so entscheidend die Bildung atherosklerotischer Plaques (Mikkola u. Clarkson 2002).

Allerdings können proinflammatorische Effekte zur Instabilisierung der Plaques führen – die Estrogenwirkungen zielen darauf, die Plaques aufzulösen! Der wichtigste Benefit der meisten Estrogenwirkungen liegt in der Verhinderung einer Initiation der Atherosklerose sowie in der Verhinderung von Vasospasmen als Reaktion auf exogene Stressreaktionen. Daraus ergibt sich die Konsequenz, dass präventive Estrogeneffekte nur dann erwartet werden können, wenn früh mit einer HRT begonnen wird und durch eine individualisierte HRT ungünstige Effekte vermieden werden (IMS 2004b, EMAS 2004).

32.1.4 Morbus Alzheimer

Die Symptome dieser häufigsten Demenzerkrankung treten bei ca. 5–10% bereits vor dem 60. Lebensjahr auf, danach steigt die Inzidenz exponentiell an. Mit 70 Jahren sind ca. 20%, mit 85 ca. ein Drittel der Menschen betroffen, Frauen etwa doppelt so häufig wie Männer (Brincat et al. 1995). Estradiol wirkt mittels unterschiedlicher Mechanismen protektiv. So werden zahlreiche Neurotransmittersysteme in den Gebieten des basalen Vorderhirns, in Kortex, Hippocampus und Amygdala beeinflusst – auffällig ist eine Kolokalisation von Estrogenrezeptoren mit cholinergen Neuronen. Besonders bedeutend erscheinen neuroprotektive Wirkungen, welche auf eine Hemmung der Produktion von ß-Amyloidpeptiden zielen und die Expression von Apolipoprotein E modulieren. Darüber hinaus sind die präventiven Gefäßeffekte speziell auch im Hirn von Bedeutung, wie die Verstärkung der zerebralen Durchblutung und antioxidative Eigenschaften.

32.1.5 Weitere Erkrankungen

Das Fehlen von Estradiol ist noch mit einer Reihe weiterer Krankheitsbilder in Verbindung gebracht worden, wie verschiedenen psychiatrischen (bestimmte Formen von Schizophrenie, Depressionen und Phobien), rheumatischen und immunologischen Erkrankungen, Osteoarthrose und Osteoarthritis – um nur einige zu nennen. Die Evidenz ist jedoch kontrovers; obwohl günstige Wirkungen beschrieben wurden, erscheint derzeit ein gesicherter Rückschluss auf eine estradiolabhängige Pathogenese nicht möglich.

32.2 Basisdiagnostik/empfohlene Diagnostik

Vor dem erstmaligen Einsatz einer HRT sollten eine gynäkologische sowie eine allgemeinärztliche Untersuchung erfolgen. Zu empfehlen ist eine Basismammographie, da die mammographische Dichte durch HRT stark erhöht werden kann, insbesonders bei kombinierter hochdosierter HRT. Während einer HRT sollten regelmäßige, etwa halbjährliche vaginalsonographische Endometriumkontrollen erfolgen – unter sequenzieller HRT nach der Gestagenphase (Zielwerte <8 mm, doppelte Dicke); die Kontrolle ist einfach unter kombinierter HRT (Zielwerte <5 mm). Bei Verdacht auf Hyperproliferation ist zu einem Gestagentest zu raten (12 Tage abendliche Gabe von 2 mg NETA).

Die Indikationsstellung für eine HRT sollte regelmäßig, mindestens jährlich überprüft werden, durch Feststellung, inwieweit sich die Risikofaktoren verändert haben und mit weiterem therapeutischem oder präventivem Nutzen zu rechnen ist (Ortmann et al. 2004, IMS 2004b). Bei Absetzen der HRT sollte die Dosis schrittweise innerhalb von 4–8 Wochen verringert werden, da ein erhöhtes venöses Thromboserisiko besteht oder auch reaktive arterielle Vasokonstriktionen erfolgen könnten (Mueck 2002, Rabe et al. 2006).

Ansonsten erfordern diagnostische Maßnahmen vor oder unter einer HRT spezielle Fragestellungen. So ist die Indikationsstellung im Allgemeinen nicht an Laborparameter gebunden. Aufgrund der großen individuellen Unterschiede ergeben Bestimmungen von Estradiol nur Sinn, wenn z. B. trotz Dosiserhöhung nach 2–3 Monaten keine Wirkungen eintreten (Resorptionsstörungen? Abnormer Metabolismus? Schlechte Pflasterchargen?), oder zur Feststellung des Menopausenstatus nach Hysterektomie oder prämaturer Menopause. In solchen Fällen wird man FSH mitbestimmen, um festzustellen, ob die postmenopausale klassische Konstellation vorliegt (E2 niedrig, FSH hoch).

Bei der Interpretation der Werte ist zu beachten, dass Estradiol bereits in Konzentrationen um 10 pg/ml osteopräventiv wirken kann, eine Konzentration, die mit üblichen Assays gar nicht mehr gemessen werden kann (Ettinger et al. 2004). Ansonsten ist eine Aussage aus den Messungen überhaupt nur relevant, wenn sehr starke Abweichungen von den erwarteten Werten vorliegen, etwa E2 unter Referenzbereich (zumeist 20–30 pg/ml) trotz HRT oder Werte über 200 pg/ml (Kumulation?).

Bestimmungen von Estron ergeben möglicherweise zur Abklärung von Brustspannung und Schmierblutungen Sinn, wobei die 4- bis 10fache Erhöhung unter oralen Estrogenapplikationen zu beachten ist. Andere Hormonbestimmungen wie LH, Progesteron, Testosteron, DHEA-S, Prolaktin, SHBG unterliegen den üblichen endokrinologischen Kriterien.

32.3 Substanzen zur HRT und Alternativen

32.3.1 Estrogene

Anfang der 60iger Jahre wurden sog. konjugierte equine Estrogene erstmals zur Behandlung von vasomotorischen Beschwerden eingeführt. Es handelt sich um ein aus dem Urin von Pferden gewonnenes Gemisch estrogen wirkender Steroide, von denen zunächst nur 3, später mindestens 10 deklariert wurden. Als bis vor kurzem einzig verfügbare Präparation in den USA wurden die wichtigsten Studien mit diesem Gemisch durchgeführt (▶ 32.4). Die Bezeichnung als »natürliche Estrogene« ist irreführend, da Equiline, Equilenine bzw. deren Dihydroverbindungen im Menschen nicht gebildet werden – 17β-Estradiol ist nur mit 1–2% enthalten. Mengenmäßig wird allerdings Estron als Hauptbestandteil deklariert (40–60%), das durch 17β-Dehydrogenase in 17β-Estradiol umgewandelt werden kann (Lippert et al. 1999).

Physiologischer erscheint heute die eigentliche Substitutionsbehandlung mit dem fehlenden 17β-Estradiol. In **oraler** Form war »Estradiol« zunächst nur als Valerat verfügbar. In den 80iger Jahren wurden durch galenische Veränderungen (»Mikronisierung«) unveresterte Präparate verfügbar, die höhere Spitzenspiegel brachten. Dies wird heute nicht mehr als spezieller Vorteil gewertet, da bei gleicher Wirksamkeit Nebenwirkungen wie Brustspannung zunehmen können. Aufgrund der hohen Individualität der Spiegel sind diese Unterschiede jedoch wenig relevant und lassen sich durch Dosisanpassung eliminieren.

Wesentlich problematischer werden die mit **intramuskulärer** Injektion oder auch **intranasaler** Applikation von Estradiol(valerat) erreichten Spitzenspiegel, die bei 1000 pg/ml und höher liegen können. Soweit derart hochdosierte Estrogenpräparate heute noch verwendet werden, sollte für Frauen mit Uterus regelmäßig sequenziell mit einer entsprechend hohen Dosis eines stark wirksamen Gestagens kombiniert werden.

Mitte der 80iger Jahre wurde es erstmals möglich, Estradiol durch Pflaster und Gele **parenteral** und kontinuierlich – **»transdermal«** – zu verabreichen. Dadurch wird der unphysiologisch hohe primäre estrogene Bolus in der Leber vermieden. Bei Vorliegen bestimmter Erkrankungen wird dies als ein Vorteil gewertet, insbesonders da Estrogene die Produktion zahlreicher hepatischer Proteine erhöhen können. Da nur Bruchteile der oralen Dosierungen zugeführt werden, kann des Weiteren auch eine Überschwemmung des Organismus mit Estrogenmetaboliten vermieden werden, die z. T. noch stark wirksam sind (Mueck et al. 2002). In Verbindung mit Umweltgiften sind dabei genotoxische Metaboliten nicht auszuschließen (Cogliano et al 2005). Da (in seltenen Fällen!) die übliche Entgiftung durch z. B. genetische Polymorphismen gestört sein kann, werden neuerdings auch Zusammenhänge mit dem Brustkrebsrisiko diskutiert, z. B. bei Raucherinnen. Daher sollte bei Raucherinnen eine HRT nur transdermal erfolgen (Mueck u. Seeger 2003b).

In vaginaler Form sind Estrogene 10- bis 20fach besser resorbierbar als bei oraler Anwendung. Daher werden mit den zur **topischen** Applikation eingeführten Präparaten systemische Wirkungen nur vermieden, wenn die vorgeschriebenen Dosierungen genau eingehalten werden. Zu beachten ist dies z. B. bei Behandlung der häufigen vaginalen Atrophien nach Chemotherapie für Frauen mit Mammakarzinom. Entgegen früherer Aussagen ist mit Estradiol in Form der Vaginaltabletten oder des Vaginalringes eine den Estriolpräparaten mindestens vergleichbar gute lokale Wirkung zu erreichen. Systemische Wirkungen sind bei Einhaltung der Vorschriften mit den Vaginaltabletten nicht zu erwarten (Weisberg et al. 2005). Demgegenüber muss beim Vaginalring mit systemischen Auswirkungen gerechnet werden, da Effekte hinsichtlich des Lipidprofiles nachgewiesen wurden bzw. auch Hinweise auf osteoporosepräventive Wirkungen bestehen (Naessen et al. 2001).

32.3.2 Gestagene und Estrogen-Gestagen-Kombinationsregime

Gestagene werden hinsichtlich ihrer chemischen Struktur nach Progesteron- und Nortestosteronderivaten klassifiziert, für die pharmakologische Anwendung wird häufig die Einteilung nach deren Partialwirkungen zugrunde gelegt (◘ Tab. 32.2). Zum Beispiel wird man bei Vorliegen einer eher psychonervösen Minussymptomatik oder bei sexueller Dysfunktion androgen wirksame, bei hyperandrogenämischen Konstellationen (klinisch möglicherweise mit Seborrhö und Akne verbunden) eher antiandrogene Gestagene verwenden. Eine glukokortikoide Komponente wird aufgrund möglicher Hochregulierung von Thrombinrezeptoren als nachteilig beurteilt, falls Frauen mit Disposition zur Venenthrombose oder für arteriosklerotische Erkrankungen behandelt werden. Demgegenüber kann die antimineralokortikoide Partialwirkung mit der Hemmung von Aldosteronrezeptoren spezifisch dann Vorteile bringen, wenn Frauen mit prädisponierter Störung im Renin-Angiotensin-Aldosteron-System behandelt werden, wie man dies bei Vorliegen von Ödemen und auch für 10–20% der Hypertonien annimmt (Kuhl 1998, Mueck u. Seeger 2004).

Im Zusammenhang mit der HRT ist jedoch das wichtigste Kriterium eine ausgeprägte »gestagene« Wirkung am Endometrium, d. h. sekretorische Transformation eines proliferierten Endometriums bei sequenziellem Regime, atrophisierende Wirkung bei kontinuierlicher Estrogen-Gestagen-Anwendung. In den eingeführten Präparatekombinationen sind die Dosisrelationen so gewählt, dass diese Forderung für die Mehrzahl der Frauen erfüllt ist, da eine »endometriale Sicherheit« nach

Tab. 32.2. Gestagene für die HRT – Bewertung nach den Partialwirkungen. (Mod. nach Kuhl 1998)

	A-E	E	A	A-A	GLU	A-M
Chlormadinonacetat	+	–	–	+	+	–
Cyproteronacetat	+	–	–	++	+	–
Medroxyprogesteronacetat	+	(+)	(+)	–	+	–
Megestrolacetat	+	–	(+)	(+)	–	–
Medrogeston	+	–	–	(+)	–	–
Dydrogesteron	+	–	–	–	–	–
Norethisteron	+	(+)	+	–	–	–
Levonorgestrel	+	–	+	–	–	–
Dienogest	+	–		+	–	–
Progesteron	+	–	–	(+)	(+)	(+)
Drospirenon	+	–	–	+	–	++

A-E Antiestrogen (Gestagen), *E* Estrogen, *A* Androgen, *A-A* Antiandrogen, *GLU* Glukokortikoid, *A-M* Antimineralokortikoid.

gesetzlichen Vorschriften nachgewiesen werden muss. Dies bedeutet nicht, dass Risiken einer Hyperproliferation ausgeschlossen sind, zumal sich die Ergebnisse der Studien für die verschiedenen Präparate hinsichtlich Blutungsverhalten oder auch Details der geprüften Endometriumhistologie z. T. wesentlich unterscheiden. Daher sollte jede kombinierte HRT regelmäßig vaginalsonograpisch kontrolliert und das Kombinationspräparat möglichst individuell ausgesucht werden (▶ 32.2).

Diesbezüglich entscheidende Kriterien sind die Hormondosierungen (praktisch alle Nebenwirkungen sind dosisabhängig!), die Estrogen-Gestagen-Dosisrelation und die Dauer der Gestagenphase. Letztere sollte möglichst länger als die vorgeschriebenen 10 Tage pro Zyklus sein. Des Weiteren sind bei der in der Perimenopause üblichen **sequenziellen** HRT die in der Estrogenkomponente niedriger dosierten Präparate meist die bessere Wahl, da endogen noch Estradiol gebildet wird.

Bei sog. **Gestagenintervalltherapie** mit z. B. nur 3-monatlicher Gestagenaddition sollte die Patientin darüber aufgeklärt werden, dass dieses Regime derzeit nicht zugelassen ist.

Obwohl in 2 Studien ein erhöhtes Risiko für Endometriumkarzinom beobachtet wurde, wird dieses Therapieprinzip in einigen aktuellen Stellungnahmen positiv beurteilt, da die Gestagengesamtdosis reduziert werden kann. Eine endometriale Sicherheit ist jedoch nur gewährleistet, wenn das Gestagen höher als als sonst dosiert wird. Dadurch nehmen die Spitzenkonzentrationen zu und damit auch die vaskulären Nebenwirkungen, die nach den Ergebnissen aus der WHI speziell für ältere Frauen von großer Bedeutung sind (Mueck 2002, Mikkola u. Clarkson 2002). Nach Ansicht des Autors sollten daher eher die eingeführten Kombinationspräparate bevorzugt werden, zumal sich mit den neuen **»Low-dose«-Kombipräparaten** (z. B. Kombipflaster) die Gestagendosen stark reduzieren lassen.

Eine optimale Lösung zur Minimierung systemischer Gestagenwirkungen könnte sich mit der **Gestagenspirale** ergeben. Aufgrund der positiven Daten aus dem Estrogenmonoarm der WHI-Studie (▶ 32.4.1) kann erwartet werden, dass mit diesem Prinzip die Nutzen-Risiko-Einschätzung der HRT entscheidend verändert werden kann, zumindest für die Altersgruppe unter 60 Jahren. Leider besteht derzeit noch keine Zulassung zur Protektion des Endometriums bei Kombination mit Estrogen. Dem Autor sind jedoch keine Daten bekannt, die gegen eine diesbezügliche Effektivität sprechen, und systemisch relevante Wirkungen dürften nur sehr selten zu erwarten sein.

32.3.3 Alternativen zur HRT

Die wichtigsten Alternativen im Indikationsgebiet der HRT sind Raloxifen, Tibolon und Phytoestrogene. Für **Raloxifen** besteht derzeit nur die Indikation zur Prävention für osteoporotische vertebrale Frakturen; eine Prävention des Mammakarzinoms scheint jedoch bei Frauen mit einer Osteoporose belegt. Unter Raloxifen kann die Häufigkeit vasovegetativer Beschwerden zunehmen. Im Gegensatz dazu lassen sich diese mit **Tibolon** zumeist gut behandeln. Aufgrund androgen wirkender Metaboliten zeigt es auch gute Wirkungen bei sexueller Dysfunktion. Auch eine osteoporoseprotektive Wirkung erscheint möglich, obwohl die Studien mit Nachweis einer Frakturreduktion noch nicht abgeschlossen sind. Inwieweit im Vergleich zur Estrogen-Gestagen-Therapie eine andere Risikosituation hinsichtlich Brustkrebs besteht, ist noch unklar. Relevant ist der geringe bis fehlende Einfluss auf die mammographische Dichte (Kenemans u. Speroff 2005). Kürzlich wurde in der Million Women Study über ein erhöhtes Risiko für Endometriumkarzinome berichtet (▶ 32.4.3).

Phytoöstrogene aus sojahaltigen Nahrungsmitteln oder Soja- und Rotkleeextrakten führten nach einer Analyse aus der bekannten Cochrane-Datenbank von 24 Studien weder zu einer Verbesserung von Hitzewallungen noch anderer menopausaler Symptome (Krebs et al. 2004). Die Schlussfolgerung eines Reviews unter Berücksichtigung von 1000 Artikeln bzw. 74 Studien war, dass Phytoestrogene eine HRT keinesfalls ersetzen können (Glazier u. Bowman 2001). Möglicherweise zeigen für Studien verfügbare Zubereitungen oder speziell Präparationen aus Cimicifuga zuverlässigere Wirkungen (Wuttge et al. 2002). Osteoporose- oder kardiovaskulär präventive Effekte sind trotz einzelner experimenteller Studien für keines dieser pflanzlichen Präparate nachgewiesen (NAMS 2000a).

Für die Phytoöstrogene sind die gleichen validen Studien zu fordern wie für eine HRT – solche liegen nur sehr wenige vor, da die Präparate größtenteils als »Nahrungsergänzungsmittel« deklariert (Ausnahme: bestimmte Cimifugapräparate) und daher die Studien nicht per »Arzneimittelgesetz« gefordert sind. Daher lassen sich die Risiken auch nicht abschätzen. Langzeitrisiken hinsichtlich Brustkrebs und kardiovaskulären Erkrankungen sind völlig unbekannt und nach experimentellen Studien nicht auszuschließen (Petru u. Benedicic 2004, Mueck 2005).

32.4 Wichtigste Studien mit HRT

Im Sinne einer »evicence based medicine« sollten Nutzen und Risiken von Arzneimitteln auf Basis der gesamten Datenlage bewertet werden. Obwohl aus 40 Jahren Forschung und Erfahrungen mit der HRT weit über 100 sorgfältig durchgeführte Fall-Kontroll- und Kohortenstudien, viele prospektiv-randomisierte Studien zu speziellen Fragestellungen und über 1000 experimentelle Studien vorliegen, werden in den derzeitigen Fachinformationen der HRT-Präparate vorrangig die Studien »Women's Health Initiative« (WHI Investigators 2002, 2003), »Heart and Estrogen/progestin Replacement Study« (Hulley et al. 1998) und »Million Women Study« (MWS Collaborators 2003, 2005) berücksichtigt.

Deren Ergebnisse, speziell die festgestellten Risiken, sind in den gesetzlich vorgeschriebenen Textpassagen explizit beschrieben. Sie begründen im Wesentlichen die zugelassenen Indikationen (◘ Tab. 32.6) und auferlegte Kontraindikationen für eine HRT (◘ Tab. 32.7). Dabei werden derzeit die Ergebnisse aus dem Monoarm der WHI noch nicht berücksichtigt, welche besonders für die entscheidende Altersgruppe unter 60 Jahren ausgesprochen positiv sind (WHI Investigators 2004), des Weiteren auch noch nicht die Nachpublikationen für den kombinierten Arm mit z. B. Korrekturen zum primär berichteten Risiko für Herzinfarkte (Manson et al. 2003).

32.4.1 Women's Health Initiative Studie (WHI)

Die WHI besteht aus 2 Teilstudien. Im kombinierten Arm (WHIc) wurden konjugierte equine Estrogene (CEE) 0,625 mg/Tag kombiniert mit Medroxyprogesteronacetat (MPA) 2,5 mg verabreicht, im Monoarm (WHIm) nur CEE 0,625 mg/Tag. Die WHIc wurde nach im Mittel 5 Jahren, die WHIm nach 7 Jahren vorzeitig abgebrochen; für die WHIc begründet durch kardiovaskuläre Risiken und erhöhtes Brustkrebsrisiko ab dem 4. Jahr, für die WHIm begründet durch ein erhöhtes Insultrisiko (◘ Tab. 32.3 und 32.4). Der Abbruch der WHIm ist nach den Regeln der »good clinical practice« nicht begründet (es bestand auch dafür kein Konsens), da die Abbruchkriterien nicht erfüllt waren bzw. bei Weiterführung der Studie bis zum geplanten 8. Jahr die festgestellte Abnahme der Risiken für Brustkrebs und Herzinfarkte nach dem Verlauf der

◘ Tab. 32.3. WHI: Wichtigste Ergebnisse für die beiden Teilstudien[a]. (Mod. nach Kenemans 2005)

	Endpunkt		Kombinierte Estrogen-Gestagen-Studie		Estrogenmonostudie			
	Plazebo[b]	CEE/MPA[b]	RR (95% KI)	5-Jahres-Risiko pro 1000 Frauen	Plazebo[b]	CEE[b]	RR (95% KI)	5-Jahres-Risiko pro 1000 Frauen
Brustkrebs	30	38	1,24 (1,01–1,54)	+4	33	26	0,77 (0,59–1,01)	–3,5
KHK	33	39	1,24 (1,00–1,54)	+3	54	49	0,91 (0,75–1,12)	–2,5
Insult	21	29	1,41 (1,07–1,85)	+4	32	44	1,39 (1,10–1,77)	+6
VTE	16	34	2,11 (1,58–2,82)	+9	21	28	1,33 (0,99–1,79)	+3,5
Demenz[c]	22	45	2,05 (1,21–3,48)	+11,5	25	37	1,49 (0,83–2,66)	+6
Darmkrebs	16	10	0,63 (0,43–0,92)	–3	16	17	1,08 (0,75–1,55)	+0,5
Endometriumkarzinom	6,9	5,6	0,81 (0,48–1,36)	–0,7	–	–	–	–
Ovarialkarzinom	2,7	4,2	1,58 (0,77–3,24)	+0,8	–	–	–	–
Hüftfraktur	16	11	0,67 (0,47–0,96)	–2,5	17	11	0,61 (0,41–0,91)	–3
Gesamtfrakturen	199	152	0,76 (0,69–0,83)	–23,5	195	139	0,70 (0,63–0,79)	–28
Gesamtmortalität	53	52	0,98 (0,82–1,18)	–0,5	78	81	1,04 (0,88–1,22)	+1,5

KHK koronare Herzerkrankungen, *VTE* venöse Thromboembolien, *CEE* konjugierte equine Estrogene, *MPA* Medroxyprogesteronacetat, *RR* relatives Risiko, *KI* Konfidenzintervall.
[a] Mittleres Alter bei Studienbeginn 63 Jahre; Altersspanne 50–79 Jahre.
[b] Anzahl Patientinnen pro 10.000 Frauen pro Jahr.
[c] Subgruppe im Alter von >65 Jahren (Mittel 71 Jahre), vermutlich vaskuläre Demenzen (Analyse auf Morbus Alzheimer nicht signifikant).

◘ Tab. 32.4. WHI-Monoarm (Estrogentherapie). Einfluss des Alters auf das relative Risiko

Erkrankung	50–59 Jahre	60–69 Jahre	70–79 Jahre
KHK	0,56	0,92	1,04
Schlaganfall	1,08	1,65[a]	1,25
Venöse Thromboembolien	1,22	1,31	1,44
Mammakarzinom	0,72	0,72	0,94
Kolorektale Karzinome	0,59	0,88	2,09[a]
Hüftfrakturen	–	0,33a	0,62
Mortalität	0,73	1,01	1,20

[a]Signifikant auf Basis des nominalen Konfidenzintervalls.

kumulierten Risiken (Kaplan-Meier-Kurven) signifikant geworden wären (Mueck et al. 2004).

Die WHI ist zweifellos die derzeit wichtigste Studie mit HRT. In Fachkreisen besteht jedoch mittlerweile Einigkeit, dass die Risiken, welche speziell in der ersten Auswertung berechnet wurden, in Laien- und Fachpresse überzogen dargestellt wurden. Bezüglich der Fachinformationen kann man dies nachvollziehen, da hier aus forensischen Gründen alle potenziellen Risiken möglichst detailliert beschrieben und im Sinne eines »Class-Labelings« auch verallgemeinert werden. Für die Therapieentscheidungen sollte jedoch die aktuelle und gesamte Datenlage berücksichtigt (worauf auch der Gesetzgeber hinweist!) und auch Grenzen und Schwächen der Studie beachtet werden. Diese wurden mittlerweile in einer Vielzahl von kritischen Stellungnahmen dargelegt. Es sei hier nur darauf hingewiesen, dass beide Teilkollektive der WHI mit einem Durchschnittsalter von ca. 65 Jahren relativ alt und kardiovaskulär stark belastet waren (Tab. 32.5).

Die Bedeutung des Alters bzw. der kardiovaskulären Risikofaktoren ist daran zu erkennen, dass bei Stratifizierung der Ergebnisse nach Altersklassen die Ergebnisse aus der WHI stark variieren (Tab. 32.4). So wird in der WHI nachgewiesen, dass unter Estrogentherapie bei Frauen unter 60 Jahren (wichtigste Zielgruppe der HRT) nur mit einem Risiko zu rechnen ist – Venenthrombosen. Es gab kein erhöhtes Risiko für Hirninsult, und die Risiken für osteoporotische Frakturen, Herzinfarkte, kolorektale Karzinome und selbst Brustkrebs wurden um 25–40% reduziert. Letzteres bedarf sicher noch weiterer Studien und zeigt, wie wichtig es ist, nicht nur nach einer Studie zu bewerten.

32

32.4.2 Heart and Estrogen/progestin Replacement Study (HERS)

In HERS wurde erstmals nachgewiesen, dass bei Frauen nach Herzinfarkt keine Sekundärprävention erzielt werden kann. Im Mittel lief HERS über 4 Jahre mit 1380 Patientinnen im Durchschnittsalter von 67 Jahren, die wie in der WHI mit 0,625 mg konjugierten equinen Estrogenen (CEE) kontinuierlich kombiniert mit 2,5 mg Medroxyprogesteronacetat (MPA) behandelt wurden, im Vergleich zu 1380 Frauen unter Plazebo (Hulley et al. 1998). Es wurde keine Prävention, sondern im 1. Jahr ein erhöhtes kardiovaskuläres Risiko insbesonders für Reinfarkte beobachtet.

Nach WHI ist HERS ist sicher die 2. wichtigste Studie. Demgegenüber ist die Follow-up-Studie, genannt **»HERS II«,** sehr kritisch zu beurteilen (Hulley et al 2002, Grady et al. 2002). HERS II lief unverblindet, im Mittel über 2,7 Jahre. Da am Ende in der HRT-Gruppe nur noch 45% der Frauen aus HERS I verblieben waren und anderseits 10% von HRT auf Plazebo gewechselt hatten, war nur noch ein Drittel des ursprünglichen Kollektivs in dieser Folgestudie enthalten. Aufgrund dieses schlechten Studiendesigns sind alle Auswertungen, die aus HERS II erfolgten, im Ergebnis geringer zu werten als gut angelegte Kohorten- und Fall-Kontroll-Studien.

32.4.3 Million Women Study (MWS)

Die derzeitige Basis der MWS ist eine postalische Befragung im Zusammenhang mit dem Brustkrebsscreening in Großbritannien. Danach wur-

Tab. 32.5. WHI – Vorbestehendes kardiovaskuläres Risiko in den beiden Teilstudien

	WHI mono	WHI kombiniert
Mittleres Alter in der Studie	67 Jahre	66 Jahre
BMI >30 kg/m²	45%	34%
Hypertonie (therapiebedürftig)	48%	36%
Weitere kardiovaskuläre Vorerkrankungen	12%	22%
Raucherinnen (vor oder während WHI)	48%	50%

den anhand des zentralen Krebsregisters nach im Mittel 2,6 bzw. 3,4 Jahren die Fälle von Brustkrebs (Million Women Study Collaborators 2003) bzw. Endometriumkarzinom (Million Women Study Collaborators 2005) registriert und für 829.000 bzw. 717.000 eingangs erfasste Frauen ausgewertet. Die Überprüfung der Eingangsdaten erfolgte dabei lediglich in einer Stichprobe von 1 bzw. 10% – dabei wurden in ca. 25% Abweichungen festgestellt. Danach ist die MWS, zumindest in der derzeitigen Auswertung, eine Querschnittstudie und damit im Level geringer zu werten als prospektive Kohortenstudien wie etwa die Nurses Health Study (NHS).

Weitere Schwächen sind eine Selektion von Frauen unter HRT (mit ca. 40% doppelt so viel wie in der Gesamtpopulation), Verwechslung von Estradiol und Ethinylestradiol, falsche Zuordnung der Dosisgruppen und offensichtlich auch falsche Zeitangaben. Dazu kommen einige nicht plausible Ergebnisse (Brustkrebsrisiko prämenopausal niedriger als postmenopausal, Risiko für Endometriumkarzinom unter Estrogenen höher als mit Tibolon u. a.). In Fachkreisen besteht daher Einigkeit, dass Ergebnisse aus der MWS besonders kritisch bewertet werden müssen (Shapiro 2004, IMS 2004b, EMAS 2004).

Nach der MWS ergibt sich ein erhöhtes Brustkrebsrisiko mit allen Formen der HRT, und es liegt höher bei kombinierten Präparaten. Andererseits vermeidet man durch Gestagenzusatz das Risiko für ein Endometriumkarzinom – soweit alles bekannte Ergebnisse. Überraschend mag sein, dass sich für Tibolon sowohl ein erhöhtes Risiko für Brustkrebs als auch für Endometriumkarzinom ergab (MWS 2003, 2005). Tibolon wird allerdings nachgewiesermaßen bevorzugt bei Risikopatientinnen eingesetzt. Zur definitiven Bewertung von Tibolon werden daher die Ergebnisse der laufenden prospektiven, randomisierten Interventionsstudien abgewartet (Mueck u. Kiesel 2005).

32.4.4 Nurses Health Study (NHS)

Die NHS wurde Mitte der 70er Jahre mit ca. 120.000 Krankenschwestern gestartet und dann als eine prospektive Kohortenstudie regelmäßig ausgewertet. Die Studie ist in der Qualität wesentlich höher als die MWS einzuschätzen. Die NHS liefert bei Verwendung der gleichen Präparate z. T. auch wichtigere Informationen als die WHI, da der Beginn der HRT zumeist prä- und perimenopausal erfolgte und überwiegend Frauen mit klimakterischen Beschwerden einbezogen wurden, d. h. die Studie entsprechend den praktischen Belangen durchgeführt wurde (Grodstein et al. 2006).

Wichtige Ergebnisse aus den Auswertungen der NHS sind z. B. die Verbesserung des metabolischen Stoffwechsels insbesondere der Lipide, der Nachweis einer kardiovaskulären Primärprävention, aber auch eine Risikozunahme für venöse Thromboembolien sowie für Endometriumkarzinom unter Estrogenmonotherapie und für Mammakarzinom besonders unter kombinierter HRT – das bedeutet einen Nachweis von Nutzen und Risiken, welche die Therapie mit der HRT entscheidend bestimmt haben.

32.4.5 Metaanalysen

Zu nahezu allen Fragestellungen im Therapiegebiet der HRT gibt es groß angelegte Datenanalysen, zumeist Metaanalysen des gesamten jeweiligen Datenmaterials. Bis auf wenige Ausnahmen konnten sie auch den präventiven Nutzen einer HRT nachweisen. So zeigen Metaanalysen für die **Primärprävention der Osteoporose** Frakturrisikoreduktionen, die zwischen 25 und 40% liegen (Torgerson u. Bell-Syer 2001). Auch für noch nicht zugelassene Indikationsgebiete wie die **Prävention kolorektaler Karzinome** (Grodstein et al. 1999, Nanda et al. 1999) oder **Morbus Alzheimer** (LeBlanc et al. 2001) liegen Metaanalysen vor, wonach diese Risiken um ca. 30% reduziert werden können.

Auffällig zeitgleich mit den negativen Ergebnissen aus dem kombinierten Arm der WHI wurde allerdings in einer Metaanalyse ein **kardiovaskulär präventiver Effekt** verneint (Nelson et al. 2002), obwohl mindestens 5 frühere Metaanalysen eine bis 40%ige Prävention ausgewiesen hatten (Barrett-Connor u. Grady 1998). Die diesbezüglich aktuellsten Metaanalysen beweisen allerdings für die gleichen Studien mit anderen statistischen Verfahren eine signifikante kardiovaskuläre Prävention

(Garbe u. Suissa 2004, Salpeter et al. 2006), falls vor dem 60 Lebensjahr mit einer HRT begonnen wird. Für Brustkrebs zeigte zuerst die größte Metaanalyse ein erhöhtes Risiko (Collaborative Group 1997), das jedoch in späteren Nachanalysen der gleichen Studien (nach Adjustierungen z. B. betreffend Menopausenalter, Kontrollgruppe, Brustkrebsüberwachung u. a.) nicht mehr bestätigt wurde (Bush et al. 2001, Garbe et al. 2004). In diesen Studien wurde allerdings zu über 80% nur mit Estrogenen behandelt.

Dass bei frühem Behandlungsbeginn allgemein der Nutzen einer HRT überwiegen sollte, zeigt auch die letzte Metaanalyse von 30 Studien mit 27.000 Patientinnen zur Frage der **Mortalität** unter HRT: Sie wird signifikant um 40% reduziert, jedoch nur für Frauen unter 60 Jahren (Salpeter et al. 2004).

32.5 Nutzen und Risiken der HRT – Zusammenfassung der Datenlage

32.5.1 Nutzen

Klimakterische und urogenitale Beschwerden

Die HRT ist die wirksamste medikamentöse Behandlungsform für vasomotorische Beschwerden sowie auch für psychonervöse Symptome, soweit sie mit einem Estrogenmangel in Verbindung stehen. Die Wirkung setzt bereits nach 2 Wochen ein; die benötigte Dosis ist etwa nach 8 Wochen abzuschätzen (MacLennan et al. 2001, Ortmann et al. 2004).Vaginale Beschwerden wie Brennen, Trockenheit und Rötung lassen sich effektiv lokal behandeln. Diese Beschwerden einer »Estrogenmangelkolpitis« können innerhalb von 4–6 Monaten zu über 90% beseitigt werden (Eicher u. Mueck 1994, 1996). Da die Langzeitcompliance für eine Lokalbehandlung gering ist, wird eine Weiterbehandlung häufig auch systemisch mit oraler oder transdermaler HRT erfolgen. Diese bessert auch urologische Beschwerden wie Dysurie, Pollakisurie und Nykturie, wie in einschlägigen Metaanalysen dokumentiert wird (Fantl et al. 1994, Cardozo et al. 1998).

Auch die Dranginkontinenz wird nach einer Cochrane Datenanalyse von 28 Studien (15 plazebokontrolliert) gebessert, mit allerdings kleinen Fallzahlen (Moehrer et al. 2003). Derzeit ist unklar, warum sich in der WHI eine Verschlechterung der Harninkontinenz ergab (Hendrix et al. 2005) – möglicherweise war die Dosis für die durchschnittlich 65-jährigen Patientinnen (0,625 mg equine Estrogene) zu hoch gewählt. Die Frage, inwieweit die HRT Teil des komplexen Therapieplans für Inkontinenzen bleiben kann, erfordert somit weitere Studien.

Postmenopausenosteoporose

Der auch in der WHI bestätigte Nutzen einer Osteoporoseprävention durch HRT wurde nie angezweifelt, insbesonders bei einem frühen Behandlungsbeginn; die Frage war, ob es Alternativen mit geringeren Risiken gibt. Auf Basis der primär aus der WHI mitgeteilten Risiken soll derzeit eine HRT nur bei den Frauen angewendet werden, »die eine Unverträglichkeit oder Kontraindikation gegenüber anderen zur Osteoporoseprävention zugelassenen Arzneimitteln aufweisen« (Mueck 2004).

Eine Kalzium- und Vitamin-D-Supplementierung allein kann Risikogruppen nicht ausreichend schützen. Für Raloxifen ist eine frakturreduzierende Wirkung im Rahmen der primären Prävention nicht nachgewiesen. Des Weiteren fehlt der Nachweis einer Reduktion für Oberschenkelhalsfrakturen. Auch für Bisphosphonate fehlt der Beweis frakturreduzierender Wirkungen im Rahmen der primären Prävention. Weiterhin gibt es so gut wie keine Daten für jüngere Frauen, bzw. es fehlen Langzeitfrakturdaten.

Die primär aus der WHI mitgeteilten Risiken einer HRT sind aufgrund der Nachauswertungen bzw. mit den Ergebnissen aus dem Monoarm zu revidieren (Schneider et al. 2005). Des Weiteren sind die Möglichkeiten der Individualisierung durch differenzierte Wahl der HRT sowie die nachweislich mögliche Osteoporoseprävention mit niedrigen Dosen nicht berücksichtigt. So stellen auch Fachgesellschaften wie etwa die International Menopause Society fest, dass »für Frauen im frühen Postmenopausenalter keine alternative Therapie bezüglich der Osteoporoseprävention vorteilhafter ist als die HRT« (IMS 2004a). Die Einschränkung der Indikation muss daher wieder zurückgenommen oder zumindest differenziert werden, da für eine Vielzahl gefährdeter Frauen keine evidenzbasierte Möglichkeit besteht, drohende Frakturen zu verhindern (Rabe et al. 2006).

Kardiovaskuläre Erkrankungen

Derzeit soll keine HRT allein zum Zwecke einer kardiovaskulären Prävention erfolgen (Ortmann et al. 2004). Es gibt jedoch keine Studie, welche eine primärpräventive Wirkung widerlegt. In der WHI, einer Studie mit kardiovaskulär stark vorbelasteten Frauen (◻ Tab. 32.5), wurde eine Risikoerhöhung für Frauen über 70 Jahre nachgewiesen, und zwar nur für die kombinierte HRT (Manson et al. 2003). Mit Estrogenbehandlung nahm im zeitlichen Verlauf für alle Altersgruppen das Risiko signifikant ab, für Frauen unter 60 Jahren um 44% (WHI Investigators 2004a)! Gesichert scheint allerdings, dass bei Frauen nach Herzinfarkt keine sekundärpräventiven Wirkungen zu erwarten sind. Dies wurde mittlerweile nicht nur in HERS, sondern auch in einer Reihe anderer Studien nachgewiesen (Mueck 2003a).

Metabolischer Stoffwechsel

Die HRT hat ausgeprägte, im Allgemeinen positive Wirkungen auf den Lipidstoffwechsel – ein Nutzeffekt, der sich v. a. bei vorbestehenden Störungen auswirkt, obwohl die HRT nicht ausschließlich dazu durchgeführt werden sollte. Dabei ist auf eine differenzierte Anwendung der Applikationsform zu achten (◻ Tab. 32.8). Orale Estrogene erhöhen HDL-C, aber auch die Triglyzeride; Letzteres wird unter transdermaler Applikation vermieden. Androgen wirkende Gestagene sollten möglichst niedrig dosiert oder transdermal verabreicht werden, da der günstige Estrogeneffekt antagonisiert werden kann. Besonders wichtig ist die Senkung von Lipoprotein(a) durch alle Estrogene (oral und transdermal), da es hierfür sonst keine andere medikamentöse Möglichkeit gibt. Lp(a) gilt als besonders wichtiger, unabhängiger Risikofaktor für kardiovaskuläre Erkrankungen (Mueck u. Römer 2002).

Auch die diabetische Stoffwechsellage kann unter HRT verbessert werden: Nach dem Ergebnis mehrerer Studien, inklusive WHI und HERS, wird die Inzidenz des Auftretens von Diabetes mellitus um 20–40% gesenkt (NAMS 2000b, WHI Investigators 2004c, HERS Study Group 2003). Diesem Nutzeffekt wird neuerdings besonderer Wert zugemessen, da damit die HRT auch präventiv hinsichtlich der Entwicklung koronarer Herzerkrankungen und des metabolischen Syndroms wirken kann. Bei bestehendem Diabetes sind jedoch vaskuläre Risiken einer HRT nicht auszuschließen. In diesem Fall sollte sie möglichst niedrig dosiert werden, bei gleichzeitiger Hypertriglyzeridämie transdermal, bei Hyperandrogenämie oral. Als Gestagenkomponente sind bevorzugt Progesteron, Dihydrogesteron oder eine transdermale Verabreichung (Kombipflaster) zu empfehlen.

Demenzen, Morbus Alzheimer

Bei bestehendem Morbus Alzheimer zeigten Studien eindeutig keine Verbesserungen (Mulnard et al. 2000, Henderson et al 2000) – dies ist aus pathophysiologischer Sicht auch kaum zu erwarten. Demgegenüber sprechen nahezu alle experimentellen Untersuchungen für primärpräventive Estrogeneffekte (▶ 32.1). Obwohl ca. 15 Beobachtungsstudien Risikoreduktionen bis 40% ausweisen (Yaffe et al. 1998, LeBlanc et al. 2001), wird derzeit auch die Primärprävention in Frage gestellt: Eine Teilauswertung der WHI (sog. WHI-Mental Study, WHIMS) hat speziell für die Frauen >65 Jahre (durchschnittlich 71 Jahre) eine Zunahme »möglicher Demenzen« gezeigt (Shumaker et al. 2003), Rapp et al 2003). Vermutlich ist dies durch negative vaskuläre Effekte zu erklären; bezüglich Morbus Alzheimer zeigte sich in den entsprechenden Tests keine signifikante Risikoveränderung (Mueck 2003b). Eine Prävention von Morbus Alzheimer scheint (z. B. nach der CASH-Studie) möglich, wenn früh mit HRT begonnen wird (Zandi et al. 2002). Dies ist derzeit jedoch keine Indikation.

Kolorektale Karzinome

Nach verschiedenen Metaanalysen von ca. 25 Beobachtungsstudien lässt sich das Risiko für kolorektale Karzinome um ca. 30% reduzieren (Grodstein et al. 1999, Nanda et al 1999). Bestätigt wurde dies durch die WHI-Studie mit kombinierter HRT mit einer Risikoreduktion um 37% (Tab. 32.3). Im Estrogenmonoarm der WHI wurde das Risiko aus bislang noch nicht geklärten Gründen allerdings nur für Frauen unter 60 Jahre um 40% reduziert, Frauen über 70 Jahre zeigten ein erhöhtes Risiko (Tab. 32.4). Nachdem diese Karzinome in den letzten Jahren stark zunehmen, sollte im individuellen Fall (z. B. bei positiver Familienanamnese, bekannten breitbasigen Polypen usw.) ein möglicher Nutzeffekt der HRT mit in Betracht gezogen werden.

32.5.2 Derzeitige Indikationen

Tabelle 32.6 fasst die Indikationen zusammen, die in der individuellen Nutzen-Risiko-Analyse berücksichtigt werden sollten. Dabei können auch »vermutete präventive Indikationen« die Therapieentscheidung mit beeinflussen, je nach persönlichem Risikoprofil. Dies gilt v. a. für den Benefit einer individuell angepassten HRT bei Behandlungsbeginn früh in der Postmenopause.

32.5.3 Risiken

Alle relevanten Risiken wurden in der WHI festgestellt und lassen sich dadurch auch quantifizieren (Tab. 32.3). Dies betrifft die prognostisch wichtigen Risiken für venöse Thromboembolien, Herzinfarkt und Hirninsult sowie für Endometrium- und Mammakarzinom sowie für (vaskuläre?) Demenzen bei prädisponierten Frauen über 70 Jahre. Die relativen Risiken liegen zumeist unter 2. In absoluten Zahlen sind die Risiken gering, durchschnittlich ist jeweils etwa mit einer zusätzlichen Diagnose pro 1000 Frauen pro Jahr zu rechnen.

Weitere in der WHI festgestellte Risiken sind Gallenblasenerkrankungen (für eine orale HRT bereits lange bekannt) und möglicherweise Ver-

Tab. 32.6. Indikationen für eine HRT

Kurative Indikationen	– Blutungsstörungen – Klimakterische Beschwerden (vasomotorische und psychonervöse Symptome) – Urogenitale Atrophie – Urologische Beschwerden (Dysurie, Schmerzen) – Spezielle Formen der Dyslipoproteinämie
Präventive Indikationen	– Urogenitale Atrophie – (Primärprävention) postmenopausale Osteoporosea – Vorzeitige Ovarialinsuffizienz (prämature Menopause, Ovarektomie) – Diabetes mellitus – Kolorektale Karzinome
Vermutete präventive Indikationen (bei frühem Beginn und differenzierter HRT)	– Metabolisches Syndrom – Koronare Herzerkrankungen – Morbus Alzheimer – Verschiedene atrophisch-degenerative Erkrankungen (Haut, Schleimhäute, Bindegewebe), Rheumaformenkreis – Bestimmte Formen schizophrener Psychosen – Lungenkarzinom?
Derzeit gelistete Indikationen (Beipackzettel)	– Klimakterische und urogenitale Beschwerden – Postmenopausale Osteoporose[a] – Vorzeitige Ovarialinsuffizienz

[a] Derzeit eingeschränkte Indikation der Osteoporoseprävention: bei Unverträglichkeit oder Kontraindikationen gegenüber Alternativen.

schlechterung von Harninkontinenzen sowie ausnahmsweise ungünstige Effekte hinsichtlich der Entwicklung kolorektaler Karzinome speziell bei alten (über 70-jährigen) Patientinnen – die zuletzt genannten beiden Risiken bedürfen jedoch sicher noch weiterer Studien.

Derzeit ist noch unklar, inwieweit die Risiken gruppenspezifisch sind oder nur für bestimmte Präparate gelten. Sicher lassen sie sich durch eine differenzierte, niedrig dosierte HRT minimieren oder möglicherweise z. T. auch vermeiden, speziell bei frühem Behandlungsbeginn.

Venöse Thromboembolien

Dieses Risiko zeigt sich v. a. im 1. Behandlungsjahr, vermutlich nur bei Prädisposition wie bei angeborenen Gerinnungsstörungen, speziell bei APC-Resistenz, wie auch in HERS und WHI nachgewiesen wurde (Herrington et al. 2002, WHI Investigators 2004b). Neuerdings wurde festgestellt, dass nicht nur die Estrogen-, sondern auch die Gestagenkomponente das Risiko erhöhen kann. Durch eine transdermale HRT lässt sich das Risiko venöser Thromboembolien minimieren (Scarabin et al. 2003).

Herzinfarkte

Ein erhöhtes Risiko wurde nur in HERS, d. h. für eine HRT nach frischem Herzinfarkt, sowie in der WHI mit kombinierter HRT für Frauen über 70 Jahre beobachtet (Manson et al. 2003). Bei Frauen unter 60 Jahre sowie allgemein mit Estrogen allein zeigte sich eher ein Benefit, wie in den ca. 30 Fall-Kontroll- und Kohortenstudien zu beobachten (WHI Investigators 2004a).

Hirninsulte

Relevant ist ein Risiko für ischämische Hirninsulte, vermutlich wie im venösen Schenkel thromboembolisch bedingt für ältere Frauen mit prädisponierenden Faktoren. In diesem Zusammenhang sollte unter HRT besonders der Blutdruck kontrolliert werden, da eine HRT bei hypertensiven Frauen (in der WHI ca. 40%!) das Insultrisiko erhöhen kann (Lokkegaard et al. 2003). Vorzugsweise sollten hypertensive Frauen transdermal oder oral niedrig dosiert in Kombination mit Drospirenon behandelt werden, um eine erhöhte hepatische Produktion von Angiotensinogen zu vermeiden bzw. die konsekutiven Wirkungen des Aldosteron spezifisch abzublocken (Mueck u. Seeger 2004).

Endometriumkarzinom

Das Risiko für ein estrogenabhängiges Endometriumkarzinom (Typ 1) kann durch Anwendung einer kontinuierlich kombinierten HRT vermieden werden (Grady et al. 1995). Demgegenüber ist für die sequenzielle HRT nach dem Ergebnis jüngerer Kohortenstudien ein erhöhtes Risiko nicht auszuschließen. Dabei wurde jedoch möglicherweise das Gestagen nicht adäquat verabreicht – die Gestagenphase sollte möglichst über 12 Tage/Zyklus in adäquater Dosis erfolgen (zur Gestagenintervalltherapie ► 32.3.2).

Mammakarzinom

Unter kombinierter HRT wurde in der WHI ab dem 5. Behandlungsjahr ein Risikoanstieg festgestellt. In den letzten 5 Jahren haben 11 Beobachtungsstudien (inkl. NHS und MWS) diesen Risikoanstieg bestätigt, mit relativen Risiken um 2 (Mueck u. Seeger 2003a). Eine Risikoerhöhung zeigte sich auch in der bislang größten Reanalyse 1997 für 51 bis dahin durchgeführte Beobachtungsstudien mit insgesamt 52.705 Patientinnen mit Brustkrebs (im Vergleich zu 108.411 ohne das Karzinom), die zu über 80% nur mit Estrogenen behandelt waren (Collaborative Group 1997). In späteren Analysen der gleichen Studien wurde nach Adjustierungen kein erhöhtes Risiko mehr berechnet (Bush et al 2001, Garbe et al. 2004). Da sich im Monoarm der WHI eine 23%ige Risikoerniedrigung zeigte, wie auch in ca. 10 Beobachtungsstudien, ist die Risikosituation offensichtlich vom behandelten Kollektiv abhängig, und es ist schwierig, in Durchschnittsanalysen für die Estrogenbehandlung ohne Gestagenzusatz ein Risiko nachzuweisen.

Risikoerhöhungen lagen in absoluten Zahlen etwa bei 2–4 zusätzlichen Diagnosen pro 1000 Frauen pro Jahr, bei 5-jähriger Behandlung und 15-jähriger Nachbeobachtung. Im Vergleich liegen die Risiken etwa bedingt durch Adipositas oder Rauchen bis 10fach höher. Mit wenigen Ausnahmen waren die Tumore in den Studien besser differenziert und zeigten bei Diagnose fast nie Metastasen (Collaborative Group 1997, Nanda et al. 2002). Dies korreliert mit dem tumorbiologischen Konzept, dass Estrogene vorhandene maligne Zellen entsprechend vieler experimenteller Untersuchungen rezeptorabhängig stimulieren können, die sich dann aber besser differenzieren und möglicherweise auch so besser vernichtet werden können. Letzteres ist jedoch abhängig von der individuellen Abwehrlage, wodurch sich die unterschiedlichen Studienergebnisse erklären lassen.

Wirkmechanistisch gilt eine estrogenbedingte Tumorproliferation als erwiesen. Gestagene können die Proliferation verstärken, vermutlich durch Beeinflussung stromaler Wachstumsfaktoren, wie auch eigene Untersuchungen gezeigt haben (Seeger et al. 2004). Bis heute ist nicht bewiesen, dass eine HRT ein Karzinom, speziell Brustkrebs, ursächlich auslösen kann. Aktuell ergibt sich diese Diskussion, da kürzlich von der WHO die kombinierte HRT (wie auch kombinierte hormale Kontrazeptiva) als »kanzerogen« eingestuft wurde (Cogliano et al. 2005). Begründet wurde dies durch die Ergebnisse der WHI sowie durch die Möglichkeit der Bildung potenziell toxischer Estrogenmetaboliten (Quinone aus Catecholestrogenen in Gegenwart von Radikalen). Nach einer Stellungnahme, gezeichnet von 6 deutschen Fachgesellschaften, wird jedoch angezweifelt, ob die Datenlage eine solche Beurteilung zulässt, da mechanistische Untersuchungen nur in vitro oder tierexperimentell durchgeführt wurden (Mueck et al. 2005).

Das Zeitintervall zwischen der Exposition in Bezug auf eine Noxe und dem Auftreten von klinisch nachweisbarem Brustkrebs beträgt mehr als 15 Jahre. Soweit daher in Studien in kürzeren Zeiten Mammakarzinome gesehen wurden (WHI, MWS), kann es sich nur um stimulierte, bereits vorhandene Karzinome gehandelt haben oder/und um primär übersehene Karzinome, Letzteres u. a. wegen der unter HRT verringerten mammographischen Sensitivität, v. a. bei kontinuierlich kombinierter HRT.

Ovarialkarzinom

Die Studienlage ist kontrovers. In der WHI war das Risiko tendenziell erhöht. Auch in mindestens 4 Beobachtungsstudien ist ein Risikoanstieg zu erkennen. Möglicherweise ist das Risiko nur unter Estrogen ohne Gestagenzusatz und nur in bestimmten, seltenen Fällen unter Langzeitbehandlung (>10 Jahre) erhöht. Ein bestehendes Ovarialkarzinom gilt derzeit nicht als Kontraindikation, aber man sollte eine HRT nur bei hohem Leidensdruck aufgrund klimakterischer Beschwerden empfehlen (Rabe et al. 2006).

32.5.4 Kontraindikationen für eine HRT

In ◘ Tabelle 32.7 sind die Kontraindikationen dargestellt, unter Berücksichtigung der neuesten, aufgrund der WHI-Ergebnisse vorgeschriebenen Gesetzestexte für Fachinformationen. Die »umstrittenen« Kontraindikationen sind für die eingeführten Präparate nur noch partiell gelistet, ein ursächlicher Zusammenhang mit der Verschlechterung der betreffenden Erkrankungen ist nicht nachgewiesen.

32.5.5 Differenzierte HRT für Risikogruppen

Für die HRT zur Behandlung spezieller Risikogruppen sei auf Spezialliteratur verwiesen, wie bei Vorliegen spezieller internistischer Erkrankungen (Mueck 2006) oder nach behandeltem Endometrium- oder Mammakarzinom (Beckmann et al 2003, Mueck u. Wallwiener 2003, 2004), primär Kontraindikationen für eine HRT. Allgemein ist die praktisch wichtigste Empfehlung für die HRT, niedrig dosiert und möglichst differenziert nach individueller Ausgangslage zu behandeln. Dies gilt speziell für Risikogruppen, für die z. B. das Gestagen differenziert gewählt werden (◘ Tab. 32.2) oder z. B. die Applikationsform in Abhängigkeit des Lipidprofiles berücksichtigt werden kann. Gerade die Wahl der Appliktionsform kann Risiken entscheidend minimieren, wie in ◘ Tab. 32.8 für wichtige Risikogruppen zusammengefasst ist.

Tab. 32.7. Kontraindikationen für eine HRT

Absolute Kontraindikationen[a] (gelistete Kontraindikationen)	– Ungeklärte vaginale Blutungen, Endometriumhyperplasie – Mammakarzinom, Endometriumkarzinom (auch anamnestisch) – Akute und anamnestische venöse Thromboembolien – Angeborene Gerinnungsstörungen – Akuter Myokardinfarkt, instabile Angina pectoris – Akuter Hirninsult, instabile Hypertonie – Akute Migräneanfälle mit Sehstörungen – Bekannte Überempfindlichkeit gegen Wirkstoffe – Schwangerschaft
Relative Kontraindikationen[b]	– Schwere Lebererkrankungen, Cholestase, Gallensteine – Thrombophilie – Porphyrie, systemischer Lupus erythematodes – Schwere Hypertonie, schwere Herz- und Nierenerkrankungen – Schwerer Diabetes mit Gefäßveränderungen – Pankreatitis, Hyperlipoproteinämie Typ IV, V – Uterus myomatosus, Endometriose – Epilepsie, Chorea minor
Umstrittene Kontraindikationen	– Asthma, Multiple Sklerose, Otosklerose, Melanom, Lebertumore

[a] Ausnahmen müssen forensisch nachweisbar begründet werden.
[b] Behandlung bei individualisierter differenzierter HRT und engmaschigen Kontrollen möglich.

Tab. 32.8. Wahl der Applikationsform für eine differenzierte HRT bei vorliegenden internistischen Risiken

Transdermale Hormonsubstitution	Orale Hormonsubstitution
– Schwere Lebererkrankungen: Hepatitis, Leberzirrhose, Alkoholleber, benigne und maligne Lebertumoren – Gallenblasen- und Pankreaserkrankungen: Cholezystitis, Cholelithiasis, Pankreatitis – Magenerkrankungen: Magengeschwüre, Zustand nach Magen-Op – Darmerkrankungen: Morbus Crohn, Colitis ulcerosa, Sprue – Unspezifische gastrointestinale Resorptionsstörungen: Diarrhö, Obstipation, Malabsorption, Maldigestion, Achalasie, Dumpingsyndrom – Erhöhtes Risiko für venöse Thromboembolien[a] – Ausgeprägte Hypertonie, speziell Hypertonie unter oraler HRT – Koronare Herzerkrankungen; frischer Hirninsult; Zustand nach Myokardinfarkt, Zustand nach Hirninsult[b] – Schilddrüsenerkrankungen (ohne Hyperandrogenämie); Hypothyreose (Hyperthyreose, Thyreoiditis) – Hypertriglyzeridämien (>300 mg/dl); Hyperlipoproteinämie Typ IV, Typ V (Triglyzeride erhöht) – Diabetes mellitus (ohne Hyperandrogenämie) – Lupus erythematodes (ohne Phospholipidantikörper); chronische Polyarthritits (?) – Porphyrie – Migräne bzw. migräneartige Beschwerden/Kopfschmerzen – Kombination mit Arzneimitteln mit häufigen Medikamenteninteraktionen – Maligne Erkrankungen, paraneoplastisches Syndrom[a] – Raucherinnen[c]	– Generalisierte Fettstoffwechselstörungen (außer Hypertriglyzeridämie) – Dyslipoproteinämie mit niedrigem HDL-C – Isolierte Hypercholesterinämien – Ausgeprägte Hypercholesterinämien – Hyperlipoproteinämie Typ IV (LDL-C erhöht) – Hyperlipoproteinämie Typ III (Remnants erhöht) – Hyperandrogenämie, niedriges sexualhormonbindendes Globulin (SHBG) – Hauterkrankungen; Disposition für allergische Hautreaktionend – Feucht-warmes Klima (Pflasterklebeprobleme!)[d]

[a] Wichtigste Kontraindikationen für Hormonsubstitution: **Mammakarzinom, akute Venenthrombose.**
[b] Nach **Myokardinfarkt** und **Apoplexie** für mindestens 12 Monate keine Hormonsubstitution. Des Weiteren gelten die **instabile Angina pectoris, instabile Hypertonie** und **angeborene Gerinnungsstörungen** als Kontraindikationen.
[c] **Rauchen** verstärkt die Metabolisierung von Estrogenen (z. T. genotoxisch) mit Verminderung deren Wirkung, was durch transdermale Applikation vermieden werden kann.
[d] Bei Haut-/Klebeproblemen fakultativ Verwendung von estradiolhaltigen Gelen in Kombination mit Gestagenen (bevorzugt Progesteron oral/vaginal).

32.6 Zusammenfassung und wichtige therapeutische Empfehlungen

Die nach den ersten Ergebnissen der WHI-Studie erfolgten starke Einschränkungen zur Anwendung einer HRT (WHI Investigators 2002) erscheinen nach der heutigen Datenlage (▶ 32.5) bzw. auch mit den erkannten Schwächen dieser wichtigen Studie (▶ 32.4.1) nicht mehr gerechtfertigt. Insbesondere bei Berücksichtigung der bestehenden Möglichkeiten einer differenzierten, individualisierten HRT (vgl. z. B. ◘ Tab. 32.2, 32.8) überwiegt bei dem üblichen Beginn im Alter unter 60 Jahren zumeist der Nutzen gegenüber den Risiken (vgl. z. B. ◘ Tab. 32.4). Als Konsequenz wurden – basierend auf den Konsensusempfehlungen der DGGG (Ortmann et al. 2004) – im Juni 2006 neue Anwendungsempfehlungen herausgegeben, die nun von den 6 in Deutschland für die HRT maßgebenden frauenärztlichen Vereinigungen gemeinsam getragen werden (Mueck et al 2006). Die wichtigsten Richtlinien für die Praxis lassen sich wie folgt zusammenfassen:

- Zugelassene Indikationen: klimakterische Symptome, vaginale und urologische Beschwerden sowie Prävention der Osteoporose (derzeitig Indikationseinschränkung, ▶ 32.5.2).
- Kontraindikationen: Mamma- und Endometriumkarzinom, venöse Thromboembolien und Hirninsult sowie akute, instabile kardiovaskuläre Erkrankungen.
- Zur Primärprävention der Osteoporose weist HRT das günstigste Nutzen-Risiko-Profil auf (derzeitig Indikationseinschränkung, ▶ 32.5.2). Bei Vorliegen von Frakturen gibt es bessere Alternativen.
- Die Prävention koronarer Herzerkrankungen (Infarkte) ist derzeit keine Indikation. Bei frühem Behandlungsbeginn sind jedoch protektive Estrogenwirkungen zu erwarten.
- Auch eine Prävention des Kolonkarzinoms ist wahrscheinlich. Demgegenüber ist die Datenlage hinsichtlich einer Prävention von Morbus Alzheimer immer noch unklar.
- Generell sind mit HRT keine sekundärpräventiven Effekte zu erwarten.
- Das Risiko für Schlaganfälle wird bei prädisponierten Patientinnen durch eine HRT erhöht (z. B. mit Hypertonie). Auch das Risiko venöser Thrombosen steigt an, insbesondere bei Frauen mit Thrombophilie.
- Unter Langzeittherapie ist ein erhöhtes Risiko für Brustkrebs nicht auszuschließen, bei Kombination mit Gestagenen für eine mehr als 5-jährige Behandlung ist ein gering erhöhtes Risiko nachgewiesen. Daher sollte – unter adäquatem Vergleich mit anderen Risikofaktoren (z. B. Adipositas) – eine Aufklärung über dieses Risiko erfolgen.
- Für Frauen mit Uterus: Estrogen/Gestagen. Nach Hysterektomie: nur Estrogen.
- Möglichst niedrig dosierte HRT: Estrogen ausreichend für Wirkung, Gestagen suffizient zur Endometriumprotektion. Im Einzelfall und mit entsprechenden Kontrollen kann eine Gestagenzugabe in längeren als monatlichen Abständen (z. B. dreimonatlich) zur Anwendung kommen. Eine Endometriumprotektion dürfte auch durch ein intrauterines gestagenhaltiges System (IUS) erreicht werden, das allerdings nur zur Kontrazeption und für Blutungsstörungen zugelassen ist (Aufklärung bei »off label use«!).
- Es gibt klinisch relevante Unterschiede zwischen den verfügbaren Präparaten, die individuell berücksichtigt werden sollten.
- Pflanzliche Präparate zur Behebung von Symptomen der Wechseljahre sind hinsichtlich ihres Nutzens und ihres Risikos derzeit nicht ausreichend zu bewerten. Sie sind keine Alternative zur kausalen HRT.
- Die prämature Menopause stellt eine absolute eigenständige Indikation zur HRT dar.
- Vor HRT ist generell eine Basismammographie (mit Sonographie) zu empfehlen, ansonsten regelmäßige allgemeinärztliche und gynäkologische Vorsorgeuntersuchungen, ob mit oder ohne HRT.
- Keine Begrenzung der Dauer einer indizierten HRT! Jährliche Überprüfung des Nutzen-Risiko-Profils hinsichtlich Änderungen in der individuellen Anamnese und der wissenschaftlichen Erkenntnisse.

Literatur

Barrett-Connor E, Grady D (1998) Hormone replacement therapy, heart disease, and other considerations. Annu Rev Public Health 19: 55–72

Beckmann M, Bock K, Braendle W et al. (2003) Hormonsubstitution nach Mammakarzinom. Konsensus-Empfehlungen der Deutschen Gesellschaft für Senologie. Frauenarzt 44: 395–397

Birkhäuser M, Braendle W, Breckwoldt M, Keller PJ, Kuhl H, Runnebaum B (2000) 23. Arbeitstreffen des »Zürcher Gesprächskreises«. Empfehlungen zur Substitution mit Östrogenen und Gestagenen im Klimakterium und in der Postmenopause. Frauenarzt 41: 599–602

Brincat M, Galea R, Muscat Baron Y (1995) Menopausal connective tissue changes and Alzheimer's disease. Eur Menopause J 2 (Suppl 1): 31–35

Bush TL, Whiteman M, Flaws JA (2001) Hormone replacement therapy and breast cancer: a qualitative review. Obstet Gynecol 98: 498–508

BVF und DGGG (2003) HRT und Brustkrebs – Gemeinsame Stellungnahme des Berufsverbandes der Frauenärzte und der Deutschen Gesellschaft für Gynäkologie. Frauenarzt 44: 1048–1051

Cardozo I, Bachmann G, McClish D et al. (1998) Meta-analysis of estrogen therapy in the management of urogenital atrophy in postmenopausal women: Second report of the Hormones and Urogenital Therapy Committee. Obstet Gynecol 92: 722–727

Cogliano V et al. (2005) Carcinogenicity of combined oestrogen-progestagen contraceptives and menopausal treatment. Lancet Oncology 6: 552–553

Collaborative Group on Hormonal Factors in Breast Cancer (1997) Breast cancer and hormone replacement therapy: collaborative reanalysis of data from 51 epidemiological studies of 52.705 women with breast cancer and 108.411 women without breast cancer. Lancet 350: 1047–1059

Eicher W, Mueck AO (1994) Normalität oder Krankheit – Beschwerden der Wechseljahre. Sexualmedizin 10: 276–279

Eicher W, Mueck AO (1996) Die Behandlung östrogenmangelinduzierter Sexualstörungen. Gynäkol Geburtsh Rundschau 36: 83–89

EMAS (2004) European Menopause and Andropause Society statements on postmenopausal hormonal therapy. Maturitas 48: 19–25

Ettinger B, Ensrud KE, Wallace R et al. (2004) Effects of ultralow-dose transdermal estradiol on bone mineral density: a randomized clinical trial. Obstet Gynecol 104: 443–451

Fantl JA, Cardozo LA, McClish DK and the Hormones and Urogenital Therapy Committee (1994) Estrogen therapy in the management of urinary incontinence in postmenopausal women: a meta-analysis. First report of the Hormones and Urogenital Therapy Committee. Obstet Gynecol 83: 112–128

Garbe E, Suissa S (2004) Issues to debate on the Women's Health Initiative (WHI) study. Hormone replacement therapy and acute coronary outcomes: methodological issues between randomized and observational studies. Human Reprod 19: 8–13

Garbe E, Levesque L, Suissa S (2004) Variability of breast cancer risik in observational studies of hormone replacement therapy: a meta-regression analysis. Maturitas (J Europ Menopause Soc) 47: 175–183

Glazier G, Bowman MA (2001) A review of the evidence for the use of phytoestrogens as a replacement for traditional estrogen replacement therapy. Arch Intern Med 161: 1161–1172

Gohlke-Bärwolf C, Regitz-Zagrosek V, Mueck AO, Strasser RH (für die Deutsche Gesellschaft für Kardiologie) (2002) Stellenwert der Hormonersatztherapie zur Prävention der Koronaren Herzerkrankung bei Frauen. Z Kardiol 91: 430–435

Grady D, Rubin SM, Petitti DB et al. (1992) Hormone therapy to prevent disease and prolong life in postmenopausal women. Ann Int Med 1016–1037

Grady D, Gebretsadik T, Kerlikowski K, Ernster V, Petitti D (1995) Hormone replacement therapy and endometrial cancer risk: a meta-analysis. Obstet Gynecol 85: 304–315

Grady D, Herrington D, Bittner R et al. (2002) Cardiovascular disease outcomes during 6.8 years of hormone therapy. Heart and Estrogen/progestin Replacement Study Follow-up (HERS II). JAMA 288: 49

Grodstein F, Newcomb PA, Stampfer MJ (1999) Postmenopausal hormone therapy and the risk of colorectal cancer: a review an meta-analysis. Am J Med 106: 574–582

Grodstein F, Manson JE, Stampfer MJ (2006) Hormone therapy and coronary heart disease: The role of time since menopause and age of hormone initiation. J Women´s Health 15: 35–44

Hadji P, Rabe T, Ortmann O et al. (2002) Möglichkeiten und Grenzen der Osteoporoseprävention durch Östrogene und Gestagene. Geburtsh Frauenheilk 62: 436–445

Hanke H, Hanke S, Ickrath O et al. (1997) Estradiol concentrations in premenopausal women with coronary heart disease. Coronary Artery Dis 8: 511–515

Hauser GA, Huber P, Keller J, Lauritzen C, Schneider HPG (1996) Evaluation der klimakterischen Beschwerden (Menopause Rating Scale, MRS). Zentralbl Gynakol 116: 15–23

Henderson VW, Paganini-Hill A, Miller BL et al. (2000) Estrogen for Alzheimer's disease. Neurology 54: 295–301

Hendrix SL, Cochrane BB, Nygaard IE et al. (2005) Effects of estrogen with and without progestin on urinary incontinence. JAMA 293: 935–948

Herrington DM et al. (2002) Factor V Leiden, hormone replacement therapy, and risk of venous thromboembolic events in women with cororary disease. Arterioscler Thromb Vasc Biol 22: 1012–1017

HERS Study Group (2003) Glycemic effects of postmenopausal hormone therapy. Ann Intern Med 138: 1–9

Hulley S, Grady D, Bush T, Furberg C et al. (1998) Randomized trial of estrogen plus progestin for secondary prevention of coronary heart disease in postmenopausal women. JAMA 280: 605–613

Hulley S, Furberg C, Barrett-Connor E et al. (2002) Noncardiovascular disease outcomes during 6.8 years of hormone therapy. Heart and Estrogen/progestin Replacement Study Follop-up (HERS II). JAMA 288: 49–57

IMS (International Menopause Society) (2004a) Response of the International Menopause Society to EMEA recommendation. Climacteric 7: 2

IMS (2004b) Guidelines for hormone treatment of women in the menopausal transition and beyond. Climacteric 7: 333–337

Kenemans P (2005) Editorial. Maturitas 51: 1–3

Kenemans P, Speroff L (2005) Amsterdam Menopause Consensus Statement on Tibolone. Maturitas 51: 21–28

Krebs EE, Ensrud KE, MacDonald R, Wilt TJ (2004) Phytoestrogens for treatment of menopausal symptoms: a systematic review. Obstet Gynecol 104: 824–836

Kuhl H (1998) Pharmakologie von Sexualsteroiden. Gynäkologe 31: 832–847

LeBlanc ES et al. (2001) Hormone replacement therapy and cognition: systematic review and meta-analysis. JAMA 285: 1489–1499

Lippert TH, Seeger H, Mueck AO (1999) Klinisch-pharmakologische Besonderheiten der konjugierten equinen Östrogene: Ist ihre Anwendung zur postmenopausalen Hormonsubstitution noch zeitgemäß? Arzneimitteltherapie 17: 362–36

Lokkegaard E, Jovanovic Z, Heitmann BL (2003) Increased risk of stroke in hypertensive women using hormon therapy. Analyses based on the Danish Nurse Study. Arch Neurol 60: 1379–1384

MacLennan SC, MacLennan AH, Ryan P (1995) Colorectal cancer and oestrogen replacement therapy. A meta-analysis of epidemiologic studies. Med J Aust 162: 491–493

MacLennan A, Lester S, Moore V (2001) Oral estrogen replacement therapy vs. placebo for hot flushes: a systematic review. Climacteric 4: 58–74

Manson JE, Hsia J, Johnson KC et al. (2003) Estrogen plus progestin and the risk of coronary heart disease. New Engl J Med 349: 523–534

Mikkola TS, Clarkson TB (2002) Estrogen replacement therapy, atherosclerosis, and vascular function. Cardiovascular Res 53: 605–619

Million Women Study Collaborators (2003) Breast cancer and hormone-replacement therapy in the Million Women Study. Lancet 363: 419–427

Million Women Study Collaborators (2005) Endometrial cancer and hormone-replacement therapy in the Million Women Study. Lancet 365: 1543–1551

Moehrer B, Hextall A, Jackson S (2003) Oestrogens for urinary incontinence in women. Cochrane Database Syst Rev 2: CD001405

Mueck AO (2002) Arteriosklerose und Hormonsubstitution – Nutzen oder Risiken? Gynäkologe 35: 965–974

Mueck AO (2003a) Primär- und Sekundärprävention kardiovaskulärer Erkrankungen durch Hormonsubstitution in der Postmenopause. Gynäkologe 36: 197–209

Mueck AO (2003b) WHIMS – Risiko für Demenzen vaskulär verursacht? Geburtsh Frauenheilk 63: 685–686

Mueck AO (für Berufsverband der Frauenärzte, BVF) (2004) Änderungen der Zulassungen für die HRT. Frauenarzt 45: 524

Mueck AO (2005) HRT oder Alternativen – Neuorientierung nach WHI? Geburtsh Frauenheilk 65: 323–325

Mueck AO (2006) Hormonersatztherapie bei internistischen Risikopatientinnen. Gynäkol Geburtsh Rundsch 46: 174–190

Mueck AO, Kiesel L (2005) Bewertung von Tibolon als eine der postmenopausalen Therapieoptionen. Frauenarzt 46: 572–574

Mueck AO, Römer T (Hrsg) (2002) Stoffwechsel und Hormonsubstitution. Thieme Stuttgart, S 75–86

Mueck AO, Seeger H (2003a) Erhöhtes Brustkrebsrisiko unter HRT bedingt durch Gestagene? Geburtsh Frauenheilk 63: 1296–1298

Mueck AO, Seeger H (2003b) Smoking, estradiol metabolism and hormone replacement therapy. Drug Research 53: 1: 1–11

Mueck AO, Seeger H (2004) Effect of hormone therapy on BP in normotensive and hypertensive women. Maturitas 49: 189–203

Mueck AO, Wallwiener D (2003) Hormonsubstitution nach Endometriumkarzinom. Onkologe 9: 1255–1261

Mueck AO, Wallwiener D (2004) Hormonsubstitution nach Mammakarzinom. Senologie 1: 7–9

Mueck AO, Seeger H, Lippert TH (2002) Estradiol metabolism and malignant disease – review. Maturitas 43: 1–10

Mueck AO, Kuhl H, Braendle W (für Deutsche Menopause Gesellschaft) (2004) Ergebnisse und Kommentare zu der WHI-Studie mit Estrogen-Monotherapie. Geburtsh Frauenheilk 64: 917–922

Mueck AO, Ortmann O, Geisthövel F, Rabe T, Kiesel L, Wallwiener D (2005) Sind kombinierte Kontrazeptiva und HRT karzinogen? Stellungnahme zur Bewertung der WHO. Frauenarzt 46: 740–742

Mueck AO (federführend für: Deutsche Gesellschaft für Gynäkologie und Geburtshilfe, Berufsverband der Frauenärzte, Deutsche Menopause Gesellschaft, Deutsche Gesellschaft für Gynäkologische Endokrinologie und Fortpflanzungsmedizin, Dachverband für Reproduktionsbiologie und -Medizin, Deutsche Gesellschaft für Senologie) (2006) Anwendungsempfehlungen zur Hormonersatztherapie im Klimakterium und in der Postmenopause. Frauenarzt 47: 494–495

Mulnard RA, Cotman CW, Kawas C et al. (2000) Estrogen replacement therapy for treatment of mild to moderate Alzheimer disease. JAMA 283: 1007–1015

Naessen T, Rodriguez-Macias K (2001) Serum lipid profile improved by ultra low doses of 17β estradiol in elderly women. J Clin Endocrinol Metab 86:2757–62

NAMS (North American Menopause Society) (2000a) The role of isoflavones in menopausal health: Consensus Opinion. Menopause 7: 215–229

NAMS Consensus Opinion (2000b) North American Menopause Society. Effects of menopause and estrogen replacement therapy or hormone replacement therapy in women with diabetes mellitus. Menopause 7: 87–95

Nanda K, Bastian LA, Hasselblad V, Simel DL (1999) Hormone replacement therapy and the risk of colorectal cancer: a meta-analysis. Obstet Gynecol 93: 880–888

Nanda K et al. (2002) Hormone replacement therapy and the risk of death from breast cancer: a systematic review. Am J Obstet Gynecol 186: 325–334

Nelson HD, Humphrey LL, Nygren P, Teutsch SM, Allan JD (2002) Postmenopausal hormone replacement therapy. JAMA 288: 872–881

Ortmann O (federführend für die DGGG, Deutsche Gesellschaft für Gynäkologie und Geburtshilfe) (2004) Konsensusempfehlungen zur Hormontherapie im Klimakterium und in der Postmenopause. Geburtsh Frauenheilk 64: 1024–1028

Petru E, Benedicic C (2004) Phytoöstrogene: Potentiell ungünstige Effekte. Frauenarzt 45: 536–541

Rabe T, Mueck AO, Geisthövel F et al. (2006) Hormonersatztherapie – Nutzen und Risiken. Gemeinsame Stellungnahme der Deutschen Gesellschaft für Gynäkologische Endokrinologie und Fortpflanzungsmedizin (DGGEF) und der Deutschen Menopause Gesellschaft. J Reproduktionsmed Endokrinol 3: 155–165

Rapp SR et al. (2003) Effect of estrogen plus progestin on global cognitive function in postmenopausal women. The Women's Health Initiative Memory Study. JAMA 289: 2663–2672

Salpeter SR, Walsh JM, Greyber E, Ormiston TM, Salpeter EE (2004) Mortality associated with hormone replacement therapy in younger and older women: a meta-analysis. J. Gen Intern Med ;19: 791–80

Salpeter SR, Walsh JM, Greyber E et al. (2006) Coronary heart disease events associated with hormone therapy in younger and older women. A meta analysis. J Gen Intern Med 21: 401–410

Scarabin PY, Oger E, Plu-Bureau G et al. (2003) Differential association of oral and transdermal oestrogen replacement therapy with venous thromboembolism risk. Lancet 362: 428–432

Schneider HPG (2002) The view of the International Menopause Society on the Women's Health Initiative. Climacteric 5: 211–216

Schneider HPG, Mueck AO, Birkhäuser M (für die International Menopause Society) (2005) Empfehlungen zur Hormonbehandlung von Frauen während und nach den Wechseljahren. Frauenarzt 46: 96–101

Seeger H, Wallwiener D, Mueck AO (2004) Influence of stroma-derived growth factors on the estradiol-stimulated proliferation of human breast cancer cells. Eur J Gynec Oncology 25: 175–177

Seibel MJ (2001) Evaluation des osteoporotischen Frakturrisikos. Dt Ärztebl 25: A1681–A1689

Shapiro S (2003) Risks of estrogen plus progestin therapy: a sensitivity analysis of findings in the Women's Health Initiative randomized controlled trial. Climacteric 6: 302–310

Shapiro S (2004) The Million Women Study: potential biases do not allow uncritical acceptance of the data. Climacteric 7: 3–7

Shumaker SA et al. (2003) Estrogen plus progestin and the incidence of dementia and mild cognitive impairment in postmenopausal women. The Women's Health Initiative Memory Study. JAMA 289: 2651–2662

Torgerson DJ, Bell-Syer SEM (2001) Hormone replacement therapy and prevention of nonvertebral fractures. A meta-analysis of randomized trials. JAMA 285: 2891–2897

Weisberg E, Ayton R, Darling G et al. (2005) Endometrial and vaginal effects of low dose estradiol delivered by vaginal ring or vaginal tablet. Climacteric 8: 23–92

WHI Investigators (2002) Risks and benefits of estrogen plus progestin in healthy postmenopausal women. Principal results from the Women's Health Initiative randomized controlled trial. JAMA 288: 321–333

WHI Investigators (2003) Influence of estrogen plus progestin on breast cancer and mammography in healthy postmenopausal women. JAMA 289: 3243–3253

WHI Investigators (2004a) Effects of conjugated equine estrogen in postmenopausal women with hysterectomy. JAMA 291: 1701–1712

WHI Investigators (2004b) Estrogen plus progestin and risk of venous thrombosis. JAMA 292: 1573–1580

WHI Investigators (2004c) Lower incidence of diabetes seen among hormone therapy users in Women's Health Initiative. Diabetologica 47: 1175–1187

Witteman JCM, Grobbee DE, Kok FJ, Hofman A, Valkenburg HA (1989) Increased risk of atherosclerosis in women after the menopause. Br Med J 298: 642–644

Wuttke W, Jarry H, Westphalen S, Christoffel V, Gorkow C, Seidlova-Wuttke D (2002) Phytoöstrogene – eine Alternative zur Standard-Hormonersatztherapie? Gynäkologe 35: 1007–1020

Yaffe K, Sawaya G, Lieberburg I, Grady D (1998) Estrogen therapy in postmenopausal women. Effects on cognitive function and dementia. JAMA 279: 688–695

Zandi PP, Carlson MC, Plassman BL et al. (2002) Hormone replacement therapy and incidence of Alzheimer Disease in older women. The Cache County Study. JAMA 288: 2123–2129

Teil V Früherkennung in der gynäkologischen Onkologie

Früherkennung des Mammakarzinoms

Hans Junkermann

33.1 Einführung

Früherkennung in der Onkologie hat zum Ziel, eine onkologische Erkrankung so frühzeitig zu erkennen, dass sie noch dauerhaft geheilt werden kann. Früherkennung wendet sich an apparent gesunde (asymptomatische) Menschen, von denen nur eine geringe Zahl unerkannt erkrankt ist. Deshalb ist es eine ethische Verpflichtung, den erzielbaren Nutzen gegen die Belastungen der an Früherkennungsmaßnahmen teilnehmenden Bevölkerung sorgfältig abzuwägen. An die Evidenz für den Nutzen und die Qualität der Untersuchung sind bei Früherkennungsmaßnahmen besonders hohe Anforderungen zu stellen, damit sichergestellt ist, dass der erwartete Nutzen auch tatsächlich eintritt.

Für die Früherkennung des Mammakarzinoms sind verschiedene diagnostische Methode eingesetzt oder vorgeschlagen worden. Vor einer Empfehlung zum Einsatz ist jedoch zu überprüfen, ob Nutzen und Belastungen in einem angemessenen Verhältnis zueinander stehen. Folgende Methoden wurden für die Früherkennung des Mammakarzinoms vorgeschlagen: Selbstuntersuchung, klinische Untersuchung, Röntgenmammographie, Sonographie, MR-Mammographie, PET, Szintimammographie, elekrische Impedanzmessung, Thermographie und andere Methoden.

33.2 Epidemiologie

In den Ländern der westlichen Welt ist das Mammakarzinom die häufigste bösartige Erkrankung der Frau. In Deutschland erkranken schätzungsweise jährlich 47.500 Frauen. Im Jahr 2003 starben 17.173 Frauen am Mammakarzinom. Die Gefahr, am Mammakarzinom zu erkranken, steigt mit dem Lebensalter an (Abb. 33.1). Vor dem 40. Lebensjahr ist das Mammakarzinom selten. Danach nimmt die Häufigkeit der Erkrankung bis ins höchste Lebensalter zu.

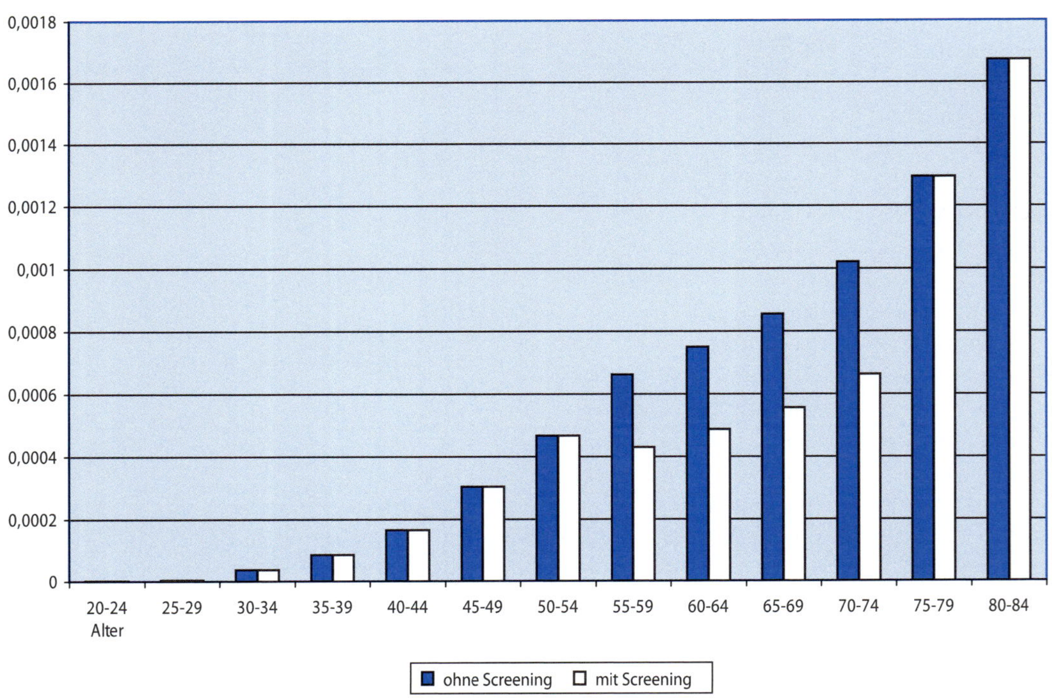

Abb. 33.1. Sterblichkeit am Mammakarzinom in Abhängigkeit vom Alter (Robert-Koch-Institut 2005) und hypothetischer Verlauf für Teilnehmerinnen am Mammographiescreening

33.3 Untersuchungsmethoden und ihre Eignung zur Früherkennung

33.3.1 Selbstuntersuchung

Definition

Unter Selbstuntersuchung wird die regelmäßige und systematische Untersuchung der Brüste durch die gesunde Frau verstanden.

Nutzen

Gut geplante randomisierte Studien und Metaanalysen haben übereinstimmend gezeigt, dass es nicht gelingt, mit der Selbstuntersuchung die Brustkrebssterblichkeit zu senken. Fallkontroll- und andere, nichtkontrollierte Studien hatten früher widersprüchliche Ergebnisse gezeigt.

Belastungen

Die Selbstuntersuchung scheint zunächst eine sehr kostengünstige Früherkennungsmethode zu sein. Der nicht unerhebliche Aufwand für die Ausbildung und die laufende Motivation der Zielgruppe zur Durchführung der Selbstuntersuchung werden dabei jedoch häufig unterschätzt.

Randomisierte Studien haben gezeigt, dass bei Frauen, die zur regelmäßigen Selbstuntersuchung angehalten werden, etwa doppelt so häufig eine Biopsie wegen eines gutartigen Befundes durchgeführt wird wie bei Frauen, die nicht zur Selbstuntersuchung angehalten werden.

Immer wieder wird auch angeführt, dass die Selbstuntersuchung den Wert der Früherkennung ins Bewusstsein heben und damit die Teilnahme an der Mammographie fördern würde. Aussagekräftige Untersuchungen hierzu liegen allerdings nicht vor. Viele Frauen fühlen sich angesichts der knotigen Grundstruktur ihrer Brustdrüse durch die Selbstuntersuchung verunsichert.

Bewertung

Die systematische Selbstuntersuchung ist nicht in der Lage, die Sterblichkeit an Brustkrebs zu senken. Deshalb fallen auch geringe Belastungen (Kosten für die Ausbildung, Verunsicherung einiger Frauen, Biopsien bei gutartigen Befunden) stark ins Gewicht. Die Selbstuntersuchung sollte deshalb nicht weiter empfohlen werden.

! Der Verzicht auf die systematische Selbstuntersuchung soll jedoch nicht bedeuten, dass frühe Symptome einer malignen Brusterkrankung vernachlässigt werden sollen. Aufklärungsmaßnahmen sollten die Frauen dazu befähigen, Symptome einer Brusterkrankung frühzeitig zu erkennen und ggf. umgehend ärztlichen Rat einzuholen.

Mögliche frühe Symptome einer malignen Brusterkrankung

- Knotenbildung
- Verhärtung
- Konturveränderungen
- Einziehung der Brustwarze
- Hauteinziehung
- Pathologische Sekretion
- Zyklusunabhängige lokalisierte Schmerzen und Missempfindungen

33.3.2 Klinische Untersuchung

Definition

Unter klinischer Untersuchung wird die systematische Untersuchung der Brust durch medizinisches Personal (Ärzte, qualifizierte Krankenschwestern) verstanden.

Nutzen

Während sich die Selbstuntersuchung in großen randomisierten Untersuchungen als ungeeignet für die Früherkennung erwiesen hat, sind die Verhältnisse bei der klinischen Untersuchung nicht so eindeutig. Aussagekräftige randomisierte Studien zum Nutzen der klinischen Untersuchung durch Ärzte oder medizinisches Fachpersonal fehlen.

Mit der ergänzenden klinischen Untersuchung zur Mammographie kann eine kleine Zahl zusätzlicher Karzinome gefunden werden. Es ist nicht klar, inwiefern dies zur Senkung der Brustkrebsmortalität beiträgt. Bedenkenswert ist jedoch die Tatsache, dass bei der kanadischen Mammographiestudie (Vergleich von klinischer Untersuchung durch ausgebildetes medizinisches Hilfspersonal ohne Mammographie vs. klinische Untersuchung mit Mammographie) kein Unterschied in der Mortalität nachzuweisen war, obwohl die Mammographie deutlich mehr Mammakarzinome entdeckte als die klinische Untersuchung. Dieser überraschende Befund wird u. a. auf Qualitätsprobleme bei der Mammographie zurückgeführt.

Belastungen

Die klinische Untersuchung als bevölkerungsbezogene Maßnahme kann sehr zeitaufwendig sein. Die Untersucher müssen angeleitet werden, eine systematische Untersuchungsmethode durchzuführen. Die klinische Untersuchung ist nicht sehr spezifisch und zieht deshalb eine große Zahl von weiteren Untersuchungen mit der damit verbundenen Verunsicherung der Frauen bis zur endgültigen Klärung nach sich.

Bewertung

! In Anbetracht der Unsicherheit über den Nutzen einer klinischen Untersuchung für die Brustkrebsfrüherkennung kann diese keinesfalls als ein obligater Bestandteil einer Früherkennungsuntersuchung betrachtet werden.

Andererseits ist die klinische Untersuchung bei allen symptomatischen Fällen unabdingbar. Außerhalb von organisierten Früherkennungsprogrammen sollte eine gründliche klinische Untersuchung deshalb immer Teil einer Brustuntersuchung sein.

33.3.3 Röntgenmammographie

Unter Röntgenmammographie wird eine Aufnahme der weiblichen Brust mit einer speziellen Röntgentechnik verstanden. In Deutschland wird die Mammographie regelmäßig in 2 Ebenen durchgeführt. Bisher wurde wegen der erforderlichen hohen Auflösung die analoge (Film-/Folien-)Technik favorisiert. In jüngster Zeit werden jedoch auch zunehmend digitale (filmlose) Techniken eingesetzt.

Nutzen

Die Röntgenmammographie ist die am besten untersuchte Früherkennungsuntersuchung für Brusterkrankungen und eine der am besten untersuchten Früherkennungsmethoden überhaupt. In mehreren randomisierten Untersuchungen wurde festgestellt, dass durch Reihenuntersuchung mit Mammographie (Mammographiescreening) die Brustkrebssterblichkeit gesenkt werden kann. Nachdem Zweifel an der Validität dieser Studien geäußert worden waren, hat 2002 eine Arbeitsgruppe der IARC (International Agency for Research on Cancer) alle randomisierten Studien nochmals überprüft und festgestellt, dass die Aussagekraft dieser Studien nicht durch Mängel im Design oder in der Durchführung beeinträchtigt ist.

> 50- bis 69-jährige Teilnehmerinnen am Mammographiescreening können davon ausgehen, dass sie ihr Risiko, an Brustkrebs zu sterben, um 35% senken können. Bei jüngeren Frauen (40–49 Jahre) sind die Ergebnisse nicht so eindeutig.

In 2 kleineren randomisierten Studien (Göteborg, Malmö) konnte jedoch mit einem verkürzten Untersuchungsintervall die Mortalität bei jungen Frauen im gleichen Ausmaß wie bei den älteren Frauen gesenkt werden.

Belastungen

Röntgenstrahlen

Die krebsinduzierende Wirkung der Röntgenstrahlung muss bei einer Bevölkerungsuntersuchung überwiegend gesunder Menschen besonders bedacht werden. Die Strahlenempfindlichkeit der Brustdrüse ist sehr stark vom Alter abhängig. Nach dem 50. Lebensjahr wird der Gewinn an Lebensjahren selbst unter ungünstigen Annahmen mindestens 100-mal größer als der Verlust durch strahleninduzierte Karzinome eingeschätzt. Bei 40-

bis 50-jährigen Frauen wird das Risiko höher eingeschätzt. Aber auch in dieser Altersgruppe ist der Nutzen unter ungünstigen Annahmen mindestens 10-mal größer als der Schaden. Bei noch jüngeren Frauen ist das Nutzen-Schaden-Verhältnis noch ungünstiger. Sie sollten deshalb nicht regelmäßig mammographiert werden.

Abklärung auffälliger Befunde

Die mammographischen Befunde sind nicht immer eindeutig. Bei einer auffälligen Mammographie müssen meistens noch weitere Untersuchungen folgen, ehe endgültig entschieden werden kann, ob es sich um eine bösartige oder eine gutartige Veränderung handelt. Zur Abklärung werden zusätzliche Mammographieaufnahmen, Ultraschalluntersuchungen und Gewebeentnahmen eingesetzt. Die Gewebeentnahme kann heute meistens schonend ambulant mit einer Stanz- oder Vakuumbiopsie durchgeführt werden. Je niedriger die Einbestellungsrate, umso größer die Gefahr, dass erste Anzeichen eines Mammakarzinoms übersehen werden. Es muss immer eine Balance zwischen der Sensitivität der Untersuchung und den Belastungen durch zusätzliche Untersuchungen gefunden werden.

Die europäischen Leitlinien für das Mammographiescreening (Perry et al. 2003) geben Standards vor, die ein effektives Früherkennungsprogramm mit geringer Belastung ermöglichen (▫ Tab. 33.1).

Überdiagnose

Im Mammographiescreening werden bei manchen Frauen langsam wachsende Karzinome entdeckt, die während ihres Lebens nie klinisch auffällig und nie lebensbedrohlich geworden wären. Diese Frauen erhalten »überflüssigerweise« eine Karzinombehandlung, weil bisher keine Methode in der Lage ist, mit ausreichender Sicherheit festzustellen, dass ein bestimmtes Mammakarzinom so »harmlos« ist, dass auf eine Behandlung verzichtet werden kann. Die Schätzungen der Überdiagnose liegen zwischen 5% und 30% zusätzliche Karzinome, die im Screening entdeckt werden und sonst asymptomatisch geblieben wären.

Maßnahmen zur Erhöhung der Sensitivität

Doppelbefundung

Die unabhängige Befundung aller Mammographien durch 2 qualifizierte Ärzte ermöglicht, dass 10–15% mehr Karzinome entdeckt werden. Dabei handelt es sich fast ausschließlich um prognostisch günstige, kleine Karzinome mit einem Durchmesser von weniger als 15 mm.

▫ **Tab. 33.1.** Beispiele für Standards der europäischen Leitlinien für das Mammographiescreening (Perry et al. 2003)

	Grenzwert	Zielwert
Teilnahmerate	70%	>75%
Abklärung Erstuntersuchung	<7%	<5%
Folgerunde	<5%	<3%
Entdeckungsrate Erstuntersuchung	3-mal IR	>3-mal IR
Folgerunde	1,5-mal IR	>1,5-mal IR
Anteil In-situ-Karzinom	10%	10–20%
Anteil invasiver Karzinome unter 10 mm bei Erstuntersuchung	≥20%	≥25%
Bei Folgeuntersuchung	≥25%	≥30%

IR Inzidenzratio (Verhältnis der Entdeckungsrate im Screening zur Entdeckungsrate ohne Screening).

Bildqualität

Die Bildqualität wird einerseits durch eine gute Positionierung durch die mammographierende Fachkraft bestimmt und andererseits durch die technisch korrekte Belichtung und Entwicklung bei Film-/Folien-Systemen bzw. richtige Kalibrierung bei digitalen Systemen. Eine gute Positionierung ist nur durch eine qualifizierte Ausbildung und ein kontinuierliches Monitoring zu erreichen.

Ausbildung

Die qualifizierte Ausbildung an einer Institution mit ausreichender Screeningerfahrung ist eine der Voraussetzungen für eine gute Mammographiebefundung. Neben der Teilnahme an Befundungskursen sollten die Kenntnisse durch praktische Erfahrungen bei Hospitationen und Supervision bei den ersten 3000 Befundungen gefestigt werden. Hierfür werden zurzeit Referenzzentren gegründet, die diese Aufgabe im deutschen Früherkennungsprogramm übernehmen werden.

Erfahrung

In einem laufenden Mammographiefrüherkennungsprogramm werden ca. 5 Karzinome pro 1000 Untersuchungen entdeckt. Deshalb sollte jeder befundende Arzt mindestens 5000 Mammographien im Jahr befunden (d. h. 25 Karzinome selbst entdecken).

Monitoring

Da es bei der Früherkennungsmammographie wesentlich darauf ankommt, die richtige Balance zwischen Sensitivität und Spezifität der Untersuchung einzuhalten, ist eine laufende Rückmeldung der erreichten Ergebnisse erforderlich, damit der Befunder weiß, dass er sich am richtigen Arbeitspunkt befindet.

Maßnahmen zur Senkung der Belastungen

Technische Qualitätssicherung

Eine Aufgabe der technischen Qualitätssicherung ist es, die Strahlendosis so niedrig zu halten, wie es mit einer angemessenen Bildqualität vereinbar ist. Während sich bei einem analogen Film-/Folien-System bei stabilen Entwicklungsparametern Änderungen der Strahlendosis in zu hellen oder zu dunklen Bildern bemerkbar machen, ist bei einem digitalen System eine Änderung der Strahlendosis nicht so offensichtlich zu bemerken. Um zu verhindern, dass wegen der »schöneren« Bilder die Dosis unnötig erhöht wird, ist hier eine laufende objektive Kontrolle besonders wichtig.

Konsens

Doppelbefundung erhöht die Sensitivität, aber sie senkt die Spezifität. Durch Erzielung eines Konsenses unter den Befundern oder durch Übertragung der endgültigen Entscheidung an einen dritten, besonders erfahrenen Befunder kann die Spezifität ohne wesentlichen Verlust der Sensitivität angehoben werden.

Nadelbiopsien

Nach Durchführung der Zusatzuntersuchungen ist in einem Teil der Fälle eine weitere morphologische Abklärung erforderlich. Um offene Biopsien bei gutartigen Veränderungen zu vermeiden, kann die Abklärung heute fast immer durch Stanz- bzw. Vakuumbiopsie erfolgen. Wegen der besseren Reproduzierbarkeit und der größeren Aussagekraft wird die Zytologie zunehmend durch die Stanz-/Vakuumbiopsie ersetzt.

Interdisziplinarität

Eine enge Kooperation zwischen Diagnostiker, Pathologen und Operateur trägt zu einer geringen Belastung der Patienten z. B. durch diagnostische offene Operationen bei. Deshalb wird im deutschen Mammographiescreeningprogramm bei jedem histologisch abgeklärten Fall das weitere Vorgehen in einer gemeinsamen interdisziplinären Konferenz besprochen.

Bewertung

Die z. T. unausweichlichen Belastungen durch ein Früherkennungsprogramm erfordern unbedingt, dass sichergestellt wird, dass einerseits die mortalitätssenkende Wirkung der Früherkennungsuntersuchung auch tatsächlich eintritt und andererseits die Belastungen durch zusätzliche Abklärungsuntersuchungen, Strahlenbelastung und Überdiagnose so gering wie möglich gehalten werden.

! Die Möglichkeit, ein günstiges Verhältnis zwischen Nutzen und Belastungen sicherzustellen, ist nur in einem organisierten und qualitätsgesicherten Programm gegeben. Brustkrebsfrüherkennung sollte deshalb in einem den europäischen Leitlinien entsprechenden Programm angeboten werden, wie es jetzt in Deutschland flächendeckend eingeführt wird.

Ein solches Programm sollte sich in erster Linie an Frauen zwischen 50 und 69 Jahren wenden, da in dieser Altersgruppe ein günstiges Verhältnis zwischen Nutzen und Belastungen am ehesten erreicht werden kann. Wenn sich Frauen im Alter von 40–50 Jahren für die Brustkrebsfrüherkennung entscheiden, sollte sichergestellt sein, dass die Untersuchung unter gleichen Qualitätskriterien erfolgt. Außerdem sollte bei diesen Frauen das Untersuchungsintervall auf 12–18 Monate verkürzt werden.

Wenn diese Voraussetzungen gegeben sind, ist das Mammographiescreening die effektivste Methode, die Brustkrebssterblichkeit zu senken.

33.3.4 Sonographie

Bei der Sonographie wird die Brust mit Schallwellen untersucht. In der Mammadiagnostik werden handgeführte Linearsonden benutzt. Die Schallfrequenz sollte möglichst 10 Mhz oder mehr betragen.

Nutzen

Bei klinisch auffälligem Befund sind Sonographie und Mammographie gleichwertige, sich in der Aussage ergänzende Untersuchungsmethoden. Auch bei der Abklärung mammographisch auffälliger Befunde ist die Sonographie heute unverzichtbar. In mehreren Studien ist übereinstimmend festgestellt worden, dass bei Frauen mit röntgendichtem Drüsengewebe zusätzliche Karzinome in klinisch bedeutsamer Anzahl gefunden werden können. Inwieweit durch die zusätzliche Sonographie bei allen Frauen mit röntgendichtem Drüsengewebe die Brustkrebssterblichkeit weiter gesenkt werden könnte, ist wegen fehlender Studien nicht bekannt.

Belastungen

Alle bisher vorliegenden Studien haben gezeigt, dass die Spezifität der Sonographie unter diesen Bedingungen gering ist. Pro entdecktes Karzinom müssen 6–10 Biopsien durchgeführt werden. Im Vergleich dazu ist es im Mammographiescreening möglich, mit 2 (Stanz-/Vakuum-)Biopsien pro Karzinom auszukommen.

Bewertung

Im Mammographiescreening hat die Sonographie eine wichtige Rolle im Rahmen der Abklärung auffälliger Befunde.

! Wegen der mangelnden Spezifität ist es internationaler Konsens, dass die routinemäßige zusätzliche Ultraschalluntersuchung keinen Platz in organisierten Früherkennungsprogrammen hat.

33.3.5 MR-Mammographie

Bei der MR-Mammographie wird die veränderte Durchblutung des erkrankten Brustgewebes nach intravenöser Gabe paramagnetischer Kontrastmittel für die Diagnostik genutzt.

Nutzen

Unzweifelhaft ist die MR-Mammographie die sensitivste Methode zum Nachweis invasiver Mammakarzinome. Schwächen zeigt sie bei den In-situ-Karzinomen, die häufig nur im Röntgenmammogramm aufgrund von Mikroverkalkungen entdeckt werden. Systematisch erprobt wird die MR-Mammographie bei der Früherkennung bei jungen Frauen mit hohem genetischem Brustkrebsrisiko. Hier konnte sie ihre Überlegenheit gegenüber Mammographie und Sonographie zeigen. Langfristige Untersuchungen, die den Einfluss auf die Brustkrebsmortalität bei diesen Frauen untersucht haben, liegen allerdings noch nicht vor.

Belastungen

Die früher der MR-Mammographie angelastete geringe Spezifität ist mit zunehmender Erfahrung deutlich verbessert worden. Die MR-Mammographie ist jedoch wegen des Geräteaufwandes und der Notwendigkeit, Kontrastmittel zu geben, eine teure und auch für die Patientinnen aufwendige Untersuchung.

Bewertung

Trotz der hervorragenden Sensitivität und der ausreichenden Spezifität in den Händen Erfahrener ist die MR-Mammographie wegen des Aufwandes und der erforderlichen Kontrastmittelgabe nicht als ungezielte Früherkennungsmethode zur Durchuntersuchung der normalen Bevölkerung geeignet. Ihr Einsatz als Früherkennungsmethode bei Hochrisikofällen wird zurzeit weltweit erprobt und erscheint vielversprechend.

33.3.6 Andere Methoden

Andere Methoden wie PET, Lichtdiaphanoskopie, Laserdiaphanoskopie, Impedanzmessung, Thermographie haben zurzeit keine Bedeutung oder noch keine Bedeutung für die Brustkrebsfrüherkennung.

33.4 Wichtige Empfehlungen

- Mammographiescreening ist die einzige Früherkennungsmethode für das Mammakarzinom, die nachweislich die Sterblichkeit senken kann.
- Die Teilnahme am Mammographiescreening kann die Sterblichkeit am Mammakarzinom um 35% senken.
- Voraussetzung ist eine sehr hohe Qualität der Untersuchung, die am ehesten in einem organisierten, qualitätsgesicherten Programm gegeben ist.
- Bei Frauen zwischen 50 und 70 Jahren ist das Verhältnis zwischen Nutzen und Belastungen besonders günstig.
- Die Mammographie sollte alle 2 Jahre erfolgen.
- Bei Frauen zwischen 40 und 50 Jahren ist das Verhältnis zwischen Nutzen und Belastungen ungünstiger. Wenn eine Brustkrebsfrüherkennung in dieser Altersgruppe gewünscht wird, sollte das Untersuchungsintervall auf 12–18 Monate verkürzt werden.
- Bei Frauen über 70 Jahren muss die verbleibende Lebenserwartung berücksichtigt werden. Diese sollte deutlich über 5 Jahren liegen.

Cave

Bei Qualitätsmängeln besteht jederzeit die Gefahr, dass die Nachteile der Teilnahme den Nutzen überwiegen.

Literatur

Andersson I, Sigfusson BF (1987) Screening for breast cancer in Malmo: a randomized trial. Recent Results Cancer Res 105: 62–66

Ballard-Barbash R, Klabunde C, Paci E et al. (1999) Breast cancer screening in 21 countries: delivery of services, notification of results and outcomes ascertainment. Eur J Cancer Prev 8(5): 417–426

Baxter N (2001) Preventive health care, 2001 update: should women be routinely taught breast self-examination to screen for breast cancer? CMAJ 164(13): 1837–1846

Beam CA, Sullivan DC, Layde PM (1996) Effect of human variability on independent double reading in screening mammography. Acad Radiol Nov 3(11): 891–897

Berg WA (2003) Rationale for a trial of screening breast ultrasound: American College of Radiology Imaging Network (ACRIN) 6666. AJR Am J Roentgenol 180(5): 1225–1228

Bjurstam N, Bjorneld L, Warwick J et al. (2003) The Gothenburg Breast Screening Trial. Cancer 97(10): 2387–2396

Blanks RG, Wallis MG, Moss SM (1998) A comparison of cancer detection rates achieved by breast cancer screening programmes by number of readers, for one and two view mammography: results from the UK National Health Service breast screening programme. J Med Screen 5(4): 195–201

Botha JL, Bray F, Sankila R, Parkin DM (2003) Breast cancer incidence and mortality trends in 16 European countries. Eur J Cancer 39(12): 1718–1729

Buchberger W, Niehoff A, Obrist P, Koekkoek-Doll P, Dunser M (2000) Clinically and mammographically occult breast lesions: detection and classification with high-resolution sonography. Semin Ultrasound CT MR 21(4): 325–336

Evans AJ, Pinder SE, Ellis IO, Wilson AR (2001) Screen detected ductal carcinoma in situ (DCIS): overdiagnosis or an obligate precursor of invasive disease? J Med Screen 8(3): 149–151

Fletcher SW (1997) Breast cancer screening among women in their forties: an overview of the issues. J Natl Cancer Inst Monogr 22: 5–9

Gordon PB, Goldenberg SL (1995) Malignant breast masses detected only by ultrasound. A retrospective review. Cancer 76(4): 626–630

Heywang-Köbrunner SH, Bick U, Bradley WG jr et al. (2001) International investigation of breast MRI: results of a multicentre study (11 sites) concerning diagnostic parameters for contrast-enhanced MRI based on 519 histopathologically correlated lesions. Eur Radiol 11(4): 531–546

Junkermann H, Becker N, Peitgen HO (2001) Konzept und Durchführung der Modellprojekte in Deutschland. Radiologe 41(4): 328–336

Knopp MV, Weiss E, Sinn HP et al. (1999) Pathophysiologic basis of contrast enhancement in breast tumors. J Magn Reson Imaging 10(3): 260–266

Kolb TM, Lichy J, Newhouse JH (1998) Occult cancer in women with dense breasts: Detection with screening ultrasound-diagnostic yield and tumor characteristics. Radiology 207: 191–199

Kriege M, Brekelmans CT, Boetes C et al. (2004) Efficacy of MRI and mammography for breast-cancer screening in women with a familial or genetic predisposition. N Engl J Med 351(5): 427–437

Kuhl CK, Schmutzler RK, Leutner CC et al. (2000) Breast MR imaging screening in 192 women proved or suspected to be carriers of a breast cancer susceptibility gene: preliminary results. Radiology 215(1): 267–279

Law J, Faulkner K (2001) Cancers detected and induced, and associated risk and benefit, in a breast screening programme. Br J Radiol 74(888): 1121–1127

Law J, Faulkner K (2002) Concerning the relationship between benefit and radiation risk, and cancers detected and induced, in a breast screening programme. Br J Radiol 75(896): 678–684

Mandelblatt J, Saha S, Teutsch S et al. (2003) The cost-effectiveness of screening mammography beyond age 65 years: a systematic review for the U.S. Preventive Services Task Force. Ann Intern Med 139(10): 835–842

Moss S (2004) Should women under 50 be screened for breast cancer? Br J Cancer 91(3): 413–417

Paci E, Warwick J, Falini P, Duffy SW (2004) Overdiagnosis in screening: is the increase in breast cancer incidence rates a cause for concern? J Med Screen 11(1): 23–27

Perry N, Broeders M, Wolf C de, Törnberg S (eds) (2003) European guidelines for quality assurance in breast cancer screening, 3rd edn. European Commission, Luxembourg

Rosselli DT, Paci E (1993) Mammography and overdiagnosis. Ann Oncol 4(1): 9–10

Semiglazov VF, Manikhas AG, Moiseenko VM et al. (2003) Results of a prospective randomized investigation [Russia (St.Petersburg)/WHO] to evaluate the significance of self-examination for the early detection of breast cancer. Vopr Onkol 49(4): 434–441

Tabar L, Fagerberg CJ, Gad A et al. (1985) Reduction in mortality from breast cancer after mass screening with mammography. Randomised trial from the Breast Cancer Screening Working Group of the Swedish National Board of Health and Welfare. Lancet 1(8433): 829–832

Tabar L, Fagerberg G, Duffy SW, Day NE, Gad A, Grontoft O (1992) Update of the Swedish two-county program of mammographic screening for breast cancer. Radiol Clin North Am Jan 30(1): 187–210

Teh W, Wilson AR (1998) The role of ultrasound in breast cancer screening. A consensus statement by the European Group for Breast Cancer Screening. Eur J Cancer 34(4): 449–450

Thomas DB, Gao DL, Ray RM et al. (2002) Randomized trial of breast self-examination in Shanghai: final results. J Natl Cancer Inst 94(19): 1445–1457

Vainio H, Bianchini F (2002) IARC Handbooks of Cancer Prevention. Vol. 7: Breast cancer screening. IARCPress, Lyon

Zahl PH, Strand BH, Maehlen J (2004) Incidence of breast cancer in Norway and Sweden during introduction of nationwide screening: prospective cohort study. BMJ 328(7445): 921–924

Früherkennung des Zervixkarzinoms

Grit Mehlhorn, Falk Thiel, Sven Ackermann, Matthias W. Beckmann

34.1 Epidemiologie

Die Früherkennungsuntersuchungen an der Cervix uteri dienen der Identifizierung von Präkanzerosen und Karzinomen. Die Inzidenz des Zervixkarzinoms zeigte von Anfang der 1970er bis Mitte der 1980er Jahre mit Einführung der gesetzlichen Krebsfrüherkennung (1971) einen deutlich rückläufigen Trend und lag im Jahr 2004 bei 12 Fällen pro 100.000 Frauen. Im Vergleich zum Zervixkarzinom ist die Inzidenz der zervikalen Präkanzerosen um das 50- bis 100-Fache höher und dürfte in Deutschland für die schwergradige zervikale Dysplasie bei ca. einem Prozent liegen. Die Diagnose der Dysplasie wird am häufigsten bei Frauen im Alter zwischen 25 und 35 Jahren gestellt. Das mittlere Alter bei der Erstdiagnose des Zervixkarzinoms hat sich deshalb in den letzten 25 Jahren auf ein relativ niedriges mittleres Erkankungsalter von 52 Jahren verringert [1–5].

Ätiologisch ist für die Krebsentstehung eine Infektion mit humanen Hochrisikopapillomaviren (HPV-Typen 16, 18, 31, 33, 45, 51 und 56) gesichert. Kofaktoren der Tumorentstehung sind Langzeiteinnahme von oralen Kontrazeptiva, Zahl der Geburten, erworbene Immunschwäche und auch genetische Faktoren, die eine Elimination der HPV-Infektion durch das Immunsystem verhindern. Als weitere Tumorpromotoren werden das Rauchen und andere Genitalinfektionen diskutiert [3, 18].

Kassenärztliche Leistung [5]:
- Zytologischer Abstrich

Leistung bei entsprechender Indikation:
- Kolposkopie
- HPV-Testung

34.2 Früherkennung und Prävention

Für die Früherkennungsuntersuchung eignet sich das Zervixkarzinom besonders gut. Bei langer präklinischer Phase können Präkanzerosen des invasiven Zervixkarzinoms erkannt und behandelt werden. Dies setzt jedoch eine regelmäßige und zahlreiche Teilnahme am Krebsfrüherkennungsprogramm, insbesondere für Frauen mit anamnestischer Risikokonstellation, voraus. Die derzeitige Teilnahme am Krebsfrüherkennungsprogramm in Deutschland beträgt 49,5% [5].

Intraepitheliale zervikale Neoplasien sind Präkanzerosen des Zervixkarzinoms und sind, wie auch das Karzinom, von physiologischen Umbauprozessen und gutartigen Veränderungen abzugrenzen. Über 90% der prämalignen Epithelveränderungen der Cervix uteri entstehen an der Grenze zwischen originärem Platten- und Zylinderepithel, der sog. Transformationszone. Dieser Übergangsbereich liegt bei Adoleszenten zu Beginn der Geschlechtsreife unterschiedlich weit auf der Ektozervix und ist somit der Inspektion gut zugänglich [10, 12].

34.3 Diagnostik und Grundlagen

Präkanzerosen werden durch zytologische, kolposkopische und v. a. histologische Befunde klassifiziert [12].

34.3.1 Zytologie

Die zytologische Untersuchung der Cervix uteri wurde in den 40er Jahren des 20. Jahrhunderts durch George N. Papanicolaou und den Gynäkologen Herbert F. Traut eingeführt [13].

Die Entnahme des Zellmaterials von der Zervix kann mit einem Watteträger, einer Bürste (Cytobrush, Cervixbrush) oder einem Holzspatel oder Plastikspatel (Szalay-Spatel) erfolgen. Das gewonnene Material wird auf einen Objektträger ausgestrichen und sofort fixiert (z. B. mit 95%igem Alkohol). Das zelluläre Material darf nicht an der Luft trocknen. Durch ein Lichtmikroskop können Basalzellen, Parabasalzellen, Intermediärzellen, Superfizialzellen, Zylinderepithelzellen und metaplastische Zellen identifiziert und beurteilt werden. Bei vorliegender Präkanzerose werden reife, mittelreife und/oder unreife Dyskaryosen gesehen. Für die zytologische Befundung im deutschsprachigen Raum wird üblicherweise die Münchner Nomenklatur II (unter Einschluss der 1997 erfolgten Freiburger Ergänzung hinsichtlich der Kolposkopieempfehlungen) verwendet [10, 17] (Tab. 34.1).

Tab. 34.1. Münchner Nomenklatur II unter Einschluss der Ergänzung 1997

Gruppe	Klassifikationskriterien	Empfehlung
I	Normales Zellbild, altersentsprechend, bakterielle Zytolyse	Regelmäßige Kontrolle einmal pro Jahr
II	– Deutlich entzündliche Veränderungen – Normale Endometriumzellen – Spezielle Zellbilder bei Zervizitis, IUP, Zeichen eines HPV – Ohne Kernveränderungen	Ggf zytologische Kontrolle, je nach klinischem Befund und nach individueller Behandlung
III	Unklarer Befund: – Schwere Entzündung, keine sichere Beurteilung möglich – Auffällige Zellen des Drüsenepithels, Karzinom nicht sicher auszuschließen	Je nach Befund kurzfristige zytologische Kontrolle oder sofortige histologische Klärung
IIID	Zellen einer Dysplasie leichten bis mäßigen Grades	Kolposkopie, zytologische Kontrolle in 3 Monaten
IVa	Zellen einer schweren Dysplasie oder eines Carcinoma in situ	Kolposkopie mit zytologischer Kontrolle und histologischer Klärung
IVb	Zellen einer schweren Dysplasie oder eines Carcinoma in situ, Zellen eines invasiven Karzinoms nicht sicher auszuschließen	Kolposkopie mit zytologischer Kontrolle und histologischer Klärung
V	Zellen eines malignen Tumors – Zellen eines Plattenepithelkarzinoms – Zellen eines Adenokarzinoms – Zellen sonstiger maligner Tumore	Kolposkopie mit histologischer Klärung

34.3.2 Kolposkopie

Die Kolposkopie ist ein Standardverfahren in der differenzialdiagnostischen Abklärung zervikaler Neoplasien. Im Rahmen der Facharztweiterbildung wird sowohl in der alten als auch in der neuen (Muster-)Weiterbildung die selbständige Durchführung und Dokumentation von mindestens 300 kolposkopischen Untersuchungen gefordert [12].

Der Hamburger Gynäkologe Hans Hinselmann (1884–1959) entwickelte 1925 aus einem Leitz-Mikroskop das erste Kolposkop. Heute werden binokulare Kolposkope mit einer Lichtquelle und verschiedenen Vergrößerungsstufen (6- bis 40fach) verwendet. Ziel der Kolposkopie ist es, den Gebärmutterhals komplett sichtbar zu machen, um ihn allseits ausreichend beurteilen zu können. Insbesondere muss die Transformationszone komplett eingesehen werden, um eine vollständige kolposkopische Beurteilung zu gewährleisten.

Für die erweiterte diagnostische Kolposkopie kommen verschiedene Lösungen und Tinkturen zur Anwendung: **Essiglösung 3%ig** (besser **5%ig**) und **Schiller-Jodlösung** (**3%ige** Lösung). Der Gebärmutterhals wird mit der Essiglösung betupft. Die Essiglösung sollte mindestens 2 min unter kolposkopischer Beobachtung des Gebärmutterhalses einwirken. Wichtig ist insbesondere, ob sich die Veränderungen nur auf dem Gebärmutterhals befinden oder sich in den Gebärmutterhalskanal erstrecken. Die Durchführung der Schiller-Jodprobe im Bereich der Cervix uteri zeigt das Ausmaß der ektozervikalen Läsion entsprechend des unterschiedlichen Glykogengehalts. Die Jodlösung reichert sich in glykogenhaltigem Gewebe an. Dysplastisches Plattenepithel und Drüsenepithelien enthalten wenig Glykogen, so dass diese Areale jodnegativ erscheinen.

Abschließend werden bei der kolposkopischen Untersuchung Vagina und Vulva beurteilt, um mögliche Veränderungen in diesem Bereich festzustellen. Um eine Diagnose zu sichern, ist bei auffälligen Befunden eine Biopsie mit einer kleinen Zange nötig. Auf eine lokale Betäubung kann verzichtet werden, da der Gebärmutterhals nahezu schmerzunempfindlich ist. Die Blutstillung kann mit Polikresulenkonzentrat (leicht ätzende Wirkung) oder mit 15%iger Eisen-III-Chlorid-Lösung erfolgen. Bei stärkeren Blutungen empfiehlt sich auch eine Claudentamponade. Das entnommene Gewebe wird zur weiteren histopathologischen Untersuchung gegeben.

Während der Untersuchung kann eine Befunddokumentation per Fotokolposkop erfolgen. Spätestens nach der Untersuchung sollte eine Kolposkopiedokumentation erarbeitet werden. Diesbezüglich stehen mehrere Möglichkeiten zur Verfügung (Zeichnung usw.). Eine endgültige Diagnose und Therapiefestlegung sind erst möglich, wenn die Ergebnisse der Krebsfrüherkennungsuntersuchung (Abstrich, ggf HPV-Diagnostik) und der Kolposkopie sowie das pathologische Ergebnis vorliegen. Die kolposkopische Nomenklatur richtet sich nach der 2003 modifizierten Einteilung der Klassifikation von Rom 1990 [12, 19] (Tab. 34.2).

Normale Befunde

Um die normalen und abnormalen kolposkopischen Befunde zu beschreiben, ist es nötig, die physiologischen Veränderungen der Portio zu kennen. Bei Mädchen vor der Pubertät und Frauen nach der Menopause befindet sich die Grenzzone zwischen Zylinder- und Plattenepithel intrazervikal. Nach der Pubertät kommt es unter Einfluss der Geschlechtshormone zu einer individuell ausgeprägten Ektropionierung des Drüsenepithels. Unter dem Einfluss des Scheidenmilieus wandeln sich im Sinne einer Metaplasie Drüsenzellen in Plattenepithelzellen um. Bei der postmenopausalen Frau verlagert sich die Grenzzone häufig wieder nach endozervikal. Dysplastische Veränderungen sind bei diesen Frauen eher endozervikal zu finden [12].

Das **originäre Plattenepithel** zählt als das normale Plattenepithel distal der letzten Drüse zu den unauffälligen kolposkopischen Befunden. Das schleimbildende Zylinderepithel als physiologischer Befund an der Cervix uteri stellt sich als **Ektopie** oder Ektropium dar. Die Ektopie entsteht durch die Verschiebung der Zervikalschleimhaut nach ektozervikal. Die Grenze des Zylinderepithels zum Plattenepithel ist in der Regel gut darstellbar und wird als Transformationszone oder auch Umwandlungszone bezeichnet (Abb. 34.1). Im Bereich der Transformationszone finden über mehrere Jahre

Tab. 34.2. Internationale kolposkopische Terminologie 2003

Gliederung	Befunde
I	**Normale Befunde** – Originäres Plattenepithel – Originäres Zylinderepithel – Transformationszone
II	**Abnorme kolposkopische Befunde** – Flaches essigweißes Epithel – Ausgeprägtes essigweißes Epithel – Zartes Mosaik – Grobes Mosaik – Zarte Punktierung – Grobe Punktierung – Partiell jodpositiv – Jodnegativ – Atypische Gefäße
III	**Auf invasive Karzinome suspekte Befunde**
IV	**Nicht beurteilbare kolposkopische Befunde** – Grenze Plattenepithel/Zylinderepithel nicht komplett einsehbar – Schwere Infektion – Ausgeprägte Atrophie – Zervix nicht sichtbar
V	**Verschiedene kolposkopische Befunde** – Kondylome – Hyperkeratose – Erosion – Entzündung – Dezidualisierung – Polypen

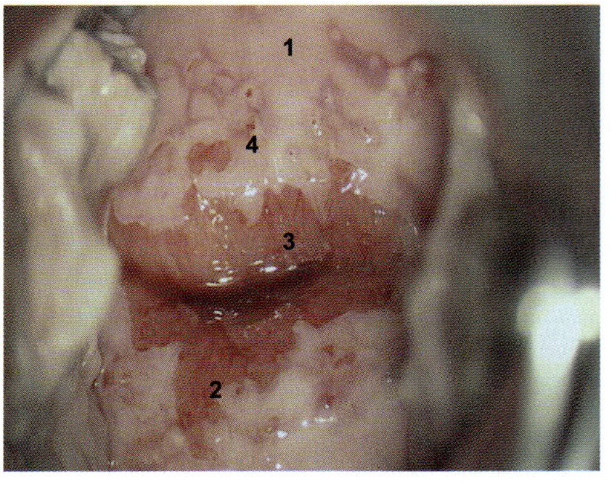

Abb. 34.1. Offene Transformationszone; 1 Plattenepithel, 2 Zylinder-Plattenepithel-Grenze, 3 Zylinderepithel, 4 Metaplasie mit kleinen ektopischen Inseln und offenen Drüsen

metaplastische Reifungsprozesse statt. Die Ausprägung der metaplastischen Ausreifung kann sehr unterschiedlich sein. Bei der metaplastischen Überhäutung entsteht nicht nur sekundär ein originäres Plattenepithel, sondern es können durch die Verlegung der Drüsenausführungsgänge auch Schleimhautretentionszysten (Ovula nabothi) entstehen. Im Falle einer Zervixdysplasie ist die Beurteilung der Transfomationszone für das weitere diagnostische und therapeutische Prozedere sehr wichtig [12].

Abnormale Befunde

Der Begriff »atypische Transformationszone« (alte Nomenklatur) beschreibt die abnormalen kolposkopischen Befunde nach Applikation der Essigsäurelösung. Die pathophysiologische Grundlage der Essigreaktion ist nicht völlig geklärt. Durch die Essigsäure kommt es zum Aufquellen von Schleimhautarealen (Zytokeratinfilamenten), in denen Zellveränderungen vorliegen. Da in dysplastischen Arealen mehr Zellen und Zellkerne enthalten sind, fällt die Lichtreaktion in diesen Bereichen stärker aus. Nach Applikation der Essigsäure ist zu berücksichtigen, dass es sich bei der Essigprobe um eine dynamische Untersuchung handelt. Die Lösung sollte 1–2 min einwirken.

Es zeigen sich bei Zellschichtungsstörungen je nach Ausprägung typische weißliche Veränderungen, die dem Untersuchenden erlauben, die Zellveränderungen sowie Therapiemöglichkeiten einzuschätzen. A. Schneider von der Charité Berlin hat verschiedene Kriterien ausgearbeitet, um die Dignität einer essigpositiven Läsion kolposkopisch einschätzen zu können [14]. Anhand der Kriterien Farbe, Oberflächenbeschaffenheit, Gefäßabstand, Abgrenzung und/oder Jodanfärbung gelingt es, den Schweregrad der Läsion einzustufen. Es wird zwischen **zarter und grober Punktierung** und zwischen **zartem und grobem Mosaik** unterschieden (◘ Abb. 34.2).

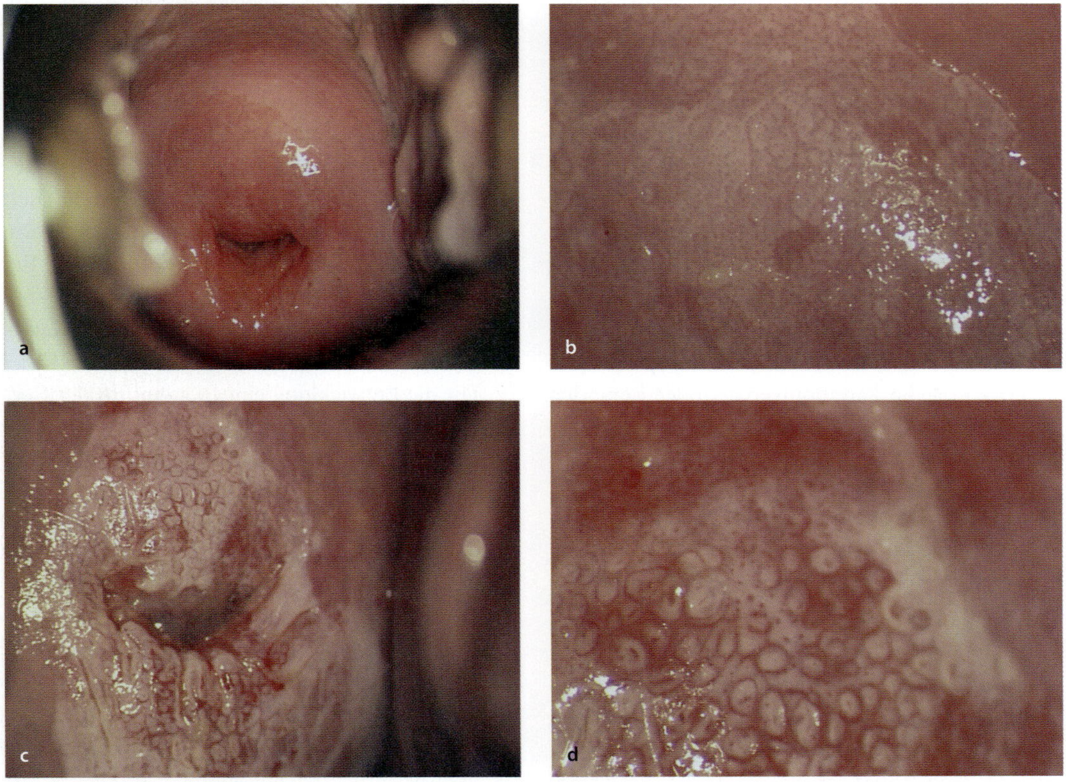

◘ **Abb. 34.2a–d.** Punktierung und Mosaik; **a, b** zart essigpositive Areale mit Punktierung und Mosaik, Histologie: entzündliche Metaplasie; **c, d** erhaben essigpositive Areale mit grober Punktierung und Mosaik, Histologie: CIN III

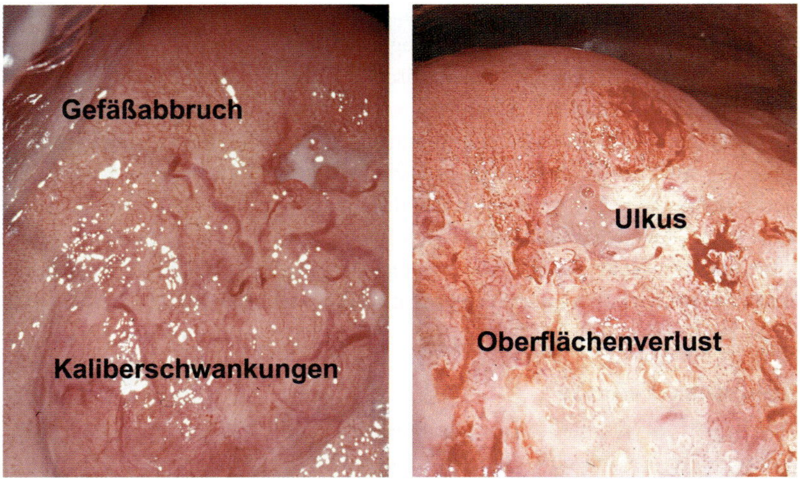

Abb. 34.3. Gefäßabbrüche, Oberflächenverlust und Ulzeration mit Verdacht auf Invasion

Bei der zarten Punktierung werden die Kapillarspitzen innerhalb der Bindegewebekapillaren durch einfallendes Licht sichtbar (nach Wespi). Typischerweise finden sich solche Veränderungen bei Entzündungen. Bei grober Punktierung sind sowohl die Gefäßkaliber als auch die Gefäßabstände unregelmäßig. Ursächlich hierfür scheint die Ausschüttung vasoaktiver Substanzen wie VEGF bei höhergradigen Dysplasien zu sein [14]. Beim Mosaik entsprechen die roten Trennlinien den gefäßführenden Stromaleisten. Je unregelmäßiger das Mosaik erscheint, umso größer ist der Verdacht auf eine dysplastische Veränderung [10, 12].

Gefäßatypien (Kaliberschwankungen, Gefäßabbrüche und Korkenzieherkapillaren) spielen eine wichtige Rolle bei karzinomverdächtigen Befunden [12] (Abb. 34.3).

34.4 HPV-Nachweis bei der Früherkennung

Die Diagnostik einer HPV-Infektion mittels PCR oder Hybrid-Capture-II-Assay (HCII-Assay) hat in den letzten Jahren die Möglichkeit eröffnet, Patientinnen mit persistierenden HPV-Infektionen zu detektieren. Der Nachweis von High-Risk(HR)-HPV (Typ 16, 18, 31, 33, 35, 39, 45, 51, 52, 56, 58, 59, 66 und 68) zur Erkennung von schwergradigen Präkanzerosen oder Zervixkarzinomen ist sensitiver als die Zytologie, hat aber, v. a. bei jungen Frauen, eine geringere Spezifität. Deshalb hat derzeit die HPV-Testung im Screening auf Vorstufen des Zervixkarzinoms noch keinen Stellenwert [9, 10, 12].

Der Häufigkeitsgipfel der HPV-Infektion liegt zwischen dem 20. und 30. Lebensjahr. In bestimmten Altersgruppen können bis zu 20–30% der weiblichen Bevölkerung positiv auf HPV getestet werden [7, 12, 16]. Allerdings besteht auch eine sehr hohe Spontanheilungsrate von 80–90% über einen Zeitraum von ca. 12 Monaten [7]. Bei Persistenz der Infektion entwickeln sich 3–6% nach einem Intervall von 15 Jahren zum Karzinom [20].

Für die Entwicklung eines Karzinoms der Cervix uteri spielen jedoch noch andere Faktoren eine bedeutende Rolle (▶ 34.1). Bei **negativem HR-HPV-Nachweis** liegt nur extrem selten eine schwergradige Krebsvorstufe oder ein Karzinom vor. Der **positive HR-HPV-Nachweis** zeigt die Persistenz oder ein Rezidiv nach Therapie einer schwergradigen Präkanzerose zuverlässiger an als die zytologische Untersuchung. 99,7% der Zervixkarzinome enthalten HPV-DNA [10].

HPV-Nachweissysteme:
- PCR-basierter Nachweis mit GP5+/6+ oder/und MY09/11-Primer
- Hybrid Capture System (HCII)

Empfohlener Einsatz der HPV-Testung [3]:
- Nachbeobachtung bei Zustand nach CIN III
- Rezidivierend unklare zytologische Befunde (sog. PAP IIw/k, PAP III)
- Immunsupprimierte Patientinnen (z. B. HIV-Infektion)

Eine primäre Prävention des Zervixkarzinoms kann durch eine Vermeidung einer genitalen Infektion mit humanen Papillomaviren geschehen (sexuelle Abstinenz, Benutzung von Kondomen, präventive Impfung). Bisher konnte nur eine gute sekundäre Prävention durch die Krebsfrüherkennungsuntersuchung und rechtzeitige Diagnose mit Therapie von Präkanzerosen erreicht werden. Mit der Einführung (Oktober 2006) des tetravalenten Impfstoffs gegen HPV 6, 11, 16 und 18 ist ein entscheidender Schritt für eine primäre Prävention getan. Ob mit der Impfung die Inzidenz des Zervixkarzinoms gesenkt werden kann, bleibt noch abzuwarten [11].

34.5 Pathologie

Definition

Die Definition der Dysplasie (syn. cervicale intraepitheliale Neoplasie, CIN) beinhaltet zelluläre Atypien des (Platten-)Epithels mit Störung des geweblichen Aufbaus, die als Präkanzerose bzw. präkanzeröse Läsionen bezeichnet werden [3].

Je nach Schweregrad der zellulären Atypien und Ausdehnung der Veränderung werden 3 Grade unterschieden (nach Richart 1973):

CIN I	Geringgradige Dysplasie
CIN II	Mäßiggradige Dysplasie
CIN III	Hochgradige Dysplasie und Carcinoma in situ (CIS)

Die 1. Klassifikation nach WHO (1962) unterscheidet 3 Schweregrade der Dysplasie und das Carcinoma in situ und ist heute nicht mehr gebräuchlich. Die 2. Klassifikation (nach Richart 1973) ist die am häufigsten angewandte. Als 3. Klassifikationssystem wurde 1989 die Bethesda-Klassifikation eingeführt. Für die Beurteilung der Vorläuferstadien wurde der Begriff der squamösen intraepithelialen Läsion (SIL) geprägt, wobei nur zwischen Low-Grade- und High-Grade-SIL unterschieden wird. Aufgrund des fehlenden klinisch relevanten Unterschieds im biologischen Verhalten der hochgradigen Dysplasie und des CIS werden diese unter CIN III subsumiert. Teilweise sind CIN-Läsionen mit einem Adenocarcinoma in situ der Endozervix (ACIS) vergesellschaft. Die Majorität aller invasiven Zervixkarzinome sind Plattenepithelkarzinome (80%), gefolgt von den Adenokarzinomen (5–15%). Andere Tumortypen sind selten. Prognostisch ungünstige Tumortypen sind neuroendokrine (groß- oder kleinzellig), klarzelligen bzw. serös-papilläre Karzinome. Aufgrund notwendiger Therapiemodifikationen ist auf den Nachweis eines neuroendokrinen (groß- oder kleinzellig), klarzelligen bzw. serös-papillären Typs zu achten. Die Tumortypisierung erfolgt nach der WHO-Klassifikation, die Stadieneinteilung nach der pTMN-Klassifikation mit zusätzlicher Angabe des FIGO-Stadiums [3].

34.6 Therapieoptionen

34.6.1 Nichtoperative Therapieverfahren

Bei der Diagnose PAP-Gruppe I und II reichen zytologische Konrollen in den üblichen Abständen von 6–12 Monaten aus. Das erstmalige Auftreten eines PAP IIID wird nach 3 Monaten einer zytologischen Kontrolle unterzogen. Erst nach 3-maliger Wiederholung wird nach Empfehlung der deutschen Gesellschaft für Zytologie und Kolposkopie eine histologische Abklärung einer Zervixdysplasie empfohlen.

34.6.2 Operative Therapieverfahren

Für die Behandlung von Präkanzerosen der Cervix uteri stehen destruierende und exzidierende Verfahren zur Verfügung.

Bei Diagnose einer **rezidivierenden PAP-Gruppe IIID** und **Gruppe IVa** können CIN-II–III Läsionen vorliegen. Kann bei der kolposkopischen Evaluierung das Vorliegen einer schweren Dysplasie histologisch gesichert werden, sollte die chirurgische Sanierung erfolgen. Die zytologische Diagnose eines **PAP IVb** fordert den kolposkopischen Ausschluss eines invasiven Karzinoms und den histologischen Ausschluss für das Vorliegen einer Mikroinvasion durch Konisation. Bei der PAP-Gruppe III sollte nach einer spezifischen Therapie (z. B. antiphlogistisch) eine kurzfristige zytologische und kolposkopische Kontrolle nach 4 Wochen mit anschließender histologischen Klärung erfolgen, um ggf eine schnelle operative Therapie anzuschließen. Bei der **PAP-Gruppe V** muss in jedem Fall durch Biopsie oder diagnostische Konisation ein invasives Karzinom ausgeschlossen werden.

Destruierende Therapieverfahren

- Laserevaporisation
- Elektrokauterisierung

! Destruierende Verfahren stehen zur Disposition nach histologischer Sicherung einer mittel- bis hochgradigen Läsion, die sich ohne endozervikale Ausdehnung im Bereich der Ektozervix befindet. Bei Verdacht auf Mikroinvasion oder Invasion sind destruierende Verfahren kontraindiziert.

34

Exzidierende Therapieverfahren

- Laserkonisation (CO_2-Laser)
- Hochfrequenzschlinge (mit ECC)
- Messerkonisation (mit ECC)
- Endozervikale Kürettage (ECC)
- Hysterektomie

! Die exzidierenden Verfahren kommen zur Anwendung bei Verdacht auf Invasion, kolposkopisch nicht komplett einsehbarer Transformationszone, Dysplasieausdehnung in den Zervikalkanal, histo-logisch gesicherter Dysplasie in der Endozervikalkürettage oder Verdacht auf Adenocarcinoma in situ. Die Konisation kann bei Vorliegen eines Zervixkarzinoms auch als Diagnostikum dienen [8].

Idealerweise erfolgt die Diagnostik und Therapie von Präkanzerosen der Cervix uteri durch einen Spezialisten mit Erfahrung in Kolposkopie, Zytologie, Histologie, HPV-Diagnostik und der chirurgischen Behandlung dieser Veränderungen. Eine individuelle und kompetente Behandlung ist nur möglich, wenn das gesamte diagnostische und therapeutische Spektrum beherrscht wird.

Literatur

1. Beckmann MW, Werner Y, Renner SP, Fasching PA, Jap D, Kuschel B (2000) Krebsfrüherkennung in der Frauenärztlichen Praxis – aktuelle Aspekte der wissenschaftlichen Diskussion. Gynäkologe 33: 474–482
2. Beckmann MW, Ackermann S (2004) Diagnostik und Therapie des Zervixkarzinoms. Frauenarzt 45: 422–430
3. Beckmann MW (2004) S2-Leitlinien Diagnostik und Therapie des Zervixkarzinoms. Zuckschwerdt, Darmstadt
4. Beckmann MW, Mehlhorn G, Thiel F, Breuel C, Fasching PA, Ackermann S (2004) Therapiefortschritte beim primären Zervixkarzinom. Deutsches Ärzteblatt 102(14): A979–986
5. Beckmann MW, Link M, Lux MP, Fasching PA, Ackermann S (2005) Krebsfrüherkennung bei Frauen. Gynäkologe 38: 349–363
6. Hinselmann H (1952) History of colposcopy. An Bras Ginecol 33: 65–98
7. Ho GY, Bierman R, Beardsley L, Chang CJ, Burk RD (1998) Natural history of cervicovaginal papillomavirus infection in young women. N Engl J Med 338: 423–428
8. Hunter MI, Holschneider CH (2003) Cervical intraepithelial neoplasia: Management 10: 1–9 (http://www.uptodate.com)
9. Kreienberg R (2004) Stellungnahme zur Früherkennung der Karzinome der Zervix, Endometrium, Vulva und Vagina, Leitlinienregister Nr. 032/040. http://www.uniduesseldorf.de/WWW/AWMF. Gesehen 06/2005
10. Kosielny A, Scheungraber C, Kühne-Heid R, Schneider A (2001) Früherkennungsuntersuchung an der Cervix uteri. Geburtsh Frauenheilk 61: R53–R68
11. Koutsky LA, Ault KA, Wheeler CM et al. (2002) A controlled trail of a human papillomavirus type 16 vaccine. N Engl J Med 347: 1645–1651
12. Mehlhorn G, Beckmann MW, Ackermann S (2004) Praktische Kolposkopie der Cervix uteri. Geburtsh Frauenheilk 64: R261–R284
13. Papanicolaou GN (1958) Historical development of cytology as a tool in clinical medicine and in cancer research. Acta Unio Int Contra Cancrum 14: 249–254
14. Reid R, Scalzi P (1985) Genital warts and cervical cancer. VII. An improved colposcopic index for differentiating benign papillomaviral infection from high-grad cervical intraepithelial neoplasie. Am J Obstet Gynecol 153: 611–618

15. Trappen PO van, Steel D, Lowe DG et al. (2003) Expression of vascular endothelial growth factor (VEGF)-C and VEDF-D, and their receptor VEGFR-3, during different stages of cervical carcinogenesis. J Pathol 201: 544–554
16. Schiffman M, Kjaer SK (2003) Chapter 2: Natural history of anogenital human papillomavirus infection and neoplasia. J Natl Cancer Inst Monogr 56: 14–19
17. Soost HJ (1990) Münchener Nomenklatur II – Befundwiedergabe in der gynäkologischen Zytodiagnostik. Gynäkol Prax 14: 433–438
18. Waggoner SE (2003) Cervical cancer. Lancet 361: 2217–2225
19. Walker P, Dexeus S, DePalo et al. (2003) International terminology of colposkopy: an update report from the International Federation for Cervical Pathology and Colposcopy. http://www.lfcpc.org/ifcpc/terminology.htm. Gesehen 06/2005
20. Walboomers JM, Jakobs MV, Manos MM et al. (1999) Human paillomavirus is a necessary cause of invasive cervical cancer wouldwide. J Pathol 189: 12–19

Teil VI Therapie in der gynäkologischen Onkologie

Maligne Tumoren der Mamma

Jürgen Wacker

35.1 Diagnostik vor Operation

Mit der Selbstuntersuchung der eigenen Brust und dem Entdecken eines Knotens in der Brust können allein durch die Methode bedingt vielfach erst fortgeschrittene Tumorstadien des Mammakarzinoms festgestellt werden. Junkermann weist in ▶ Kap. 33 (Früherkennung des Mammakarzinoms) ausdrücklich darauf hin. Neben der Beherrschung der Methode der Selbstuntersuchung lässt vielfach auch die Motivation, sich regelmäßig selbst zu untersuchen, nach.

Die Sensitivität der klinischen Untersuchung allein ist mit 54% gering (Barton et al. 1999). Die Spezifität ist dagegen mit 94% nach Angaben der gleichen Arbeitsgruppe hoch. Eine andere Arbeitsgruppe um Sener et al. (1999) fand eine starke Abhängigkeit des Stellenwertes der klinischen Untersuchung vom Alter der Patientin. Gerade jüngere Frauen mit dichtem Drüsenkörper profitieren von der klinischen Untersuchung. Bei 609 Frauen wurden bei 184 Patientinnen unter 50 Jahren 29% der Karzinome ausschließlich mammographisch erkannt und 26% durch die alleinige klinische Untersuchung.

35.1.1 Klinische Tastuntersuchung

Die manuelle Selbstuntersuchung der Brust erfolgt im Stehen. Bei der Untersuchung wird das Drüsengewebe gegen das darunterliegende und umgebende Gewebe verschoben und ertastet. Die beiden Brüste werden nach einem festgelegten Untersuchungsplan (◘ Abb. 35.1) systematisch und miteinander vergleichend untersucht.

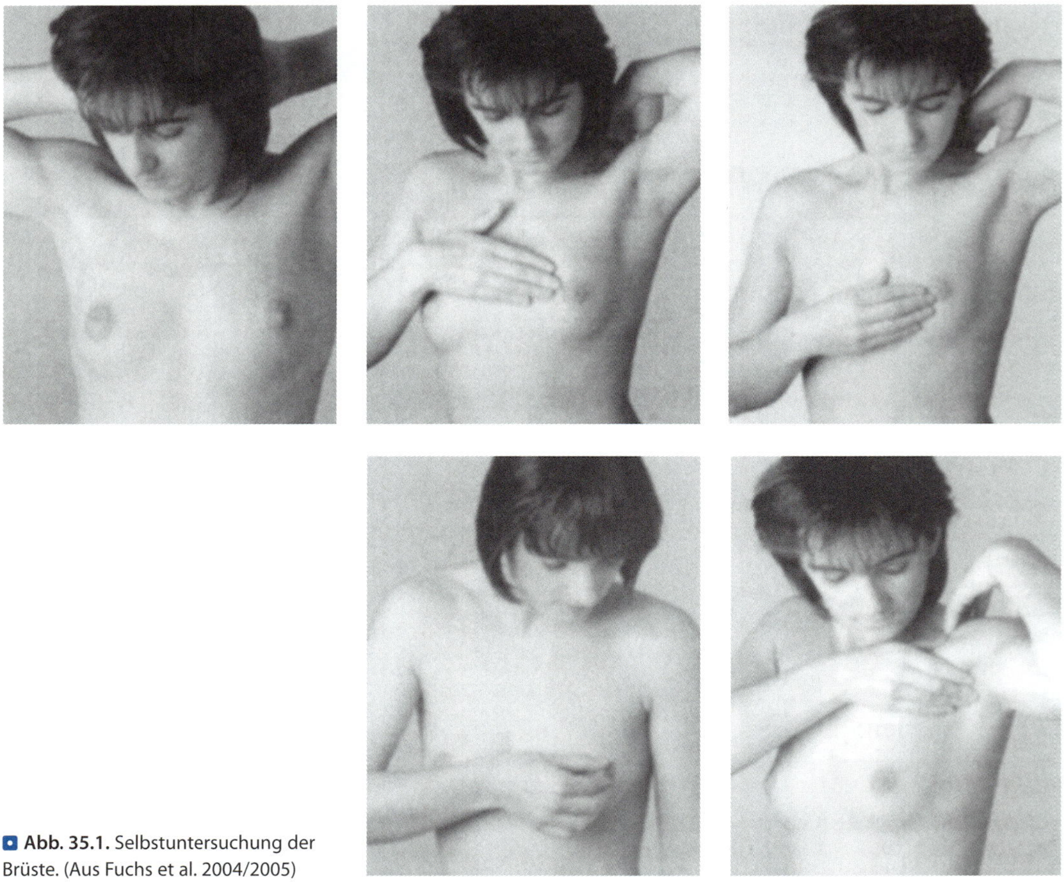

◘ **Abb. 35.1.** Selbstuntersuchung der Brüste. (Aus Fuchs et al. 2004/2005)

Die Palpation der Mammae durch den Arzt erfolgt ebenfalls im Stehen und ergänzend im Liegen. Bei der Untersuchung wird das Drüsengewebe gegen das darunterliegende und umgebende Gewebe verschoben und ertastet. Die beiden Mammae werden beiderseits systematisch und vergleichend untersucht.

Die erhobenen Befunde werden danach auf einem klinischen Befundbogen festgehalten (◘ Abbildung 35.2):

- Lokalisation verdächtiger Befunde in den 4 Quadranten der weiblichen Brust
- Abhebbarkeit der Mammille
- Verschieblichkeit des Drüsenkörpers gegenüber der Haut und der Thoraxwand
- Einziehungen der Haut und Verhärtungen durch Tumorinfiltration bedingt
- Ausschluss einer pathologischen Sekretion durch die Mammille
- Untersuchung der Lymphabflusswege

Klinischer Befund

Palpation

Rechts Links

.... Verdichtung ....

.... Knoten ....

.... Tumor ....

.... Lymphom ....

.... cm Größe cm ....

Auffälligkeiten in die Skizze eintragen

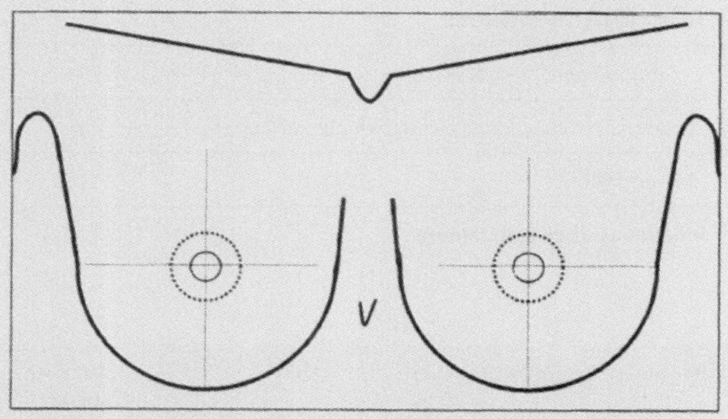

Bewertung: BI-RADS-Klassifikation

Eintragen des zutreffenden Kriteriums 1-5

rechts ☐ ☐ links

BI-RADS Breast Imaging Reporting and Data System (ACR 1998)

Befund		Karzinom-Wahrscheinlichkeit
1	unauffällig	0%
2	gutartig	0%
3	wahrscheinlich gutartig, kontrollbedürftig	< 2%
4	suspekt, abklärungsbedürftig	2% - 90%
5	karzinomverdächtig	>90%

◘ **Abb. 35.2.** Klinischer Befundbogen. (Aus Fuchs et al. 2004/2005)

35.1.2 Stadieneinteilung

Primärtumor	Klinisch TNM	Pathologisch pTNM
Primärtumor kann nicht beurteilt werden	TX	pTX
Kein Anhalt für Primärtumor	T0	pT0
Carcinoma in situ	Tis	pTis
Duktales Carcinoma in situ	Tis (DCIS)	pTis (DCIS)
Lobuläres Carcinoma in situ	Tis (LCIS)	pTis (LCIS)
Morbus Paget der Mamille	Tis (Paget)	pTis (Paget)
Tumor ≤2 cm	T1	pT1
Mikroinvasion ≥0,1 cm	T1mic	pT1mic
Tumor >0,1 cm bis 0,5 cm	T1a	pT1a
Tumor >0,5 cm bis 1,0 cm	T1b	pT1b
Tumor >1,0 cm bis 2,0 cm	T1c	pT1c
Tumor >2,0 cm bis 5,0 cm	T2	pT2
Tumor >5,0 cm	T3	pT3
Tumor jeglicher Größe mit	T4	pT4
Infiltration der Thoraxwand	T4a	pT4a
Ödem, Ulzeration, Satellitenherd der Brusthaut	T4b	pT4b
T4a und T4b	T4c	pT4c
Inflammatorisches Karzinom	T4d	pT4d

Regionäre Lymphknoten (Lk)	Klinisch NNM	Pathologisch pNNM
Regionäre Lk können nicht beurteilt werden	NX	pNX
Keine regionären Lk	N0	–
Mobile, ipsilaterale axilläre Lk	N1	–
Fixierte, ipsilaterale axilläre Lk	N2a	–
Klinisch auffällige ipsilaterale Mammaria-interna-Lk ohne axilläre Lk	N2b	–
Ipsilaterale infraklavikuläre und axilläre Lk	N3a	–
Ipsilaterale Mammaria-interna- und axilläre Lk	N3b	–
Histologisch keine regionären Lk	–	pN0

Regionäre Lymphknoten (Lk)	Klinisch NNM	Pathologisch pNNM
Negative IHC	–	pN0 (i-)
Positive IHC mit Cluster <0,2 mm	–	pN0 (i+)
Negative RT-PCR	–	pN0 (mol-)
Positive RT-PCR	–	pN0 (mol+)
Mikrometastase >0,2 mm bis 2,0 cm	–	pN1mi
Metastasen in 1–3 axillären Lk und/oder klinisch unauffälligen Mammaria-interna-Lk	–	pN1
In 1–3 axillären Lk	–	pN1a
In klinisch unauffälligen Mammaria-interna-Lk	–	pN1b
In 1–3 axillären Lk und klinisch unauffälligen Mammaria-interna-Lk	–	pN1c
Metastasen in 4–9 axillären Lk oder klinisch auffälligen Mammaria-interna- aber ohne axilläre Lk	–	pN2
In 4–9 axillären Lk (einer davon >2,0 cm)	–	pN2a
In klinisch auffälligen Mammaria-interna- ohne axilläre Lk	–	pN2b
Metastasen in >10 axillären Lk oder infraklavikulären Lk oder in klinisch auffälligen ipsilateralen Mammaria-interna-Lk oder in >3 axillären Lk mit mikroskopisch befallenen Mammaria-interna-Lk oder in ipsilateralen supraklavikulären Lk	–	pN3
In >10 axillären Lk oder in infraklavikulären Lk	–	pN3a
In klinisch auffälligen ipsilateralen Mammaria-interna-Lk oder in >3 axillären Lk mit mikroskopisch befallenen Mammaria-interna-Lk	–	pN3b
In ipsilateralen supraklavikulären Lk	–	pN3c

Fernmetastasen	
Das Vorliegen von Fernmetastasen kann nicht beurteilt werden	MX
Keine Fernmetastasen	M0
Fernmetastasen	M1

35.2 Operation

35.2.1 Entwicklung und Zielsetzung der operativen Behandlung beim primären Mammakarzinom

Die von W.S. Halsted 1894 erstmals beschriebene radikale Mastektomie unter Mitnahme der gesamten Brust, des M. pectoralis major und der axillären Lymphknoten führte zu einer deutlichen Reduktion der lokalen Rezidivrate beim Mammakarzinom von 6% gegenüber der alleinigen Entfernung des Tumors mit einer Rezidivrate von 56–81%. Diese radikale Operationsmethode sollte bis weit in das 20. Jahrhundert hinein die Mammachirurgie beeinflussen. Im Laufe der Entwicklung zeigte sich, dass trotz dieser radikalen Operation viele Patientinnen an den Folgen der Fernmetastasen des Mammakarzinoms starben. Außerdem war die radikale Mastektomie nach Halsted mutilierend und wies beträchtliche Folgen für die operierten Patientinnen wie ausgeprägte Lymphödeme im Arm der Seite der operierten Brust und starke Einschränkungen im Schulterbereich der betroffenen Seite auf. Es wurden deshalb schonendere Operationskonzepte entwickelt, die im Folgenden dargestellt werden.

In den letzten 20 Jahren wurden mehr und mehr individuelle Operationskonzepte entwickelt, bei deren Anwendung eine Organerhaltung angestrebt wird. Heute gelingt es in 70–80%, die betroffene Brust zu erhalten. Eine Entfernung der Brust muss heute nur durchgeführt werden, wenn mit einer brusterhaltenden Therapie keine tumorfreien Resektionsränder (R0) zu erreichen sind.

Folgende Operationsverfahren stehen zur Auswahl:

1. Brusterhaltende Therapie (BET) in Form einer Segmentresektion mit Axilladissektion
2. Modifiziert radikale Mastektomie (MRM) und Axilladissektion
3. Modifiziert radikale Mastektomie (MRM) und onkoplastische Operation mit simultanem oder sekundärem Wiederaufbau der Brust mit Axilladissektion
4. Sekundäre BET oder Mastektomie mit Axilladissektion nach neoadjuvanter (primärer) Chemotherapie

Ziel der operativen Behandlung des Mammakarzinoms ist die komplette Entfernung des Tumors mit einem tumorfreien Resektionsrand (R0). Der mikroskopisch gemessene Sicherheitabstand zwischen Tumor und Resektionsrand sollte 1 mm für das invasive Karzinom betragen (Empfehlung S3-Leitlinie). Die Durchführung der Operation darf für die Patientin keine unnötige Einschränkung ihrer Lebensqualität bedeuten. Dazu muss, wenn irgend möglich, die Brust erhalten und der Eingriff der axillären Lymphonodektomie auf das erforderliche Ausmaß reduziert werden (Sentinel-Lymphknoten).

35.2.2 Brusterhaltende Therapie (BET)

Bei den brusterhaltenden Operationen unterscheidet man die folgenden Modifikationen:

- Tumor- oder Lumpektomie: einfache Entfernung des Tumorknotens unter Mitnahme des umgebenden gesunden Gewebes. Der Hautschnitt sollte möglichst zirkulär und direkt über dem Knoten liegen
- Weite Exzision: größerer Anteil von gesundem Gewebe als bei der Lumpektomie (>1 cm)
- Segmentresektion: Umfasst den Tumor mit einem Teil der Haut, der Mamille und der Faszie des M. pectoralis major
- Quadrantektomie: Entspricht einer den gesamten Quadranten umfassenden Segmentresektion

▣ Abbildung 35.3 zeigt die empfohlenen Schnittführungen bei brusterhaltender Therapie.

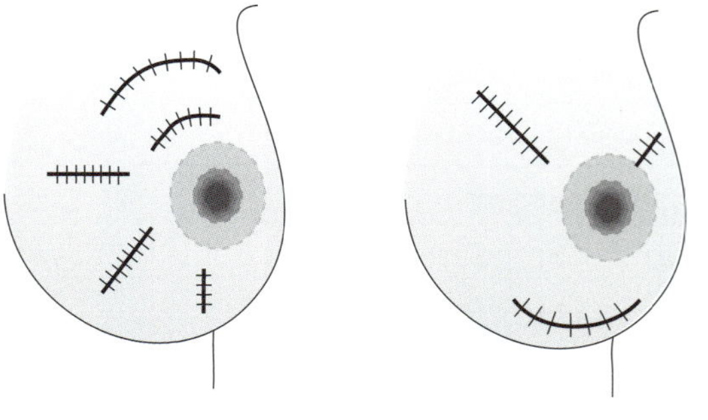

▣ **Abb. 35.3.** Brusterhaltende Operation: Empfohlene Schnittführung.

Voraussetzungen für eine BET sind:
- solitärer Tumor <4 cm oder 2 Tumore mit einem Abstand von <4 cm,
- keine multiplen, verstreut liegenden Kalzifikationen,
- keine Hautbeteiligung,
- ausreichendes Brust-Tumor-Größenverhältnis,
- palpatorisch keine befallenen axillären Lymphknoten,
- keine ausgedehnte Lymphangiosis carcinomatosa,
- Einhalten eines tumorfreien Resektionsrandes von mindestens 1 mm (R0) bei Vorliegen eines invasiven Mammakarzinoms und von mindestens 10 mm bei einem Carcinoma in situ. Der Resektionsrand (R0) mit einem Abstand vom Tumor von 1 mm setzt eine postoperative Bestrahlung voraus.

Nach großen Untersuchungen von Fisher et al. (1995) und Voogd et al. (2001) fanden sich keine Unterschiede hinsichtlich Überlebensrate und dem Auftreten von Lokalrezidiven zwischen BET und Mastektomie, wenn die Patientinnen nach BET postoperativ eine Radiatio erhielten. Diese Aussagen der beiden Arbeitsgruppen enthalten einen hohen Evidenzlevel (LOE 1a) und einen dementsprechenden Empfehlungsgrad A.

Eine brusterhaltende Therapie kann nicht durchgeführt werden, wenn die folgenden Kontraindikationen vorliegen:
- Inkomplette Tumorausschneidung, auch nach einer Nachresektion
- Multizentrische Karzinome
- Ausgedehntes duktales Carcinoma in situ (DCIS) >40 mm
- Ausgedehnte Lymphangiosis carcinomatosa
- Inflammatorisches Karzinom
- Ungünstige Tumorlokalisation

35.2.3 Modifiziert radikale Mastektomie (MRM) und axilläre Lymphonodektomie

Bei der radikalen Mastektomie wird der gesamte Brustdrüsenkörper einschließlich der oberflächlichen Schichten der Pectoralisfaszie zusammen mit den Lymphknoten der Axilla entfernt. Bei der Dissektion der Hautlappen ist sorgfältig darauf zu achten, dass deren Subkutangewebe keine Drüsenanteile mehr enthalten.

Nach der S-3-Leitlinie (2004) bestehen die folgenden Indikationen für die Durchführung einer modifiziert radikalen Mastektomie (MRM):
- Diffuse, ausgedehnte Kalzifikation von malignem Typ
- Ausgedehntes assoziiertes intraduktales Karzinom (>4–5 cm)
- Multizentrizität (Definition nach Faverkly et al. 1994)
- Inkomplette Tumorentfernung auch nach Nachexzision
- Inflammatorisches Mammakarzinom ggf. nach Vorbehandlung
- Fehlende technische Möglichkeit zur Nachbestrahlung nach brusterhaltender operativer Therapie (Patientin kann nicht flach liegen, kann den Arm nicht abduzieren)
- Ablehnung einer Nachbestrahlung von Seiten der Patientin
- Wunsch der Patientin

(LOE 2b; Empfehlungsgrad B)

Die Durchführung der axillären Lymphonodektomie ist Teil der Standardoperationen der Mamma wie BET und MRM. Dabei sollten aus dem Axillalevel I und II mindestens 10 Lymphknoten entfernt werden. Die axilläre Lymphonodektomie beinhaltet die Entfernung der Lymphknoten bis an die V. axillaris. Bei axillärem Lymphknotenbefall stellt nach der S-3-Leitlinie die operative Entfernung der Achsellymphknoten nicht nur eine diagnostische, sondern auch eine therapeutische Maßnahme zur Minderung des Lokalrezidivrisikos dar.
(LOE 1a, Empfehlungsgrad A)

Bei klinisch und sonographisch negativer Axilla und Mammakarzinomen <2 cm kann alternativ eine Biopsie des/der Sentinel-Lymphknoten erfolgen (Veronesi et al. 1999, Kühn 2000, Lyman et al. 2005). Eine Schnellschnittuntersuchung der Sentinel-Lymphknoten erfolgt nur bei intraoperativ verdächtigem Lymphknoten. Bis heute liegt nach der S-3-Leitlinie von 2004 keine LOE bzgl. einer Gleichwertigkeit einer Sentinel-Lymphknoten-

Biopsie (SNB) gegenüber einer operativen axillären Lymphonodektomie vor, obwohl Konkordanzraten zwischen 97 und 100% und Raten falsch-negativer SNB-Befunden von 0–10% beschrieben worden sind. Weiteres Ziel einer SNB ist u. a. die Reduktion der postoperativen Morbidität hinsichtlich der eingeschränkten Beweglichkeit im Schulter-Arm-Bereich und der Lymphödeme in den Armen.

Das Prinzip der Sentinel-Node-Biopsie (SNB) beruht auf Beobachtungen und Untersuchungen der Arbeitsgruppe von Veronesi, die einen geordneten Lymphabfluss aus der Axilla und einen erstdrainierenden Wächterlymphknoten beschrieben (Veronesi et al. 1987). Der Sentinel-Lymphknoten wird im Falle einer axillären Lymphknotenbeteiligung zuerst befallen, so dass seine histologische Aufarbeitung den Status der Axilla darstellt. Bei fehlendem Tumornachweis könnte somit auf eine radikale Ausräumung der übrigen Lymphknoten der Axilla verzichtet werden.

Die Darstellung der Sentinel-Lymphknoten erfolgt entweder über eine Darstellung durch Injektion des gewebeverträglichen Farbstoffes Ososulfanblau oder mittels einer nuklearmedizinischen Methode durch die Applikation von Technetium 99 Albumin/Nanokoll.

Abb. 35.4 zeigt die Applikationsarten zur Darstellung eines Sentinel-Lymphknotens.

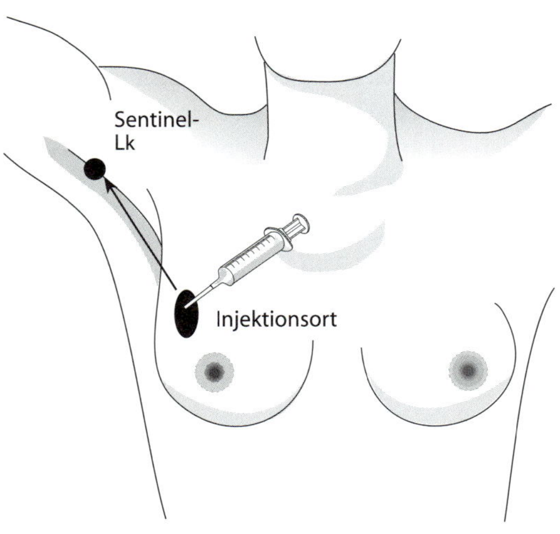

Abb. 35.4. Darstellung des Sentinel-Lymphknotens.

35

35.2.4 Onkoplastische Operationen

Onkoplastische Operationen dienen der Deckung von Gewebedefekten bei Zustand nach BET oder zur Wiederherstellung der Brust zur Wiedererlangung der körperlichen Integrität. Ziel ist, dass die Patientin beim Anblick ihres Körpers nicht ständig an ihr Mammakarzinomleiden erinnert wird.

Zur Rekonstruktion der Brust eignet sich sowohl körpereigenes Gewebe (Haut-Muskel-Lappen) als auch Alloprothesen (Brustimplantate).

Nach der S-3-Leitlinie kann der Wiederaufbau der amputierten Brust einer Patientin nur nach umfassender Information aller bestehenden Möglichkeiten angeboten werden.

Ob diese Maßnahme einen günstigen oder ungünstigen Einfluss auf den Krankheitsverlauf hat, ist bislang nicht ausreichend untersucht.

(LOE 4; Empfehlungsgrad D)

Literatur

Barton MB, Harris R, Flezcher SW (1999) Does this patient have breast cancer? The screening clinical breast examination should it be done? How? JAMA 282: 1270–1280

Beasley ME (1994) The pedicled TRAM as preference for immediate autogenous tissue breast reconstruction. Clin Plast Surg 21: 191–205

Faverly DR, Burgers L, Bult P, Holland R (1994) Three dimensional imaging of mammary ductal carcinoma in situ: clinical implications. Semin Diagn Pathol 11: 193–198

Fisher B, Anderon S (1994) Conservative surgery for the management of invasive and noninvasive carcinoma of the breast: NSABP trials. World J Surg 18: 63–69

Fisher B, Anderson S, Redmond CK, Wolmark N, Wickerham DL, Cronin WM (1995) Reanalysis and results after 12 years of follow-up in a randomized clinical trial comparing total mastectomy with lumpectomy with or without irradiation in the treatment of breat cancer. N Engl J Med 333: 1456–1461

Fuchs R, Guggenberger D, Karl C (Hrsg) (2004/2005) Mammakarzinom – Diagnostik und Therapie. Manual des Euregio-Brustzentrums (Sitz Eschweiler). Roche, Basel

Halsted WS (1894) The results of operations for the cure of cancer of breast performed at the Johns Hopkins Hospital from June 1989 to January 1894. Johns Hopk Hosp Rep 4: 297

Kreienberg R, Kopp W, Thomssen C et al. (2004) Interdisziplinäre S3-Leitlinie für die Diagnostik und Therapie des Mammakarzinoms der Frau. Deutsche Krebsgesellschaft e.V. W. Zuckschwerdt, München

Kreienberg R, Jonat W, Volm T, Möbus V, Alt D (2006) Management des Mammakarzinoms, 3. Aufl. Springer, Heidelberg Berlin

Kühn T, Santjohanser C, Kreienberg R (2000) Bedeutung des Sentinel-Lymphknotens. Dtsch Ärzteblatt 97: 2102–2105

Kühn T, Bembenek A, Decker T et al. (2005) A concept for the clinical implementation of sentinel lymph node biopsy in patients with breast carcinoma with spezial regard to quality assurance. Cancer 103: 451–461

Lyman GH, Giuliano AE, Somerfield MR (2005) American Society of Clinical Oncology Guidelines recommendations for sentinel lymph node biopsy in eraly-stage breast cancer. J Clin Oncol 23: 7703–7720

Recht A, Houlihan MJ (1995) Axillary lymph nodes and breast cancer. Cancer 76: 1491–1512

Schneeweiß A, Wacker J, Sohn C (2006) Das Südwestdeutsche Brustcentrum (SWBC) – ein Netzwerk zur Qualitätssicherung in der Diagnostik und Therapie des Mammakarzinomes. Breast Care 1: 134–135

Sener SF, Winchester DJ, Winchester DP (1999) Spectrum of mammographically detected breast cancers. Am Surg 65: 731–735

Singletary SE, Alfred C, Ashley P (2002) Revision of the American Joint Committee on Cancer staging system for breast cancer. J Clin Oncol 20: 3628–3636

Tran NV, Chang DW, Gupta A, Kroll SS, Robb GL (2001) Comparison of immediate and delayed free TRAM flap breast reconstruction in patients receiving postmastectomy radiation therapy. Plast Reconstr Surg 108(1): 78–82

Veronesi U, Rilke F, Luini A, Sacchini V, Galimberti V, Campa T (1987) Distribution of axillary node metastases by level of invasion. Cancer 59: 682–687

Veronesi U, Banfi A, Salvadori B, Luini A (1990) Breast conservation is the treatment of choice in small breast cancer: long-term results of a randomiszed trial. Eur J Cancer 26: 668–670

Veronesi U, Paganelli G, Viale G (1999) Sentinel lymph node and axillary dissection in breast cancer: results in a large series. J Natl Cancer Inst 91: 368–373

Voogd AC, Nielsen M, Peterse JL et al. (2001) Danish Breast Cancer Cooperative Group. Differences in risk factors for local and distant recurrence of breast-conserving therapy or mastectomy for stage I and II breast cancer: pooled results of two large european randomized trials. J Clin Oncol 19: 1688–1697

Adjuvante Therapie des Mammakarzinoms

Jens Huober

36.1 Allgemeine Aspekte der adjuvanten Therapie

Zeitgleich zur Reduktion der operativen Radikalität in der Behandlung des Mammakarzinoms nahm die Bedeutung adjuvanter Systemtherapien zu, welche heute eine wichtige Rolle in der Behandlung des Mamakarzinoms spielen.

Diese Entwicklung war die Folge einer veränderten Auffassung der Mammakarzinomerkrankung, welche in den 70er Jahren durch den Chirurgen Bernhard Fischer zuerst formuliert wurde. Dabei wurde das Mammakarzinom nicht mehr ausschließlich als eine lokale Erkrankung gesehen, sondern als eine systemische Erkrankung, wobei schon bei Primärdiagnose Tumorzellen über Lymph- und Blutgefäße im Körper verteilt sein können mit der potenziellen Fähigkeit, später (auch noch nach 10–15 Jahren) zu Metastasen zu führen. Ist es einmal zu einer Fernmetastasierung gekommen, ist die Erkrankung üblicherweise nicht mehr heilbar und die Patientin wird zumeist an dieser Erkrankung versterben. Es ist daher naheliegend, dass die Lokaltherapie durch systemische Therapien ergänzt wird (adjuvante Therapie), um die bei Primärdiagnose möglicherweise vorhandenen Mikrometastasen zu vernichten. Damit die adjuvante Therapie möglichst individuell gestaltet werden kann, wird das jeweilige Rezidivrisiko anhand von prognostischen Faktoren abgeschätzt, um je nach Risikosituation die geeignete adjuvante Therapie zu wählen. Zurzeit anerkannte prognostische Faktoren sind die Tumorgröße, der Lymphknotenstatus, das Grading und nach St. Gallen Konsensuskonferenz 2005 der HER2-neu-Status und die peritumorale Gefäßinvasion [1]. Weitere Faktoren, die eine wichtige Rolle spielen, sind das Alter und der Menopausenstatus. HER2-neu-Expression und Hormonrezeptoren sind zusätzlich auch prädiktive Faktoren, die anzeigen, ob eine Therapie Aussicht auf Erfolg hat. Nur bei positiven Hormonrezeptoren ist eine Antihormontherapie sinnvoll und nur bei relevanter Überexpression von HER2-neu (Immunhistochemie 3+ oder FISH positiv) ist eine Therapie mit Herceptin sinnvoll. Neben diesen konventionellen Faktoren zeigten auch die Proteasen upA und PAI 1 in prospektiven Untersuchungen prognostische Relevanz [2]. Neue prognostische Faktoren, die noch besser das individuelle Rezidivrisiko vorhersagen sollen (Genchipanalysen, Onkotypprofil), werden momentan überprüft, müssen aber erst in prospektiven Studien validiert werden, bis sie Eingang in die klinische Routine finden können.

Richtlinien zur an den individuellen Risikomerkmalen orientierten adjuvanten Therapie können der Konsensuskonferenz von St. Gallen (2005) und den Leitlinien der Organkommission Mamma entnommen werden [3].

Möglichkeiten der systemischen Therapie sind Chemotherapie, antiendokrine Therapien und Immuntherapien (Antikörpertherapie), auf die im Folgenden näher eingegangen werden soll.

36.2 Adjuvante Chemotherapie

Die Ergebnisse der Early Breast Cancer Trialists Collaborative Group (EBCTCG) zeigten, dass sowohl endokrine Therapien als auch eine adjuvante Chemotherapie zu einer signifikanten Reduktion des Rezidivrisikos und einem besseren Überleben bei der nodal negativen und nodal positiven Patientin führen [4]. Die 15-Jahres-Ergebnisse zeigen für alle Patientinnen eine Reduktion des Rezidiv- und Mortalitätsrisikos um 23% bzw. 17% durch eine Polychemotherapie im Vergleich zu keiner Chemotherapie, wobei die Effekte ausgeprägter bei jüngeren Frauen (<50 Jahre) waren.

36.2.1 Anthrazykline

Lange Zeit war das CMF-Regime eine der meisteingesetzten Kombinationen. Basierend auf den Ergebnissen der EBCTCG, wo sich eine moderate, aber signifikante Überlegenheit anthrazyklinhaltiger Regime gegenüber dem CMF zeigte (4% Überlebensvorteil nach 10 Jahren), gelten heute anthrazyklinhaltige Regime als Standard in der adjuvanten Therapie des Mammakarzinoms. Bei der Bewertung dieser Ergebnisse ist jedoch zu berücksichtigen, dass ein signifikanter Vorteil gegenüber der CMF-Therapie in Einzelstudien nur für Dreierkombinationen (FEC/FAC) über mindestens 6 Zyklen nachgewiesen werden konnte. Wichtig für die optimale Effektivität einer anthrazyklinhaltigen

Therapie ist die Einhaltung einer Mindestdosierung, wobei 30 mg/m2/Woche für Epirubicin und 20 mg/m2/Woche für Doxorubicin nicht unterschritten werden sollten. Eine Steigerung der Anthrazyklindosierung im Sinne höherer Einzeldosen zeigte keinen Vorteil und kann nicht außerhalb von Studien empfohlen werden.

36.2.2 Taxane

Der Stellenwert der Taxane in der adjuvanten Therapie des Mammakarzinoms ist derzeit noch nicht abschließend geklärt (keine Daten bisher für nodal negative Patientinnen). Allerdings liegen mittlerweile 6 positive Studien bei nodal positiven Patienten vor [5–10], so dass bei dieser Patientinnengruppe taxan-/anthrazyklinhaltige adjuvante Therapien eine sinnvolle Option darstellen. Die CALBG-9344-Studie konnte nach einem Follow-up von 69 Monaten eine signifikante Verbesserung des rezidivfreien und Gesamtüberlebens im Taxanarm zeigen (4-mal AC vs. 4-mal AC → 4-mal Taxol175mg/m2). Der Benefit war in dieser Studie allerdings hauptsächlich auf die rezeptornegativen Patientinnen beschränkt. In der B-28-Studie der NSABP, die bis auf die Paclitaxeldosierung (225 mg/m2) ein ähnliches Studiendesign hatte, zeigte sich nach 64 Monaten durch die zusätzliche Taxanbehandlung, unabhängig vom Rezeptorstatus, ein besseres rezidivfreies Überleben, allerdings ohne dass sich signifikante Unterschiede im Gesamtüberleben ergaben. Erste Ergebnisse liegen auch zur BCIRG-001-Studie vor, wobei hier 1500 nodal positive Patientinnen zu 6 Zyklen FAC oder 6 Zyklen TAC (Taxotere, Adriamycin, Cyclophosphamid) randomisiert wurden. Nach 48 Monaten zeigte sich sowohl ein besseres rezidivfreies Überleben als auch ein besseres Gesamtüberleben um absolut 7% für die mit TAC behandelten Patienten unabhängig vom Rezeptorstatus. Die 4. Studie (PACS 001) verglich 6 Zyklen FEC mit 3 Zyklen FEC gefolgt von 3 Zyklen Taxotere bei nodal positiven Patientinnen. Auch in dieser Studie ergab sich sowohl für das rezidivfreie Überleben wie auch das Gesamtüberleben ein signifikanter Vorteil zugunsten des taxanhaltigen Regimes. Einen ähnlichen Ansatz hatte eine spanische Studie. Hier wurden bei nodal positiven Patientinnen 6 Zyklen FEC mit 4-mal FEC → 8 Paclitaxel wöchentlich verglichen. Nach einer Nachbeobachtungszeit von 47 Monaten zeigte sich für das rezidivfreie Überleben ein signifikanter Gunsten für das taxanhaltige Regime, wenngleich im Überleben bisher keine signifikanten Unterschiede zu sehen waren. Docetaxel/Cyclophosphamid über 4 Zyklen wurde bei 1016 Patientinnen mit nodal negativem (43%) oder nodal positivem (zumeist 1–3 befallene Lymphknoten) Mammakarzinom mit 4 Zyklen Adriamycin/Cyclophosphamid verglichen. Dabei ergab sich nach 5 Jahren ein signifikant besseres rezidivfreies Überleben für das Taxanregime ohne signifikante Unterschiede bisher im Gesamtüberleben. Die TC-Kombination zeigte eine bessere Verträglichkeit. Sowohl Taxotere als auch Taxol sind zur Behandlung des nodal positiven Mammakarzinoms zugelassen.

36.2.3 Dosisdichte Therapie

Neben dem Einsatz der Taxane könnte evtl. durch eine veränderte Dosierung im Sinne einer dosisdichten Behandlung eine Steigerung der Effektivität adjuvanter Therapien erreicht werden. Erste interessante Ergebnisse wurden von einer amerikanischen Intergroupstudie berichtet [11, 12]. Im Rahmen dieser randomisierten Phase-3-Studie mit einem 2-mal-2-Design wurden 2005 nodal positive Patientinnen entweder mit einer sequenziellen Monotherapie – jeweils bestehend aus 4 Gaben Adriamycin, Paclitaxel und Cyclophosphamid – oder mit 4 Zyklen AC gefolgt von 4 Zyklen Paclitaxel in konventioneller Dosierung behandelt. Diese beiden Behandlungsarme wurden jeweils konventionell in 3-wöchigen Abständen oder dosisdicht in 2-wöchigen Abständen mit Filgrastimunterstützung gegeben. Die Dosierung der einzelnen Substanzen entsprach in allen 4 Therapiearmen der üblichen Dosierung. Nach median 36 Monaten zeigte sich sowohl bezüglich des rezidivfreien als auch des Gesamtüberlebens ein Vorteil durch die dosisdichte Therapie (85% vs. 81% rezidivfreies Überleben, 92% vs. 90% Gesamtüberleben). Sequenzielle Monotherapie oder Kombinationstherapie hatten keinen Einfluss auf rezidivfreies oder Gesamtüberleben. Ähnliche Resultate zeigte auch eine deutsche Studie der AGO [13], in der 4-mal AC → 4-mal Paclitaxel mit einer sequenziellen dosisdichten Monotherapie dieser Substanzen bei nodal positiven High-Risk-Patientinnen verglichen wurde. Erste Ergebnisse zeigen ein besseres rezidivfreies Überleben wie auch Gesamtüberleben zugunsten der dosisdichten Therapie.

36.3 Adjuvante antiendokrine Therapie

Eine weitere wichtige Komponente der adjuvanten Systemtherapie ist die antiendokrine Therapie. Sie ist effektiv, zeigt wenig Nebenwirkungen und kann unabhängig vom Alter bzw. Menopausenstatus eingesetzt werden. Ein Großteil der Patientinnen ist rezeptorpositiv (ca. 70%) und hat damit die Möglichkeit, von dieser Therapie zu profitieren. Adjuvante Standardtherapie ist bisher die 5-jährige Gabe des Antiöstrogens Tamoxifen gewesen. Bei der prämenopausalen Patientin wird diese Therapie ggf. noch durch ein GnRH-Analogon ergänzt. Ergebnisse der EBCTCG zeigten in einer Metaanalyse von mehreren Tausend Patientinnen mit hormonrezeptorpositivem Tumor, die entweder mit Tamoxifen oder einem Plazebo über 5 Jahre behandelt wurden, nach Tamoxifengabe eine Reduktion des jährlichen Rezidivrisikos um 41% und des Mortalitätsrisikos um 34% [4]. Absolut waren nach 15 Jahren bei 5-jähriger Tamoxifentherapie 9,2% mehr Patientinnen am Leben. Neben dem Antiöstrogen Tamoxifen etablierte sich die Substanzgruppe der Aromatasehemmer der 3. Generation, die sich durch gute Verträglichkeit auszeichnen und in der metastasierten Situation Überlegenheit gegenüber Tamoxifen gezeigt haben. Aus diesem Grund wurden Aromatasehemmer (AI) bei der postmenopausalen Patientin mit dem Standard einer 5-jährigen Tamoxifentherapie verglichen. Unterschiedliche Studienansätze wurden gewählt, die kurz skizziert werden sollen.

36

36.3.1 Einsatz der AI zu Beginn der Primärtherapie

Dieses Konzept wurde in der ATAC und in der BIG-Studie überprüft.

In der ATAC Studie [14–16] wurden Patientinnen zu einer 5-jährigen Tamoxifentherapie oder einer 5-jährigen AI-Therapie mit Anastrozol (Arimidex) oder zu einer Kombination beider Substanzen über 5 Jahre randomisiert. Da sich in ersten Zwischenanalysen zeigte, dass der Kombinationsarm keine Vorteile zugunsten einer alleinigen Tamoxifentherapie zeigte, wurde dieser Therapiearm vorzeitig entblindet, konsekutive Auswertungen beziehen sich daher nur auf den Vergleich der beiden Monotherapiearme. Nach einer medianen Nachbeobachtungszeit von 68 Monaten ergab sich ein signifikanter Unterschied im rezidivfreien Überleben zugunsten der Therapie mit Anastrozol (Risikoreduktion um 17%, absoluter Unterschied 3,7% nach 6 Jahren). Kontralaterale Mammakarzinome und Fernmetastasen traten unter Anastrozoltherapie seltener auf, ein Unterschied im Gesamtüberleben zeigte sich jedoch nicht.

In der 4-armigen BIG-Studie [17] wurde eine 5-jährige Tamoxifentherapie mit einer 5-jährigen Letrozoltherapie (Femara) sowie mit der Sequenz Letrozol→Tamoxifen bzw. Tamoxifen→Letrozol verglichen. Erste Ergebnisse liegen zum Vergleich der beiden Monotherapiearme vor. Dabei zeigte sich nach einer medianen Beobachtungszeit von 26 Monaten ein signifikant besseres rezidivfreies Überleben für die mit Letrozol behandelten Patientinnen (Risikoreduktion um 19%, absoluter Unterschied 2,6% nach 5 Jahren). Fernmetastasen waren unter Letrozol signifikant seltener (Risikoreduktion um 17%). Unterschiede im Gesamtüberleben (Risikoreduktion 14%) waren allerdings nicht signifikant.

36.3.2 Sequenzielle Therapie (Einsatz der AI nach 2–3 Jahren Tamoxifen)

In der IES-Studie [18, 19, 37] wurden Patientinnen nach 2–3 Jahren Tamoxifen entweder zu dem AI Exemestan (Aromasin) oder einer weiteren Tamoxifentherapie über 2–3 Jahre randomisiert und somit insgesamt 5 Jahre behandelt. Nach einer medianen Nachbeobachtungszeit von 56 Monaten zeigte sich, dass der Wechsel auf den AI Exemestan zu einer signifikanten Verbesserung des rezidivfreien Überlebens geführt hat (Risikoreduktion um 24%, absoluter Unterschied 3,4% nach 5 Jahren). Das metastasenfreie Überleben war mit der sequenziellen Therapie besser, weiterhin zeigte sich eine signifikante Verbesserung des Gesamtüberlebens bei den ER+/unbekannt-Patientinnen (Risikoreduktion um 17%, absoluter Unterschied nach 5 Jahren 1,6%).

Die ARNO-ABCSG-Studie [20] hatte ein ähnliches Design, wobei eine 5-jährige Tamoxifentherapie mit der Sequenz Tamoxifen->Anastrozol verglichen wurde. Auch in dieser Untersuchung ergab sich nach einer Nachbeobachtungszeit von 28 Monaten ein Unterschied im rezidivfreien Überleben zugunsten der sequenziellen Therapie (Risikoreduktion um 40%, absoluter Unterschied 3,1% nach 3 Jahren). Wiederum war auch das metastasenfreie Überleben bei den »Switchpatientinnen« besser. In einer aktuellen Auswertung von Kaufmann et al. [38] zeigte sich durch den sequenziellen Ansatz nach einer medianen Nachbeobachtungszeit von 30 Monaten auch eine signifikante Verbesserung des Gesamtüberlebens.

36.3.3 Erweiterte adjuvante Therapie (Einsatz der AI nach 5 Jahren Tamoxifen)

In der MA.17-Studie [21, 22] wurde die Idee der verlängerten adjuvanten Therapie – als sequenzieller Therapieansatz – mit dem AI Letrozol (Femara) überprüft. Patientinnen wurden nach 5 Jahren Tamoxifen bei Rezidivfreiheit zu einer weiteren 5-jährigen Behandlung entweder mit Letrozol oder mit einem Plazebo randomisiert. Dabei ergab sich durch die verlängerte adjuvante Therapie mit Letrozol nach median 30 Monaten eine signifikante Reduktion des Rezidivrisikos um 43%, was nach 4 Jahren einem absoluten Unterschied im rezidivfreien Überleben von 4,9% entspricht. Für die initial nodal positiven Patientinnen zeigte sich auch ein signifikant verbessertes Gesamtüberleben mit einer Mortalitätsreduktion um 39%. Die Effekte waren unabhängig von einer bei Primärbehandlung erfolgten Chemotherapie.

36.3.4 Nebenwirkungsprofile

Antiendokrine Therapien zeichnen sich im Allgemeinen durch eine gute Verträglichkeit aus. Häufige Nebenwirkungen antiendokriner Therapien sind klimakterische Symptome, die in den meisten Studien unter AI-Therapie im Vergleich zu Tamoxifen etwas seltener waren (z. B. ATAC 35,7 vs. 40,9% oder BIG 33,6 vs. 38,1%). Auch gynäkologische Symptome wie Ausfluss oder vaginale Blutungen waren unter AI-Therapie seltener. Andere gynäkologische Symptome allerdings – wie vaginale Trockenheit und Beschwerden beim Verkehr – wurden häufiger bei den mit AI behandelten Patientinnen beobachtet. Die Rate an Endometriumkarzinomen war unter AI seltener (ATAC 0,2 vs. 0,8%, BIG 0,2 vs. 0,4%), und auch Thrombosen bzw. Thrombembolien waren unter AI-Behandlung seltener (ATAC 2,8 vs. 4,5%; BIG 1,0 vs. 2,4%). Häufiger beobachtete Nebenwirkungen unter AI-Therapie waren Myalgien bzw. Arthralgien (ATAC 26 vs. 29%; IES 22% vs.15%). Der Einsatz von AI war mit einem erhöhten Osteoporoserisiko bzw. einer erhöhten Frakturrate assoziiert. Eine aktuelle Studie deutet darauf hin, dass durch eine 6-monatige Gabe des Bisphosphonats Zoledronat die Abnahme der Knochendichte jedoch vollständig verhindert werden kann. Die bisher vorliegenden Daten reichen nicht aus, um den Einfluss der AI auf kardiovaskuläre Erkrankungen zu beurteilen. Die Anzahl kardialer Ereignisse war für Anastrozol, Exemestan und Letrozol gegenüber Tamoxifen gering erhöht. In der MA17-Studie, in der Letrozol mit einer Plazebotherapie verglichen wurde, ergab sich jedoch keine erhöhte Rate kardiovaskulärer Ereignisse. Die z. T. kurzen Nachbeobachtungszeiten und die unterschiedlichen Definitionen kardiovaskulärer Ereignisse lassen noch keine endgültige Bewertung zu. Da beim Vergleich von Plazebotherapie und AI keine signifikanten Unterschiede der kardiovaskulären Ereignisse gesehen wurden, könnte möglicherweise auch ein protektiver Effekt des Tamoxifens für diesen Vorteil verantwortlich sein.

36.3.5 Adjuvante endokrine Therapie prämenopausal

Ungefähr ein Drittel der Mammakarzinompatientinnen sind prämenopausal, bei ca. 60% sind die Hormonrezeptoren positiv. In Analysen der EBCCTG zeigte sich, dass eine 5-jährige Tamoxifenbehandlung auch bei der prämenopausalen hormonrezeptorpositiven Patientin eine effektive Therapie darstellt (Reduktion der Rezidiv- und Mortalitätsraten waren unabhängig vom Alter). Weiterhin führten auch hormonablative Verfahren (Ovarektomie, Strahlentherapie oder GnRH-Analoga-Therapie) zu einer Verbesserung sowohl des rezidivfreien als auch des Gesamtüberlebens. Bei Patientinnen unter 50 Jahren ergab sich durch hormonablative Verfahren im Vergleich zu keiner Therapie eine Reduktion der Rezidiv- und Mortalitätsrate um jeweils 29% [4]. Der Effekt hormonablativer Verfahren war allerdings – im Gegensatz zu Tamoxifen – nicht mehr eindeutig nachweisbar, wenn eine Chemotherapie vorangegangen war. Standardtherapie bei der prämenopausalen hormonrezeptorpositiven Patientin ist momentan die 5-jährige Tamoxifentherapie, die je nach Risikoprofil und Alter (sehr junge Patientin, High-Risk-Erkrankung, keine Amenorrhö nach Chemotherapie) noch durch eine hormonablative Therapie ergänzt werden kann. Da es keine Daten zur Kombination aus hormonablativer Therapie und AI gibt ist diese Kombination nur bei speziellen Situationen, z. B. Kontraindikationen gegen Tamoxifen, eine Option. Soweit dies bei der geringen Datenlage gesagt werden kann, scheint die aus Hormonablation und Tamoxifen bestehende Therapie nicht weniger effektiv bei gleichzeitiger HER2-neu-Überexpression zu sein [23].

36.4 Adjuvante Immuntherapie

Eine neue Komponente in der adjuvanten Therapie des Mammakarzinoms ist die Behandlung mit dem Antikörper Trastuzumab (Herceptin). Trastuzumab ist ein monoklonaler humanisierter HER2-neu-Antikörper, welcher an das HER2-Onkoprotein bindet. HER2 steht für »human epidermal growth factor receptor 2« und ist ein Protoonkogen, das für einen Zelloberflächenrezeptor, das HER2-Protein, kodiert. Bei ungefähr 20% der Mammakarzinome ist der HER2-Rezeptor relevant überexprimiert, wobei dies hauptsächlich durch eine Amplifikation des HER2-neu-Chromosoms verursacht wird. Die HER2-neu-Überexpression charakterisiert einen aggressiveren Tumortyp mit verkürztem rezidivfreien Überleben und schlechterem Gesamtüberleben. Ob eine therapierelevante Überexpression von HER2-neu vorliegt, kann auf Proteinebene mittels Immunhistochemie (Dako-Test 3+) und auf chromosomaler Ebene mittels Fluoreszenz-in-situ-Hybridisierung überprüft werden. In der metastasierten Situation zeigte sich, dass mit Herceptin bei Patientinnen mit therapierelevanter Überexpression in der Monotherapie objektive Ansprechraten bis 40% erzielt werden konnten. In 2 randomisierten Studien in der First-Line-Therapie bei metastasiertem Mammakarzinom zeigte sich, dass mit der Kombination aus Chemotherapie mit Herceptin im Vergleich zur alleinigen Chemotherapie nicht nur die Ansprechraten und das progressionsfreie Überleben, sondern auch das Gesamtüberleben besser waren [24, 25]. Basierend auf diesen Ergebnissen wurden mehrere Studien initiiert, die die Wertigkeit des Herceptins auch in der adjuvanten Situation überprüft haben. In 3 Studien (NSABP B31, NCCTG 9831 und BCIRG 006) war das Chemotherapieregime vorgegeben und bestand aus einem Anthrazyklin-Taxan-Regime. Im Herceptinarm wurde die Substanz entweder nach Beendigung der Chemotherapie oder parallel zum Taxan gegeben (insgesamt über 1 Jahr) [26–28], in der HERA-Studie [29] konnten Patientinnen mit unterschiedlichsten Chemotherapieregimen behandelt werden, bevor die Randomisierung zu einem der 3 Therapiearme erfolgte (kein Herceptin, Herceptin über 1 oder 2 Jahre). In der FIN-DOC-Studie [30] wurden Patientinnen zuerst zu 3 Zyklen Docetaxel oder 9-wöchentlichen Gaben Vinorelbine randomisiert, für alle Patientinnen gefolgt von 3 Zyklen FEC. In einer 2. Randomisierung wurden HER2-positive Patientinnen zu 9 Wochen Herceptin (parallel zu Docetaxel oder Vinorelbine gegeben) oder keinem Herceptin randomisiert. In ersten Auswertungen dieser Studien zeigte sich schon nach kurzer Nachbeobachtungszeit, dass durch die adjuvante Herceptintherapie das rezidivfreie und metastasenfreie Überleben signifikant verbessert werden konnten. Die mediane Nachbeobachtungszeit lag zwischen 1 und 3 Jahren, und die Rezidivreduktion lag bei allen Studien ungefähr bei 50%. In 2 Studien hat sich dieser Vorteil im rezidivfreien Überleben auch schon in einem signifikanten Überlebensvorteil durch die 1-jährige

Herceptintherapie widergespiegelt. Basierend auf den Ergebnissen dieser sorgfältig durchgeführten multizentrischen Phase-3-Studien wird bei HER2-neu-positiven Patientinnen nach bzw. zu der adjuvanten Chemotherapie eine adjuvante Herceptintherapie über 1 Jahr empfohlen. Herceptin ist in dieser Indikation mittlerweile auch zugelassen [39]. Unter Herceptintherapie wurden v. a. nach Anthrazyklinvortherapie häufiger kardiotoxische Ereignisse beobachtet [31].

36.5 Neoadjuvante (primäre systemische) Therapie

Die präoperative Chemotherapie wird schon seit vielen Jahren in der Behandlung des inflammatorischen oder inoperablen primären Mammakarzinoms angewendet. Nachdem sich in randomisierten Studien bei Patientinnen mit operablem Mammakarzinom zeigte, dass im Vergleich zur adjuvanten Chemotherapie die präoperative Chemotherapie keine Verschlechterung der Prognose bedingte [32, 33], wurden zunehmend neoadjuvante Konzepte auch bei kleineren gut resezierbaren Tumoren eingesetzt. Vorteile einer primären systemischen Therapie sind die direkte Überprüfbarkeit der Wirksamkeit einer Therapie (In-vivo-Sensitivitätstestung) und die erhöhte Rate brusterhaltender Therapien durch Verminderung des Tumorvolumens. Weiterhin bietet die primäre systemische Therapie die Möglichkeit, molekularbiologische Faktoren in Tumorbiopsien vor, nach und ggf. unter der Therapie zu bestimmen und mit dem klinischen Verlauf zu korrelieren. Dadurch können neue Sensitivitäts- und Resistenzmarker erarbeitet und die biologischen Effekte und molekularen Mechanismen neuer Therapien eingeschätzt werden.

In Einzelstudien zeigte sich, dass Patientinnen mit einer histopathologischen Komplettremission (pCR) nach primärer Chemotherapie ein verbessertes rezidivfreies Überleben und auch ein signifikant verbessertes Gesamtüberleben hatten. Die Definition einer pCR beschränkt sich bei den meisten Studien nur auf die Brust und hat das Fehlen eines invasiven Karzinoms im OP-Präparat zur Voraussetzung. In Studien zeigte sich nach 4 Zyklen AC eine pCR-Rate von 12–13%. Durch die Verlängerung der Therapie und durch die Zunahme der Taxane konnte die pCR-Rate nahezu verdoppelt werden [34]. In mehreren Studien zeigte sich, dass bei Patientinnen mit rezeptorpositiven Tumoren der Tumor schlechter auf die präoperative Chemotherapie ansprach. Bei einem negativen Rezeptorstatus war die Rate pathologischer Komplettremissionen in Einzelstudien um das 3- bis 4fache höher als bei rezeptorpositiven Tumoren. Bei HER2-positiven Tumoren konnte in einer kleinen randomisierten Studie bei einer Zwischenauswertung die pCR-Rate durch die Zugabe von Herceptin zur Chemotherapie (4-mal Paclitaxel → 4-mal FAC) von 25% auf 67% gesteigert werden [35]. Die Studie wurde aufgrund dieser Ergebnisse beendet.

Prinzipiell besteht die Möglichkeit der neoadjuvanten Therapie in der klinischen Situation, wenn eine adjuvante Chemotherapie indiziert ist. Die Indikation zu einer neoadjuvanten Chemotherapie muss allerdings individuell gestellt werden und ist abhängig von Tumorgröße, klinisch axillärem Nodalstatus, dem Alter der Patientin und dem Rezeptorstatus des Tumors.

Noch ungeklärt ist die Durchführung der Sentinel-Technik und das optimale Vorgehen bei Patientinnen, bei denen kein Ansprechen unter neoadjuvanter Therapie zu verzeichnen ist.

36.6 Fazit

Anthrazyklinhaltige Regime sind heute Standard in der adjuvanten Chemotherapie des Mammakarzinoms. Taxane stellen in der adjuvanten Therapie bei der nodal positiven Patientin eine sinnvolle Therapieoption dar und werden bei der nodal negativen Hochrisikopatientin in laufenden Studien überprüft. Dosisdichte Konzepte sind vielversprechend und werden aktuell in Studien getestet.

Die alleinige Tamoxifentherapie über 5 Jahre ist nicht mehr Standard in der adjuvanten antiendokrinen Therapie der postmenopausalen Patientin [36]. Der optimale Einsatz der AI entweder primär zu Beginn oder in Sequenz nach Tamoxifen muss momentan noch offen bleiben. Die Daten der 4-armigen BIG-Femta-Studie, in der Sequenz- und Monotherapien (Tamoxifen vs. Letrozol vs. Sequenz Tam→Let bzw. Let→Tam, Therapiedauer insgesamt 5 Jahre) verglichen werden, werden eine wichtigen Hinweis zur richtigen Positionierung der AI geben können.

Gezielte Therapien wie die Gabe von Herceptin bei der HER2-neu-positiven Patientin haben zu einer weiteren Verbesserung der Prognose in der adjuvanten Situation geführt und erweitern damit das therapeutische Spektrum.

Literatur

1. Goldhirsch A et al. (2005) Meeting highlights: international expert consensus on the primary therapy of early breast cancer. Ann Oncol 16: 1569–1583
2. Harbeck N et al. (2004) Urokinase-typ plasmonogen activator and its inhibitor type 1 predict disease outcome and therapy response in primary breast cancer. Clin Breast Cancer 5: 348–352
3. www.ago-online.org
4. EBCTCG (2005) Effects of chemotherapy and hormonal therapy for early breast cancer on recurrence and 15-year survival: an overview of the randomised trials. Lancet 365: 1687–1717
5. Henderson IC, Berry DA, Demetri GD et al. (2003) Improved outcomes from adding sequential Paclitaxel but not from escalating Doxorubicin dose in an adjuvant chemotherapy regimen for patients with node-positivive primary breast cancer. J Clin Oncol 21: 976–983
6. Mamounas E et al. (2005) Paclitaxel after doxorubicin plus cyclophosphamide as adjuvant chemotherapy for node-positive breast cancer: results from NSABP B-28. J Clin Oncol 23: 3686–3696
7. Martin M et al. (2005) Adjuvant docetaxel for node positive breast cancer. N Engl J Med 352: 2302–2313
8. Roche H et al. (2006) Sequential adjuvant epirubicine-baseed and docetaxel chemotherapy. For node positive breast cancer patients: The FNCLCC PACS 01 trial. J Clin Oncol, in print
9. Martin M et al. (2005) Multicenter randomized phase 3 study of adjuvant chemotherapy for node positive breast cancer comparing 6 cycles of $FE_{90}C$ versus 4 cycles of $FE_{90}C$ followed by 8 weekly paclitaxel administrations: interim efficacy analysis of GEICAM 9906 trial. Breast Cancer Res Treat 94: abstract 39
10. Jones SE et al. (2005) Final analysis: TC (docetaxel/cyclophosphamide, 4 cycles) has a superior disease free survival compared to standard AC (doxorubicin/cyclophosphamide) in 1016 women with early stage breast cancer. Breast Cancer Res Treat 94: abstract 40
11. Citron ML et al. (2003) Randomized trial of dose-dense versus conventionally scheduled and sequential versus concurrent combination chemotherapy as postoperative adjuvant treatment of node-positive primari breast cancer: first report of Intergroup trial C9741/ Cancer and Leucemia Group B Trial 9741. J Clin Oncol 21: 1431–1439
12. Hudis et al. (2005) Five year follow up of INT C9741: dose dense chemotherapy is safe and effective. Breast Cancer Res Treat 94: abstract 41
13. Möbus V et al. (2004) Dose-dense sequential chemotherapy with epirubicin, paclitaxel and cyclophosphamide (ETC) is superior to conventional dosed chemotherapy in high risk breast cancer patients. First results of an AGO trial. Proc Am Soc Clin Oncol: abstr. 513
14. ATAC Trialists Group. (2002) Anastrozole alone or in combination with tamoxifen versus tamoxifen alone for adjuvant treatment of postmenopausal women with early breast cancer: first results of the ATAC randomised trial. Lancet 359: 2131–2139
15. ATAC Trialists Group (2003) Anastrozole alone or in combination with tamoxifen versus tamoxifen alone for adjuvant treatment of postmenopausal women with early-stage breast cancer. Cancer 98: 1802–1810
16. Howell A et al. (2005) The ATAC Trialiste Group Results of the ATAC trial after completion of 5 years´adjuvant treatment for breast cancer. Lancet 366: 455–462
17. Breast International Group 1-98 collaborative group (2005). A comparison of letrozole and tamoxifen in postmenopausal women with early breast cancer. N Engl J Med 353: 2747–2757
18. Coombes RC et al. (2004) A rqandomized trial of exemestane after two to three years of tamoxifen therapy in postmenopausal women with primary breast cancer. N Engl J Med 350: 1081–1092
19. Coombes et al. (2004) The intergroup exemestane study: a randomised trial in postmenopausal patients with early breast cancer who remain disease free after two to three years of tamoxifen – updated analysis. Breast Cancer Res Treat 88: abstract 3
20. Jakesz R et al. (2005) Switching of postmenopausal women with endocrine responsive early breast cancer to anastrozole after 2 years adjuvant tamoxifen: combined results of ABCSG trial 8 and ARNO 95 trial. Lancet 366: 455–462
21. Goss PE et al. (2003) A randomized trial of letrozole in postmenopausal women after five years of tamoxifen therapy for early-stage breast cancer. N Engl J Med 349: 1–10
22. Goss PE et al. (2005) Randomized trial of Letrozole following tamoxifen as extended adjuvant therapy in receptor-positive breast cancer:updated findings from NCIC CTG MA.17. J Natl Cancer Inst 97: 1262–1271
23. Love RR et al. (2003) HER2-neu overexpression and response to oophorectomy plus tamoxifen adjuvant therapy in estrogen receptor-positive premenopausal women with operable breast cancer. J Clin Oncol 21: 453–457
24. Slamon DJ, Leyland-Jones B, Shak S et al. (2001) Use of chemotherapy plus a monoclonal antibody against HER2 for metastatic breast cancer that overexpresses Her2. N Engl J Med 344: 783–792
25. Marty et al. (2005) Efficacy and safety of Trastuzumab combined with docetaxel in patients with human epider-

mal growth factor receptor 2-positive metastatic breast cancer administered as first-line treatment:results of a randomized phase II trial by the M77001 study group. J Clin Oncol 23: 4265–4274
26. Romond EH, Perez EA, Bryant J et al. (2005) Trastuzumab plus adjuvant chemotherapy for operable Her-2 positive breast cancer. N Engl J Med 353: 1673–1684
27. Perez E, Suman VJ, Davidson N, Martino S, Kaufmann P (2005) NCCTG update. ASCO, Scientific session, Mai 16
28. Slamon D et al. (2005) Phase 3 randomized trial comparing doxorubicin and cyclophosphamide followed by docetaxel with doxorubicin and cyclophosphamide followed by docetaxel and trastuzumab with docetaxel, carboplatin and trastuzumab in HER2 positive early breast cancer patients: BCIRG 006 study. Breast Cancer Res Treat 94: abstract 1
29. Piccart-Gebhart M, Procter M, Leyland-Jones B et al. (2005) Trastuzumab after adjuvant chemotherapy in HER2 positive breast cancer N Engl J Med 253: 1659–1672
30. Joensuu H et al. (2006) Adjuvant Docetaxel or vinorelbine with or without trastuzumab for breast cancer. New Engl J Med 354: 809–820
31. Tan-Chiu E, Yothers G, Romond E et al. (2005) Assessment of cardiac dysfunction in a randomized trial comparing doxorubicin and cyclophosphamide followed by paclitaxel, with or without trastuzumab as adjuvant therapy in node positive human epidermal growth factor receptor 2-overexpressing breast cancer:NSABP-B31. J Clin Oncol 23: 7811–7819
32. Fisher B et al. (1997) Effect of preoperative chemotherapy on loco-regional disease in women with operable breast cancer: findings from the national surgical adjuvant breast and bowel project B-18. J Clin Oncol 15: 2483–2493
33. Fisher B et al. (1998) Effect of preoperative chemotherapy on the outcome of women with operable breast cancer. J Clin Oncol 16: 2672–2685
34. Bear HD et al. (2006) Sequential preoperative or postoperative docetaxel added to preoperative doxorubicin plus cyclophosphamide for operable breast cancer: National Surgical Adjuvanz Breast and Bowel Project protocol B-27. J Clin Oncol 24: 2019–2027
35. Buzdar AU, Ibrahim NK, Francis D et al. (2005) Significantly higher pathologic complete remission rate after neoadjuvant therapy with trastuzumab, paclitaxel and epirubicin chemotherapy: results of a randomised trial in human epidermal growth factor receptor 2-positive operable breast cancer. J Clin Oncol 23: 3676–3682
36. Winer EP et al. (2005) American society of clinical oncology technology assessment on the use of aromatase inhibitors as adjuvant therapy for postmenopausal women with hormone receptor-positive breast cancer: status report 2004. J Clin Oncol 22: 1–11
37. Coombs RC et al. (2006) First mature survival analysis of the Intergroup Exemestane Study: a randomized trial in disease free postmenopausal women with early breast cancer randomized to continue tamoxifen or to switch to exemestane following an initial 2–3 years of adjuvant tamoxifen. Proc Am Soc Clin Oncol: abstr. 527
38. Kaufmann M et al.(2006) Survival benefit of switching to anastrozole after 2 years treatment with tamoxifen versus continued tamoxifen therapy: the ARNO 95 study. Proc Am Soc Clin Oncol: abstr. 547
39. Smith I et al. (2006) Trastuzumab following adjuvant chemotherapy in HER2-positive early breast cancer (HERA trial): disease free and overall survival after 2 year median follow up. Scientific special session, American Society of Clinical Oncology (ASCO), Annual Meeting 2006
40. Huober J et al. (2006) Adjuvanter Einsatz von Trastuzumab (Herceptin) beim primären Mammakarzinom – aktuelle Datenlage und Bewertung der Stellungnahme des Kompetenz Centrums Onkologie des MDK Nordrhein. Zentralbl Gynakol 128: 30–37

Therapie des Mammakarzinomrezidivs

Eva Johanna Kantelhardt, Martina Vetter

37.1 Einführung

Etwa ein Drittel der Patientinnen mit diagnostiziertem Mammakarzinom erleiden im Verlauf der Erkrankung trotz adjuvanter Therapie ein Rezidiv. Die Rezidivrate und die Mortalität konnten beim Mammakarzinom in den letzten Jahren durch verbesserte Früherkennung, konsequente adjuvante Chemotherapie, endokrine Therapie sowie Antikörpertherapie deutlich gesenkt werden. Die Hälfte der Rezidive tritt in den ersten 5 Jahren nach der Operation auf. Es sind aber auch Rezidive bis zu 20 Jahren nach der primären Operation beschrieben. Rezidive können lokoregionär oder systemisch als sog. Fernmetastasen auftreten. Das metastasierte Mammakarzinom ist von Einzelfallberichten abgesehen eine nichtheilbare Erkrankung.

Das relative Überleben nach Primärdiagnose des Mammakarzinoms liegt nach 5 Jahren bei 82% und nach 10 Jahren bei 69%. Nach Auftreten eines Rezidivs versterben 50% der Patientinnen innerhalb von 2,5 Jahren. Durch die Therapie des metastasierten Mammakarzinoms kann das Fortschreiten der Erkrankung aufgehalten werden, eine Verlängerung des Überlebens kann aber dennoch nicht erreicht werden.

Die Bewertung der Diagnostik und Therapie wird im Folgenden analog der Arbeitsgemeinschaft Gynäkologische Onkologie vorgenommen (www.ago-online.de; ► Übersicht).

Bewertung von Diagnostik und Therapie nach AGO

++	Diese Untersuchung oder therapeutische Intervention ist für die Patientin von großem Vorteil, sie kann uneingeschränkt empfohlen werden und sollte durchgeführt werden.
+	Diese Untersuchung oder therapeutische Intervention ist für die Patientin von eingeschränktem Vorteil und kann durchgeführt werden.
+/–	Diese Untersuchung oder therapeutische Intervention hat bisher keinen Vorteil gezeigt und kann in Einzelfällen durchgeführt werden. Aufgrund der Datenlage kann keine eindeutige Empfehlung ausgesprochen werden.
–	Diese Untersuchung oder therapeutische Intervention kann für die Patientin von Nachteil sein und sollte eher nicht durchgeführt werden.
––	Diese Untersuchung oder therapeutische Intervention ist von Nachteil und sollte auf jeden Fall vermieden bzw. unterlassen werden.

37.2 Prognosefaktoren

Prognosefaktoren erlauben eine Vorhersage auf das Rezidiv- und Sterberisiko (ohne systemische Therapie), prädiktive Faktoren auf das Ansprechen einer Therapie. Jedem Faktor sollte ein plausibles biologisches Modell zugrunde liegen. Die Bestimmung von Prognosefaktoren muss einfach und zuverlässig sein, die Ergebnisse müssen unter gleichen Bedingungen reproduzierbar sein, und sie müssen auch klinische Relevanz für Therapieentscheidungen haben. Prospektiv soll für neue Faktoren eine statistische Evaluation geplant werden.

Etablierte Prognosefaktoren sind Tumorgröße, Nodalstatus, Vorliegen von Metastasen, histologischer Tumortyp, histologisches Grading, Alter der Patientin sowie peritumorale lymphovaskuläre Invasion (LVI). Die traditionellen etablierten Prognosefaktoren sind – neben dem Alter – durch die histologische Aufarbeitung einfach zu bestimmen und routinemäßig vom Pathologen abzufordern. Für Therapieentscheidungen werden nach den aktuellen Empfehlungen (Risikoklassifikation nach St. Gallen 2005) nur Alter, Nodalstatus, Tumorgröße, Grading und Hormonrezeptorstatus benötigt.

37.3 Lokoregionäres Rezidiv

Beim lokoregionären Rezidiv des Mammakarzinoms handelt es sich um ein Ereignis, welches kurativ behandelt werden kann. Das Rezidiv kann in der Brust nach brusterhaltender Therapie (10%), an der Thoraxwand nach einer Mastektomie (10%) oder in der Axilla auftreten (1%). Die Prognose nach operativer bzw. strahlentherapeutischer Behandlung ist gut, allerdings ist das Metastasenrisiko nach bekanntem Lokalrezidiv 3- bis 5fach erhöht.

Frühe Rezidive (<2 Jahre nach Primär-OP) haben eine schlechtere Prognose hinsichtlich Überleben als späte Rezidive (>2 Jahre nach Primär-OP).

5-Jahres-Überlebensraten nach lokoregionärem Rezidiv des Mammakarzinoms

Rezidiv in der Brust	65%
Rezidiv an der Thoraxwand	50%
Axillarezidiv	55%
Multiple Rezidive	21%

Risikofaktoren für das Auftreten eines lokoregionären Rezidivs in der Brust sind niedriges Alter, R1-Resektion, intraduktale Karzinomkomponente, höheres Grading, Multifokalität, Gefäß- und Lymphgefäßinvasion. Das Auftreten eines Axillarezidivs ist abhängig von der Anzahl befallener Lymphknoten, vom krankheitsfreien Intervall, Grading und Hormonrezeptorstatus. Die Prognose bei lokoregionärem Rezidiv wird bestimmt von der Tumorgröße, Multifokalität und Lokalisation.

! Vor Beginn einer Therapie des lokoregionären Rezidivs erfolgen ein komplettes Restaging sowie eine Computertomographie des Thorax und des Halses.

Es gibt keine Studien, die einen Vorteil des Stagings bei Auftreten eines lokoregionären Rezidivs zeigen, allerdings wird dieses Vorgehen zur besseren Planung der weiteren Therapie empfohlen.

Die Therapie des Rezidivs der Brust oder Thoraxwand erfolgt operativ (▫ Tab. 37.1). Nur in Einzelfällen kann nach brusterhaltender Therapie erneut brusterhaltend operiert werden, Standard ist die Mastektomie. Bei tumorfreien Resektionsrändern und nachfolgender interstitieller Brachytherapie (an wenigen speziellen Zentren) ist dies ohne Überlebensnachteil für einzelne Patientinnen möglich.

Bei zusätzlich vorliegenden Metastasen kann durch die Operation des lokoregionären Rezidivs Schmerzen und Ulzeration vorgebeugt werden. Eine operativ-plastische Deckung bei großem Areal kann indiziert sein.

Der Hormonrezeptorstatus wird beim Rezidiv erneut bestimmt. Eine systemische Therapie (ggf. endokrine Therapie, Chemotherapie, Antikörpertherapie) sollte bei einer R1-Resektion erfolgen.

Bei einer R0-Resektion kann ein zweiter »adjuvanter« Therapieversuch diskutiert werden. Entsprechend sollte eine endokrine Therapie eingeleitet werden. Eine Chemotherapie bringt keine Überlebensvorteile, so dass sie nicht indiziert ist.

Therapie des nichtoperablen lokalen Rezidivs (AGO-Empfehlung)

Topische Chemotherapie, z. B. Milfostin	+
Simultane Radiochemotherapie	+
Hyperthermie (mit Radiatio oder Chemotherapie)	+/–
Intraarterielle Chemotherapie	+/–

37.4 Kontralaterales Karzinom

Auch das kontralaterale Mammakarzinom kann kurativ behandelt werden. Die Empfehlungen entsprechen denen des neu aufgetretenen Mammakarzinoms.

▫ Tab. 37.1. Therapie des operablen lokalen Rezidivs

Situation	Therapie	AGO-Empfehlung
Nach brusterhaltender Therapie (BET)	Mastektomie (R0)	++
Nach Mastektomie ohne Radiatio	BET mit interstitieller Radiatio	+/–
	Radiatio der Brustwand + LK	+/–
M1-Situation	Palliative Operation	+
Nach operativer R0-Resektion	Chemotherapie	–

37.5 Zweitkarzinom

Bei aufgetretenem Zweitkarzinom kann je nach Lokalisation eine kurative Behandlung möglich sein. Bei soliden Tumoren ist das Auftreten von Zweitkarzinomen ein seltenes Ereignis. Durch alkylierend wirkende Chemotherapie (z. B. Cyclophosphamid) kann dosisabhängig das Risiko einer sekundären Leukämie bis auf 0,2–0,4% in 15 Jahren steigen. Durch die Einnahme von Tamoxifen wird das Risiko für ein Endometriumkarzinom verdoppelt. In den vorliegenden Studien wurden die Fälle früh entdeckt und vollständig operativ saniert.

Eine Radiatio der Thoraxwand kann das Risiko eines Lungenkarzinoms und Angiosarkoms nach 10 Jahren leicht erhöhen. Das vermehrte Auftreten von Leukämien nach Anthrazyklinen wurde gezeigt, allerdings sehr selten; nach Einsatz von G-CSF ist ein vermehrtes Auftreten umstritten.

37.6 Metastasen des Mammakarzinoms

Beim metastasierten Mammakarzinom handelt es sich um eine palliative Situation. Derzeit gibt es keine Therapie, die zur Heilung führt.

37.7 Basisdiagnostik

37.7.1 Nachsorge in der adjuvanten Situation

Der Primärbehandlung des Mammakarzinoms schließt sich die Nachsorge an. Eine Anschlussheilbehandlung wird empfohlen. Nachsorge dient der Früherkennung von lokoregionären Rezidiven und kontralateralen Mammakarzinomen sowie behandlungsassoziierter Morbiditäten, welche kurativ behandelt werden können.

Es wurde in Studien gezeigt, dass intensive Diagnostik in der Nachsorge zur Früherkennung von Metastasen keinen Vorteil des Überlebens oder der Lebensqualität bringt. Bei Detektion ist in jedem Fall von einer nichtheilbaren Erkrankung auszugehen. Das Erkennen von Metastasen soll die Morbidität verringern, zur Qualitätssicherung dienen und psychologische Unterstützung bieten.

Untersuchungen der Nachsorge in der nichtmetastasierten Situation

Anamnese und klinische Untersuchung	Alle 3 Monate über 3 Jahre, anschließend alle 6 Monate über 2 Jahre, anschließend alle 12 Monate Früherkennung
Mammographie nach brusterhaltender Therapie	Alle 6 Monate über 3 Jahre, anschließend alle 12 Monate
Mammographie der kontralateralen Brust	Alle 12 Monate
Gynäkologische Untersuchung	Alle 12 Monate

Zusätzlich soll die operierte und bestrahlte Brust mit Ultraschall oder MRT untersucht werden. Bei Auftreten von Symptomen ist eine apparative Diagnostik einzuleiten. Nicht empfohlen wird regelmäßiger Ultraschall, Röntgen, CT, MRT oder Tumormarkerbestimmung. Unter der Einnahme von Tamoxifen ist besonders auf postmenopausale Blutungsstörungen zu achten, die entsprechend abgeklärt werden müssen (fraktionierte Abrasio).

! Nach Axilladissektion muss besonders auf die Erkennung, Prophylaxe und Therapie des **Lymphödems** geachtet werden. Gegebenenfalls müssen frühzeitig therapeutische Maßnahmen eingeleitet werden.

37.7.2 Untersuchungen in der metastasierten Situation

In der metastasierten Situation soll jeweils eine Zielläsion in regelmäßigen Abständen bildgebend dargestellt werden. Dazu kommen die in Tab. 37.2 aufgeführten Untersuchungen in Frage.

Nach 2 Therapiezyklen sollte das Ansprechen der Therapie durch Bildgebung der Zielläsion evaluiert werden. Bei Beschwerden kann eine zeitigere Bildgebung erforderlich sein. Bildgebung weiterer Organe ist bei Beschwerden entsprechend durchzuführen. Bei Progress sollte ein komplettes Staging von Lunge, Leber und Knochen erfolgen.

Das Bestimmen der Tumormarker Ca15-3 und CEA sowie HER-2-neu-Shed-Antigen bei HER-2-neu überexprimierenden Tumoren wird empfohlen. Neue Daten haben gezeigt, dass das Ansprechen systemischer Therapie auch über den Nachweis zirkulierender Tumorzellen beurteilt werden kann. Von einer routinemäßigen Untersuchung mittels PET wird abgeraten.

37.8 Therapie der Metastasen

! Der Patientin sollte wo immer möglich eine Therapie im Rahmen einer klinischen Studie angeboten werden!

Tab. 37.2. Bildgebende Untersuchungen beim metastasierten Mammakarzinom

Lunge	Thoraxröntgen, Thorax-CT
Leber/Abdomen	Abdomen-CT, Sonographie
Knochen	Knochenszintigraphie, Röntgen, MRT
Haut	Fotografie
Hirn	CT, MRT

37.8.1 Prädiktive Faktoren

Prädiktive Faktoren geben einen Hinweis auf das Ansprechen einer spezifischen Therapie (Tab. 37.3).

Beim metastasierten Mammakarzinom ist der Hormonrezeptornachweis am Primärtumor oder an der Metastase Grundvoraussetzung für den Einsatz einer Hormontherapie. Gleiches gilt für den Nachweis des HER-2-neu-Rezeptors als Prädiktor für die Wirksamkeit von Trastuzumab. Eine 2nd-line Hormontherapie ist nur dann erfolgversprechend, wenn die Patientin auf die 1st-line endokrine Therapie angesprochen hat. Aber 25% der Tamoxifenversager sprechen auf Aromatasehemmer 2nd-line an! Bei prämenopausalen Patientinnen besteht der erste endokrine Therapieschritt in der Ausschaltung der Ovarialfunktion (GnRH-Agonisten + Tamoxifen, evtl. Aromatasehemmer). Bei postmenopausalen Patientinnen stellen Aromatasehemmer den ersten endokrinen Therapieschritt dar.

37.8.2 Endokrine Therapie

! In der metastasierten Situation ist die endokrine Therapie die erste Wahl für Patientinnen mit positivem oder unbekanntem Hormonrezeptorstatus!

Ausgenommen ist die Situation mit hohem Remissionsdruck wegen lebensbedrohlichen Metastasen

Tab. 37.3. Prädiktive Faktoren in der metastasierten Situation – Leitlinie AGO 2006

Therapie	Prädiktiver Faktor	AGO-Empfehlung
Endokrine Therapie	ER/PR-Status	++
Endokrine Therapie	HER-2-neu-Status	+/-
2nd-line endokrine Therapie	Ansprechen auf die erste Hormontherapie	+
GnRH-Analoga	Menopausenstatus	++
Aromataseinhibitor	Menopausenstatus	++
Taxan	HER-2-neu-Status	-
Anthrazykline	HER-2-neu-Status	+/-
Chemotherapie	Zirkulierende Tumorzellen	+/-
Trastuzumab	HER-2-neu-Status	++
	HER-2-neu-Shed-Antigen	+/-

oder Hirnmetastasen. Die endokrine Therapie ist sehr effizient, hat eine geringe Toxizität und bietet hohe Lebensqualität. Bei der Wahl des Medikaments müssen der Menopausenstatus, die vorherige Therapie und Begleiterkrankungen (besonders thrombotische Ereignisse) berücksichtigt werden. Bei HER-2-neu überexprimierenden Tumoren wird ein geringeres Ansprechen auf eine endokrine Therapie erwartet.

Für prämenopausale Patientinnen ist eine ovarielle Supression indiziert (GnRH-Analoga). Dazu liegen positive Daten zur Kombination mit Tamoxifen vor. Nach Tamoxifenversagen kann die Kombination mit einem Aromatasehemmer erfolgen.

Für postmenopausale Patientinnen mit adjuvanter Tamoxifentherapie sollte in der 1st-line-Situation ein Aromatasehemmer gegeben werden. Bei Progress kann 2nd-line auf Fulvestrant, Tamoxifen oder einen anderen Aromatasehemmer gewechselt werden. Bei postmenopausalen Patientinnen mit adjuvanter Aromataseinhibitortherapie sollte 1st-line Tamoxifen gegeben werden. Bei Progress kann 2nd-line auf Fulvestrant, Tamoxifen oder einen anderen Aromatasehemmer gewechselt werden. Nach einem nichtsteroidalen Aromatasеinhibitor (Anastrozol oder Letrozol) kann auf einen steroidalen Aromatasehemmer (Exemestan) gewechselt werden.

Als weitere Therapieoption können hochdosierte Gestagene gegeben werden (z. B. Megestrolazetat/Medroxyprogesteronazetat).

Cave

Eine simultane endokrine Therapie und Chemotherapie ist beim metastasierten Mammakarzinom grundsätzlich nicht indiziert (erhöhte Toxizität ohne klinischen Benefit)!

37

37.8.3 Zytostatische Therapie

Bei Auswahl der Chemotherapie in der metastasierten Situation ist eine genaue Anamnese und körperliche Untersuchung erforderlich. Eine Metaanalyse zeigt nur einen geringen Überlebensvorteil der Polychemotherapie, so dass eine Monochemotherapie bei günstigerem Toxizitätsprofil und besserer Lebensqualität zu bevorzugen ist. Kritisch zu bemerken ist, dass bei den meisten Studien der Effekt nachfolgender Therapien auf das Überleben nicht ausgewertet wurde (kein Crossover-Design). Bei hohem Remissionsdruck kann der Synergismus z. B. von Taxanen und Antimetaboliten mit wahrscheinlichem Überlebensvorteil auch bei erhöhter Toxizität genutzt werden (Docetaxel/Gemcitabine, Docetaxel/Capecitabine, Paclitaxel/Gemcitabine).

Eine Zielläsion zur Evaluierung des Ansprechens muss festgelegt werden. Die Therapie soll fortgesetzt werden, solange kein Progress stattfindet und die Toxizität objektiv und subjektiv akzeptabel ist. Eine intermittierende Therapie (bis zu 4 Monaten) sollte wegen geringerer Toxizität der Dauertherapie vorgezogen werden.

First-line Monotherapie

- Anthrazykline, liposomale Anthrazykline
- Taxane
- Vinorelbine

First-line nach Anthrazyklinversagen

- Capecitabine
- Taxane
- Vinorelbin
- Gemcitabine

Es gibt bisher keine Studie, die einen Vorteil für eine Hochdosischemotherapie zeigt!

37.8.4 Antikörpertherapie

! Jede Patientin mit HER-2-neu überexprimierendem Tumor sollte frühzeitig einer Trastuzumabtherapie zugeführt werden!

Bei HER-2-neu-positivem Tumor wird Trastuzumab alleine oder in Kombination mit Chemotherapie bis zum Progress gegeben. Eine Fortsetzung der Antikörpertherapie mit einer anderen Chemotherapie nach Progress wird in Studien evaluiert. Es liegen Daten vor zur Kombination mit Paclitaxel, Docetaxel, Paclitaxel/Carboplatin, Vinorelbine, liposomalem Doxorubicin, Capecitabine, Gemcitabine und Epirubicin/Cyclophosphamid. Die Kombination mit endokriner Therapie ist Gegenstand klinischer Studien.

Cave

Ruhedyspnoe ist eine Kontraindikation für die Gabe von Trastuzumab! Bei Gabe von Trastuzumab ist besonders eine kontinuierliche Überwachung der kardialen Funktion erforderlich. Die Verminderung der Herzfunktion sollte frühzeitig erkannt und in reversiblem Stadium therapiert werden.

37.8.5 Therapie spezieller Metastasenlokalisationen

Solitäre Leber- oder Lungenmetastase

Beim Vorliegen einer solitären Metastase in Leber oder Lunge kann in Einzelfällen eine operative Therapie erwogen werden. Bei möglicher R0-Resektion der Leber- oder Lungenmetastase kann diese operiert werden. Eine Lebermetastase kann auch mit regionaler Chemotherapie, regionaler Radiatio und Thermoablation behandelt werden, es liegen derzeit aber nur wenige Daten vor.

Maligner Pleuraerguss

Einen malignen Pleuraerguss entwickeln 10% aller Patientinnen. Die meisten werden darunter symptomatisch. Eine klinische Untersuchung, Bildgebung (Röntgen, Ultraschall und CT) sowie eine zytologische Sicherung werden empfohlen. Therapeutisch kann nach Punktion eine Pleurodese mit Talkum durchgeführt werden. Daneben kann allerdings mit geringerem Effekt Bleomycin, Doxycyclin oder Mitoxantron appliziert werden.

Aszites, Perikarderguss

Bei ausgedehnten Befunden ist eine Entlastungspunktion bei Beschwerden erforderlich. Lokale Zytostatika oder systemische Therapie wirken meist nur kurzfristig.

Knochenmarkkarzinose

Eine Knochenmarkkarzinose (Verdrängungsmyelopathie) fällt durch eine Thrombopenie und Panzytopenie sowie Auftreten von Myeloblasten im peripheren Blut auf. Die Therapie sollte möglichst wenig myelotoxisch sein. Empfohlen wird wegen guter Steuerbarkeit die wöchentliche Gabe von Anthrazyklinen oder Taxanen. Die Prognose ist eher ungünstig.

Weichteilinfiltration

Weichteilinfiltrationen (z. B. an einem Nervenplexus) oder Lymphknotenkonglomerate mit Einflussstauung können erhebliche Beschwerden hervorrufen. Bei fehlender Operationsmöglichkeit muss eine Bestrahlung durchgeführt werden. Ansprechraten bis zu 90% mit rascher klinischer Besserung sind beschrieben.

Knochenmetastasen

Bei Knochenmetastasen (v. a. osteolytischen) sollen immer Bisphosphonate zur Vermeidung pathologischer Frakturen gegeben werden. Die orale oder intravenöse Gabe ist möglich und gleich wirksam, wenn die entsprechenden Wirkspiegel erreicht werden. Therapie von Knochenschmerzen und Hyperkalzämie ist möglich. Der Nachweis wirksamer Therapie bei ausschließlich osteoblastischen Metastasen des Mammakarzinoms steht aus (ist aber beim Prostatakarzinom in Studien nachgewiesen). Auch therapieinduzierte Osteopenie sollte mit Bisphosphonaten behandelt werden.

! Bei ossären Metastasen muss eine Therapie mit Bisphosphonaten begonnen werden.

Eine Osteonekrose des Kiefers ist eine seltene, schwerwiegende Nebenwirkung bei Gabe von Bisphosphonaten. Ein erhöhtes Risiko haben Patientinnen, die im vorangegangenen Jahr in zahnärztlicher Behandlung waren, bei gleichzeitiger Behandlung mit Steroiden. Prophylaktisch sollten neben intensiver Aufklärung der Patientin jegliche elektive Eingriffe am Kiefer vermieden werden und eine regelmäßige zahnärztliche Untersuchung erfolgen. Die Behandlung sollte von entsprechenden Spezialisten durchgeführt werden.

Eine kombinierte Radiatio bei ossären Metastasen sollte bei Instabilitätsgefahr oder Schmerzen durchgeführt werden. Auch eine Wiederholung der Bestrahlung ist in der Regel möglich.

Das Ansprechen ossärer Metastasen auf endokrine Therapie ist in der Regel gut.

Bei kleinherdig disseminierter ossärer Metastasierung und Schmerzen kann eine Therapie mit osteotropen Radionukliden an einem Zentrum durchgeführt werden.

! Eine adäquate Schmerztherapie sollte interdisziplinär veranlasst werden!

Akute Kompression des Spinalkanals

Bei akuter symptomatischer Spinalkanalkompression oder drohender Paraplegie oder Instabilität ist eine sofortige operative Intervention erforderlich. Anschließend folgt eine lokale Radiatio.

Pathologische Frakturen

Bei pathologischer Fraktur ist die Osteosynthese eine Standardbehandlung. Gegebenenfalls kann auch einer drohenden Fraktur vorgebeugt werden.

ZNS

Eine ZNS-Metastasierung hat eine ungünstige Prognose. Die meisten Medikamente passieren nicht die (intakte) Blut-Hirn-Shranke. Operative und radiotherapeutische Maßnahmen sind möglich. Eine intrathekale Chemotherapie kann besonders bei Menigiosis (Nachweis Liquorpunktion) erwogen werden. Möglich sind Methotrexat, liposomales Cytarabin, Thiotepa oder Steroide.

Bei fokalem Ödem oder Symptomatik sollte begleitend Kortison gegeben werden. Bei Krämpfen kommt Phenytoin zur Anwendung. Bei immer effektiverer Therapie von extrazerebralen Metastasen tritt diese Entität zunehmend auf (15–40%).

37.8.6 Neue Therapieansätze

Es gibt sehr viele neue Therapieansätze beim metastasierten Mammakarzinom. Besonders im Blickfeld sind Rezeptoren, welche vorwiegend an Tumorzellen oder deren Umgebung (Blutgefäße) auftreten. Wichtig ist die Familie der Wachstumsfaktorrezeptoren (◘ Abb. 37.1 und 37.2).

Eine Auswahl von Rezeptoren und Liganden, die inhibiert werden können, zeigt ◘ Tab. 37.4.

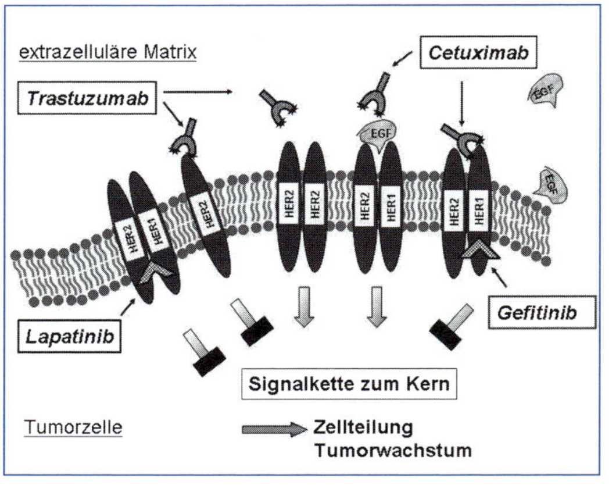

◘ **Abb. 37.1.** Tumorzelle mit vorhandenen Rezeptoren HER-2-neu (überexprimiert) und HER-1, die als Homo- oder Hetereodimere vorliegen können. Die Antikörper Cetuximab und Trastuzumab binden am HER-1- bzw. HER-2-Rezeptor. Lapatinib und Gefitinib wirken intrazellulär als Tyrosinkinaseinhibitoren. Diese Mechanismen verhindern die Fortsetzung der Signalkette zum Kern; Tumorwachstum wird verhindert

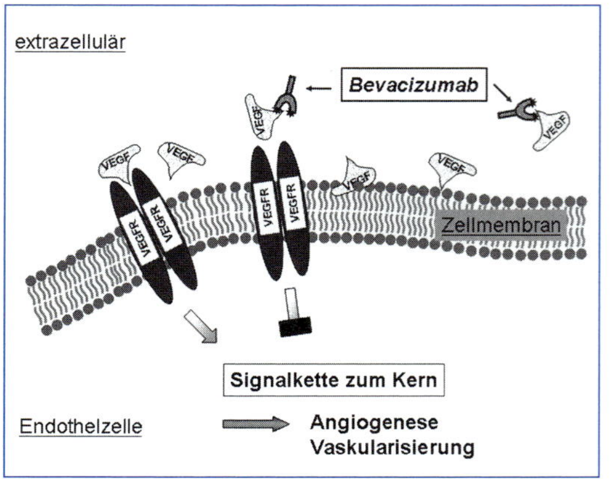

◘ **Abb. 37.2.** Endothelzelle im Tumor. Der Antikörper Bevacizumab hindert die Bindung von VEGF an den VEGF-Rezeptor, die Vaskularisierung wird gestört. Dadurch wird die Versorgung des Tumors unterbrochen, das Tumorwachstum wird gehemmt

37.8.7 Supportive Therapie

Besonders in der palliativen Situation ist eine patientinnenzentrierte Kommunikation entscheidend. Wichtig sind Empathie, einfühlsames Ansprechen von schwierigen Themen, Ermutigung, Fragen zu stellen und Gefühle auszudrücken, Vermeidung von medizinischem Fachvokabular. Jeder Patientin sollte eine kompetente psychoonkologische Betreuung angeboten werden. Die Lebensqualität der Patientin sollte kontinuierlich (z. B. mit standardisierten Fragebögen) erfasst werden.

37.9 Wichtige Empfehlungen

Die systemische Therapie beim metastasierten Mammakarzinom sollte nach dem in ◘ Abb. 37.3 dargestellten Algorithmus vorgehen. Die individuelle Therapie der Patientin sollte sich grundsätzlich an dem empfohlenen Schema orientieren.

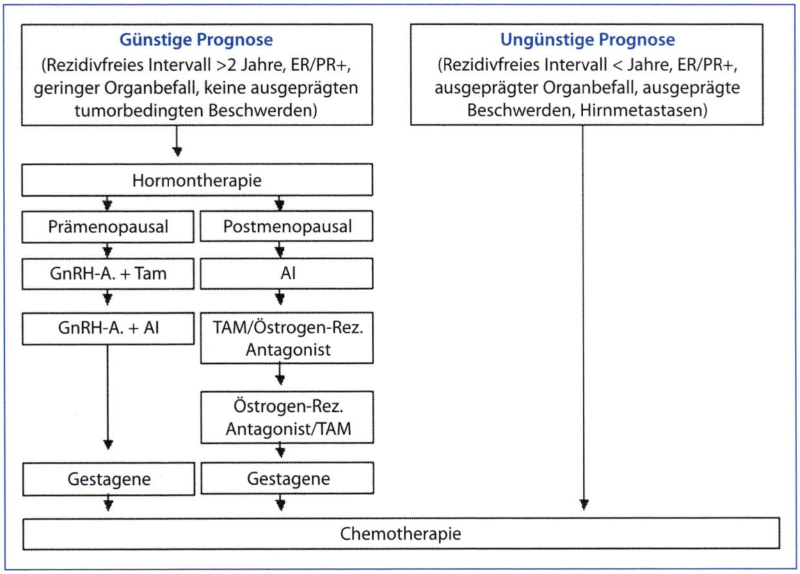

◘ **Abb. 37.3.** Systemische Therapie beim metastasierten Mammakarzinom(nach AGO-Leitlinie 2006)

◘ **Tab. 37.4.** Neue Therapien an Rezeptoren und Liganden (Übersicht verschiedener neuer spezifischer Therapieansätze)

Rezeptor (andere Nomenklatur)	Ligand	Wirkstoff	Klasse
HER-1 (ErbB-1, EGFR)	EGF, TGF, Epiregulin	Cetuximab (Erbitux)	Antikörper gegen Rezeptor
		Gefitinib (Iressa)	Tyrosinkinaseinhibitor
		Lapatinib (Tykerb)	Tyrosinkinaseinhibitor
HER-2-neu (ErbB-2)	Nur bei Dimerisierung mit HER1,3,4-Rezeptor (entsprechende Liganden)	Trastuzumab (Herceptin)	Antikörper gegen Rezeptor
		Lapatinib (Tykerb)	Tyrosinkinaseinhibitor
		Pertuzumab (Omnitarg)	Dimerisierungsinhibitor
HER-3 (ErbB-3)	Epiregulin, Heregulin	–	–
HER-4 (ErbB-4)	Epiregulin, Heregulin	–	–
VEGF-Rezeptor	VEGF	Bevacizumab (Avastin)	Antikörper gegen Ligand (VEGF)

37.10 Zukünftige Entwicklungen/ offene Forschungsfragen

In den letzten Jahren sind neue Medikamente zur Behandlung des fortgeschrittenen Mammakarzinoms zunehmend in Studien evaluiert worden. Durch Entwicklung der Aromatasehemmer ist eine neue Klasse von Medikamenten mit erheblichem Effekt beim hormonsensitiven Tumor entwickelt worden. Trastuzumab zeigt bei Patientinnen mit HER-2-neu-überexprimierendem Tumor eine deutliche Lebensverlängerung. Weitere Antikörper wie z. B. Bevacizumab (Avastin) werden in Phase-II- und -III-Studien erprobt. Als weitere Klasse sind die Tyrosinkinaseinhibitoren hinzugekommen. Medikamente wie z. B. Lapatinib (Tykerb) zeigen gute Wirksamkeit bei moderater Toxizität (Tab. 37.4).

Zunehmend werden neue prädiktive Faktoren (z. B. Genarrays, Proteinarrays) zur besseren Therapieauswahl gefunden. So kann eine immer erfolgversprechendere, individualisiertere Therapie erfolgen.

Literatur

Bates T, Yarnold JR, Blitzer P, Nelson OS, Rubin P, Maher J (1992) Bone metastasis consensus statement. Int J Radiat Oncol Biol Phys 23: 215–216

Bauman G, Chrrette M, Reid R, Sathya J (2005) Radiopharmaceuticals for the palliation of painful bone metastasis–a systemic review. Radioth Oncol 75: 258–270

Bock GH de, Bonnema J, Hage J van der, Kievit J, Velde CJH van de (2004) Effectiveness of Routine Visits and Routine Tests in Detecting Isolated Locoregional Recurrences After Treatment for Early-Stage Invasive Breast Cancer: A Meta-Analysis and Systematic Review. Journal of Clinical Oncology 22(19): 4010–4018

Boogerd W (1996) Central nervous system metastasis in breast cancer. Radiother Oncol 40: 5–22

Carrick S, Parker S, Wilcken N, Ghersi D, Marzo M, Simes J (2005) Single agent versus combination chemotherapy for metastatic breast cancer. Cochrane Database Syst Rev 2: CD003372

Cohen I, Beyth Y, Tepper R (1998) The role of ultrasound in the detection of endometrial pathologies in asymptomatic postmenopausal breast cancer patients with tamoxifen treatment. Obstet Gynecol Surv 53(7): 429–438

Crivellari D, Pagani O, Veronesi A et al. (2001) International Breast Cancer Study Group. High incidence of central nervous system involvement in patients with metastatic or locally advanced breast cancer treated with epirubicin and docetaxel. Ann Oncol 12: 353–356

Diel IJ, Body JJ, Lichinitser MR et al. (2004) MF 4265 Study Group: Improved quality of life for long-term treatment with the bisphosphonate ibandronate in patients with metastatic bone disease due to breast cancer. Eur J Cancer 40: 1704–1712

Drew PJ, Kerin MJ, Turnbull LW et al. (1998) Routine screening for local recurrence following breast-conserving therapy for cancer with dynamic contrast-enhanced magnetic resonance imaging of the breast. Ann Surg Oncol 5(3): 265–270

Early Breast Cancer Trialists' Collaborative Group (EBCTCG) (2005) Effects of chemotherapy and hormonal therapy for early breast cancer on recurrence and 15-year survival: an overview of the randomised trials. Lancet 366: 2087–2106

Ellis MJ, Hayes DF, Lippmann ME (2000) Treatment of metastatic breast cancer. Cancer 749–797

Fisher B, Anderson S, Fisher ER et al. (1991) Significance of ipsilateral breast tumour recurrence after lumpectomy. Lancet 338: 327–331

Fossati R, Confalonieri C, Torri V, Ghislandi F, Penna A, Pistotti V (1998) Cytotoxic and hormonal treatment for metastatic breast cancer: a systematic review of published randomized trials involving 31500 women. J Clin Oncol 16: 3439–3460

Geller BM, Kerlikowske K, Carney PA et al. (2003) Mammography surveillance following breast cancer. Breast C Res Treatment 81(2): 107–115

Ghersi D, Wilcken N, Simes J, Donoghue E (2005) Taxane containing regimens for metastatic breast cancer. Cochrane Database Syst Rev 2: CD003366

GIVIO Investigators (1994) Impact of follow-up testing on survival and health-related quality of life in breast cancer patients: A multicenctre randomized controlled trial. JAMA 271: 1587–1592

Grunfeld E, Mant D, Yudkin P et al. (1996) Routine follow up of breast cancer in primary care: randomised trial. BMJ 313: 665–669

Helweg-Larsen S, Sorensen PS, Kreiner S (2000) Prognostic factors in metastatic spinal cord compression: a prospective study using multivariate analysis of variables influencing survival and gait function in 153 patients. Int J Radiat Oncol Biol Phys 46: 1163–1169

Hill ME, Richards MA, Gregory WM, Smith P, Rubens RD (1993) Spinal cord compression in breast cancer: a review of 70 cases. Br J Cancer 68: 969–973

Hoskin PJ, Yarnold JR, Roos DR, Bentzen S (2001) Second Workshop on Palliative Radiotherapy and Symptom Control: Radiotherapy for bone metastases. Clin Oncol (R Coll Radiol) 13: 88–90

Hortobagyi G, Piccart-Gebhardt MJ (1996) Current management of advanced breast cancer. Semin Oncol 23(5) Suppl 11: 1–6

Kasugai T, Yoshida Y, Sakai K et al. (2004) Pathological approach to breast conserving therapy. Breast Cancer 11(4): 350–355

Kesari S, Batchelor TT (2003) Leptomeningeal metastases. Neurol Clin 21(1): 25–66

Kreienberg R, Kopp I, Lorenz W et al. (2005) Interdisziplinäre S3-Leitlinie für die Diagnostik und Therapie des Mammakarzinoms der Frau. www.ago-online.de

Kroenke CH, Fung TT, Hu FB, Holmes MD (2005) Dietary patterns and survival after breast cancer diagnosis. JCO vol23, no 36 (December 20), pp 9295-9303

Kuerer HM (2004) Repeat breast-conserving surgery for in-breast local breast carcinoma recurrence: the potential role of partial breast irradiation. Cancer 100(11): 2269–2280

Lagerwaard FJ, Levendag PC, Nowak PJ, Eijkenboom WM, Hanssens PE, Schmitz PI (1999) Identification of prognostic factors in patients with brain metastases: a review of 1292 patients. Int J Radiat Oncol Biol Phys 43: 795–803

Lande B de la, Hacene K, Floiras JL, Alatrakchi N, Pichon MF (2002) Prognostic value of CA 15.3 kinetics for metastatic breast cancer. Int J Biol Markers 17(4): 231–238

Lannin DR, Haffty BG (2004) End results of salvage therapy after failure of breast-conservation surgery. Oncology (Huntingt) 18(3): 272–279; 280–282, 285–286, 292

Lansac J, Diouf A (1998) Surveillance of a woman treated for breast cancer. Rev Prat 48(1): 71–76

Lentzsch S, Reichardt P, Weber F, Budach V, Dörken B (1999) Brain metastases in breast cancer: prognostic factors and management. Eur J Cancer 35: 580–585

Lin NU, Bellon JR, Winer EP (2004) CNS metastases in breast cancer. J Clin Oncol 22: 3608–3617

Maunsell E, Brisson J, Deschenes L (1995) Social support and survival among women with breast cancer. Cancer 76(4): 631–637

McQuay HJ, Collins SL, Carroll D, Moore RA (2000) Radiotherapy for the palliation of painful bone metastases. Cochrane Database Syst Rev 2: CD001793

Miller KD, Chap LI, Holmes FA et al. (2005) Randomized phase III trial of capecitabine compared with bevacizumab plus capecitabine in patients with previously treated metastatic breast cancer. J Clin Oncol 23: 792–799

Neumann LA, Hunt KK, Buchholz T et al. (2000) Presentation, management and outcome of axillary recurrence from breast cancer. Am J Surg 180 (4): 252–256

Ohlinger R, Günther K, Schwesinger G, Köhler G, Schimming A, Frese H (2005) Sensitivität und Spezifität von Palpation, Mammographie und Sonographie in der Rezidivdiagnostik nach BEO und Radiatio. Ultraschall Med: 26

Pavlakis N, Schmidt RL, Stockler M (2005) Bisphosphonates for breast cancer. Cochrane Library 3: CD003474

Poe RH, Qazi R, Israel RH, Wicks CM, Rubins JM (1983) Survival of patients with pleural involvements by breast carcinoma. Am J Clin Oncol 6: 523–527

Roos DE, O'Brien PC, Smith JG et al. (2000) A role for radiotherapy in neuropathic bone pain: preliminary response rates from a prospective trial (Transtasman Radiation Oncology Group, TROG 96.05). Int J Radiat Oncol Biol Phys 46: 975–981

Ross JR, Saunders Y, Edmonds PM et al. (2003) Systematic review of role of bisphosphonates on skeletal morbidity in metastatic cancer. BMJ 327: 469–474

Rutgers EJ, Slooten EA van, Kluck HM (1989) Follow-up after treatment of primary breast cancer. Br J Surg 76(2): 187–190

Schmoor C, Sauerbrei W, Bastert G, Schumacher M (2000) Role of isolatedclocoregional recurrence of breast cancer: results of four prospective studies. J Clin Oncol 18: 1696–1708

Sears D, Hajdu SI (1987) The cytologic diagnosis of malignant neoplasms in pleural and peritoneal effusions. Acta Cytol 31: 85–97

Slamon DJ, Leyland-Jones B, Shaks S, Fuchs H, Paton V, Bajamonde A (2991) Use of chemotherapy plus a monoclonal antibody against HER2 for metastatic breast cancer that overexpress HER2. N Engl J Med 344: 783–792

Sledge GW jr, Hu P, Falkson G, Tormey D, Abeloff M (2000) Comparison of chemotherapy with chemohormonal therapy as first-line therapy for metastatic, hormone-sensitive breast cancer: An eastern cooperative oncology group study. J Clin Oncol 18: 262–266

Smith TJ, Davidson NE, Schapira DV et al. (1999) American Society of Clinical Oncology 1998 update of recommended breast cancer surveillance guidelines. J Clin Oncol 17: 1080–1082

Steering Committee on Clinical Practice (1998) Guidelines for the care and treatment of breast cancer follow-up after treatment for breast cancer. Can Med Assoc J 158 (Suppl 3): S65–S70

Stockler M, Wilcken N, Ghersi D, Simes RJ (2000) Systematic review of systemic therapie for advanced breast cancer. Cancer Treat Rev 26: 168

Thomssen C, Scharl A (2003) Nachsorge. In: Minckwitz G von (für die AGO-Organkommission Mamma) (Hrsg) Aktuelle Empfehlungen zur Therapie primärer und fortgeschrittener Mammakarzinome. Zuckschwerdt, München, S 110–126

Tomin R, Donegan WL (1987) Screening for recurrent breast cancer – its effectiveness and prognostic value. J Clin Oncol 5(1): 62–67

Waeber M, Castiglione-Gertsch M, Dietrich D et al. (2003) Swiss Group for Clinical Cancer Research (SAKK): Adjuvant therapy after excision and radiation of isolated postmastectomy locoregional breast cancer recurrence: definitive results of a phase III randomized trial (SAKK 23/82) comparing tamoxifen with observation. Ann Oncol 14(8): 1215–1221

Maligne Tumoren des Ovars

Barbara Schmalfeldt

38.1 Einführung

Der histologische Aufbau des Ovars aus unterschiedlichen Keimblättern und Zellarten erklärt die Vielfalt der Tumoren, die im Ovar entstehen können. Die häufigsten Tumoren, die **epithelialen Tumoren,** entwickeln sich aus dem einschichtigen Epithel, das die Oberfläche des Ovars bedeckt und mit dem Peritonealepithel identisch ist. **Keimstrang-Stroma-Tumoren** leiten sich von den im ovariellen Stroma gelegenen hochspezialisierten hormonbildenden Theka- und Granulosazellen ab. Aus den multipotenten **Keimzellen** im Ovar können Tumoren mit Differenzierungsmuster eines oder aller 3 Keimblätter entstehen.

Die folgenden Therapieempfehlungen nehmen Bezug auf die im Juni 2005 von der Kommission Ovar der Arbeitsgemeinschaft Gynäkologische Onkologie erstellte Leitlinie *Diagnostische und therapeutische Standards bei malignen Ovarialtumoren* (http://www.ago-online.org).

38.2 Borderlinetumoren und maligne epitheliale Tumoren des Ovars (Ovarialkarzinome)

Diese umfassen 90% der malignen Ovarialtumoren. Risikofaktoren stellen zunehmendes Lebensalter, dauerhaft ovulatorische Zyklen und Infertilität dar. 5–10% der Ovarialkarzinome sind genetisch bedingt. Am häufigsten ist die Mutation des BRCA-1-Gens, gefolgt von der Mutation des BRCA-2-Gens.

Das Ovarialkarzinom ist der zweithäufigste maligne Genitaltumor der Frau. In Deutschland erkranken jährlich ungefähr 8000 Frauen. Die Mortalität ist mit knapp 6000 Todesfällen jährlich hoch.

Borderlinetumoren (BOT) machen 10–15% aller nichtbenignen epithelialen Ovarialtumoren aus. Histologisch sind sie durch eine verstärkte atypische Epithelproliferation ohne destruierendes invasives Wachstum gekennzeichnet. Bei 20–30% der serösen und der muzinösen Borderlinetumoren vom endozervikalen Typ werden extraovarielle Läsionen peritoneal, omental oder in Lymphknoten gefunden. Meist handelt es sich um nichtinvasive Implantate, in seltenen Fällen kommen invasive Implantate vor. Diese sind prognostisch ungünstig.

Die Stadieneinteilung von Borderlinetumoren und Ovarialkarzinomen ist in ◘ Tab. 38.1 dargestellt.

Bei Diagnosestellung liegt meist ein fortgeschrittenes Stadium FIGO III oder IV mit Ausbreitung der Tumorzellen in der gesamten Bauchhöhle vor. Am häufigsten sind das Peritoneum des kleinen Beckens, insbesondere der Douglas-Raum mit Infiltration des Colon sigmoideum, das Peritoneum entlang des Colon ascendens und descendens (Kolonrinnen), das Omentum majus und die Zwerchfelle beidseits befallen.

Der Lymphabfluss erfolgt entlang des ovariellen Gefäßbündels zu den paraaortalen und paracavalen Lymphknoten sowie über das Lig. latum zu den pelvinen Lymphknoten. Am häufigsten ist der hohe paraaortale Lymphknotenbefall im Bereich des Abgangs der A. ovarica aus der Aorta. Im Stadium T1 liegt die Rate des Lymphknotenbefalls bei 10–24%, in den fortgeschrittenen Stadien FIGO III und IV bei 50–75%. Die hämatogene Aussaat (Leber und Pleura) zum Zeitpunkt der Diagnosestellung ist selten, Knochenmetastasen sind eine Rarität, zerebrale Metastasen können in seltenen Fällen bei Rezidiv der Erkrankung auftreten.

Leitsymptome

! Bisher gibt es keine effektiven Screeningmaßnahmen zur Früherkennung des Ovarialkarzinoms.

In 10–15% der Fälle ist eine Postmenopausenblutung das einzige Symptom.

Spätsymptome

- Stuhlunregelmäßigkeiten, Obstipation, Durchfälle, Bleistiftstühle
- Meteorismus
- Zunahme des Bauchumfangs durch Bildung von Aszites
- Kachexie

Tab. 38.1. Stadieneinteilung von Borderlinetumoren und Ovarialkarzinomen

TNM	FIGO	Befund	Verteilung
T1	**I**	**Tumor begrenzt auf Ovarien**	19%
T1a	IA	Tumor auf ein Ovar begrenzt, Kapsel intakt	
	IB	Tumor auf beide Ovarien begrenzt, Kapsel intakt	
	IC	Tumor begrenzt auf Ovarien mit Kapselruptur und/oder Tumor an der Ovaroberfläche und/oder maligne Zellen in Aszites oder Peritoneallavage	
T2	**II**	**Tumor breitet sich im Becken aus**	6%
T2a	IIA	Ausbreitung auf Uterus und/oder Tube(n)	
T2b	IIB	Ausbreitung auf andere Beckengewebe	
T2c	IIC	Ausbreitung im Becken und maligne Zellen in Aszites oder Peritoneallavage	
T3	**III**	**Tumor breitet sich in der Peritonealhöhle außerhalb des Becken aus und/oder regionäre Lymphknotenmetastasen[a]**	55%
T3a	IIIA	Mikroskopische Peritonealmetastasen jenseits des Beckens	
T3b	IIIB	Peritonealmetastasen <2 cm jenseits des Beckens	
T3c	IIIC	Peritonealmetastasen >2 cm jenseits des Beckens und/oder regionäre Lymphknotenmetastasen[a]	
M1	IV	Fernmetastasen[b]	20%
N0		Keine regionären Lymphknotenmetastasen[a]	
N1		Regionäre Lymphknotenmetastasen[a]	

[a] Regionäre Lymphknoten sind die retroperitoneal gelegenen pelvinen und paraaortalen sowie die inguinalen Lymphknoten.
[b] Bei Tumorauflagerungen auf der Leber wird das Ovarialkarzinom als Stadium FIGO III klassifiziert, bei Metastasen im Leberparenchym als M1 bzw. FIGO IV. Bei Vorliegen eines Pleuraergusses wird nur bei zytologisch gesichertem Tumorzellnachweis im Punktat als M1 bzw. FIGO IV klassifiziert.

38.2.1 Diagnostik

Gynäkologische Untersuchung

Bei der rektovaginalen Untersuchung können
- vergrößerte, derbe und höckerige Ovarien,
- ein im Becken fixierter Tumor und
- häufig eine knotige Douglaskarzinose

getastet werden.

Transvaginalsonographie

Die Vaginalsonographie hat hinsichtlich der Beurteilung des inneren Genitales die beste diagnostische Aussagekraft. Folgende Befunde sind als dringend malignitätsverdächtig zu werten:
- Aszites im Douglas
- Zystisch solide Tumoren
  - >3 cm in der Postmenopause, >8 cm in der Prämenopause
  - mit multiplen und/oder verdickten Septen
  - mit verdickter Zystenwand
  - mit papillären oder soliden Anteilen
  - mit heterogenen Binnenechos
- Zentrale Vaskularisation von papillären und soliden Anteilen in der Dopplersonographie

! Jede neu aufgetretene Ovarialzyste in der Postmenopause ist suspekt und muss abgeklärt werden.

Oberbauchsonographie

Nachweis bzw. Ausschluss von Aszites, eines Pleuraergusses, von Leberfiliae oder eines Staus des Nierenhohlsystems als indirektes Zeichen der Ureterstenosierung.

Thoraxröntgen

Im Rahmen der präoperativen Vorbereitung und zur Bestimmung des Ausmaßes eines Pleuraergusses. Präoperativ ggf. Punktion und zytologische Untersuchung des Punktats.

Weiterführende apparative Untersuchungen

Bei Verdacht auf Darm-, Ureter- oder Blasenbeteiligung können die Computertomographie des Beckens und Abdomens, eine Koloskopie oder ein Kolonkontrasteinlauf, ein Ausscheidungsurogramm, eine Zystoskopie sowie eine Gastroskopie bei Verdacht auf Krukenberg-Tumor (▶ 38.5) für die interdisziplinäre Operationsplanung mit Abdominalchirurgen und Urologen erforderlich sein.

Laborparameter

- Routinelabor präoperativ (Blutbild, Gerinnung, Serumparameter)
- Hämoglobin zur Abklärung einer Tumoranämie
- Kreatinin zur Abklärung einer postrenalen Obstruktion
- Tumormarker CA 125 (bei 80% der Patientinnen mit fortgeschrittenem Ovarialkarzinom erhöht)

Der Tumormarker CA 72-4 besitzt eine höhere Spezifität, aber geringere Sensitivität als CA 125, der Tumormarker CA 19-9 ist v. a. bei muzinösen Ovarialkarzinomen erhöht.

! Tumormarker sind aufgrund niedriger Sensitivität und Spezifität zum Screening ungeeignet. CA 125 zeigt eine Erhöhung bis zum doppelten des Normwertes bei Endometriose, benignen Adnextumoren, genitalen und peritonealen Infektionen. Die Bestimmung von Tumormarkern ist sinnvoll zur Verlaufskontrolle unter Therapie.

38.2.2 Therapie

Therapieziele

- Operation mit dem Ziel, sämtliches Tumorgewebe zu entfernen.
- Postoperativ zusätzlich Chemotherapie mit Ausnahme der Borderlinetumoren und des Ovarialkarzinoms Stadium FIGO IA, G1.

Operative Therapie

Vor der Operation sollte die Bereitstellung eines Intensivbettes, von Blutkonserven (6 EKs) und »fresh frozen plasma« (6 FFPs) sichergestellt sein sowie eine orthograde Darmspülung durchgeführt werden für den Fall einer erforderlichen Darmresektion.

Ein sorgfältiges chirurgisches Staging mittels Längslaparotomie ist erforderlich, da ein Drittel aller Ovarialkarzinome, die klinisch als Stadium FIGO I eingestuft werden, postoperativ als Stadium FIGO IIIC klassifiziert werden mit entsprechenden Konsequenzen für die Prognose und die Indikation zur postoperativen Therapie.

! Jede übersehene und nicht resezierte Tumorabsiedlung ist gleichbedeutend mit einer inkompletten Tumorresektion und verschlechtert die Prognose.

Das laparoskopische Vorgehen ist der Längslaparotomie bisher in Hinblick auf ein adäquates Staging signifikant unterlegen.

Frühes Ovarialkarzinom FIGO I–IIA

Obligate operative Maßnahmen

- Medianer Längsschnitt von der Symphyse bis unter den Rippenbogen
- Entnahme einer Peritonealzytologie aus Aszites oder Spülflüssigkeit
- Inspektion und Palpation der gesamten Bauchhöhle: Zwerchfellkuppeln, Leberoberfläche, Gallenblase, Milz, Magen, Pankreas, Nieren, Omentum majus, Dünndarm vom Treitz-Band bis zur Ileozökalklappe einschließlich der Mesenterialwurzel, parakolische Rinnen, Dickdarm vom Zökum bis zum Rektum, pelvine und paraaortale Lymphknoten, Adnexe beidseits, Uterus, Beckenperitoneum
- Biopsien aus allen suspekten Arealen/Verwachsungen
- Entnahme von multiplen Biopsien aus unauffälligen Regionen des Peritoneums im Bereich des Douglas, der Harnblase, der parakolischen Rinnen und beider Zwerchfellkuppeln

▼

- Hysterektomie und Adnektomie beidseits mit Absetzen der Ovarialgefäßbündel in Höhe des Abgangs der A. ovaricae aus der Aorta unter Vermeidung der Tumorkapselruptur
- Omentektomie (mindestens infrakolisch)
- Pelvine Lymphonodektomie beidseits
- Paraaortale Lymphonodektomie beidseits der Aorta und der V. cava bis Höhe Vv. renales
- Appendektomie bei muzinösem oder intraoperativ unklarem Tumortyp
- Bei Adhäsionen des Tumors zum Peritoneum Deperitonisierung und ggf. extraperitoneales Vorgehen

Fertilitätserhaltendes operatives Vorgehen

Bei Frauen mit nicht abgeschlossener Familienplanung können bei Ovarialkarzinomen im Stadium FIGO IA das kontralaterale Ovar und der Uterus belassen werden unter der Voraussetzung, dass alle oben aufgeführten operativen Stagingmaßnahmen durchgeführt wurden.

Borderlinetumoren

Bei Borderlinetumoren erfolgen das Staging und die operative Therapie in analoger Weise wie bei den frühen Ovarialkarzinomen. Auf die systematische Lymphonodektomie bei klinisch und palpatorisch unauffälligen Lymphknoten kann verzichtet werden, da ein Lymphknotenbefall bei Borderlinetumoren in den bisher hierzu vorliegenden Studien die Prognose nicht verschlechtert. Ebenso kann bei prämenopausalen Frauen mit nicht abgeschlossener Familienplanung im Stadium FIGO IA das kontralaterale Ovar und der Uterus belassen werden unter der Voraussetzung eines adäquat durchgeführten Stagings. Im Stadium FIGO IB ist die beidseitige Zystenausschälung bzw. Tumorexstirpation unter Erhalt des Restovars möglich. Hierbei ist das Rezidivrisiko jedoch deutlich erhöht (bis 40%).

Fortgeschrittene Ovarialkarzinomen der Stadien FIGO IIB–IV

! Patientinnen mit Ovarialkarzinom, die mikroskopisch tumorfrei operiert werden können, überleben signifikant länger als Patientinnen, bei denen ein Tumorrest zurückbleibt.

Ziel der Operation ist die Entfernung allen sichtbaren Tumorgewebes in der Bauchhöhle.

Operative Maßnahmen

- Längslaparotomie
- Inspektion und Palpation der gesamten Bauchhöhle wie beim frühen Ovarialkarzinom
- Bei unauffälligem Peritoneum Peritonealbiopsien wie beim frühen Ovarialkarzinom
- Hysterektomie und Adnektomie beidseits mit hohem Absetzen der Ovarialgefäßbündel nach Eröffnung des Retroperitoneums
- Omentektomie infragastrisch, ggf. unter Erhalt der Magengefäßarkade mit Exploration der Bursa omentalis
- Bei Befall des Peritoneums Deperitonisierung im kleinen Becken, in den parakolischen Rinnen und den Zwerchfellen, falls hierdurch der makroskopische Resttumor reduziert wird
- Resektion infiltrierter Dünn- und Dickdarmsegmente. Darmresektionen sind beim fortgeschrittenen Ovarialkarzinom in 30% der Fälle erforderlich
- Systematische pelvine und paraaortale Lymphonodektomie bei kompletter Tumorresektion. Dies verbessert signifikant das progressionsfreie Überleben bei Patientinnen mit postoperativem Tumorrest <1 cm (Benedetti-Panici 2005). Bei allen anderen ist die Durchführung der Lymphonodektomie nur sinnvoll, wenn hierdurch die Größe des abdominellen Tumorrestes reduziert werden kann
- Resektion auffälliger, vergrößerter Lymphknoten, falls hierdurch der makroskopische Resttumor reduziert wird
- Oberbaucheingriffe (Splenektomie, Magenteil-, Pankreaslinksresektion, Leberteilresektion), falls hierdurch der makroskopische abdominell verbeibende Resttumor reduziert wird. Eingriffe im Oberbauch erhöhen die perioperative Morbidität und Mortalität und sollten daher nur durchgeführt werden, wenn hierdurch Tumorfreiheit erreicht werden kann

Eine Tumorresektion unter 1 cm ist bei mehr als 70% der fortgeschrittenen Ovarialkarzinome möglich. Limitationen für eine komplette Tumorresektion stellen der Befall der Mesenterialwurzel, der ausgedehnte Befall der Oberbauchorgane sowie die diffuse Peritoneal- und Mesenterialkarzinose dar. Um ein optimales postoperatives Ergebnis zu erzielen, sollte der Eingriff primär in einem Zentrum mit Erfahrung in gynäkoonkologischen Operationen und der Möglichkeit der interdisziplinären Zusammenarbeit mit einem Abdominalchirurgen durchgeführt werden.

Postoperativ sollte dem Operationsbericht mit der detaillierten Beschreibung des operativen Vorgehens eine Skizze mit dem verbliebenen Tumorrest angefügt werden.

Systemische Therapie

Chemotherapie

Das Ovarialkarzinom ist chemosensibel mit Ansprechraten von 80% bei Erstbehandlung. Vor allem eine disseminierte miliare Peritonealkarzinose bildet sich unter Chemotherapie oftmals weitgehend zurück.

Borderlinetumoren

Bei Borderlinetumoren mit kompletter Tumorresektion besteht keine Indikation zur Chemotherapie. Bisher gibt es auch keine Daten, die den Vorteil einer Chemotherapie bei Borderlinetumoren mit postoperativem Resttumor belegen. Auch die Durchführung einer Chemotherapie bei Nachweis von invasiven Implantaten wird kontrovers diskutiert.

Frühes Ovarialkarzinom FIGO I–IIA

Beim frühen Ovarialkarzinom FIGO IA, G1, ist das Rezidivrisiko sehr gering und kann durch eine Chemotherapie nicht gesenkt werden. Alle anderen Stadien profitieren von der Durchführung einer postoperativen platinhaltigen Chemotherapie hinsichtlich des Rezidiv- und des Gesamtüberlebens (Trimbos et al. 2003; ◘ Tab. 38.2).

Fortgeschrittenes Ovarialkarzinom FIGO IIB–IV

In den fortgeschrittenen Stadien FIOG IIB–IV ist die Kombinationstherapie aus Carboplatin und Paclitaxel über 6 Zyklen indiziert (McGuire et al. 1996; ◘ Tab. 38.2). Bei eingeschränktem Allgemeinzustand oder erhöhter Komorbidität ist die Durchführung der Platinmonotherapie vertretbar.

Platin ist die Substanz mit dem besten Ansprechen. Aufgrund des günstigeren Nebenwirkungsprofils (weniger Emesis, weniger Neuro- und Nephrotoxizität) bei gleicher Effektivität wird heute **Carboplatin** an Stelle von Cisplatin empfohlen.

Praktische Hinweise zur Durchführung der Chemotherapie

Vor der Chemotherapie werden Blutbild, Elektrolyte, Nieren- und Leberwerte im Serum bestimmt. Carboplatin wird überwiegend renal eliminiert. Es wird deshalb nicht in mg/m2 KOF berechnet, sondern entsprechend der glomerulären Filtrationsrate (GFR) individuell dosiert. Für die Dosisberechnung wird die **Calvert-Formel** verwendet:

$$\text{Carboplatin in mg} = \text{angestrebter AUC-Wert} \times (\text{GFR} + 25)$$

◘ **Tab. 38.2.** Empfohlene Chemotherapieschemata beim epithelialen Ovarialkarzinom

Stadium	Substanz, Dosierung, Anzahl Zyklen
FIGO IA, G1	Keine Indikation
FIGO IA >G1, alle FIGO IB, C, IIA Klarzellige Karzinome	Carboplatin AUC 5, über 1 h i.v., Tag 1; Wiederholung Tag 22, 4–6 Zyklen
FIGO IIB–IV	Carboplatin AUC 5, über 1 h i.v., Tag 1; Paclitaxel 175 mg/m^2 Körperoberfläche (KOF) über 3 h i.v., Tag 1; Wiederholung Tag 22, 6 Zyklen

AUC (»area under the curve«, Fläche unter der Konzentrationszeitkurve) ist ein Maß für die Konzentration von Carboplatin im Serum bezogen auf die Zeit, Einheit mg/ml × min.

Die GFR kann aus Kreatinin im Serum, Gewicht, Größe und Alter der Patientin berechnet werden.

Die Therapie kann ambulant durchgeführt werden. Bei Paclitaxel ist die **Prämedikation** mit Dexamethason 20 mg i.v. 30 min vor Therapie, H1- und H2-Blockern z. B. Clemastin 2 mg i.v. und Ranitidin 50 mg i.v. 30 min vor Therapie wegen Hypersensitivitätsreaktionen (Bronchospasmen, Angioödem) notwendig.

! Die Kombination aus Carboplatin und Paclitaxel ist derzeit im Hinblick auf Wirkung und Nebenwirkung die beste Therapie.
Bisher gibt es keine Daten, die einen Vorteil für eine Therapieverlängerung (>6 Zyklen), Dosiseskalation oder Addition weiterer Zytostatika gezeigt haben.
Standard ist auch die Durchführung der Chemotherapie im Anschluss an die tumorreduktive Operation. Eine neoadjuvante Chemotherapie gefolgt von der tumorreduktiven Operation sollte nur im Rahmen von Studien durchgeführt werden.

Alternativ können generische Taxane und auch Docetaxel anstelle von Paclitaxel eingesetzt werden. Docetaxel weist bei Äquieffektivität eine höhere Hämatotoxizität, aber geringere Neurotoxizität auf.
Nebenwirkungen der Chemotherapie:
- Knochenmarksuppression mit Anämie, Leuko- und Thrombopenie
- Neurotoxizität, v. a. Störung der Tiefensensibilität
- Bei Paclitaxel zusätzlich Alopezie, My- und Arthralgie
- Die Rate an schweren febrilen Neutropenien liegt unter 2%

Endokrine Therapie

Ovarialkarzinome weisen in 60% Östrogen-, in 50% Gestagenrezeptoren auf. Die Ansprechrate auf eine endokrine Therapie ist im Vergleich zum Mammakarzinom mit 10% gering. Die Hormontherapie hat deshalb in der Erstbehandlung des Ovarialkarzinoms keine Bedeutung. In der Rezidivsituation kann durch Gabe des Antiöstrogens **Tamoxifen** 20–40 mg und von **GnRH-Analoga,** z. B. Zoladex alle 4 Wochen s.c. bis zur Progression die Krankheit, in 10–15% der Fälle stabilisiert werden.

Hochdosierte **Gestagene,** z. B. Megestrolacetat 160–320 mg/Tag oder Medroxyprogesteronacetat 200–400 mg/Tag, haben in erster Linie roborierende Wirkung, aus diesem Grund Anwendung bei tumorinduzierter Kachexie.

Immuntherapie

Passive humorale Immuntherapien werden zurzeit in der Rezidivtherapie im Rahmen von Studien überprüft. Im Wesentlichen handelt es sich um **spezifische monoklonale Antikörper** gegen tumorassoziierte Antigene (CA 125, Her2/neu, EpCAM). Bispezifische Antikörper, die zusätzlich dendritische Zellen binden, können darüber hinaus eine Antitumorimmunität vermitteln. Her2/neu kann beim fortgeschrittenen Ovarialkarzinom in weniger als 15% der Fälle immunhistochemisch nachgewiesen werden. Die Therapie mit Trastuzumab (Her2/neu-Antikörper) spielt beim Ovarialkarzinom bisher keine Rolle. Aktive zelluläre Immuntherapien, z. B. die Vakzinierung mit modifizierten Tumorzellen, sind in einigen Zentren in Entwicklung.

Biologische Therapieansätze

Bisher wurden zahlreiche Substanzen wie Angioneogenese-, Protease-, Tyrosinkinaseinhibitoren sowie weitere »small molecules« in Studien der Phasen I und II z. T. mit guten Ansprechraten beim Ovarialkarzinom getestet. Daten aus prospektiv-randomisierten Untersuchungen liegen nicht vor, so dass die Anwendung außerhalb von Studien nicht empfohlen werden kann. Gleiches gilt für die Gentherapie.

Strahlentherapie

Das Ovarialkarzinom ist strahlensensibel. Die zur Nachbehandlung erforderliche Ganzabdomenbestrahlung ist jedoch mit einer erhöhten Akut- und Langzeittoxizität (Strahlenkolitis und Strahlenileus) assoziiert und wird deshalb heute aufgrund der überlegenen Wirkung der Chemotherapie nicht mehr als adjuvante Therapie angewandt.

38.2.3 Rezidivtherapie

Ein Rezidiv erleiden 60% der Patientinnen mit Ovarialkarzinom, meist als intraperitoneales Rezidiv mit diffuser Tumoraussaat, selten lokalisiert. Die Therapie ist palliativ, eine Kuration ist nur in den seltensten Fällen möglich.

Definition

Unterschieden werden das platinrefraktäre Rezidiv ≤6 Monate nach Abschluss der Primärtherapie und das platinsensible Rezidiv >6 Monate nach Abschluss der Primärtherapie.

Platinrefraktäres Rezidiv

Diese Patientinnen haben eine sehr ungünstige Prognose, sie profitieren nicht von einer erneuten Operation. Der Tumor ist weitgehend refraktär auf die Therapie mit Platin. Der Erhalt der Lebensqualität der Patientin steht im Vordergrund, die systemische Therapie des Tumors an zweiter Stelle. Effektivität wurde für liposomales Doxorubicin, Topotecan und Paclitaxel bei nicht mit Taxan vorbehandelten Patientinnen in randomisierten Studien nachgewiesen (Tab. 38.3). Eine Kombinationstherapie bietet keine Vorteile. Alternativ kommen andere Monotherapien wie Treosulfan, Etoposid, Epirubicin und andere in Frage. Die Ansprechraten liegen bei 20%. Die Substanz mit dem günstigsten Nebenwirkungsprofil für die Patientin sollte ausgewählt werden.

Platinsensibles Rezidiv

Die Indikation zur erneuten tumorreduktiven Operation sollte gestellt werden, wenn nach klinischer Einschätzung durch die Operation Tumorfreiheit erreicht werden kann. In einer aktuellen retrospektiven Analyse von Rezidivoperationen der Arbeitsgemeinschaft Gynäkologische Onkologie konnte gezeigt werden, dass nur Patientinnen mit kompletter Tumorresektion im Rahmen der Rezidivoperation hinsichtlich des Überlebens profitieren (Harter et al. 2005). Günstige Voraussetzung für den Erfolg der Operation sind Tumorfreiheit nach Primäroperation, frühes Stadium bei Primärdiagnose, kein Nachweis von Aszites >500 ml oder diffuser Peritonealkarzinose beim Rezidiv.

Im Anschluss an die Operation wird eine Kombinationschemotherapie durchgeführt mit

Tab. 38.3. Therapie bei Rezidiv eines Ovarialkarzinoms

Art des Rezidivs	Indikation zur Operation	Chemotherapie (Substanz, Dosierung)
Platinrefraktär	Keine	Liposomales Doxorubicin 40 mg/m² KOF Wiederholung Tag 29[a] **oder** Topotecan 1,25–1,5 mg/m² KOF, Tag 1–5 Wiederholung Tag 21[a] Liposomales Doxorubicin 40 mg/m² KOF Wiederholung Tag 29[a] **oder** Topotecan 1,25–1,5 mg/m² KOF, Tag 1–5 Wiederholung Tag 21[a]
Platinsensibel	Aktuell kein Aszites >500 ml, keine diffuse Peritonealkarzinose Frühes Stadium oder Tumorfreiheit nach Primäroperation Erneute R0-Resektion[b] wahrscheinlich	Carboplatin AUC 5 über 1 h i.v., Tag 1 Paclitaxel 175 mg/m² KOF über 3 h i.v., Tag 1 Wiederholung Tag 22[a] **oder** Carboplatin AUC 4 über 1 h i.v., Tag 1 Gemzitabin 1000 mg/m² KOF i.v., Tag 1 und 8 Wiederholung Tag 22[a]

[a] Empfohlen wird die Durchführung von 6 Zyklen, bei Progression Umstellung der Therapie.
[b] *R0* makroskopisch tumorfrei.

Carboplatin und Paclitaxel oder Carboplatin und Gemcitabine (◘ Tab. 38.3). Die Ansprechraten liegen abhängig vom Abstand zur Primärtherapie bei über 50%. Bei Rezidiv mit diffuser intraperitonealer Ausbreitung und geringer Wahrscheinlichkeit einer kompletten Tumorresektion wird nur die Kombinationschemotherapie empfohlen.

38.2.4 Nachsorge

Ziele der Nachsorge sind
- die Erkennung des Rezidivs,
- die Behandlung therapieassoziierter Nebenwirkungen (gastrointestinale Morbidität durch Darmresektionen, Parästhesien, Hormonausfallerscheinungen),
- die Einleitung von rehabilitativen Maßnahmen,
- die psychsoziale Betreuung sowie
- Maßnahmen zur Verbesserung der Lebensqualität.

In den ersten 3 Jahren wird eine vierteljährliche, dann halbjährliche Nachsorge empfohlen. Die Nachsorgeuntersuchungen umfassen
- die sorgfältige Anamnese,
- die allgemeine und gynäkologische Untersuchung,
- die Vaginalsonographie und
- die jährliche Mammographie.

Eine routinemäßige Bestimmung der Tumormarker oder regelmäßige zusätzliche apparative Untersuchungen wie Thoraxröntgen, Computertomographie sollten nicht durchgeführt werden, sondern nur bei Beschwerden der Patientin oder Verdacht auf ein Rezidiv und bei vorhandenen therapeutischen Optionen für den Fall des Rezidivnachweises. Die Erhöhung des Tumormarkers CA 125 geht der klinischen Erfassung des Rezidivs meist 3–4 Monate voraus. Trotzdem wird erst behandelt, wenn ein Tumor palpatorisch oder apparativ nachweisbar ist oder die Patientin Symptome angibt.

! Bisher gibt es keinen Beweis, dass die Patientin von einer frühzeitigen Einleitung der Therapie bei alleiniger Erhöhung des Tumormarkers ohne apparativen Nachweis des Rezidivs profitiert.

38.2.5 Prognose

Borderlinetumoren haben eine sehr gute Prognose. Die 5-Jahres-Überlebensrate beträgt im Stadium FIGO I 99% (◘ Tab. 38.4). Im Stadium FIGO III ist die Prognose von Zusatzfaktoren abhängig: Bei Vorliegen von invasiven Implantaten, einem intestinal muzinösen Subtyp mit Pseudomyxoma peritonei liegt die 5-Jahres-Überlebensrate unter 33%.

Bei den **invasiven Tumoren** sind die klinischen Faktoren Tumorstadium, postoperativer Tumorrest, Lymphknotenstatus, präoperative Aszitesmenge, histologischer Subtyp, Differenzierungsgrad, Alter und klinischer Allgemeinzustand bei Diagnose für das Überleben nach Primärtherapie entscheidend.

38.3 Keimstrang-Stroma-Tumoren

Diese Tumoren leiten sich von den Keimsträngen der embryonalen Gonaden (Granulosa- und Sertoli-Zellen) und aus dem ovariellen Stroma (Theka-, Lutein- und Leydig-Zellen) ab. Das undifferenzierte gonadale Mesenchym der embryonalen Gonaden ist in der Lage, sich in weibliche (Granulosazellen) und männliche Strukturen (Sertoli-Zellen) zu differenzieren. Sertoli-Zell-Tumoren zeigen eine testikuläre Zelldifferenzierung. Gynandroblastome sind Mischformen aus ovariellen und testikulären Zellen.

Granulosazelltumoren

Die Häufigkeit der Granulosazelltumoren beträgt 1–2% aller malignen Ovarialtumoren, am häufigsten sind Granulosazelltumoren vom adulten Typ.

◘ **Tab. 38.4.** Stadienabhängige 5-Jahres-Überlebensrate

Stadium	5-Jahres-Überlebensrate [%]
FIGO I	80–90
FIGO II	60–74
FIGO III	25–40
FIGO IV	11

Das mittlere Erkrankungsalter liegt bei 52 Jahren. Klinisch imponieren häufig sehr große, das gesamte Abdomen ausfüllende Tumoren. In 90% liegt ein Stadium FIGO I bei Erstdiagnose vor. Die Malignität ist gering, die Zehn-Jahres-Überlebensrate liegt bei 90%. Rezidive können lokal und als Fernmetastasen bis zu 30 Jahre nach Ersttherapie auftreten. Eine hämatogene Metastasierung ist möglich (Lunge, Gehirn, Leber).

Alle Leitsymptome erklären sich durch den **erhöhten Östrogenspiegel** infolge der Östrogenproduktion der Thekazellen im Tumorstroma:

- Im Kindesalter: Pubertas praecox
- Prämenopausal: Blutungsstörungen
- Postmenopausal: Postmenopausenblutung
- Prä- und postmenopausal: Endometriumhyperplasie 30%, Endometriumkarzinom 10%

Sertoli-Leydig-Zell-Tumoren

Sertoli-Leydig-Zell-Tumoren sind selten (0,2% der malignen Ovarialtumoren). In 99% der Fälle sind sie unilateral lokalisiert. Das Erkrankungsalter liegt zwischen 20 und 40 Jahren. Das biologische Verhalten ist niedrig maligne, die Fünf-Jahres-Überlebensrate beträgt 70–90%.

Klinik und Leitsymptome erklären sich durch die **erhöhten Androgenspiegel** aufgrund der testikulären Differenzierung mit klinischen Symptomen bei 70–85% der Patientinnen:

- Oligomenorrhö, Amenorrhö,
- Virilisierung: Akne, Hirsutismus, Haarausfall temporal (Geheimratsecken), Stimmvertiefung, Brustatrophie, Klitorishypertrophie.

38.3.1 Diagnostik

Die Diagnostik entspricht der bei epithelialen Tumoren. In der Sonographie zeigen sich wabig-zystische Tumoren.

Spezielle Diagnostik

Die Bestimmung folgender Serumparameter wird empfohlen:

- Steroide, Östrogen (E2), Testosteron, Androstendion,
- Gonadotropine,
- CA 125,
- Inhibin bei Granulosazelltumoren (sinnvoll nur bei normalen E_2-Spiegeln, wird nur in Speziallabors durchgeführt).

38.3.2 Therapie

Die Therapie ist abhängig vom Alter der Patientin, dem Stadium der Erkrankung und dem histologischen Untersuchungsbefund. Meist ist die chirurgische Therapie alleine ausreichend.

Therapieziel ist die Entfernung allen Tumorgewebes.

Chirurgische Therapie

Operatives Staging

- Unterer Medianschnitt
- Zytologie
- Inspektion/Palpation der gesamten Bauchhöhle wie beim frühen Ovarialkarzinom
- Ovarektomie (cave Ruptur) und anschließende histologische Beurteilung im Schnellschnitt
- In der Peri-/Postmenopause beidseitige Adnektomie und Hysterektomie
- Bei Erhalt des Uterus Hysteroskopie und fraktionierte Abrasio

Bei Vorliegen eines Granulosazelltumors, eines Sertoli-Leydig-Zell-Tumors G2/G3 oder eines »steroid cell tumor not otherwise specified« zusätzlich

- multiple Biopsien wie beim frühem Ovarialkarzinom,
- Omentektomie,
- Evaluation pelviner/paraaortaler Lymphknoten; die Entfernung unauffälliger Lymphknoten wird kontrovers diskutiert.

Bei kleinen Tumoren ist die Laparoskopie mit Bergung des Tumors im Endobag oder ein Pfannenstiel-Schnitt möglich.

Wenn durch ein adäquates Staging ein Stadium FIGO IA (oder IC einseitig?) gesichert wurde und ein Fertilitätserhalt gewünscht ist, können Uterus und kontralaterales Adnex bei unilateralem Tumor

(98% der Fälle) belassen werden. In diesen Fällen ist die Durchführung einer fraktionierten Abrasio aufgrund der möglichen Koexistenz einer Endometriumhyperplasie oder eines Endometriumkarzinoms obligat.

Systemische Therapie

Chemotherapie

Bisher gibt es keinen Nachweis, dass eine adjuvante Radiatio oder Chemotherapie im Stadium I das Rezidivrisiko senkt. Der Nutzen einer adjuvanten Chemotherapie oder Strahlentherapie bei komplett resezierten höheren Stadien ist unklar und wird kontrovers diskutiert. Bei Tumorrest oder Metastasen wird die platinhaltige Kombinationschemotherapie (z. B. nach dem BEP-Schema, ▶ 38.4.3) empfohlen. Die Hormontherapie mit Gestagenen oder Antiöstrogen ist bisher ohne Wirkungsnachweis.

Strahlentherapie

Nur in Ausnahmefällen (z. B. bei isolierten Beckenrezidiven in palliativer Intention).

Nachsorge

Die Nachsorge wird wie beim Ovarialkarzinom, jedoch aufgrund der möglichen Rezidiventstehung nach mehr als 10 Jahren bis über diesen Zeitraum hinaus durchgeführt. Zusätzlich wird die Kontrolle der primär erhöhten Hormone (FSH, Östrogene, Androgene) bzw. Marker (Inhibin, CA 125) empfohlen, da bei Nachweis eines Rezidivs die erneute Tumorresektion indiziert ist.

38.4 Keimzelltumoren

Keimzelltumoren leiten sich von den Keimzellen im Ovar ab. Das **Dysgerminom** ist am häufigsten. Bei embryonaler Differenzierung entsteht ein unreifes oder reifes **Teratom** mit Anteilen aller 3 Keimblätter, bei extraembryonaler Differenzierung ein **Chorionkarzinom** oder ein **endodermaler Sinustumor** (Dottersacktumor).

Der Anteil der Keimzelltumoren liegt bei 5% in der weißen, bei 15% in der asiatischen und schwarzen Bevölkerung. Keimzelltumoren sind die häufigsten malignen Ovarialtumoren bis zum 20. Lebensjahr.

Gonadoblastome sind seltene, benigne Tumoren, die sich aus Keimzellen und Zellen des Keimstrangs zusammensetzen. Sie kommen bei Patientinnen mit abnormer Gonadenentwicklung (Streak-Gonaden, hypoplastischer Uterus, weiblicher Phänotyp, Karyotyp XY) vor. Bei Belassung in situ entstehen in 50% Ovarialmalignome.

Klinik

Bei Erstdiagnose befinden sich 75% der Dysgerminome im Stadium FIGO I, nur 10–15% sind bilateral. Die lymphatische Ausbreitung ist am häufigsten, typisch ist die Metastasierung in die paraaortalen infrarenalen Lymphknoten. Hämatogene und peritoneale Metastasierung kommen vor, Lungen-, Leber-, Hirnmetastasen sind bei Rezidiv möglich. Die Prognose der Dysgerminome ist günstig. Die Fünf-Jahres-Überlebensrate liegt bei 95%. Eine Kuration ist auch in fortgeschrittenen und metastasierten Stadien möglich. Bei endodermalen Sinustumoren ist die Prognose vom Stadium und bei immaturen Teratomen zusätzlich vom Grading abhängig und mit einer Fünf-Jahres-Überlebensrate von 70% ungünstiger.

38.4.1 Diagnostik

Im Rahmen des Stagings sollten bei malignem Keimzelltumor zusätzlich zur Sonographie eine Computertomographie des Abdomens und des Thorax sowie eine Kernspintomographie des Schädels durchgeführt werden.

Vaginalsonographie

Dysgerminome imponieren als große solide Tumoren.

Laborparameter

Die malignen Keimzelltumoren sind durch spezifische Marker im Blut gekennzeichnet (◘ Tab. 38.5).

Tab. 38.5. Laborparameter/Tumormarker bei Keimzelltumoren

Tumortyp	α-Fetoprotein (AFP)	HCG	LDH	Plazentare AP
Dysgerminom	–	(+)	+	+
Endodermaler Sinustumor	+	–		
Immatures Teratom	(+)	–		
Chorionkarzinom	–	+		
Embryonales Karzinom	(+)	+		

HCG Humanes Choriongonadotropin.
LDH Laktatdehydrogenase.
AP Alkalische Phosphatase.

38.4.2 Chirurgische Therapie

Ziel der chirurgischen Therapie bei den meist sehr jungen Frauen ist die Erhaltung der Fertilität. Unter der Voraussetzung eines sorgfältigen chirurgischen Stagings ist im Stadium I die einseitige Ovarektomie die Therapie der Wahl. Das chirurgische Staging erfolgt wie bei den frühen Ovarialkarzinomen (▶ 38.2.2). Die Erhaltung der Fertilität ist bei sorgfältiger Risiko-Nutzen-Analyse auch bei fortgeschrittenen Tumorstadien möglich. Maligne Keimzelltumoren sind zwar extrem chemosensibel, jedoch ist der kurative Effekt auch von der residualen Tumormasse abhängig. Dies ist bei der chirurgischen Therapie zu berücksichtigen.

38.4.3 Zytostatische Therapie

Mit Ausnahme von reinen Dysgerminomen Stadium IA sowie malignen Teratomen Stadium IA und Differenzierungsgrad 1 ist eine postoperative Chemotherapie indiziert. Die Chemotherapie muss in jedem Fall eine platinhaltige Kombination enthalten. Die Kombination von Bleomycin, Etoposid und Cisplatin (BEP-Schema; Tab. 38.6) ist derzeit als die Therapie der Wahl anzusehen. Der Einsatz von Ifosfamid anstelle von Bleomycin (PEI-Schema; Tab. 38.7) ist möglich.

Bei Tumorpersistenz bzw. Rezidiv nach primärer platinhaltiger Chemotherapie ist in 40% der Fälle durch die VAC-Therapie (Vincristin, Actinomycin D, Cyclophophamid) noch eine Heilung zu erreichen.

Das Risiko des Auftretens einer AML ist nach Standardchemotherapie gering erhöht.
Die ovarielle und reproduktive Funktion kann nach organerhaltender Therapie überwiegend erhalten werden. Erfolgreich ausgetragene Schwangerschaften nach Therapie sind beschrieben.

Tab. 38.6. BEP-Schema (modifiziertes Einhorn-Schema)

Bleomycin[a]	15 mg absolut i.v.	Tag 1, 8, 15
Etoposid	100 mg/m² i.v.	Tag 1–5
Cisplatin	20 mg/m² i.v.	Tag 1–5
Wiederholung alle 3–4 Wochen, 3–4 Zyklen		

[a] Bei Gabe von Bleomycin ist die pulmonologische Toxizität zu beachten.

Tab. 38.7. PEI-Schema bei Keimzelltumoren

Cisplatin	20 mg/m² i.v.	Tag 1–5
Etoposid	75 mg/m² i.v.	Tag 1–5
Ifosfamid	1200 mg/m² i.v.	Tag 1–5

Wiederholung alle 3–4 Wochen, 3–4 Zyklen

38.4.4 Strahlentherapie

Dysgerminome sind strahlensensibel. Aufgrund des Fertilitätsverlusts bei Radiatio ist sie jedoch Therapie zweiter Wahl.

38.4.5 Rezidivtherapie

Die meisten Rezidive treten innerhalb des ersten Jahres nach Primärtherapie auf und sind in der Bauchhöhle oder in den retroperitonealen Lymphknoten lokalisiert. Die Therapie besteht in der Durchführung einer Chemo- oder Strahlentherapie; Hochdosischemotherapien werden im Rahmen von Studienprotokollen angewandt.

38.4.6 Nachsorge

Bei den Keimzelltumoren wird eine engmaschige Nachsorge mit gynäkologischer Untersuchung und Vaginalsonographie alle 2 Monate sowie der Durchführung einer Computertomographie alle 6 Monate empfohlen, da bei Feststellung eines Rezidivs durch Einleitung einer Therapie die Möglichkeit der Kuration gegeben ist. AFP und β-HCG sollten als Tumormarker zur Verlaufskontrolle bestimmt werden.

38.5 Ovarialmetastasen

Die Häufigkeit beträgt 5–6% aller malignen Ovarialtumoren. Die Metastasierung in die Ovarien ist insbesondere im geschlechtsreifen Alter mittzyklisch durch eine starke Hyperämie beim Follikelsprung begünstigt.

Ovarmetastasen kommen bei primären gynäkologischen Karzinomen (Tuben- und Endometriumkarzinom, Adenokarzinom der Zervix), beim Mammakarzinom und bei intestinalen Karzinomen, seltener bei Lymphomen und Leukämien vor. Krukenberg-Tumoren sind die häufigsten metastatischen Ovarialtumoren (30–40%). Charakteristisch sind muzingefüllte Siegelringzellen als Abtropfmetastasen bei primärem Magen-, seltener Kolon-, Mamma- oder Gallengangkarzinom.

Literatur

Benedetti-Panici PB, Maggioni A, Hacker N et al. (2005) Systematic aortic and pelvic lymphadenectomy versus resection of bulky nodes only in optimally debulked advanced ovarian cancer: a randomized clinical trial. JNCI 97(8): 560–566

Bristow RS, Tomacruz DK, Armstrong DK, Trimble EL, Montz FJ (2001) Survival impact of maximum cytoreductive surgery for advanced ovarian carcinoma during the platinum era: a meta-analysis of 6848 patients. Proc ASCO 20: 807

Gordon AN, Fleagle JT, Guthrie D et al. (2001) Recurrent epithelial ovarian carcinoma: a randomized phase III study of pegylated liposomal doxorubicin versus topotecan. J Clin Oncol 19(14): 3312–3322

Harter P et al. (2005) AGO-desktop-ovar: Descriptive evaluation of pre-operative selection criteria for operability in recurrent ovarian cancer (ROC). Proc Am Soc Clin Oncol: abstr. 5004

Hoskins WJ, Bundy BN, Thigpen JT et al. (1992) The influence of cytoreductive surgery on recurrence-free interval and survival in small-volume stage III epithelial cancer: A Gynecologic Oncology Group Study. Gynecol Oncol 47: 159–166

Kuhn W, Florack G, Roder J et al. (1998) The influence of upper abdominal surgery on perioperative morbidity and mortality in patients with advanced ovarian cancer FIGO III and FIGO IV. Int J Gynecol Cancer 8: 56–63

Maligne Ovarialtumoren. Kurzgefasste interdisziplinäre Leitlinien der Deutschen Krebsgesellschaft und der Deutschen Gesellschaft für Gynäkologie und Geburtshilfe (2006) http://www.ago-ovar.de/ und http://www.ago-online.org/leitlinien/ovar.pdf

Markman M, Rothman R, Hakes T et al. (1991) Second-line platinum therapy in patients with ovarian cancer previously treated with cisplatin. J Clin Oncol 9: 389–393

McGuire WP, Hoskins WJ, Brady MF et al. (1996) Cyclophosphamide and cisplatin compared with paclitaxel and cisplatin in patients with stage III and stage IV ovarian cancer. N Engl J Med 334: 1–6

National Cancer Institute. Ovarian epithelial cancer. http://cancer.gov/

National Cancer Institute. Ovarian germ cell tumor. http://cancer.gov/

Pfisterer J, Plante M, Vergote I et al. (2004) Gemcitabine/carboplatin (GC) vs. carboplatin (C) in platinum sensitive recurrent ovarian cancer (OVCA). Results of a gynaecologic cancer intergroup randomized phase III trial of the AGO OVAR, the NCIC CTG and the EORTC GCG. Proc Am Soc Clin Oncol 23: abstr. 5005

Schelling M, Kuhn W, Gnirs J et al. (1998) Kombination von Sonographie und farbcodierter Dopplersonographie zur Dignitätsbeurteilung von Ovarialtumoren. Geburtshilfe Frauenheilkd 58: 382–387

Schmalfeldt B (2004) Maligne Ovarialtumoren. Empfehlungen zur Diagnostik, Therapie und Nachsorge. Manual des Tumorzentrum Münchens, 7. Aufl. Zuckschwerdt, München

Scully RE, Sobin LH (1999) World Health Organisation (WHO). International histological classification of tumours. Histological typing of ovarian tumours. Springer, Berlin Heidelberg New York, Tokio

Stratton JF, Gayther SA, Russell P et al. (1997) Contribution of BRCA1 mutations to ovarian cancer. N Engl J Med 336: 1125–1130

The ICON and AGO Collaborators (2003) Paclitaxel plus platinum-based chemotherapy versus conventional platinum-based chemotherapy in women with relapsed ovarian cancer: the ICON4/AGO-OVAR-2.2 trial. Lancet 361: 2099–2106

Trimbos JB, Vergote I, Bolis G et al. (2003) Impact of adjuvant chemotherapy and surgical staging in early-stage ovarian carcinoma: European Organisation for Research and Treatment of Cancer – Adjuvant Chemotherapy in Ovarian Neoplasmn Trial. J Natl Cancer Inst 95: 113–125

Williams SD, Blessing JA, Liao SY, Ball H, Hanjani P (1994) Adjuvant therapy of ovarian germ cell tumors with cisplatin, etoposide and bleomycin: a trial of the Gynecologic Oncology Group. J. Clin Oncol 12: 701–706

Endometriumkarzinom

Falk C. Thiel, Michael Schrauder, Sven Ackermann, Matthias W. Beckmann

39.1 Einführung

Das Endometriumkarzinom (Synonym: Korpuskarzinom) entwickelt sich aus dem Endometrium des Corpus uteri. Hierbei unterscheidet man ein östrogenabhängiges (Typ-I-Karzinom) und ein östrogenunabhängiges (Typ-II-Karzinom, High-Risk-Karzinom) Endometriumkarzinom. Histologisch unterscheidet man das mit 60% am häufigsten vorkommende endometrioide Adenokarzinom vom serös-papillären Karzinom, vom klarzelligen Karzinom, vom adenosquamösen Karzinom sowie weiteren selteneren Karzinomen.

Mit einer Inzidenz von 10–15 pro 100.000 Frauen im Jahr ist das Endometriumkarzinom das häufigste gynäkologische Malignom. Sein mittleres Erkrankungsalter liegt bei 68 Jahren. Die Mortalität beträgt 7 pro 100.000 Frauen pro Jahr.

Zu den Risikofaktoren des Endometriumkarzinoms gehören Adipositas, die frühe Menarche, die späte Menopause, niedrige Parität, das polyzystische Ovarialsyndrom, östrogenproduzierende Tumore, die alleinige Östrogenersatztherapie und die Tamoxifentherapie.

Die Kardinalsymptome sind Postmenopausenblutungen und Metrorrhagien.

39.2 Diagnostik

39.2.1 Basisdiagnostik

Bei Patientinnen mit Postmenopausenblutung oder Metrorrhagie muss immer ein Endometriumkarzinom ausgeschlossen werden. Hierzu sind folgende Untersuchungen notwendig:

- Gynäkologische Untersuchung zum Nachweis einer uterinen Blutung sowie einer möglichen Ausdehnung eines Karzinoms über das Korpus bzw. den Uterus hinaus
- Transvaginale Sonographie zur Beurteilung des Endometriums und seiner Höhe sowie einer möglichen Infiltration in das Myometrium oder benachbarte Organe
- Gewinnung einer Histologie mittels fraktionierter Kürettage ggf. kombiniert mit einer Hysteroskopie zur Beurteilung einer Zervixbeteiligung

39.2.2 Laboruntersuchungen

- Blutbild, Elektrolyte, Gerinnung, Nierenwerte, Leberwerte, Urinstatus, ggf. CEA, CA125 bei Adenokarzinomen

39.2.3 Staging

- Thoraxröntgen (fortgeschrittenes Stadium)
- Sonographie von Nieren und Leber
- Ggf. Zysto- und Rektoskopie bei Verdacht auf Organinfiltration
- Ggf. Kernspinuntersuchung des Beckens zur Beurteilung von Organinfiltration
- Ggf. i.v.-Pyelogramm bei Verdacht auf parametrane Infiltration und auffälligem Nierensonogramm

39.3 Therapie

39.3.1 Indikationsstellung

Die Operation mit Hysterektomie, Adnexektomie sowie ggf. pelviner und paraaortaler Lymphonodektomie ist bei den meisten Patientinnen die entscheidende Basistherapie. Selbst in nicht mehr kurablen fortgeschrittenen Stadien ist die Operation von Nutzen (Blutungsprophylaxe, Tumorreduktion) und verbessert die Effektivität palliativer Maßnahmen. Bei inoperablen Patientinnen besteht die Indikation zur primären Strahlentherapie. In ausgewählten Fällen des Stadiums IVa kommt eine Exenteration in Frage. Im Stadium IVb und bei Rezidiven müssen operative Therapie, Strahlentherapie und systemische Therapie inividuell kombiniert werden.

39.3.2 Therapieziele

Durch die primäre operative Therapie soll eine makroskopische Tumorfreiheit erzielt werden. Eine Operation kann in fortgeschrittenen Stadien oder bei schlechtem Allgemeinzustand auch nur zur Blutstillung dienen. Bei lokaler oder allgemeiner Inoperabilität der Patientin versucht die primäre Strahlentherapie, das weitere Fortschreiten der Erkrankung zu verhindern. Dasselbe gilt bei systemischer Erkrankung für die Hormon- oder Chemotherapie. Die postoperative Bestrahlung bei Risikokonstellation dient der Rezidivprophylaxe.

39.3.3 Operative Therapie

Die operative Therapie des Endometriumkarzinoms besteht primär aus der Hysterektomie und der bilateralen Adnexektomie. Eine pelvine und paraaortale Lymphonodektomie sollte, sofern der Allgemeinzustand der Patientin dies zulässt, in allen Fällen durchgeführt werden. In den Stadien pT1a bzw. pT1b, G1 oder G2 ist die Lymphonodektomie fakultativ. Die Lymphonodektomie sollte nicht in Form eines Samplings, sondern als systematische Lymphonodektomie erfolgen und die pelvinen wie auch die paraaortalen Lymphknoten bis zum Nierenstiel einbeziehen. Pelvin sollten 15, paraaortal 10 Lymphknoten entfernt werden.

Stadiengerechte Operation

- Stadium pT1a, pT1b, G1, G2: Totale Hysterektomie mit bilateraler Adnexektomie, fakultativ pelvine und paraaortale Lymphonodektomie
- Stadium pT1a, pT1b G3 und pT1c G1-G3: Totale Hysterektomie mit bilateraler Adnexektomie, pelvine und paraaortale Lymphonodektomie
- Stadium pT2a: Totale Hysterektomie mit bilateraler Adnexektomie, pelvine und paraaortale Lymphonodektomie
- Stadium pT2b: (Erweiterte radikale) Hysterektomie mit bilateraler Adnexektomie, pelvine und paraaortale Lymphonodektomie
- Stadium pT3a: Totale Hysterektomie mit bilateraler Adnexektomie, pelvine und paraaortale Lymphonodektomie, Omentektomie, Debulking
- Stadium pT3b: Bei gutem Allgemeinzustand und gegebener lokaler Operabilität erweiterte radikale Hysterektomie mit bilateraler Adnexektomie, partielle/totale Kolpektomie, pelvine und paraaortale Lymphonodektomie. In den übrigen Fällen Hysterektomie mit bilateraler Adnexektomie, Tumordebulking in der Vagina, ggf. Lymphonodektomie
- Stadium pN1 (FIGO IIIc): Hysterektomie mit bilateraler Adnexektomie, pelvine und paraaortale Lymphonodektomie
- Stadium pT4a (FIGO IVa): Bei isoliertem Befall von Blase und/oder Rektum je nach Operabilität der Patientin vordere und/oder hintere Exenteration und bilaterale Adnexektomie, pelvine und paraaortale Lymphonodektomie
- Stadium M1 (FIGO IVb): Bei gegebener lokaler Operabilität Hysterektomie (Blutstillung) und intraabdominelles Debulking zur Verbesserung der Effizienz der systemischen und strahlentherapeutischen palliativen Maßnahmen
- Bei serösen und klarzelligen Karzinomen: stadiengerechte Operation (s. oben) inklusive pelvine und paraaortale Lymphonodektomie, zusätzlich Omentektomie, multiple peritoneale Biopsien, bei extrauteriner Manifestation maximales Tumordebulking
- Bei fehlender oder unzureichender Lymphonodektomie bzw. fehlender Adnexexstirpation (Stadium pT1a, pT1b G3, pT1c, pT2, pNx): Nach Möglichkeit Komplettierung des operativen Stagings, dann stadiengerechte adjuvante Therapie, sonst adjuvante Therapie (▶ 39.3.4, Adjuvante Strahlentherapie)

Die laparoskopisch-assistierte vaginale (radikale) Hysterektomie mit Adnexektomie in Kombination mit der Lymphonodektomie scheint, wenn sie durch in dieser Technik versierte Operateure erfolgt, ähnlich sicher zu sein wie das abdominale Verfahren. Hiervon scheinen v. a. multimorbide Patientinnen zu profitieren.

39.3.4 Strahlentherapie

Die primäre Strahlentherapie ist nur bei lokaler oder allgemeiner Inoperabilität der Patientin indiziert. Die postoperative Bestrahlung bei Risikokonstellation dient der Rezidivprophylaxe.

Primäre Strahlentherapie

Bei inoperablen Patientinnen ist die Indikation zu einer primären Strahlentherapie gegeben. Diese besteht in der Regel aus einer kombinierten Tele-

und Brachytherapie. Eine alleinige Brachytherapie kann bei kleinen Tumoren, schwerwiegenden Zweiterkrankungen oder bei sehr alten Patientinnen durchgeführt werden.

Adjuvante Strahlentherapie nach Hysterektomie mit bilateraler Adnexektomie

Ohne durchgeführte systemische Lymphonodektomie:
- Stadium pT1a, G1/2 und pT1b, G1, Nx/cN0: Keine adjuvante Strahlentherapie
- Stadium pT1b, G2, Nx/cN0: Brachytherapie der Vagina

Falls sekundäres komplettes operatives Staging mit systematischer Lymphonodektomie nicht möglich:
- Stadium pT1a, G3 und pT1b, G3, Nx/cN0: Brachytherapie der Vagina, ggf. Teletherapie
- Stadium pT1c, pT2, Nx/cN0: Teletherapie ± Brachytherapie
- Stadium pT3/4a, Nx/cN0 sowie alle cN1: Teletherapie ± Brachytherapie und/oder Chemotherapie
- Seröse und klarzellige Karzinome: Teletherapie ± Brachytherapie und/oder Chemotherapie

Bei systematischer Lymphonodektomie (15 pelvine und 10 paraaortale Lymphknoten):
- Stadium pT1a, G1/2, pT1b, G1, pN0: Keine adjuvante Strahlentherapie
- Stadium pT1a, G3, pT1b, G2/3, pT1c, pT2, pN0: Brachytherapie der Vagina
- Stadium pT3, pT4, pN0 oder pN1: Teletherapie ± Brachytherapie und/oder Chemotherapie
- Seröse und klarzellige Karzinome: Teletherapie ± Brachytherapie und/oder Chemotherapie

39.3.5 Systemische Therapie

Eine adjuvante endokrine Therapie mit Gestagenen hat keinen gesicherten Nutzen. Bei Patientinnen mit optimal operiertem Endometriumkarzinom der Stadien III und IVa konnte ein Vorteil durch eine adjuvante Chemotherapie (Adriamycin plus Cisplatin) gegenüber einer Ganzabdomenbestrahlung mit Becken- und paraaortalem Boost nachgewiesen werden. Dies gilt auch für High-Risk-Karzinome.

Hormontherapie

Bei Rezidiven oder metastasierten Erkrankungen, wenn keine Operation oder Strahlentherapie möglich ist, ist bei positivem Progesteronrezeptorstatus und asymptomatischen Metastasen die palliative Gestagentherapie (200 mg Medroxyprogesteronacetat pro Tag p.o.) oder die Therapie mit Antiöstrogenen (z. B. Tamoxifen) Therapie der Wahl.

Chemotherapie

Eine Chemotherapie kommt unter Umständen dann zum Einsatz, wenn keine anderen Therapieoptionen mehr bestehen. Mögliche Wirkstoffe sind Antrazykline, Taxane sowie Platinderivate. Angesichts des geringen Nutzens von Kombinationstherapien mit z. B. Adriamycin, Cisplatin und Paclitaxel werden derzeit weniger toxische Regime wie z. B. Carboplatin mit Paclitaxel evaluiert. Bisher konnte für eine palliative Chemotherapie beim Endometriumkarzinom bezüglich Lebensqualität und Symptomkontrolle kein Vorteil gegenüber der alleinigen symptomatischen Behandlung nachgewiesen werden.

39.4 Wichtige Daten und Empfehlungen

Epidemiologie:	Mit einer Inzidenz von 10–15 pro 100.000 Frauen im Jahr ist das Endometriumkarzinom das häufigste gynäkologische Malignom. Sein mittleres Erkrankungsalter liegt bei 68 Jahren. Die Mortalität beträgt 7 pro 100.000 Frauen pro Jahr.
Symptomatik:	Kardinalsymptome sind Postmenopausenblutungen und Metrorrhagien.
Diagnostik:	Transvaginale Sonographie, Hysteroskopie, fraktionierte Kürettage.
Therapie:	Die Hysterektomie mit bilateraler Adnexektomie sowie pelviner und paraaortaler Lymphonodektomie ist bei den meisten Patientinnen die entscheidende Basistherapie. Bei inoperablen Patientinnnen besteht die Indikation zur primären Strahlentherapie. In ausgewählten Fällen des Stadiums IVa kommt eine Exenteration in Frage. Im Stadium IVb und bei Rezidiven müssen operative Therapie, Strahlentherapie und systemische Therapie inividuell kombiniert werden.
Prognose	FIGO I 5-JÜR 85%, FIGO II 5-JÜR 70%, FIGO III 5-JÜR 50%, FIGO IV 5-JÜR 20%

39.5 Zukünftige Entwicklungen und offene Forschungsfragen

Zu klären ist die Gleichwertigkeit laparoskopischer Verfahren gegenüber offenen Verfahren in ausgewählten Situationen. Ebenso ist die Bedeutung der systematischen Lymphonodektomie weiter zu untersuchen.

Literatur

Beckmann MW, Böing C, Ebert AD et al. (2006) Endometriumkarzinom. In: Kaufmann M, Beckmann MW, Emons G et al. (Hrsg) Aktuelle Empfehlungen der Arbeitsgemeinschaft Gynäkologische Onkologie, Zuckschwerdt, München, S 179–195

Carey MS, Gawlik C, Fung-Kee-Fung M, Chambers A, Oliver T, Cancer Care Ontario Practice Guidelines Initiative Gynecology Cancer Disease Site Group (2006) Systematic review of systemic therapy for advanced or recurrent endometrial cancer. Gynecol Oncol 101(1): 158–167

Emons G (2006) Endometriumkarzinom – Anregungen für die neue Leitlinienversion. Zentralbl Gynakol 128: 18–22

National Comprehensive Cancer Network (2006) Uterine cancers. The complete liberary of NCCN Clinical Guidelines in Oncology. http:/www.nccn.org

Randall ME, Filiaci VL, Muss H et al. (2006) Randomized phase III trial of whole-abdominal irradiation versus doxorubicin and cisplatin chemotherapy in advanced endometrial carcinoma: a Gynecologic Oncology Group Study. J Clin Oncol 24(1): 36–44

Tozzi R, Malur S, Koehler C, Schneider A (2005) Laparoscopy versus laparotomy in endometrial cancer: first analysis of survival of a randomized prospective study. J Minim Invasive Gynecol 12(2): 130–136

Zapico A, Fuentes P, Grassa A, Arnanz F, Otazua J, Cortes-Prieto J (2005) Laparoscopic-assisted vaginal hysterectomy versus abdominal hysterectomy in stages I and II endometrial cancer. Operating data, follow up and survival. Gynecol Oncol 98(2): 222–227

Zervixkarzinom

Falk C. Thiel, Grit Mehlhorn, Sven Ackermann, Matthias W. Beckmann

40.1 Einführung

Das verhornende und das nichtverhornende Plattenepithelkarzinom der Cervix uteri sind mit ca. 80% am häufigsten, gefolgt von dem Adenokarzinom der Cervix uteri mit ca. 20%. Ätiologisch gesehen ist eine Infektion der Zervix mit high-risk humanen Papillomaviren (zumeist HPV-Typ 16, 18, seltener 31,33, 45, 51, 52 oder 56) Voraussetzung.

Die Inzidenz des Zervixkarzinoms (Synonym: Kollumkarzinom) ist aufgrund der Krebsfrüherkennungsprogramme in Mitteleuropa in den letzten Jahrzehnten stetig zurückgegangen. 1970 lag die Inzidenz noch bei 35 pro 100.000 Frauen pro Jahr. Aktuelle Zahlen zeigen eine Inzidenz von etwa 12 pro 100.000 Frauen pro Jahr. Die Inzidenz zervikaler Präkanzerosen liegt etwa um das 100fache höher. Das mittlere Alter bei Diagnose Zervixkarzinom ist 52 Jahre. Bei der Altersverteilung gibt es 2 Gipfel, einmal zwischen 35 und 39 Jahren sowie zwischen 60 und 64 Jahren. Die Mortalität im Jahr 2002 betrug 5 pro 100.000 Frauen pro Jahr.

Als Risikofaktoren gelten neben einer High-risk-HPV-Infektion die Langzeiteinnahme von oralen Kontrazeptiva, hohe Parität, teilweise genetische Veränderungen wie auch Immuninsuffizienzen.

Die häufigsten Symptome des Zervixkarzinoms sind Kontaktblutungen und irreguläre Blutungen. Dank Krebsfrüherkennungsprogrammen werden zervikale intraepitheliale Neoplasien (CIN I–III) sowie frühe Stadien des Zevixkarzinoms (FIGO Ia1 und Ia2) häufig durch den zytologischen Abstrich erkannt.

40.2 Diagnostik

40.2.1 Basisdiagnostik

Bei Patientinnen mit Kontaktblutungen oder sonstigen irregulären vaginalen Blutungen müssen immer Blutungen eines Zervixkarzinoms ausgeschlossen werden. Hierzu notwendig sind folgende Untersuchungen:

- Gynäkologische Untersuchung mit Inspektion von Vagina und Portio uteri durch Spiegeleinstellung, ggf. ergänzt durch erweiterte Kolposkopie
- Bimanuelle vaginale und rektale Untersuchung
- Sicherung der Diagnose durch kolposkopisch gezielte Biopsie bei kolposkopischem Befund oder makroskopischem Tumor
- Bei Verdacht auf endozervikalen Prozess Kürettage der Zervix

Bei Patientinnen mit auffälligem zytologischem Abstrich (PAP-Gruppe IVa, IVb oder V gemäß Münchner Nomenklatur II, modifiziert 1997) erfolgt ebenfalls die Biopsie mittels erweiterter Kolposkopie bzw. die Konisation und die Zervixkürettage (▶ Kap. 34, Früherkennung des Zervixkarzinoms).

40.2.2 Laboruntersuchungen

- Blutbild, Elektrolyte, Gerinnung, Nierenwerte, Leberwerte, Urinstatus, ggf. SCC bei Plattenepithelkarzinomen, CEA und CA125 bei Adenokarzinomen

40.2.3 Staging

Die wesentliche Grundlage der prätherapeutischen Stadieneinteilung ist die vaginale und rektale Tastuntersuchung (ggf. auch in Narkose) sowie die genaue Feststellung der Tumorgrenzen im Bereich der Vagina möglichst unter kolposkopischer Kontrolle.

- Thoraxröntgen bei fortgeschrittenen Stadien
- Transvaginale Sonographie
- Sonographie von Nieren, Leber und der Skalenuslymphknoten
- Ab einem Stadium FIGO IIb ggf. Kernspintomogramm des Beckens zur Beurteilung der Tumorgröße und der Infiltration von Nachbarorganen sowie der Parametrien ergänzend zur bimanuellen Tastuntersuchung
- Zysto- und Rektoskopie zum Auschluss einer Organinfiltration

Zur Beurteilung der lokoregionären Tumorausdehnung, insbesondere der Infiltration von Blase und Rektum sowie des pelvinen bzw. paraaortalen Lymphknotenstatus, erscheint das (endoskopische) operative Staging sinnvoll.

40.3 Therapie

40.3.1 Indikationsstellung

Die Indikationsstellung erfolgt nach komplett durchgeführtem, ggf. operativem Staging. Bei Frühstadien (FIGO Ia) und bei prämenopausalen Patientinnen wird der Operation primär der Vorzug gegeben. In den Stadien FIGO Ib und II ergeben die Operation und die Radiotherapie bzw. die simultane Radiochemotherapie nahezu die gleichen Ergebnisse bei unterschiedlichen Nebenwirkungsspektren und Rezidivmustern. Im Stadium FIGO III besteht primär die Indikation zur Radiotherapie möglichst kombiniert mit simultaner Chemotherapie. Im Stadium IVa muss abhängig vom Allgemeinzustand, dem Alter der Patientin und möglicher Begleiterkrankungen entschieden werden, inwieweit ein exenteratives Verfahren sinnvoll erscheint. Bei metastasierten Erkrankungen (FIGO IVb) muss individuell primär zwischen Operation, Chemotherapie und Radiotherapie ggf. kombiniert mit Chemotherapie gewählt werden.

40.3.2 Operative Therapie

Mit einer Konisation sollten Präkanzerosen (CIN) und mikroinvasive Karzinome in sano entfernt werden. Die Konisation kann hierbei als Messerkonisation oder als Konisation mit der Elektroschlinge bzw. dem Laser erfolgen. Zur Kontrolle der Resektionsränder ist auf eine Sturmdorfnaht zu verzichten.

Als Standardoperation gilt die stadiengerechte abdominelle Operation, klassifiziert nach Piver et al. 1974 in Anlehnung an Empfehlungen von Wertheim, Meigs, Latzko, Okabayashi und anderen. Alternativen hierzu sind vaginale Vorgehensweisen wie die radikale vaginale Hysterektomie nach Schauta-Amreich sowie bei kleineren Tumoren unter 2 cm unter Erhalt der Fertilität die Trachelektomie, die nur an wenigen Zentren durchgeführt werden (Dargent 2000). Ergänzt werden die beiden vaginalen Verfahren durch die laparoskopische Lymphonodektomie. Bei prämenopausalen Patientinnen können in der Regel die Adnexe belassen werden.

Stadiengerechte Operation

Stadium FIGO **Ia1** ohne ungünstige Prognosekriterien	Konisation mit Zervixkürettage in sano, bei abgeschlossener Familienplanung oder besonderem Sicherheitsbedürfnis auch Hysterektomie
Stadium FIGO **Ia1** mit ungünstigen Prognosekriterien oder **Ia2**	Radikale Hysterektomie mit Resektion der Parametrien, pelvine Lymphonodektomie (Operation nach Piver I)
Stadium FIGO **Ib1**	Radikale Hysterektomie mit pelviner Lymphonodektomie (Operation nach Piver II bzw III je nach Befund). Bei Kinderwunsch ist an einzelnen Zentren bei einem Tumor kleiner 2 cm nach Ausschluss eines neuroendokrinen Karzinoms die Trachelektomie möglich.
Stadium FIGO **Ib2**	Radikale Hysterektomie (Operation nach Piver II bzw III je nach Befund), bei prämenopausalen Patientinnen ggf. ohne Adnexektomie, pelvine und ggf. paraaortale Lymphonodektomie
Stadium FIGO **IIa**	Radikale Hysterektomie (Operation nach Piver III), Resektion einer großen Scheidenmanschette (Abstand zum Tumor mehr als 2 cm), pelvine und ggf. paraaortale Lymphonodektomie
Stadium FIGO **IIb**	Radikale Hysterektomie (Operation nach Piver III), Resektion einer großen Scheidenmanschette (Abstand zum Tumor mehr als 2 cm), pelvine und ggf. paraaortale Lymphonodektomie. Bei schlechtem Allgemeinzustand, erhöhtem operativem Risiko oder Wunsch der Patientin kann alternativ die primäre Radiotherapie möglichst simultan mit Chemotherapie erfolgen.
Stadium FIGO **III**	Domäne der Strahlentherapie
Stadium FIGO **IVa** und **zentrales Rezidiv**	Bei Ausschluss einer Fernmetastasierung und einem auf das kleine Becken begrenzten Tumor kann in ausgesuchten Fällen eine Exenteration erwogen werden
Tiefsitzendes vaginales Rezidiv nach Strahlentherapie	Ggf. Kolpektomie oder, falls noch möglich, erneute Strahlentherapie
Paraaortale Metastasen	Ggf. selektive Entfernung, falls Strahlentherapie nicht möglich ist

Ungünstige Prognosekriterien des Stadiums Ia1

- Dissoziiertes, netzförmiges Wachstum
- Einbruch in Kapillare (V1) oder Lymphgefäße (L1)
- Schmaler oder nicht beurteilbarer Absetzungsrand
- Unsichere Messung der Tumorausdehnung

Indikationen zur Adnexektomie bei prämenopausalen Patientinnen

- Isthmuskarzinom bzw.
- Infiltration des Corpus uteri im intraoperativen Schnellschnitt

Indikation zur paraaortalen Lymphonodektomie

- Pelviner Lymphknotenbefall im Schnellschnitt

Der Nutzen einer Lymphonodektomie befallener paraaortaler Lymphknoten ist fraglich. Der Abbruch der Operation sollte hierbei erwogen werden.

40.3.3 Primäre Radiotherapie bzw. Radiochemotherapie

Die Radiotherapie des Zervixkarzinoms kann als primäre Therapie in den Stadien FIGO III und IV erwogen werden. In den Stadien FIGO Ib und II werden nahezu äquivalente Ergebnisse wie bei der primären operativen Therapie erzielt. Wenn der Zustand der Patientin eine Operation nicht zulässt, ist deshalb die primäre Radiotherapie indiziert. Bei Vorliegen ungünstiger Prognosekriterien kann eine postoperative Radiotherapie notwendig sein.

Die primäre Radiotherapie ist prinzipell eine Kombination aus intrakavitärer Kontaktbestrahlung und einer perkutanen Hochvoltbestrahlung. Hierbei werden Gesamtdosen im Bereich des Primärtumors von 70–75 Gy, im Bereich der Lymphabflussgebiete von 50–55 Gy erreicht.

Die Kombination einer primären Radiotherapie mit einer simultanen cisplatinhaltigen Chemotherapie zeigt deutlich bessere Ergebnisse als die alleinige Radiotherapie und ist deshalb, wenn es der Zustand der Patientin zulässt, indiziert (Morris et al. 1999). Die Radiotherapie der paraaortalen Lymphknoten sollte bei histologisch gesichertem Befall (z. B. nach Staginglaparoskopie) durchgeführt werden.

40.3.4 Postoperative Radiotherapie bzw. Radiochemotherapie

Eine postoperative Radiotherapie ist bei inadäquater Lymphonodektomie, Befall des lymphovaskulären Raumes, bei großen Tumoren und tiefer Stromainvasion indiziert. Bei zusätzlichen Risikofaktoren wie Lymphknotenbefall, Parametrienbefall, ausgeprägter Lymphangiosis oder R1-Resektion zeigt eine Radiochemotherapie mit Cisplatin eine signifikante Verbesserung des erkrankungsfreien und des Gesamtüberlebens bei aber deutlich erhöhter Morbidität (Peters et al. 2000).

Der Nutzen einer postoperativen Radiotherapie für Patientinnen aller Stadien ist unklar.

40.3.5 Chemotherapie

Sowohl beim Plattenepithelkarzinom als auch beim Adenokarzinom der Cervix uteri ist eine Chemotherapie wirksam. Als wirksam zeigten sich Cisplatin, Carboplatin, Ifosphamid, teilweise auch Antrazykline, Mitomycin, Bleomycin und Taxane. Ein kurativer Erfolg ist jedoch nur in Kombination mit der Radiotherapie nachgewiesen. Die Ergebnisse hinsichtlich neoadjuvanter Chemotherapie vor Operation bei lokal fortgeschrittenen Zervixkarzinomen sind widersprüchlich (Benedetti-Panici et al. 2002). Einen Überlebensvorteil durch eine neoadjuvante Chemotherapie vor Radiotherapie konnte nicht nachgewiesen werden (Shueng et al. 1998).

Bei Rezidiven oder Fernmetastasierung zeigte sich die Kombinationstherapie mit Cisplatin und Topotecan der Monotherapie mit Cisplatin überlegen. Das Gesamtüberleben betrug 9,4 Monate gegenüber 6,5 Monate (Long et al. 2005). Eine palliative Chemotherapie kommt dann zum Einsatz, wenn weder operiert noch bestrahlt werden kann.

40.4 Wichtige Daten und Empfehlungen

Epidemiologie:	Die Inzidenz beträgt 12 pro 100.000 Frauen pro Jahr. Die Inzidenz zervikaler Präkanzerosen liegt etwa um das 50- bis 100fache höher. Das mittlere Alter bei Diagnosestellung ist 52 Jahre. Bei der Altersverteilung gibt es 2 Gipfel, einmal zwischen 35 und 39 Jahren sowie zwischen 60 und 64 Jahren. Die Mortalität beträgt 5 pro 100.000 Frauen pro Jahr.
Symptomatik:	Kontaktblutungen und irreguläre Blutungen, auffälliger zytologischer Abstrich
Diagnostik:	Zytologischer Abstrich, kolposkopisch gezielte Biopsie bzw. Konisation und Zervixkürettage, bimanuelle vaginale und rektale Untersuchung, evtl. operatives Staging sinnvoll
Therapie:	Bei Frühstadien und bei prämenopausalen Patientinnen wird der Operation primär der Vorzug gegeben. In den Stadien FIGO Ib und II führen die Operation und die Radiochemotherapie zu nahezu den gleichen Ergebnissen bei unterschiedlichen Nebenwirkungsprofilen. Im Stadium FIGO III besteht primär die Indikation zur Radiochemotherapie. Im Stadium IVa muss entschieden werden, inwieweit ein exenteratives Verfahren sinnvoll erscheint. Bei metastasierten Erkrankungen muss inividuell primär zwischen Operation, Chemotherapie und Radiotherapie gewählt werden.
Prognose:	FIGO I 5-JÜR 83%, FIGO II 5-JÜR 60%, FIGO III 5-JÜR 29%, FIGO IV 5-JÜR 11%

40.5 Zukünftige Entwicklungen und offene Forschungsfragen

Die präoperative Stadieneinteilung des Zervixkarzinoms erfolgt heute noch klinisch-diagnostisch. Zum besseren Staging kann jedoch ein endoskopisches Staging sinnvoll sein. Die Bedeutung des Sentinel-Lymphknotens bei Zervixkarzinomen ist noch nicht eindeutig und derzeit Inhalt von klinischen Studien.

Literatur

Ackermann S, Beckmann MW, Altgassen C (2004) Moderne operative Ansätze in der Therapie des Zervixkarzinoms. Gynäkologe 37: 669–675

Beckmann MW, Ackermann S, Hoern LC et al. (2006) Zervixkarzinom. In: Kaufmann M, Beckmann MW, Emons G et al. (Hrsg) Aktuelle Empfehlungen der Arbeitsgemeinschaft Gynäkologische Onkologie. Zuckschwerdt, München, S 140–178

Beckmann MW, Mehlhorn G, Thiel F, Breuel C, Fasching PA, Ackermann S (2005) Therapiefortschritte beim primären Zervixkarzinom. Deutsches Ärzteblatt 14: A979–A986

Benedetti-Panici P, Greggi S, Colombo A et al. (2002) Neoadjuvant chemotherapy and radical surgery versus exclusive radiotherapy in locally advanced squamous cell cervical cancer: results from the Italian multicenter randomized study. J Clin Oncol 20(1): 179–188

Chang TC, Lai CH, Hong JH et al. (2000) Randomized trial of neoadjuvant cisplatin, vincristine, bleomycin, and radical hysterectomy versus radiation therapy for bulky stage IB and IIA cervical cancer. J Clin Oncol 18(8): 1740–1747

Dargent D (2000) Uteruserhaltende Radikaloperationen des Zervixkarzinoms. Gynäkologe 33: 276–285

Dargent D, Enria R (2003) Laparoscopic assessment of the sentinel lymph nodes in early cervical cancer. Technique--preliminary results and future developments. Crit Rev Oncol Hematol 48(3): 305–310

Long HJ 3rd, Bundy BN, Grendys EC jr et al. (2005) Randomized phase III trial of cisplatin with or without topotecan in carcinoma of the uterine cervix: a Gynecologic Oncology Group Study. J Clin Oncol 23(21): 4626–4633

Morris M, Eifel PJ, Lu J et al. (1999) Pelvic radiation with concurrent chemotherapy compared with pelvic and para-aortic radiation for high-risk cervical cancer. N Engl J Med 340(15): 1137–1143

Peters WA, Liu PY, Barrett RJ et al. (2000) Concurrent chemotherapy and pelvic radiation therapy compared with pelvic radiation therapy alone as adjuvant therapy after radical surgery in high-risk early-stage cancer of the cervix. Clin Oncol 18(8): 1606–1613

Piver MS, Rutledge F, Smith JP (1974) Five classes of extended hysterectomy for women with cervical cancer. Obstet Gynecol 44(2): 265–272

Shueng PW, Hsu WL, Jen YM, Wu CJ, Liu HS (1998) Neoadjuvant chemotherapy followed by radiotherapy should not be a standard approach for locally advanced cervical cancer. Int J Radiat Oncol Biol Phys 40(4): 889–896

Teil VII Notfalltherapie

Notfalltherapie in Gynäkologie und Geburtshilfe

Thomas Alt, Reinhard Hackenberg, Hans-Joachim Strittmatter

41.1 Notfälle in der Gynäkologie

41.1.1 Ovarialzystenruptur

Ursache

Auftreten einer massiven intraabdominalen Blutung mit peritonealer Reizung. Blutungsursache ist meist eine Ruptur einer Follikel-, Corpus-luteum-, Endometriose- oder Paraovarialzyste oder eines seröses Ovarialzystoms.

Klinik

- Zunehmende Unterbauchschmerzen mit/ohne Blutung
- Druckschmerz im Unterbauch, einseitig oder diffus
- Abwehrspannung der Bauchdecken
- Übelkeit, Erbrechen
- Schocksymptomatik (kalter Schweiß, Schwäche, Blässe, Tachykardie, schwacher Puls)

Differenzialdiagnose

Extrauteringravidität (EUG) ausschließen; Stieldrehung eines Adnextumors oder Myoms

Diagnostik

- Vitalparameter
- Ultraschall
- Laborkontrolle

Therapie

- Kreislaufstabilisierung (Volumenersatztherapie, ggf. Bluttransfusion)
- Operative Laparoskopie unter Berücksichtigung des Alters der Patientin, ggf. Laparotomie

41.1.2 Stieldrehung von Adnextumoren

Ursache

- Unterbrechung des Blutflusses durch Verdrehung eines Tumors
- Folge: venöse Stauung oder Nekrose des Tumors
- Oft bei Ovarialzysten mittlerer Größe, selten auch bei Myomen

Klinik

Akute Stieldrehung:

- Plötzlicher, starker Unterbauchschmerz bei vorher gesunder Patientin (beim Tennisspielen)
- Abwehrspannung der Bauchdecken
- Kreislaufprobleme
- Schlechter Allgemeinzustand
- Übelkeit, Erbrechen
- Druckdolenter Tumor
- Bei Nekrose evtl. nachlassender Schmerz

Differenzialdiagnose

Abdomen, Ovarialzystenruptur

Diagnostik

- Vitalparameter
- Ultraschall
- Laborkontrolle

Therapie

Bei Verdacht auf Stieldrehung schnellstmögliche operative Laparoskopie, ggf. Laparotomie, um Gewebeschädigung (Nekrose) zur verhindern.

41.1.3 Adnexitis, Pelveoperitonitis

Ursache

Aszendierende Infektionen verschiedener Erreger (Strepto-, Staphylo-, Enterokokken, Escherichia coli, Chlamydien, Gonokokken):

- Aszendierende Infektion (am häufigsten) durch
  - Kolpitis für Endometritis, Salpingitis, Adnexitis, Peritonitis, Sepsis,
  - Abort, Zustand nach Geburt, Intrauterinpessar, Operationen am inneren Genitale
- Deszendierende Infektionen (seltener) durch
  - Appendizitis, perityphlitischen Abszess, Peritonitis,
  - hämatogene Ausbreitung

Klinik

- Unterbauchschmerzen, einseitig oder beidseitig
- Fieber
- Übelriechender Fluor vaginalis
- Abwehrspannung der Bauchdecken
- Übelkeit, Erbrechen, Stuhlunregelmäßigkeiten

Diagnostik

- Vaginale Untersuchung
  - Druckdolenz im Bereich der Adnexe (tiefer gelegen als bei Appendizitis)
  - Tastbarer Tumor im kleinen Becken v. a. bei Abszessbildung
  - Portioschiebeschmerz
- Nativpräparat
- Zervixabstrich
- Ultraschall (Tumordarstellung, freie Flüssigkeit)
- Laborkontrolle (BB, CRP)

Differenzialdiagnose

Appendizitis, EUG, Endometriose, entzündliche Darmerkrankungen (Morbus Crohn, Colitis ulcerosa, Divertikulitis)

Therapie

- Dreifach Antibiose intravenös (Umstellung je nach Zervixabstrich)
- Schmerztherapie
- Operative Therapie bei Abszessbildung

41.1.4 Abszess der Bartholin-Drüsen, Labienabszess

Ursache

- Verschluss des Ausführungsganges der Bartholin-Drüse und Infektion mit Staphylokokken, Escherichia coli, Anaerobiern
- Gestaute Drüse mit Abszessbildung bei Infektion mit oben genannten Erregern

Klinik

- Stärkste Schmerzen beim Sitzen, Gehen und bei der Defäkation
- Sichtbarer und tastbarer Tumor mit einseitiger Rötung und Schwellung im Bereich der Labia majora

Therapie

Inzision über der Schwellung (im Inneren der Scheide), Abstrichentnahme, Spülung und partieller Verschluss der Inzision (Marsupilisation).

41.1.5 Uterusperforation

Ursache

- Perforation bei Hysteroskopie, Abrasio, Abortabrasio, IUP-Einlage
- Perforation durch Sonde oder Hegar-Stift bei Hysteroskopie, Abrasio, Abortabrasio, IUP-Einlage mit oft unauffälligem klinischem Verlauf
- Perforation der Gebärmutterwand mit großer Läsion und intraabdominaler Blutung
- Gedeckte Perforation im Bereich der Parametrien oder des Blasenbodens mit unterschiedlicher Klinik

Klinik

- Versinken der Instrumente ohne Widerstand
- Kürettage von Appendices epiploicae oder Darmanteilen
- Verstärkte Blutung ex utero
- Intraabdominale Blutung mit Verschlechterung des Allgemeinzustandes, Abwehrspannung der Bauchdecken

Diagnostik

- Kontrolle der Kreislaufparameter
- Laborkontrolle
- Ultraschall (freie Flüssigkeit)
- Laparoskopie bei klinischer Verschlechterung

Therapie

Laparoskopie als diagnostischer und therapeutischer Eingriff, ggf. Laparotomie mit Versorgung der Perforationsstelle, ggf. Uterusexstirpation

Cave

Cave bei Gravidität!

41.1.6 Genitaltrauma nach Unfall

Ursache

- Risse im Bereich des äußeren und inneren Genitales
- Prellung, Schürfung, penetrierende Verletzung der Bauchdecken durch Sturz auf Zaun, Geländer, Fahrradrahmen

- Penetration durch spitze Gegenstände
- Verkehrsunfall

Klinik
- Hämatome im Bereich des äußeren Genitales, Schürfung, Prellung durch Trauma (Sturz auf Zaun, Geländer etc.)
- Pfählungsverletzungen und Stichverletzungen der Bauchdecken können sowohl äußere als auch innere Organe betreffen, z. B. Harnblase oder Darm
- Äußere und innere Blutungen mit Volumenmangelschock

Diagnostik
- Anamnese (stumpfes Trauma oder Pfählungsverletzung)
- Begutachtung des Genitales und klinische Untersuchung
- Ggf. CT, MRT oder andere technische Untersuchung zur Beurteilung des Traumas und der Nachbarorgane
- Ggf. Hinzuziehung anderer Fachabteilungen (Chirurg, Urologe, Radiologe etc.)

Therapie
- Lokalbehandlung (Kühlung) bei Hämatomen
- Nahtversorgung im Bereich der Vulva
- Schmerztherapie
- Operatives Vorgehen (von vaginal oder abdominal)

41.1.7 Karzinomblutung

Ursache
Vaginale Blutung bei fortgeschrittenem Zervix- oder Endometriumkarzinom; selten: abdominale Blutung bei Kapselruptur eines Ovarialkarzinoms

Klinik
- Vaginale Blutung
- Intraabdominale Blutung mit Unterbauchschmerzen, akutes Abdomen, Abwehrspannung, Übelkeit
- Kreislaufprobleme bei Volumenmangelschock

Diagnostik
- Spiegeleinstellung, um Blutungsursache zu erkennen
- Wenn Primärerkrankung (Zervix- oder Endometriumkarzinom) nicht bekannt ist, PE-Entnahme und apparative Diagnostik

Therapie
- Stabilisierung der Kreislaufsituation (Volumensubstitution, Bluttransfusion)
- Scheidentamponade
- Notfallstrahlentherapie
- Arterielle Embolisation durch Radiologen
- Probelaparotomie mit Ligatur der A. iliaca interna

41.1.8 Fremdkörper in der Scheide

Ursache
- Bei Kindern meist Spielzeug wie Perlen, Murmeln
- Bei Erwachsenen Tampons, Applikatoren für Scheidenmedikamente, »Sexspielzeuge«

Klinik
- Überriechender Ausfluss
- Entzündungen der Scheide, Adnexitis
- Unterbauchschmerzen
- Akutes Abdomen bei Perforationen

Diagnostik
- Spiegeleinstellung
- Rektale Untersuchung
- Vaginoskopie bei Kindern
- Ultraschall
- Röntgen des Abdomens

Therapie
- Bei Kinder vaginoskopische Entfernung des Fremdkörpers
- Infektionsbehandlung
- Bei Erwachsenen Spiegeleinstellung mit Entfernung des Fremdkörpers mittels Fasszange und ebenfalls Infektionsbehandlung
- Operatives Vorgehen bei Gewebeverletzungen

41.1.9 Kohabitationsverletzungen

Ursache

- Defloration
- Anomalien im Bereich des inneren Genitales (z. B. Scheidenseptum)
- Genitalatrophie
- Abnorme Sexualpraktiken

Klinik

- Vaginale Blutung
- Unterbauchschmerzen diffus

Diagnostik

- Spiegeleinstellung
- Ultraschall
- Ggf. Narkoseuntersuchung bei Nichtausmachen der Blutung

Therapie

- Kreislaufstabilisierung
- Schmerzmittelgabe
- Bei Gewebeverletzungen Naht der Läsion

41.1.10 Ovarielles Überstimulationssyndrom

Ursache

Komplikation bei Stimulationstherapie zur Ovulationsauslösung im Rahmen einer IVF-Behandlung mit starker polyzystischer Vergrößerung der Ovarien

Klinik

Einteilung in 3 Stadien, je nach Größe der Ovarien und Begleitsymptomen (Aszites, Blutbildveränderungen)

Diagnostik

- Ultraschall mit Ovarvermessung und Nachweis von freier Flüssigkeit
- Gewichtskontrolle
- Laborkontrolle

Therapie

Abhängig vom Stadium:

- Im Stadium 1: Zuwarten und Beobachtung
- Im Stadium 2 und 3: stationäre Aufnahme; Bettruhe, Antikoagulationstherapie, Volumensubstitution, Ausscheidungskontrolle, Gewichtskontrolle, Proteinsubstitution, ggf. Aszites- oder Pleurapunktion, Schmerzmittelgabe

41.1.11 Verletzungen nach Vergewaltigung

Definition

Erzwingen des Beischlafs mit Gewalt oder Drohung mit gegenwärtiger Gefahr für Leib und Leben (§177 StGB). Die Tat gilt als vollendet, wenn es zum Eindringen des Penis in den Scheidenvorhof kommt, das vollständige Eindringen oder eine Ejakulation sind keine Voraussetzungen.

- Nach schriftlicher Niederlegung des Sachverhalts, Anamnese etc. (meist auf speziellen Vordrucken) ausführliche Ganzkörperuntersuchung der Patientin
- Versorgung von Verletzungen im Bereich des Genitales (selten), ggf. interdisziplinäre Zusammenarbeit, da extragenitale Verletzungen wesentliche häufiger sind

41.1.12 Schock

Definition

Schock ist definiert als lebensbedrohliches Herz-Kreislauf-Versagen. Es kommt dabei zu ungenügender Gewebeperfusion mit nachfolgender hypoxisch-metabolischer Schädigung auf zellulärer Ebene. Man unterscheidet den Volumenmangelschock vom septischen, anaphylaktischen und kardiogenen Schock.

Volumenmangelschock

Ursachen des Volumenmangelschocks sind Blut- und Flüssigkeitsverluste, wie sie z. B. bei einer atonischen Nachblutung, Uterrusruptur und -perforation, Karzinomblutungen und beim Ileus auftreten können.

Klinik

- Tachykardie
- Blutdruckabfall
- Tachypnoe
- Unruhe, Angst
- Blässe
- Kollabierte Halsvenen

Sofortmaßnahmen

- Lagerung flach, Beine hoch
- Blutstillung, wenn möglich
- Sauerstoffzufuhr, ggf. Intubation und Beatmung
- Messung von RR und Puls
- 2–3 großlumige periphere Venenverweilkanülen, ggf. ZVK, Volumenersatz zügig und in ausreichender Menge, ggf. Bluttransfusion
- Wärmeverluste vermeiden

Diagnostik und Überwachung

- RR, Pulsoxymeter, EKG
- MAP >70 mmHg
- Körpertemperatur
- Labor, arterielle BGA
- Bilanzierung Ein- und Ausfuhr
- Klärung der Blutungsursache
- Bei bestehender Schwangerschaft: CTG, Ultraschall

Therapie

- Sicherung der Vitalfunktionen
- Kreislaufstabilisierung durch Volumenersatz
- Bei Verlust- oder Verbrauchskoagulopathie entsprechende Substitution
- Sedierung und Analgesie
- Korrektur von Elektrolytstörungen
- Wärmeverluste vermeiden

Kardiogener Schock

Ursachen eines kardiogenen Schocks können in einer Verminderung der Förderleistung des Herzens (z. B. dekompensierte Herzvitien, Myokardinfarkt) sowie in einer Füllungsbehinderung infolge Kreislaufobstruktion (z. B durch eine Fruchtwasser- oder Lungenembolie) liegen.

Klinik

- Zyanose
- Ödeme
- Dyspnoe
- Gestaute Halsvenen
- Arrythmien
- Hämoptoe
- Pulmonale Rasselgeräusche

Sofortmaßnahmen

- Hochlagerung des Oberkörpers, Beine tief (Vorlastsenkung)
- Sauerstoffzufuhr, ggf. Intubation und Beatmung
- 2–3 großlumige periphere Venenverweilkanülen, Volumenersatz sehr vorsichtig
- Anxiolyse (z. B Diazepam 5–10 mg i.v.) und Analgesie (z. B. Dipidolor 5–10 mg i.v.)

Diagnostik und Überwachung

- RR, Pulsoxymeter, EKG
- MAP >70 mmHg
- Körpertemperatur
- Labor, arterielle/venöse BGA
- Bilanzierung Ein- und Ausfuhr
- ZVK, ZVD-Messung, ggf. Pulmonaliskatheter
- Bei bestehender Schwangerschaft: CTG, Ultraschall

Therapie

Interdisziplinäres Therapiemanagement erforderlich entsprechend der Ursache:

- Bei Myokardinfarkt: Vorlastsenkung durch Nitroglyzerin, hämodynamisch konrollierte Therapie bei manifestem Schock mit Katecholaminen, Flüssigkeitsbilanzierung, spezifische Therapie mit Antiarrythmika, Lysetherapie

- Bei Lungenembolie: Lagerung, Sauerstoffzufuhr, Anxiolyse und Analgesie, hämodynamisch konrollierte Therapie bei manifestem Schock mit Katecholaminen, Antikoagulation, Thrombolyse, ggf. Thorakotomie zur Embolektomie

Septischer Schock

Die häufigsten Ursachen eines septischen Schocks sind Kathetherinfektionen, septischer Abort, »toxic shock syndrom«, Adnexitis, Urosepsis.

Klinik

Hyperdyname Frühphase. Warme und trockene Haut, Schüttelfrost, Tachykardie, Ikterus, Unruhe, Oligurie, Fieber >39°C

Hypodyname Phase. Tachykardie, Blutdruckabfall, Tachypnoe, Unruhe, Angst, Blässe sowie kollabierte Halsvenen

Sofortmaßnahmen
- Messung von RR und Puls
- Lagerung flach, Beine hoch
- Sauerstoffzufuhr, ggf. Intubation und Beatmung
- 2–3 großlumige periphere Venenverweilkanülen, Volumenersatz

! Verhinderung von Volumenmangel, Gerinnungsstörung und Multiorganversagen!

Diagnostik und Überwachung

- RR, Pulsoxymeter, EKG
- MAP >70 mmHg
- Körpertemperatur
- Labor, arterielle BGA
- Bilanzierung Ein- und Ausfuhr
- Klärung der Ursache und Auffinden des Sepsisherdes, Materialgewinnung für Erregerkultur und für Schnelltests zum Antigennachweis, Blutentnahmen für Blutkulturen und Infektionsserologie
- Bei bestehender Schwangerschaft: CTG, Ultraschall

Therapie

- Sicherung der Vitalfunktionen
- Kreislaufstabilisierung durch Volumenersatz, Korrektur von Elektrolytstörungen
- Bei Verlust- oder Verbrauchskoagulopathie entsprechende Substitution
- ZVK, ZVD, Sedierung und Analgesie
- Heparinisierung
- Wärmeverluste vermeiden
- Prophylaxe des Nierenversagens. Bei Oligurie Gabe von Mannit und Furosemid
- Operation und großzügige Herdsanierung
- Antibiotikatherapie: sofort und breit, später nach Antibiogramm

Anaphylaktischer Schock

Häufige Ursache für einen anaphylaktischen Schock sind Medikamente sowie Fremdeiweiße und Polysaccharide.

Klinik

- Unruhe, Tremor
- Juckreiz, Flush, Erythem, Urtikaria
- Übelkeit, Erbrechen
- Quincke-Ödem, Glottisödem
- Bronchospasmus
- Herz-Kreislauf-Stillstand

Sofortmaßnahmen
- Allergenzufuhr stoppen
- Messung von RR und Puls
- Lagerung flach, Beine hoch
- Sauerstoffzufuhr, ggf. Intubation und Beatmung
- 2–3 großlumige periphere Venenverweilkanülen, rasche Volumenzufuhr
- Adrenalin (1:1000 verdünnt) 1 ml
- Glukokortikoide, z. B. Solu Decortin 250–1000 mg
- Antihistaminika: je 1 Ampulle Tavegil und Fenistil i.v.
- bei Bronchospasmus 1 Ampulle Theophyllin langsam i.v.

Diagnostik und Überwachung

- RR, Pulsoxymeter, EKG
- MAP >70 mmHg, ZVK, ZVD
- Körpertemperatur
- Labor, arterielle BGA
- Bilanzierung Ein- und Ausfuhr
- Bei bestehender Schwangerschaft: CTG, Ultraschall

Therapie

Sofortmaßnahmen

41.2 Notfälle während Schwangerschaft und Geburt

41.2.1 Abort

Ursache

Nach Absterben der Schwangerschaft (fetale Ursachen, Trauma, Abtreibung) auftretende vaginale Blutung

Klinik

- Starke vaginale Blutung bei positivem Schwangerschaftstest
- Unterbauchschmerzen
- Gewebeabgang
- Fieber bei septischem Abort
- Eitriger Ausfluss
- Kreislaufprobleme

Diagnostik

- Spiegeleinstellung zur Begutachtung der Blutung
- Ultraschall
- Laborkontrolle
- Abstrichentnahme bei Verdacht auf septischen Abort
- Kreislaufstabilisierung

Differenzialdiagnose

EUG, Blasenmole, Karzinomblutung, Adnexitis, Pelveoperitonitis

Therapie

- Kreislaufstabilisierung
- Abortkürettage
- Uterotonika
- Bei septischem Abort i.v.-Antibiose
- Anti-D-Prophylaxe

41.2.2 Extrauteringravidität

Ursache

Durch Störung im Eitransport oder der Tubendurchgängigkeit oder durch peritubare Verwachsungen kommt es zu einer Schwangerschaftseinnistung außerhalb des Cavum uteri.

Klinik

Abhängig von der Lokalisation:

- Tubarabort bei Einnistung im ampullären Anteil
  - Vaginale Blutung
  - Unterbauchschmerzen
- Tubarruptur bei Einnistung im isthmischen Anteil
  - Starke, plötzlich einsetzende Unterbauchschmerzen
  - Abwehrspannung
  - Verschlechterung des Allgemeinzustands

! Hinweiszeichen

- Schmerzen in Frühgravidität
- Schmierblutungen
- Ultraschall: Cavum leer, freie Flüssigkeit
- Labor: HCG, BB

Diagnostik

- Gynäkologische Untersuchung
- Ultraschall
- Laborkontrolle (BB, β-HCG)

Differenzialdiagnose

Abort, Appendizitis, akute Adnexitis, Ovarialzystenruptur, stielgedrehter Adnextumor

Therapie

Laparoskopie mit primär tubenerhaltendem Vorgehen, ggf. Laparotomie, nur wenn unbedingt notwendig.